内科疾病诊疗基础与康复

主编◎ 郭大伟 等

吉林科学技术出版社

图书在版编目（CIP）数据

内科疾病诊疗基础与康复 / 郭大伟等主编. -- 长春：
吉林科学技术出版社，2022.4
ISBN 978-7-5578-9499-3

Ⅰ. ①内… Ⅱ. ①郭… Ⅲ. ①内科-疾病-诊疗②内
科-疾病-护理 Ⅳ.①R5②R473.5

中国版本图书馆CIP数据核字(2022)第115960号

内科疾病诊疗基础与康复

主　　编	郭大伟等
出 版 人	宛　霞
责任编辑	史明忠
封面设计	山东道克图文快印有限公司
制　　版	山东道克图文快印有限公司
幅面尺寸	185mm×260mm
字　　数	497 千字
印　　张	21.25
印　　数	1-1500 册
版　　次	2022年4月第1版
印　　次	2023年3月第1次印刷

出　　版	吉林科学技术出版社
发　　行	吉林科学技术出版社
地　　址	长春市福祉大路5788号
邮　　编	130118
发行部电话/传真	0431-81629529 81629530 81629531
	81629532 81629533 81629534
储运部电话	0431-86059116
编辑部电话	0431-81629518
印　　刷	三河市嵩川印刷有限公司

书　　号	ISBN 978-7-5578-9499-3
定　　价	198.00元

《内科疾病诊疗基础与康复》编委会

前　言

　　内科学作为临床医学中的一门综合学科,在临床医学中占有极其重要的地位,它不仅是临床医学各科的基础,而且与其存在着密切的联系。随着医学科学的发展,对人体各系统、各器官的疾病在病因和病理方面获得了比较明确的认识,加之诊断方法和技术不断改进,使内科学不断出现新的研究成果,新的理论不断提出,发病机制不断丰富、完善,诊断和治疗技术不断变化及提高。并且随着我国人民群众生活水平的不断提高,对医疗的需求也越来越高,就医的目的已不单是治好病,而是在治好病的基础上全面提高生活质量,这就要求广大临床医生具备全面的康复医学方面的知识。因此,编者参阅了大量相关文献,结合多年的临床工作经验,编写了《内科疾病诊疗基础与康复》。

　　本书主要研究了现代临床内科诊疗与康复医学的应用趋势,特别是基层临床诊疗技术应用的相关理论创新及实践方法做了深入论述,还包括临床诊疗技术应用发展基本理论及常用研究方法的应用。内科诊疗部分包括呼吸内科疾病、消化内科疾病、传染科疾病等;康复医学则对一些常见病、慢性病及各种损伤的康复进行了介绍,如偏瘫康复、脑卒中康复、骨科疾病的康复等。本书编写力求科学严谨,简明扼要,可理解性强,注重理论联系实际,强调实用性和对临床工作的指导性。

　　由于本编委会人员均身负一线临床工作,故编写时间仓促,难免有错误及不足之处,恳请广大读者见谅,并给予批评指正,以更好地总结经验,起到共同进步、提高临床诊治水平的目的。

编　者

目 录

第一章　呼吸系统疾病

第一节　急性间质性肺炎

一、疾病概述

(一)定义

急性间质性肺炎(acute interstitial pneumonia,AIP)是一种以肺部弥散性浸润并迅速发展为呼吸衰竭为特征的肺部疾病,是一种突发且病因不明的重症呼吸系统疾病,患者常因并发急性呼吸衰竭而死亡,最突出的临床特点是患者既往体健,无明显诱因而出现两肺弥散渗出性病变,预后极为不佳。

(二)西医认识

AIP 是一种突然起病、快速进展为呼吸衰竭并需机械通气的间质性肺病,其病理特点为弥散性肺泡损伤。1935 年,Hamman 和 Rich 报道了 4 例以爆发起病并快速进展为呼吸衰竭而迅速死亡为特征的肺部疾病病例。进一步的研究表明,虽然这类患者的胸片提示有广泛的肺部弥散性浸润影,但在病理检查中并无类似于细菌性肺炎的肺泡腔中大量炎性细胞的浸润,而表现为肺间质中结缔组织的弥散增生。因此,学者于 1944 年将这种新的疾病命名为"急性弥散性间质纤维化",又称 Hamman-Rich 综合征。从临床角度看,该综合征可以等同于不明病因的急性呼吸窘迫综合征,从组织学上分,它又属于弥散性肺泡损伤(DAD),所以在一段时间内,人们对它应该归属何类疾病一直存在争议。1986 年,Katzenstein 报道了 8 例相似病例,组织病理上主要为肺泡间隔增厚水肿,炎症细胞浸润,活跃的成纤维细胞增生但不伴成熟的胶原沉淀,广泛的肺泡损伤和透明膜形成。所以,他正式提出以急性间质性肺炎取代已使用多年的 Hamman-Rich 综合征等相关名词,纳入特发性肺纤维化(IPF)范畴,并与 IPF 表现为其他病理类型的慢性疾病加以区别。2002 年,ATS 和 ERS 提出了特发性间质性肺炎(idiopathic interstitial pneumonia,IIP)的概念,而 AIP 与 IPF(等同于 UIP)等并列成为 IIPs 的一种类型,并指出 AIP 为临床概念,DAD 是其组织病理学特点。

(三)中医认识

AIP 属中医"咳嗽""喘症""肺痿""肺胀"等范畴。笔者结合临床治疗经验认为,本病属于祖国医学之"肺痿"范畴。"肺痿"病名最早见于张仲景的《金匮要略》。如《金匮要略·肺痿肺痈咳嗽上气病脉证治》中载:"寸口脉数,其人咳,口中反有浊唾涎沫者何? 师曰:为肺痿之病。"

二、病因和发病机制

(一)西医认识

AIP 的病因及发病机制均不明。多数病例 AIP 发病前有感冒样表现,半数以上患者有发热,虽经广泛研究仍无病毒感染证据。有研究报道,部分患者肺周边淋巴细胞、淋巴滤泡及浆细胞中有自身抗体,肺泡壁有免疫复合物沉积,部分患者血沉快,丙种球蛋白增高,抗核抗体滴度上升,类风湿因子、冷球蛋白和狼疮细胞阳性,补体水平降低,表明该病可能与炎症免疫反应过程有关。也有报道本病可能具有遗传因素。

急性间质性肺炎活检病理显示,在整个疾病过程中,从弥散性肺泡损伤渗出期到机化期各个阶段均为弥散性、均一性病变。弥散性肺泡损伤早期肺泡毛细血管内皮受损导致大量蛋白质流入肺泡内形成透明纤维细胞膜,具体过程为激活的中性粒细胞和肺泡巨噬细胞产生炎症细胞因子,上调黏附细胞分子活性,促进中性粒细胞黏附聚集和穿过内皮细胞,导致毛细血管内皮受损。弥散性肺泡损伤中透明纤维细胞膜是炎症细胞、成纤维细胞和肌纤维细胞进入肺泡腔的载体,所以溶解透明细胞膜是治疗的关键,正常情况下肺泡上皮由尿激酶、纤维酶原的激活物和抑制物调控纤维蛋白原溶解,纤维蛋白原溶解失控后所致血栓前状态与急性呼吸窘迫综合征发病相关。肺脏病理标本中出现间质增厚、渗出物机化(伴或不伴透明细胞膜部分溶解和胶原形成)则标志着弥散性肺泡损伤从炎症渗出期发展到纤维化期,促进病情进展可能与肿瘤坏死因子和血小板源性生长因子等水平异常有关。间质增厚和纤维化病理过程可能与以下2个因素有关。其一,成纤维细胞逐渐向肺泡隔和肺泡腔渗出物迁移,增生并且转化为肌成纤维细胞,肌成纤维细胞早期生成Ⅲ、Ⅳ和Ⅵ型胶原蛋白和细胞基质蛋白、纤维结合素,后期出现Ⅰ型胶原蛋白则表明纤维化不可逆转。其二,肺间质中肺泡上皮和层粘连蛋白缺失及损伤导致肺泡基础膜裸露,致相邻肺泡隔粘连萎陷,由Ⅱ型肺泡上皮细胞修复重新上皮化。

(二)中医认识

本病中医病因病机较为复杂,一般认为,外来邪气首先犯肺,加之正虚无力抗邪,致肺气、肺阴损耗;或久咳、肺痨、热病等耗伤肺之气阴;或先天禀赋不足,脏腑虚损;或毒邪直犯肺脏,毒瘀阻络,气滞血瘀;或因失治误治,滥用汗、吐、下等治法,重伤津液,肺津大亏,而致使肺气虚损,肺津亏耗,肺失濡养,肺叶枯萎实变。

三、病理改变

AIP的主要病理特征为DAD,分为早期渗出期(1周内)和晚期增值或机化期(1周后)。

(一)急性期

急性期亦称急性DAD。AIP的早期病理表现以透明膜形成、水肿和肺泡腔内纤维化为特点。AIP发病后1周之内可见肺泡上皮乃至基底膜损伤,即出现肺泡上皮的脱落和变性,同时有成纤维细胞以及各种炎症细胞从被暴露的基底膜断裂处或基底膜间隙中进入肺泡腔内。急性期的另一病理特点是肺泡腔及肺间质呈现水肿并且夹杂有不同程度的肺泡腔内出血像。由于成纤维细胞进入肺泡腔内可形成胶原纤维和弹力纤维乃至胶原成分,从而导致肺泡腔内纤维化。

(二)机化期

机化期亦称机化DAD或增值期。机化期DAD的病理特点是肺泡腔内及肺泡隔内呈现纤维化并有显著的肺泡隔增厚,为AIP的特征性变化。AIP发病1~2周后,出现明显的肺泡隔增厚。此时期成纤维细胞的增生甚为显著,可见到肺泡腔内纤维化乃至肺泡隔纤维化。就此机化期可见到肺泡腔内纤维化的重组像,其中亦可见到肌动蛋白(Actin)、细纤维及起连接作用的肌成纤维细胞。这种纤维化范围甚广且较均匀,但胶原的沉积较轻且疏松,这可能因细胞损伤较重而上皮细胞的再生受到阻碍所致。

四、临床表现

(一)症状

AIP 的临床表现如同成人呼吸窘迫综合征(ARDS),有人也曾提出 AIP 亦可称为"原因不明的 ARDS",临床全过程即为急性呼吸衰竭表现。据文献资料分析,AIP 发病与性别无关,相对来说多发于中老年人。1992 年,渡边等报道的 11 例 AIP 患者年龄为 46~81 岁,从患者职业分析并无接触粉尘及有害气体以及服用药物所致肺纤维化病史,也查不出有病毒性感染的血清学以及细胞病理学变化。临床初发症状方面,几乎所有病例均有咳嗽或有咳痰,部分病例以乏力或发热为首发症状,随之出现气急,数日或 1~2 周内即出现进行性低氧血症,多数病例不伴有高碳酸血症。急性期过后已形成机化性病变时可见严重的低氧血症,PaO_2 可在 5.3kPa 以下或更低。

(二)体征

据统计发现,半数以上的病例呼吸频率增快(24~42 次/分)。两肺中下部或肺底可闻及经久不散的 Velcro 啰音,偶有发生喘鸣音的病例。临床化验时,半数病例见白细胞总数增高,达$(12.3~45.3)×10^9/L$,大部分病例血沉增快,C-反应蛋白(CRP)多呈阳性,多数病例乳酸脱氢酶(LDH)可出现高值。部分病例在住院治疗过程中发生院内细菌或条件致病菌的肺内感染。胸部 X 线片见起病时即两肺中下野弥散性间质性影像,以出现微细结节影或磨玻璃状影为其特点,短期内可见融合性炎症影像。AIP 从影像上并无肺容积的缩小和蜂窝肺征象,此点与 IPF 不同。仅有少数 AIP 病例的 BALF 检测结果的报道,BALF 见中性粒细胞增多(可达46%)和嗜酸性粒细胞增多(17%),但从 AIP 病例中不能肯定在 BALF 检测中获得规律性的细胞分类。

五、辅助检查

(一)影像学检查

AIP 胸部高分辨率 CT 检查表现为双肺磨玻璃样模糊影、实变影和小叶间隔线影。胸部 X 线片表现为双肺弥散性、斑片状浸润影,以中、上肺野病灶为主,而双侧肋膈角区域清晰是重要的影像特征。早期渗出期的主要影像改变为磨玻璃影和实变影,后期纤维化期可出现牵拉性支气管扩张和结构改变。

(二)纤维支气管镜

纤维支气管镜检查对 AIP 的诊断有帮助,支气管肺泡灌洗液(BALF)检查对排除弥散性肺泡出血、过敏性肺炎、嗜酸性粒细胞肺炎、某些特殊感染(如耶氏肺孢子菌肺炎)和巨细胞病毒性肺炎等有价值。

经纤维支气管镜行肺脏活组织检查往往缺乏诊断价值,由于绝大多数患者最终都要行机械通气治疗,产生气压伤的可能性增大,因此,经纤维支气管镜行肺脏活组织检查应慎重。也有文献报道,可在呼吸机支持条件下开胸行活组织检查以明确诊断。

(三)实验室检查

多数病例白细胞总数增高,血沉增快,CRP 阳性,LDH 可出现升高,免疫球蛋白 IgG 升高,IgA 降低,血清蛋白电泳显示丙种球蛋白升高。病原学一般查不出病毒感染的血清学证据。

(四)血气分析

血气分析表现为 I 型呼吸衰竭,PaO_2 进行性降低,$A-aDO_2$ 增大,$PaCO_2$ 降低。急性期过后已形成机化性病变时可见严重的低氧血症,PaO_2 可在 $5.32kPa(40mmHg)$ 以下,一般性氧疗不能使低氧血症得到改善。

六、诊断

目前 AIP 尚无统一的诊断标准,结合临床及病理特点,认为 AIP 的临床综合诊断依据包括以下几点。病因不明且无明显诱因;既往无肺病史;起病突然,呈急进性发展,并迅速陷入呼吸衰竭;初期肺内闻及湿啰音,中晚期闻及 Velcro 啰音;影像学表现为进行性间质纤维化及急进性肺结构的破坏;支气管肺泡灌洗液中性粒细胞占优势;肺组织活检具有弥散性肺泡损伤及机化的病理特点;激素及通气治疗效果不佳,预后不良。

七、鉴别诊断

(一)ARDS

临床表现和病理过程与 AIP 极其相似,影像学表现难以区分,但 ARDS 常有明显诱因,肺实变更为常见,影像学有明显的"白肺"样改变,但晚期纤维化程度较 AIP 弱。

(二)单纯性间质性肺水肿

AIP 早期病理改变中存在肺间质水肿,需与单纯性间质性肺水肿进行鉴别。间质性肺水肿的小叶间隔常增厚,但其增厚的程度有明显的重力优势分布,且常伴不同程度的胸腔积液,支气管扩张和蜂窝状影极为少见。

(三)普通型间质性肺炎和脱屑性间质性肺炎

鉴别要点包括疾病早期特点、影像学和病理学特点、临床经过及对治疗的反应等。临床表现最主要的区别是疾病持续时间,AIP 常突然起病,而脱屑性间质性肺炎有一个从数周到数月的亚急性过程,普通型间质性肺炎病程常超过 1 年。

(四)嗜酸性粒细胞性肺炎(CEP)

最常发生于中年女性,通常于数周或数月内出现呼吸困难、咳嗽、发热、盗汗、体重减轻和喘鸣。X 线典型表现有肺外带的致密肺泡渗出影,中心带清晰,而且渗出性病变多位于上叶。80%患者有外周血嗜酸性粒细胞增多,血清 IgE 增高也常见,且 BALF 嗜酸性粒细胞大于40%,高度提示嗜酸性粒细胞性肺炎。

八、并发症

急性呼吸衰竭:由于急性间质性肺炎起病较为迅速,临床上常并发急性呼吸衰竭,主要是缺氧和二氧化碳潴留的表现,如呼吸困难、急促、精神神经症状及并发肺性脑病等。查体见口唇和甲床发绀,意识障碍,球结膜充血、水肿,扑翼样震颤,视神经盘水肿等。

九、治疗

(一)西医治疗

1.早期大剂量糖皮质激素疗法

目前认为 AIP 的发生与一系列炎症介质有关,如细胞因子、趋化因子、氧自由基及补体等。糖皮质激素能在一定程度上抑制这些炎症介质的产生,对 AIP 有一定治疗作用。应用时间上,一般认为大剂量糖皮质激素应用越早越好。使用方法及剂量方面,2006 年,Suh 等提出相对规范化治疗方案,即静脉使用甲基泼尼松龙 1g/d,连续 3d,获得疗效后可减量为每日 1mg/kg,或口服同剂量甲基泼尼松龙片,维持 4 周后逐渐减量。因考虑到停药后病情尚有复发的可能,激素减量不宜过快,疗程不宜过短。

2. 机械辅助通气,改善低氧血症

AIP 起病急,进展迅速,在病程早期就可出现致命性的低氧血症,目前尚无特效治疗方法。机械通气是直接改善通气功能、纠正致命性低氧血症最直接而有效的方法。一旦 AIP 患者出现急性呼吸衰竭应不失时机地施以机械通气,以助患者度过急性期,为后续的治疗争取时间。回顾以往文献报道,呼吸末正压(positive end expiratory pressure,PEEP)是最常用的机械通气功能。

当然,在应用 PEEP 时应尽可能避免气压伤,积极贯彻肺保护通气策略。在急性肺损伤患者中,选择低潮气量、限制气道压力及肺泡的过度扩张能改善病死率,已被普遍接受。

3. 其他药物治疗

(1)环磷酰胺:环磷酰胺应用于治疗 AIP 由来已久,临床上主要与糖皮质激素联合应用,目前尚无大样本临床研究支持二者联用的疗效优于单用大剂量激素疗法。

(2)西维来司钠:西维来司钠是一种弹性蛋白酶抑制剂,能选择性抑制弹性蛋白酶,对弹性蛋白酶引起的血管内皮细胞损伤和肺损伤具有保护作用,常应用于急性肺损伤及 ARDS。

(3)一氧化氮(NO)吸入:近年来,NO 吸入疗法在 ARDS 患者中得到越来越广泛的应用。NO 吸入通过相对较好的肺组织时可以选择性扩张该区肺血管,从而改善通气血流比例,增加氧分压和氧含量。

(4)肺移植:鉴于目前的治疗方法对 AIP 收效有限,有学者提出用肺移植的方法治疗 AIP。Alalawi 等认为肺移植是治疗间质性肺炎的有效方法,因而可以考虑对激素治疗反应较差的难治性 AIP 患者行肺移植手术以延长生命。

(二)中医治疗

1. 辨证要点与治疗原则

急性间质性肺炎临床起病较为迅速,故准确辨证是治疗的关键。辨证要点以早、中、晚期为纲,以虚实为要点。早期起病多以实证为多,此时治疗以祛除外邪为主,随着疾病发展,逐渐转为以虚实夹杂为主,疾病后期病情迁延,虚证多见,以扶正固本为治疗原则。

2. 分证论治

笔者结合临床治疗急性间质性肺炎的经验,将急性间质性肺炎分为早期、中期、晚期,利用中医辨证特色,达到祛除病邪、扶正固本的目的。

(1)早期:实热证,症见咳吐浊唾涎沫,其质较黏稠,或咳痰带血,气急喘促,胸满,口渴咽干,或伴有情绪烦躁,溲赤,便干,舌边尖红,苔黄或黄腻,脉数或滑数。

①证机概要:肺闭痰热,清肃失司。

②治法:开宣启闭,化痰清热。

③方药:葶苈汤合自拟清热化痰汤加减。

④方解:外邪侵袭,肺失宣肃,咳嗽日久致邪郁化热,热灼津液,炼液为痰。痰多而咳嗽不绝,致痰热互用,恋肺难愈。以葶苈汤祛痰化瘀,清热泻肺,合葶苈子苦寒泻肺逐痰,开泄肺气,

以期痰瘀同治。主药鱼腥草、葶苈子,辅药当归、蝉蜕、马勃、桑白皮、百合、桃仁、杏仁、苇根、僵蚕,并甘草调和。加陈皮、半夏理气化痰,使痰消气顺;杏仁破壅降逆,调理气分之郁,疏利开通,善开闭而止喘;白芥子性温、味辛,温能发散,辛能入肺,宽胸利气,祛体内壅滞之痰。六安七味煎方中半夏消痰涎,去胸中痰满,下肺气;浙贝母、黄芩等属用之可宣肺启痹,清肺祛痰;茯苓健脾渗湿,痰无由生,湿去脾旺。

(2)中期:热毒瘀滞证,症见喘息进行性加重,呼多吸少,动则气短,喘憋尤甚,咳吐白色黏稠样痰,面唇发绀,舌暗紫,苔白,脉细涩或细滑。

①证机概要:痰瘀阻络,气阴渐伤。

②治法:通络逐瘀,化解清润。

③方药:自拟间质 1 号方加减。

④方解:鱼腥草、黄芩、连翘解毒清热;鱼腥草、黄芩清利苦燥,除湿排毒;浙贝母、南沙参、黄精解燥润肺;赤芍、枳壳活血行气,化解湿毒,使气机调畅。清润化解法能祛除肺部炎症,改善肺功能,解除急性间质性肺炎的临床症状。同时配以通络逐瘀药如川芎、桃仁、当归、莪术、蜈蚣(研末)、水蛭(研末)等,以活血化瘀,使瘀祛络通。

(3)后期:阴阳两虚证,症见喘息进行性加重,呼多吸少,动则气短,咳吐涎沫,心悸气短,腰酸肢冷,五心烦热,咽干盗汗,口唇爪甲发绀,舌暗红,边有齿痕,苔白滑或少苔,脉细弱。

①证机概要:肺、脾、肾阴阳两虚。

②治法:行痹通阳,润肺滋阴。

③方药:参蛤散合右归饮加减。

④方解:南北沙参滋阴润肺,海蛤壳、熟地、山药补肺、脾、肾,合山茱萸、枸杞子、菟丝子、杜仲、当归、桂圆收行痹通阳、润肺滋阴之功。纳呆苔厚加鸡内金、炒莱藤子;咳痰色黄质黏加黄芩;咳甚伴喘加炙麻黄;阳虚加冬虫夏草、补骨脂;阴虚重加玄参、麦冬。本方可促进炎症吸收,活血化瘀,改善肺部血运,增强正气,具有良好的治疗效果。

十、预防措施

平时注意防寒保暖,遇有气候变化,随时更换衣物,感冒流行季节少去公共场所,出门戴口罩。体虚易感者加强体育锻炼,增强体质。戒烟,避免吸入粉尘及有毒或者刺激性气体。

十一、健康指导

现在越来越多的人注重养生,《内经·上古天真论》云:"法于阴阳,和于术数。食饮有节,起居有常,不妄作劳,故能形与神具,而尽终其天年,度百岁乃去。"在日常生活中饮食多注意选择富含维生素的蔬菜、水果,并以粗粮为主,减少脂肪尤其是动物性脂肪的摄入量,尽量选择植物油,减少盐的摄入量。只有正气存内,外邪才不易侵袭。

第二节　非特异性间质性肺炎

一、疾病概述

(一)定义

与其他类型的特发性间质性肺炎(idiopathic interstitial pneumaonia,IIP)相比,非特异性间质性肺炎(nonspecific interstitial pneumonia,NSIP)这一名称出现较晚,并且其含义也经历了由模糊的分类到独立临床病理学实体的演变过程。1994年,Katzentein和Fiorelli正式提出将NSIP作为IIP的一个独立临床病理学类型,并逐渐得到了多数学者的认可。但仍有学者认为NSIP可能包含不止一种疾病,将来或许仍需进一步细分亚型。另外,NSIP与UIP之间究竟有无联系至今仍不十分清楚。

(二)西医认识

近年来,肺间质疾病方面的主要进展之一是肺间质疾病的分类,其中又以对UIP和非UIP类型IIP的区分及对NSIP的认识最具临床意义。特发性肺纤维化(IPF)最初是侧重于临床的概念,而分类方法却是以组织病理学资料为主要依据的,因此在相当长的时间里各种名称概念显得较为混乱。

同一名称所指的确切含义在肺科医师和病理学家之间并不完全一致。IIP的分类方法几经演变,最近的是2002年发表的由美国胸科学会和欧洲呼吸病学会共同制订的国际多学科共识性分类标准。这一分类法强调病理学与临床及影像学资料的结合,将IP分为七类:特发性肺纤维化(IPF)、非特异性间质性肺炎(NSIP)、隐源性机化性肺炎(COP)、急性间质性肺炎(AIP)、脱屑性间质性肺炎(DIP)、呼吸性细支气管炎伴间质性肺病(RB-ILD)和淋巴细胞性间质性肺炎(LIP),所对应的组织学类型分别为UIP、NSIP、OP、DAD、DIIP、RB-ILD和LIP。本章节主要介绍NSIP,其他类型请参阅各有关章节。

有些文章中报道的"NSIP"指的是常发生于HIV感染者的一种间质性肺炎,其临床表现颇似肺孢子菌病,但找不到导致肺炎的病原体,而且病程为自限性,无须特异性治疗。

到目前为止,关于NSIP的发病率和患病率尚无确切研究。在以往报道有组织病理学诊断的IP中,IPF/普通型间质性肺炎(UIP)占50%~60%;NSIP占14%~36%。IPF的患病率为3/10万~20/10万,有学者据此推测,NSIP的患病率为1/10万~9/10万。NSIP患者人群的中位年龄为40~50岁,比IPF的患者群中位年龄小10岁甚至更多,NSIP可以在儿童患者中发生,也有家族性NSIP的报道。

(三)中医认识

非特异性间质性肺炎为弥散性肺部感染性疾病,是肺间质纤维化的前期阶段,在中医学中,根据其症状表现及中医的辨证论治理论应属于咳嗽范畴。中医的咳嗽是指以肺失宣降、肺气上逆作声、咳吐痰液而黏为主的病变,为肺系疾病的主要症候之一。一般而言分为外感咳嗽和内伤咳嗽。就NSIP而言,因其起病缓、病程长、易反复发作,故应归属于中医的内伤咳嗽范畴。

二、病因和发病机制

(一)西医认识

早期文献关于 NSIP 的描述可能并不是现在意义上的非特异性间质性肺炎,是指 HIV 感染或 AIDS 患者、骨髓移植受体的非感染性肺部病理表现之一,有学者认为这是由 HIV 本身或机体的免疫反应所致。NSIP 的病理改变可以是继发于其他疾病如环境暴露所致的过敏性肺泡炎、结缔组织病、急性肺损伤的缓解期等。在最初 Katzentein 和 Fiorelli 报道的 NSIP 病例中,39%存在以上相关临床疾病。无相关病因的病例称为特发性 NSIP,由相关临床疾病导致的称为继发性 NSIP。

NSIP 的发病机制尚不清楚,目前推测,遗传因素、免疫异常及慢性感染可能与 NSIP 发病有关。

(二)中医认识

内伤咳嗽总由脏腑功能失调、内邪干肺所致,可分其他脏腑病变涉及肺和肺脏自病两端。他脏及肺由于饮食不调者,可因嗜烟好酒,烟酒辛温燥烈,熏灼肺胃;或因过食辛辣炙煿,酿湿生痰;或因平素脾运不健,饮食精微不归正化,变生痰浊,肺脉连胃,痰邪上干,乃生咳嗽;或由情志不遂,郁怒伤肝,肝失条达,气机不畅,日久气郁化火,因肝脉布胁而上注于肺,故气火循经犯肺,发为咳嗽。

三、病理变化

NSIP 的主要组织病理学特征可概括为病变时相相对一致,不同程度的间质炎症和纤维化,无成纤维细胞,缺乏 UIP、脱屑性间质性肺炎、急性间质性肺和机化性肺炎等病理特征。

Katzentein 和 Fiorelli 根据肺间质炎症细胞的数量和肺纤维化程度,将 NSIP 的病理表现分成三型,即细胞型、纤维化型、混合型。

(一)细胞型

细胞型 NSIP 的组织病理特点为肺泡间隔内浸润的单核细胞使肺泡间隔增宽,以淋巴细胞和浆细胞浸润为特征,呈现均匀或斑片状分布。Ⅱ型肺泡上皮细胞的增生可累及小气道周围的间质、血管、小叶间隔和胸膜。

(二)纤维化型

纤维化型 NSIP 的病理表现通常为病变时相相对均匀,由胶原组成的不同程度的纤维化与慢性炎症相混合。以致密或疏松间质纤维化表现为主时,此型与 UIP 不易鉴别,区别的要点是纤维化型 NSIP 的主要表现为时相均匀的致密或疏松间质纤维化,而无 UIP 的斑片状和胸膜下分布,时相不匀。纤维化型 NSIP 少或无成纤维细胞灶。

(三)混合型

混合型 NSIP 的病理表现兼具上述两者特点。

四、临床表现

NSIP 作为间质性肺炎的一种类型具有该类疾病的临床共同特点,如干咳、气短、双肺爆裂音、限制性通气功能障碍、低氧血症、肺部浸润影等。通常希望寻找一些有别于其他类型 IP,尤其是区别于 UIP 的临床特点。但是如果无外科肺活检的资料,单凭临床表现是无法鉴别 NSIP 和 UIP 的(HRCT 典型的 UIP 除外)。作为一个群体,NSIP 的病例有一些不同于

UIP 的特征,但是对于具体的病例来说,这些特征最多只有提示诊断的作用。

NSIP 的发患者群以中老年为主,多数患者在 40 岁以上,总体上比 UIP 患者年轻 10 岁左右,甚至有 20 岁以下发病者。NSIP 患者男女比例相近。起病方式相对呈亚急性,从出现症状到诊断很少超过 1 年,在一组 31 例的报道中,NSIP 患者就诊时平均病程只有 60 天。NSIP 的临床表现除了咳嗽、呼吸困难和双下肺爆裂音(Velcro 啰音)以外,22%～33% 的患者伴发热,但杵状指较少见,发生率为 10%～35%,与 UIP 正好相反。Nagai 等报道的 64 例 UIP 无一发热,66% 有杵状指。在较早的 NSIP 研究中,病例的入选仅以组织学表现为准,并非严格要求"特发性",部分 NSIP 患者伴有可能与病因相关的因素,如结缔组织病、有机灰尘吸入剂及急性肺损伤史等。在合并结缔组织病的病例中,肺部表现可在其他系统症状出现之前数月甚至数年,尤其是多发性肌炎/皮肌炎和类风湿关节炎患者更易如此。另外,在结缔组织相关的间质性肺炎中,NSIP 所占的比例明显高于特发性间质性肺炎中 NSIP 的比例。在系统性硬化合并的间质性肺炎中,NSIP 占 77.5%。

五、辅助检查

(一)影像学表现

胸部平片以片状实质阴影及间质改变为主,对鉴别诊断意义不大。NSIP 在胸部高分辨 CT(HRCT)的表现主要为片状的磨玻璃样改变,尤以胸膜下区域明显,绝大部分患者有此类改变,在近 1/3 的病例中这是唯一的 HRCT 异常表现。该表现与病理学上的间质性肺炎和肺泡壁增厚的特点是相符合的。有时还可见到小片实变及不规则线状影、支气管血管纹理增厚及牵引性支气管扩张,蜂窝样变较少见,发生率从 0～25.8% 不等。但即使有蜂窝样变,其所占总体病变的比例也很小。磨玻璃样变所对应的病理学改变是肺泡间隔增厚,在不伴有牵引性支气管扩张时,磨玻璃样变是反映炎症病变的可靠指标。牵引性支气管扩张的存在提示有纤维化成分。根据 HRCT 的表现即可大致判断组织学上炎症 - 纤维化的比例。小片状实变影是原有气腔被细胞性或非细胞性物质占据所致。肺泡腔内泡沫细胞的积聚,或肺泡腔、肺泡管被肉芽组织充盈,以及显微镜下蜂窝样变的肺组织被黏液栓填均可产生片状实变影。UIP 的 HRCT 表现则为不规则线中出现蜂窝样变,病变最常累及部位为双肺基底部和胸膜下区域。HRCT 中出现蜂窝样变时,对 UIP 的诊断有相当高的特异性。除此之外,依靠不规则线状影、磨玻璃样变或实变的比例及分布来鉴别 NSIP 和 UIP 并不可靠,并且其他类型的 IIP 亦可出现此类改变。对确定组织学类型的 IIP 而言,HRCT 的表现有助于判断疾病的严重程度、治疗反应和预后。

(二)支气管肺泡灌洗(BAL)及经支气管肺活检(TBLB)

对 NSIP 患者进行 BAL 检查发现细胞总数明显增多,达 $(4.4～4.5)×10^5/mL$,其淋巴细胞所占比例通常明显高于 UIP 病例,为 37.7%～42.7%。然而,Veeraraghavan 等的研究表明,BALF 细胞总数及分类情况无助于 NSIP 和 UIP 的鉴别,也不能用来判断其预后。Nagai 等曾报道,NSIP 患者 BALF 中 T 淋巴细胞 CD4/CD8 比例明显下降,在以炎症成分为主而纤维化较少的病例中,更可降至 0.3;而 UIP 患者中这一比例的平均值为 1.65。这种 T 细胞亚群的变化颇令人感兴趣,至于它对鉴别诊断的意义以及炎症程度与治疗反应等方面的价值尚有待进一步研究。

TBLB 对 IIP 的分类不能提供足够的证据,作用仍限于排除肉芽肿性疾病(如结节病、过敏性肺泡炎)、肿瘤和部分感染。

(三)肺功能检查

肺功能以限制性通气功能障碍为特点,所有病例都有一氧化碳弥散率下降,2/3 的患者有活动后低氧血症。

(四)组织学表现

NSIP 的特点为肺泡壁明显增厚,其间含有不同程度的炎症与纤维化表现。病灶可呈片状分布,但最重要的特征是不同部位病变的一致性,在同一标本上见不到像 UIP 那样新老病灶共存的现象,似乎各病灶最初的损伤发生时间很相近,而后在炎症一纤维化进程中亦基本同步,共处于这一过程的某一阶段。总的来说,NSIP 对肺泡结构的破坏较轻,即使是纤维化明显的患者蜂窝样改变也不显著,且很少见到成纤维细胞灶。部分患者肺活检病理可有闭塞性细支气管炎伴机化性肺炎(BOOP)样改变,但根据定义,NSIP 标本中的 BOOP 样改变病灶应占总体病变的 10% 以下。

不同病例之间,炎症与纤维化的程度和比例可能有较大差异,并可据此将患者分为两组。只有细胞性炎症而几乎没有纤维化者划归为细胞型组,肺泡间隔显示轻到中度慢性炎症,浸润细胞主要为淋巴细胞或有少量浆细胞。炎症部位伴有 Ⅱ 型肺泡上皮增生。另一组为纤维化型,肺间质内有不同程度的疏松或致密的纤维化变,但各部位有时相上的均一性,成纤维细胞灶较少见。肺泡腔内的 BOOP 样改变不应归入纤维化型的依据。两组类型代表了 NSIP 疾病表现的两端,细胞型组的治疗反应和预后都明显优于纤维化型组。

六、诊断

在临床实践中,只有典型的 UIP 可以不经肺活检而诊断。假如临床资料不是典型的 UIP,不经外科肺活检是无法进一步区分各类型 IIP 的,即使 HRCT 也只能提供一定倾向性而不能作为确诊依据,这在一定程度上类似于慢性肾小球肾炎及其各类病理类型的关系。因此从诊断处理的流程来说,NSIP 和其他类型 IIP 是一样的,确诊仍以外科肺活检作为金标准。由于 NSIP 可由吸入环境中的粉尘引起,或伴有结缔组织病等因素,一旦病理学提示 NSIP,就应当仔细排查有无环境因素或伴发结缔组织病。

NSIP 暂无统一的诊断标准,现阶段只能根据临床表现、胸部影像学检查、病理活检以及糖皮质激素治疗后反应等做出临床诊断。

(一)临床表现

亚急性起病,以进行性加重的呼吸困难、咳嗽为主要症状,伴或不伴有发热及皮疹。

(二)胸部影像学表现

主要是 HRCT 表现为双侧间质性浸润影,双肺中下肺野与胸膜下见斑片状磨玻璃阴影,中晚期可出现实变阴影、网状及线条状阴影并可见细支气管扩张,胸膜可增厚,极少数患者有蜂窝状改变。

(三)病理学表现

肺泡壁明显增厚,伴有不同程度的炎症浸润和纤维化,肺泡间隔内见淋巴细胞和浆细胞的慢性炎症细胞浸润,但缺乏 UIP、DIP 或 AIP 的特异性病理改变。由于治疗反应和预后方面有重要区别,纤维化型 NSIP 最需要与 UIP 相鉴别。NSIP 各处病变表现为时相上的均一性,而 UIP 病变存在时间和空间上的异质性,致密的胶原结构(陈旧)和活跃的成纤维细胞灶(新鲜)共存,正常肺组织与蜂窝样结构交错。绝大多数情况下,NSIP 能与 UIP 相区别,但偶尔鉴别也较困难。Flaherty 等发现 NSIP 与 UIP 病变可能出现于同一患者甚至同一肺叶来源的标本中,说明 NSIP 和 UIP 的关系仍值得进一步研究。

七、鉴别诊断

(一)细胞型 NSIP 与 LIP 相鉴别

LIP 是肺部淋巴组织弥散性增生性疾病,多伴发于 EB 病毒感染、免疫缺陷病或结缔组织病。LIP 略有沿支气管分布的趋势,有密集的淋巴细胞浸润,肺泡间隔增厚更加严重。肺泡结构破坏较 NSIP 更加明显,但罕有纤维化。

(二)细胞型 NSIP 与过敏性肺泡炎相鉴别

后者的间质性炎症呈细支气管中心性分布,并伴有细支气管腔内的机化,散发疏松的肉芽组织,可见多核巨细胞。

八、治疗

(一)西医治疗

迄今为止,有关 NSIP 的治疗方案学者尚未达成共识。主要治疗方案是单纯用糖皮质激素治疗和用糖皮质激素与免疫抑制剂联合治疗。目前已知的常用药物包括糖皮质激素、环磷酰胺、硫唑嘌呤及秋水仙碱等。大剂量糖皮质激素冲击疗法是目前临床上治疗 NSIP 的主要方法,疗效明显,不良反应也很明显。银杏叶的主要有效成分为银杏黄酮和萜类,具有清除氧自由基、改善血液流变状态、抗炎、抗过敏、调节免疫功能等作用。可改善特发性肺间质纤维化(IPF)患者的肺循环,降低组织耗氧量,抑制肺泡炎症,促进蛋白质合成和组织修复,改善 IPF 患者的呼吸困难、发绀等症状。雷公藤有改善微循环、抗炎、调节免疫、宣肺理气平喘的作用,对肺纤维化有治疗作用。NSIP 与 IPF 同属于 IIP,但属于不同的类型。NSIP 对糖皮质激素治疗的反应和预后较 IPF 好。为了减少激素的用量和不良反应,并获得较好疗效,我们采用银杏叶、雷公藤、黄芪等中药与泼尼松配伍的办法来治疗 NSIP。研究表明,给药后患者临床症状和体征有了很大的改善,PaO_2 较治疗前回升;ESR 明显回落;肺部 CT 检查见双肺中下野弥散性浸润性阴影大部消失,仅余右下肺点状阴影 1 处,表明我们采用的办法对 NSIP 有较好的疗效。

1.糖皮质激素

糖皮质激素为 NSIP 的一线治疗药物,推荐首选单纯激素治疗 NSIP,但目前尚未制订出激素治疗 NSIP 具体指征、剂量、疗程的统一标准。

2.免疫抑制剂

治疗 NSIP 时激素和免疫抑制剂具体何时开始联合使用、剂量及疗程指征等尚未达成共识。临床上,免疫抑制剂多应用于激素治疗效果不佳及激素停药后疾病复发等情况下。雷公藤多苷片 10mg/次,3 次/日;银杏叶胶囊 0.2g/次。另外,使用青霉素常规抗感染治疗,同时辅以补钾、补钙和维生素 D,防止糖皮质激素不良反应,8 周后再做肺 CT 检查和其他生化检查。

(二)中医药治疗

非特异性间质性肺炎为弥散性肺部感染性疾病,是肺间质纤维化的前期阶段,在中医学中,根据其症状表现及辨证论治理论应属于咳嗽范畴。NSIP 作为间质性肺炎的一种类型,具有此类疾病的共同临床特点,如干咳、气短、双肺爆裂音、限制性通气功能障碍、低氧血症、肺部浸润影等。

1.辨证分型

(1)肝火犯肺证

①主症:上气咳逆,咳时面赤,咽干口苦,常感痰滞咽喉而难以咳出,量少质黏,胸胁胀痛,咳时引痛,舌红或舌边红,舌苔薄黄,脉弦数。

②治法:清肺泻肝,顺气降火。

③方药:自拟方清热化痰汤加减。

(2)肺阴亏耗证

①主症:干咳,咳声短促,痰少黏白,声音逐渐嘶哑,咽干口燥,或午后潮热,颧红,盗汗,消瘦,胸闷,舌红少苔,脉细数。

②治法:滋阴润肺,化痰止咳。

③方药:百合固金丸合自拟方间质1号方加减。

2.中成药

百合固金丸是一种常用中成药,来源于清《医方集解》一书。本方由生地黄、熟地黄、麦冬、百合、芍药、当归、贝母、玄参、桔梗、甘草共 10 味中草药组成,有养阴润肺、止咳化痰的功效,适用于肺虚久咳、咽燥口干、痰中带血、午后潮热等病症的治疗。临床研究表明,百合固金丸对 IPF 有较好的疗效。中药地黄、麦冬可通过抑制血浆血栓素 A_2(TXB_2)、单核细胞趋化蛋白-1($MCP-1$)的水平升高,抑制博来霉素引起的肺纤维化形成。黄芪为临床常用补气药之一,实验研究证实黄芪可有效阻抑动物肺间质纤维化的形成。百合固金丸 1 丸/次,2～3 次/日,第 1 周,午 20mg,晚 10mg;第 2 周早 30mg,午 10mg,晚 10mg;第 3 周早 30mg,晚 10mg;第 4 周早 20mg,晚 10mg;第 5 周早 15mg,晚 5mg;第 6 周早 10mg,晚 5mg;第 7 周早 10mg;第 8 周开始早 10mg,隔日一次;每日配以黄芪 20g 代茶饮,连续 8 周。

3.穴位贴敷

中医擅长冬病夏治,冬季是呼吸系统疾病的发病高峰期,故可鼓励患者在夏季选择穴位贴敷以调节体质,预防冬季发病。常用的穴位有肺腧、大椎、天突、定喘、膻中等。

4.针灸治疗

针灸治疗对呼吸系统疾病的改善有突出的疗效,尤其在疾病的缓解期效果更为突出。其中大椎、肺腧、定喘、关元、行间、气海、足三里等穴位对 NSIP 的治疗及预防、控制发作次数方面效果明显。

九、预后

因目前对 NSIP 的自然病程认识有限,临床上大部分 NSIP 患者可以治愈,部分患者病情稳定或缓解,但也存在激素停药后复发的现象,少数患者病情进展直至死于呼吸衰竭。

十、预防调护

预防的重点在于提高机体卫外功能,增强皮毛腠理御寒抗病能力。若有感冒应及时诊治。久咳自汗出者,可酌选玉屏风散、生脉饮服用。同时应适当加强锻炼,以增强体质,提高抗病能力;饮食不宜甘肥、辛辣及过咸,嗜酒及吸烟等不良习惯尤当戒除,避免刺激性气体伤肺;平素易于感冒者,配合按摩保健操,面部迎香穴按摩,夜间足三里艾熏等。

第三节　特发性肺间质纤维化

一、疾病概述

(一)定义

特发性间质性肺炎(idiopathic interstitial pneumonia,IIP)是一组发生在肺实质的不同形式和程度的慢性炎症及纤维化所导致的异质性非特异性疾病,其中包括特发性肺间质纤维化(idiopathic pulmonary fibrosis,IPF)及其以外的其他间质性肺炎。

(二)西医认识

随着对特发性间质性肺炎认识的不断深入,特发性肺间质纤维化的概念及内在含义历经变迁。Liebow 在慢性间质性肺炎病理分类中首次提出了普通型间质性肺炎(usual interstitial pneumonia,UIP)的概念,UIP 仅仅是一个病理学诊断术语,而非独立的疾病实体。IPF 是一个临床分类术语,以往将隐匿性致纤维化肺泡炎(cryptogenic fibrosing alveolitis),CFA 视为同义语。以往文献提及的 IPF 曾包含数种不同病理类型的间质性肺炎,其临床病程和预后各不相同。2011 年 3 月美国胸科学会(American thoracic society,ATS)、欧洲呼吸学会(European respiratory society,ERS)、日本呼吸学会(Japanese respiratory society,JRS)和拉丁美洲胸科学会(Latin American thoracic association,ALAT)颁布《特发性肺纤维化诊断和治疗指南》(以下简称《IPF 指南》),将 IPF 定义为原因不明,成人(多为老年)局限于肺,进行性致纤维化的间质性肺炎,其组织病理学和(或)放射学表现为 UIP 型。《IPF 指南》首次将放射学 UIP 型表现写入 IPF 的定义中,强调识别高分辨率 CT(HRCT)UIP 型的重要性及诊断作用。

近年来的研究表明,IPF 的患病率及发病率远比以前估计得高,同时死亡率也呈上升趋势。美国 1992—2003 年的 IPF 死亡率为 50.8/100 万,与之前的数据相比,男性增加 28.4%,女性增加 41.3%。英国相关研究表明,由 IPF 导致的死亡较过去 20 年已有 3 倍的增加。该病老年患者常见,诊断时平均年龄为 67 岁,60%的患者年龄超过 60 岁。男性与女性患病率之比为 1.4:1,发病率之比为 1.3:1。既往有吸烟史患者略多。

(三)中医认识

特发性肺间质纤维化在中医范畴中多属于"肺痹""肺痿"等范畴。"肺痹"病名首见于《素问·痹论》篇:"凡痹之客五脏者,肺痹者,烦满喘而呕……淫气喘息,痹聚在肺。"而"肺痿"则首见于《金匮要略·肺痿肺痈咳嗽上气证治》篇。崔红生、武维屏等认为,从病理学角度来看,"肺痹"这一病名更符合肺纤维化的病理学特征,而从临床表现和预后方面来看,"肺痿"无疑更符合肺纤维化的临床特征。本病多属本虚标实之证,先有肺肾两虚或肺脾两虚,复感外邪,邪气不舒,阻遏肺气,或反复感邪,损伤肺气,久病损及肺脾。一旦骤感温热毒邪,肺之津气为之损伤,气滞血瘀,同时感受六淫之邪,肺气失于宣发肃降,痰浊阻络,脉络瘀阻。急性期以标实为主,病理因素主要为痰浊、瘀血、毒邪;迁延期虚实并见;缓解期以本虚为主,主要为气阴耗伤。

二、病因与发病机制

(一)西医认识

1. 病因

迄今为止,IPF 的病因尚不清楚。IPF 可能的高危因素包括以下几点。

(1)吸烟:吸烟危险性与家族性散发的 IPF 发病明显相关,特别是每年超过 20 包的患者,IPF 患病率明显提高。

(2)环境暴露:IPF 与多种环境暴露有关,如暴露于金属粉尘(铜锌合金、铅及钢)及木尘(松树)、务农、石工、抛光、护发剂、接触家畜、植物及动物粉尘等。

(3)微生物因素:虽然目前不能确定微生物感染与 IPF 发病的关系,但有研究发现,感染尤其是慢性病毒感染,包括 EB 病毒、肝炎病毒、巨细胞病毒、人类疱疹病毒等可能在 IPF 发病中具有一定作用。

(4)胃-食管反流:多数 IPF 患者有异常的胃-食管反流,异常的胃-食管反流导致反复微吸入是 IPF 的高危因素之一,但多数 IPF 患者缺乏胃-食管反流的临床症状,因此容易被忽略。

(5)遗传因素:家族性 IPF 为常染色体显性遗传,占所有 IPF 患者比例<5%,家族性 IPF 可能存在易感基因。

2. 发病机制

有关 IPF 的发病机制有多种假说,如炎症假说、生长因子假说及上皮细胞/间质细胞假说等。虽然已经从细胞因子、细胞外基质、细胞信号传导等方面进行了诸多基础研究,但以上假说均不能完整解释临床 IPF 的发病过程。比较流行的 IPF 发病机制假说是上皮细胞/间质细胞假说,该假说认为 IPF 起源于肺泡上皮反复发生微小损伤后的异常修复。反复的微小损伤导致肺泡上皮凋亡,上皮异常激活产生多种生长因子和趋化因子,诱导固有成纤维细胞增生,趋化循环纤维细胞到肺脏损伤部位,刺激上皮基质转化(epithelial mesenchymal transition, EMT)和成纤维细胞分化为肌成纤维细胞,促进成纤维细胞和肌成纤维细胞灶的形成。肌成纤维细胞增生分泌过量细胞外基质(ECM),导致纤维瘢痕形成、蜂窝肺形成、肺结构破坏和功能丧失。

(二)中医认识

《素问·玉机真脏论》曰:"风寒客于人……弗治,病入舍于肺,名曰肺痹,发咳上气。"《素问·痹论》曰:"五脏皆有所合,病久而不去者,内舍于其合也……皮痹不已,复感于邪,内舍于肺,所谓痹者,各以其时重感于风寒湿之气也。"认为本病多因反复感受外邪、环境毒邪及素体亏虚所致。病位初起在肺,肺开窍于鼻,外邪侵袭首先犯肺,使肺气被束,宣发肃降失司,肺气上逆,可见咳嗽喘促。肺络痹阻日久,气血不畅,将会导致痰瘀互结于肺。《金匮要略·肺痿肺痈咳嗽上气病脉证治》中指出:"热在上焦者,因咳而为肺痿。""寸口脉数,其人咳,口中反有浊唾涎沫者何? 师曰:为肺痿之病。"提出本病因邪热伤阴或误治而重亡津液导致肺阴亏损,肺主气、布津、行血的功能失调,津液失于疏布,血液滞涩于络,痰瘀壅滞不充,络虚不荣,导致肺叶痿弱不用。因此,本病病位在肺,病因以正虚为本,邪犯为标,病性属本虚标实,病理因素主要为痰浊、瘀血,基本病机为"虚、痰、瘀",并且痰瘀痹阻肺络贯穿始终。

三、病理特征

(一)肉眼观察

IPF 患者的双肺体积缩小,重量增加,质地较硬,脏胸膜有局灶性瘢痕形成,可见肺气肿甚至肺大泡形成。切面为双肺弥散性实变区,轻重不一,较轻的部分见基本正常的肺结构,严重受累处见多囊性结构,即蜂窝肺。

(二)组织学表现

IPF 的组织病理学特点为 UIP。在低倍镜下,UIP 最显著的特点是病变轻重不一,分布不一致,不同时相病变交替分布、同时存在,如间质性炎症、纤维化病变和蜂窝肺改变与正常肺组织呈局灶状交替分布。这些病理改变主要累及周围胸膜下肺实质或小叶间隔旁及细支气管周围。纤维化病变主要包括致密的胶原瘢痕、活动性纤维化病变即成纤维细胞灶(fibroblastic foci,FF)。成纤维细胞灶是由散在的增值型成纤维细胞和肌成纤维细胞组成的集合灶。镜下蜂窝肺由囊性纤维气腔组成,常被覆支气管上皮细胞,气腔内充满黏液。在纤维化和蜂窝病变的区域内,肺间质纤维组织增生,肺泡间隔增厚变宽,肺泡结构重建,可见明显的平滑肌增生,以往曾经有文献称之为肌性肺硬化。肺间质炎症通常较轻,由淋巴细胞和浆细胞引起的肺泡间隔浸润所组成,斑片状分布,并伴有Ⅱ型肺泡上皮细胞增生。急性加重期肺组织病理可显示 UIP 和弥散性肺泡损伤的混合性改变。

四、临床表现

(一)症状

IPF 多发生于老年人群,发病年龄为 40～70 岁,约 2/3 现症患者年龄大于 60 岁,男性多于女性,起病隐匿,临床表现为干咳、渐进性呼吸困难或活动后气喘等。

(二)体征

80％以上的患者可闻及吸气性爆裂音,以双肺底部最为明显,50％～80％的患者可见杵状指。此外,在疾病晚期也可出现发绀、肺心病、右心室肥大和下肢水肿等体征。

五、辅助检查

(一)肺功能检查

典型肺功能改变为限制性通气障碍,主要表现为肺活量(VC)及用力肺活量(FVC)减少,第 1 秒用力呼出气量(FEV_1)与用力肺活量(FVC)比例正常或增加;弥散功能障碍,单次呼吸法肺一氧化碳弥散量(D_LCO)降低,即使在通气功能和肺容积正常的情况下,D_LCO 也可降低。通气/血流比例失调,PaO_2、$PaCO_2$ 下降,休息或活动时肺泡－动脉血氧分压差($A-aPO_2$)增加。

(二)实验室检查

IPF 患者可出现红细胞沉降率加快、丙球蛋白血症、血清乳酸脱氢酶和血管紧张素转换酶升高。10％～25％的患者可出现某些血清抗体,如抗核抗体(ANA)和类风湿因子(RF)阳性,如滴度大于 1∶160,常提示结缔组织病,以上检查对 IPF 的诊断无意义,但对除外其他原因引起的间质性肺病有一定帮助。

（三）胸部 X 线

95％的患者出现症状时伴有胸片的异常，主要表现为两肺基底部和周边部的网状阴影，常为双侧、不对称性，并伴有肺容积减少。疾病晚期可见蜂窝肺改变，在胸片上出现 3～5mm 的透光区（蜂窝肺）。蜂窝肺通常提示肺泡结构的破坏，对治疗的反应差。正常 X 线胸片并不能排除肺活检有微小异常的 UIP 患者。X 线胸片在显示 IPF 病变的特点、分布及范围等方面远逊色于 CT，也难以做出确定的影像学诊断。对怀疑 IPF 患者，X 线胸片检查临床意义不大。

（四）胸部 HRCT

胸部 CT，特别是高分辨 CT（HRCT）不仅对 IPF/UIP 有重要的诊断意义，还能对疾病的严重程度、治疗效果和预后进行评价。2011 年，IPF 指南不仅将 HRCT 的 UIP 型表现列入 IPF 定义，而且将 HRCT 的 UIP 型作为 IPF 独立的诊断标准之一。以往文献报道 IPF/UIP 的多种 HRCT 表现，包括磨玻璃影、网状阴影（肺小叶间隔增厚和小叶内间质增厚）、蜂窝影、肺结构变形及容积减少、交界面不规则、胸膜增厚、支气管血管束增粗、纵隔淋巴结肿大等。但仅仅依靠以上单一的 HRCT 表现并不能准确诊断 UIP，但通过对以上不同病变和分布特点进行综合分析，可依靠 HRCT 准确诊断 50％以上 UIP，并可以避免开胸肺活检。HRCT 对 UIP 的诊断有重要意义。

（五）肺组织活检

对于 HRCT 呈不典型 UIP 改变、诊断不清楚、没有手术禁忌证的患者应该考虑外科肺活检。IPF 的组织病理类型是 UIP，UIP 的病理诊断标准为明显纤维化或结构变形，伴或不伴蜂窝肺，胸膜下、间质分布；斑片肺实质纤维化；成纤维细胞灶。

六、诊断

（一）IPF

1. ILD，但排除了其他原因，如环境、药物和结缔组织疾病等。

2. HRCT 表现为 UIP 型。

3. 联合 HRCT 和外科肺活检病理表现诊断 UIP。

（二）IPF 急性加重（acute exacerbation of IPF）

指 IPF 患者出现无已知原因可以解释的病情加重或急性呼吸衰竭。诊断标准包括以下几点。

1. 过去或现在诊断 IPF。

2. 1 个月内发生无法解释的呼吸困难加重。

3. 低氧血症加重或气体交换功能严重受损。

4. 新出现的肺泡浸润影。

5. 已排除肺感染、肺栓塞、气胸或心力衰竭等疾病。

七、鉴别诊断

IPF 应注意与其他 ILD 相鉴别，如 P 中的 NSIP、DIP、RB-ILD。已知病因如药物、环境因素和结缔组织病等所致的 ILD 的病理表现为 UIP，其 HRCT 表现与 IPF 类似，需要综合临床、影像学和病理资料对其进行鉴别诊断。

（一）非特异性间质性肺炎（NSIP）

主要为均匀的炎症或纤维化改变，其病变在受累部分是均匀的，但在整个进展过程中呈片状分布于未受累肺区域，蜂窝肺罕见。对激素反应好，5年死亡率为15%～20%。

（二）脱屑性间质性肺炎（DIP）

肺活检显示为均匀的、弥散分布的肺泡腔内巨噬细胞聚积。这种变化在呼吸性细支气管周围加重，沿肺实质弥散性分布。很少有纤维化，只有轻-中度的肺泡壁增厚，预后较IPF好，10年以上的生存率约为70%。

（三）呼吸性细支气管炎伴间质性肺病（RB-ILD）

活检示呼吸性细支气管、肺泡管和细支气管周围的肺泡腔内有成簇的棕灰色巨噬细胞，伴有片状黏膜下和细支气管周围的淋巴细胞和组织细胞浸润。也可观察到细支气管周围的纤维化扩展到临近的肺泡间隔。与DIP十分相似但不同的是，DIP的巨噬细胞聚积仅在肺泡腔内，而RB-ILD的巨噬细胞聚积不仅涉及肺泡，而且还累及细支气管。

（四）急性间质性肺炎（AIP）

是一种急性起病、爆发性的肺损伤，临床经过与ARDS相似。肺活检与弥散性肺泡损伤（DAD）一致，包括渗出期、增值期和（或）纤维化期。典型者病变弥散分布，但不同区域严重性有所不同。死亡率大于60%，患者大多在6个月内死亡。

（五）淋巴细胞性间质性肺炎（LIP）

是单纯的淋巴细胞聚集，此外，肺泡腔内可发现淋巴细胞。多数患者与某种异常蛋白血症形成、Sjogren's综合征或AIDs有关。LIP有可能进展为淋巴瘤。

八、并发症

IPF是慢性、持续和发展的病程过程，但疾病进展表现为明显的异质性，个体的自然病程差异相当大。IPF的并发症如急性加重、肺动脉高压、肺气肿、肺癌等，明显影响IPF疾病的发展病程及预后。

（一）急性加重

IPF患者出现急剧、原因不明的临床明显恶化，称为IPF急性加重。急性加重的发生率为4.8%～19%，其病因和发病机制未明。肺组织活检发现其主要组织病理学特点是在UIP的基础上出现弥散性肺泡损伤。急性加重时主要的临床表现为呼吸困难呈急性或亚急性加重。胸部影像学表现为在原有病变的基础上出现新的磨玻璃影和（或）实变影。急性加重患者的HRCT表现分为以下3型：周围型、多灶型及弥散型。如果磨玻璃影沿肺外周分布（周围型），肺损伤程度往往较轻，激素治疗效果好，预后较好。相反，如果病变呈多灶性或弥散性分布，提示预后不良。

（二）肺动脉高压

以往对结缔组织病相关性肺动脉高压（PAH）对预后的影响有很好的认识。新近的研究发现，PAH是影响间质性肺病患者预后，尤其是IPF患者死亡率的重要因素之一。IPF合并PAH与患者的不良预后相关。早期发现PAH并予以及时地干预，对IPF患者的预后改善和生存质量的提高有着重要的影响，因此，应加强对IPF患者PAH的关注，PAH治疗也是今后IPF干预治疗研究的一个重要方面。

(三)肺气肿

近年来 IPF 和肺气肿同时存在的现象及其临床意义引起了临床医师和研究者的重视。Wiggins 等在 1990 年首先报道 8 例肺纤维化和肺气肿(combined pulmonary fibrosis and emphysema,CPFE)同时存在病例。有限的外科性肺活检和尸体解剖病理证实,CPFE 患者肺上叶病理表现为肺大泡,而肺下叶病理主要表现为普通型间质性肺炎。CPFE 患者常有吸烟史、伴严重呼吸困难;胸部 HRCT 主要特点为肺上叶间隔旁肺气肿或小叶中央型肺气肿,双下肺表现为弥散性胸膜下分布的网状影,牵拉性支气管和细支气管扩张及蜂窝肺。同时存在的肺气肿对患者肺生理功能表现有一定的影响,CPFE 患者的用力肺活量减少不明显,肺总容量正常或轻度减少,但有严重的弥散功能障碍、活动后低氧血症等。CPFE 预后明显差于不伴肺气肿的 IPF 患者。

(四)肺癌

结节影及肿块影是 IPF 的少见表现,当 IPF 患者 HRCT 见结节影或肿块影时,需要注意排除肺部肿瘤。

九、治疗

(一)西医治疗

1. IPF 的药物治疗

(1)糖皮质激素:长期以来,糖皮质激素是治疗 IPF 的常用药物,其主要机制是通过抑制炎症过程,减少肺泡巨噬细胞,抑制其内分泌细胞因子,从而抑制肺纤维化的进程。然而有研究指出,在 IPF 早期给予激素治疗可能有利于控制病程的发展,说明激素的抗炎作用可于 IPF 早期肺泡炎症期抑制炎症细胞的聚集,但当炎症水平稳定后激素无法起到改善肺纤维化的作用。激素治疗 IPF 仍缺乏有效循证医学依据,且长期使用激素会使 IPF 患者面临诸多不良反应。2011 年 IPF 诊治循证指南中不推荐激素单药治疗 IPF,但 IPF 急性加重的患者仍应给予激素治疗。

(2)抗氧化治疗:目前研究认为,多种因素导致的肺泡上皮损伤是 IPF 的初始起病因素,之后出现上皮下的基底膜层破坏、上皮损伤修复过程中引起的成纤维细胞过度增生、细胞外基质和胶原的沉积,最终导致肺纤维化的形成。因此,调节细胞氧化或抗氧化平衡是治疗 IPF 的方法之一。N-乙酰半胱氨酸(NAC)是一种还原剂,进一步研究发现,NAC 能抑制转化生长因子 TGF-β1 介导的成纤维细胞的促纤维化作用,能抑制上皮-间质转换过程,还能抑制支气管肺泡上皮细胞释放 LL-8 和基质金属蛋白酶(MMP)-9 以及抑制细胞间黏附分子-1(ICAM-1)的表达,从而在治疗 IPF 中发挥作用。

(3)胶原合成抑制剂转化生长因子(TGF-β):可促使上皮细胞间质转化和成纤维细胞向肌成纤维细胞的分化,进而导致细胞外基质积聚。因此作为目前抗肺纤维化的主要途径之一。近年来应用的胶原合成抑制剂吡啡尼酮是一种广谱的抗纤维化药物,该药能清除活性氧,抑制脂质过氧化,抑制 TGF-β 基因的过度表达,从而抑制 TGF-β 所引起的胶原合成。同时,抑制肿瘤坏死因子-α(TNF-α)的生成,抑制成纤维细胞的增生,从而减轻炎症反应,起到抗纤维化的作用。

(4)酪氨酸激酶抑制剂:酪氨酸激酶受体可激活信号转导通路导致肺泡异常损伤修复,进而引起进行性肺损害和瘢痕,抑制此类受体可减缓疾病进程,故可考虑将酪氨酸激酶抑制剂用于 IPF 的治疗。

2.IPF 的非药物治疗

(1)氧疗:进行性的呼吸困难为 IPF 的主要症状之一,常伴有低氧血症,氧疗可纠正低氧血症,使缺氧性肺血管收缩得到控制或缓解,减缓肺功能恶化,改善生活质量。某项小样本研究结果显示,持续吸氧有利于改善 IPF 患者的呼吸困难症状。目前关于氧疗对伴有低氧血症的 IPF 患者预后影响的研究仍然较少,但通过慢性阻塞性肺疾病得出的间接证据显示,长程氧疗对呼吸系统疾病患者的预后有改善作用。因此,2011 年诊疗指南中建议有静息低氧血症的 IPF 患者应接受长期氧疗。

(2)肺移植:对于药物治疗效果不佳者,肺移植也许是唯一可提高生存率和改善生活质量的有效途径。在 2011 年的指南中,强烈推荐对合适患者进行肺移植,并认为肺移植是治疗终末期 IPF 唯一可行的手段。

(3)肺康复锻炼:肺康复锻炼可增加肺容积,改善肺局部的血氧供应,改善肺通气及弥散功能,提高肺脏的免疫能力。肺康复锻炼对于 IPF 的治疗具有积极意义,为晚期 IPF 患者的治疗提供了新的思路,但是由于目前仍然缺乏大样本的对照研究,且研究中肺康复锻炼方式、强度及频次等均缺乏统一标准,故此治疗方法有待进一步探究。

(二)中医治疗

1.辨证要点与治疗原则

特发性间质性肺纤维化属中医学“肺痿”“喘证”“肺痹”“咳嗽”“肺胀”等范畴,其病机尚不明确,属于肺脏的慢性虚损性改变,本病病因复杂。外感邪气首先犯肺,正虚不能抗邪,肺气、肺阴损耗;久咳、肺痨、热病等耗伤肺之气阴;先天禀赋不足,脏腑虚损;毒邪直犯肺脏,毒瘀阻络,气滞血瘀;因医者误治,滥用汗、吐、下等治法,重伤津液,肺津大亏,致使肺气虚损,肺津亏耗,肺失濡养,肺叶枯萎实变。本病病位在肺,与脾、胃、肾等关系密切。肺气虚,阴伤生内热,则清肃之令不行,脾胃上输之津液转从热化,煎熬成涎沫,脾胃阴液耗伤,不能上输于肺,则肺失濡养;肺气失于治节,“上虚不能制下”,久病及肾,肾气不足,气不化津,肺失濡养,肺气虚无力推动和调节血液,血液运行维艰,易致血瘀;毒邪阻滞,气郁不行,脉络不通,病久可致肺络痹阻形成瘀血;肺阴亏耗,津液不足,血液黏稠,则血行瘀滞。气虚、阴伤、血瘀、邪毒四者相互影响,相因致病,或偏于实,或偏于虚,或虚实并见。故笔者认为,本病病机以气阴两虚为本,瘀毒阻络为标,随各个阶段不同有所侧重,特发性间质性肺纤维化的治疗原则为辨证与辨病、扶正与祛邪相结合。治疗上以益气养阴、化瘀解毒为基础,针对疾病不同时期的病机特点,自拟间质 1 号、间质 2 号方,化裁治之。

2.分期辨证治疗

(1)早期:本病早期即肺泡炎期,病变表现为脱屑性间质性肺炎,肺间质水肿。症见咳嗽、咳痰,痰色黄,活动后憋喘,或见发热,口渴,咽痛,或小便短赤,大便秘结,舌红苔黄,脉细数。

病机:肺脾气虚、热毒蕴肺。

治则:治疗以清热解毒为主,方选间质 2 号方。

重用金银花、连翘、白花蛇舌草、黄芩、浙贝母等清热解毒以治标,丹参、桃仁、川芎、水蛭、蚯蚓等活血化瘀。若出现气虚或阴虚症状,需加益气养阴之品。

(2)中后期:病情进展到中后期,肺间质纤维组织逐渐增多,可发展到弥散性间质性纤维化,即肺纤维化期。症见咳喘无力,少气短息,呼多吸少,动则尤甚,无痰或少痰,口干,自汗,语声低微,形体消瘦,五心烦热,潮热盗汗,腰膝酸软,或口唇发绀,或杵状指,舌质黯,有瘀点或瘀斑,苔薄或舌红少津,脉细数或细涩。

病机:气阴两虚、瘀毒阻络。

治则:以补益肺肾、活血化瘀为主,方选间质1号方。

重用黄芪、党参、白术、茯苓等益气养阴、扶正固本,丹参、桃仁、川芎、水蛭、蚯蚓、炒地龙等活血化瘀。如累及肾阳,出现腰酸肢冷、双下肢水肿等,可酌加附子、肉桂、补骨脂等以温肾助阳。

临床实践证明,以间质1号方、间质2号方加激素等治疗各期特发性间质性肺纤维化疗效可靠,不仅可减轻患者症状,提高特发性间质性肺纤维化的治疗有效率,而且能提高机体免疫力,缓解肺纤维化进程。

十、预后

IPF的自然病程及结局个体差异较大。近年来多项临床试验观察到,IPF患者的自然病程有以下3种形式:大多数患者的自然病程表现为缓慢逐步可预见的肺功能下降;少数患者在自然病程中反复出现急性加重;极少数患者在诊断后呈快速进行性发展。目前尚无准确预测IPF患者病程的具体指标,某些患者在相当长的时间内病情保持稳定。外科肺活检病理诊断的IPF患者在诊断后中位生存期为2.5~3.5年。导致IPF患者死亡的主要原因有急性加重、呼吸衰竭、肺部感染、肺栓塞等,预后较差。

十一、预防措施

预防的重点在于积极治疗咳喘等肺部疾病,防止其进一步加重,同时根据个人情况,加强体育锻炼。慎起居,生活要有规律,视气候变化随时增减衣物。时邪流行时,尽量减少外出。戒烟,减少对呼吸道的刺激,以利肺气恢复。饮食宜清淡,忌寒凉油腻。居处要清洁,避免烟尘刺激。

第四节　弥散性泛细支气管炎

一、疾病概述

(一)定义

弥散性泛细支气管炎(diffuse panbronchiolitis,DPB)是一种弥散存在于两肺呼吸性细支气管的气道慢性炎症性疾病,受累部位主要是呼吸性细支气管的终末气道。由于炎症病变弥散性地分布并累及呼吸性细支气管壁的全层,故称之为弥散性泛细支气管炎。突出的临床表现是咳嗽、咳痰和活动后气促,严重者可导致呼吸功能障碍。1963年,本病临床及X线表现首先被日本学者Takizawa教授所描述,最先提出弥散性泛细支气管炎概念的是日本的本间、山中等,他们在 1969 年研究肺气肿的过程中发现 7 例以呼吸性细支气管炎为主要病变的新的独立病种,依据病理组织学特点将其命名为弥散性泛细支气管炎。

(二)西医认识

有学者认为,DPB 可能为一种全球性疾病,但的确有人种和地域的差异,在以日本、韩国、中国为代表的东亚地区较为常见,目前尚缺乏全球发病情况的调查资料。日本曾在 20 世纪 80 年代进行两次大规模的流行病学调查,临床诊断 648 例,组织学确诊 82 例。20 世纪 90 年代后,韩国等亚洲国家和中国台湾等地区陆续有病例报道,意大利、英国、法国、美国等西方国家也有零星病例报道,但一半以上是亚裔移民。1990 年,Fraser 在 Diagnosisand Diseases of the Chest(第 3 版)一书中对 DPB 进行了描述,由此 DPB 成为世界公认的新病种。1996 年,《中华结核和呼吸杂志》上,刘又宁和王厚东分别报道病理证实的 DPB 病例(支气管肺活检和开胸肺活检),至 2002 年底,我国文献报道已达 78 例,至 2008 年 8 月底,已达 168 例。DPB 被首次提出至今已 50 多年,但我国医务工作者对此病仍缺乏深入的认识。

日本早期流行病学调查资料总结 DPB 特点如下:①本病遍及日本各地,无地区分布差异;②男女患病性别比为 1.4∶1,男性稍高,如考虑到就诊率则无明显差异;③发病年龄从 10~80 岁各年龄组均有分布,以 40~50 岁为发病高峰,推算患病率为 11.1/10 万;④发病与吸入刺激性气体及吸烟无密切关系;⑤84.8% 的患者合并慢性鼻旁窦炎或有既往史,并且 20.0% 的患者有慢性鼻旁窦炎家族史,但发病时间与慢性鼻旁窦炎的病程有关,与手术时间无关;⑥发病最初常诊断为其他呼吸道疾病,如慢性支气管炎、支气管扩张、支气管哮喘、肺气肿等,占 90.0%,而诊断为 DPB 的仅占 10.0%。近年来,我国 DPB 病例报道逐渐增多。此外,近年来西方学者报道西班牙人和非裔美国人等非东亚人种罹患 DPB 的病例明显增多,这可能与国内外学者对该病认识不断加深及诊断率提高有关。

(三)中医认识

根据其主要表现,本病属于中医“咳嗽”“喘病”范畴。咳嗽病名最早见于《黄帝内经》,该书对咳嗽的成因、症状、证候分类、病理转归及治疗等问题做了较系统的论述。如《素问·宣明五气》篇说:“五气所病……肺为咳”,指出咳嗽的病位在肺。对咳嗽病因的认识,《素问·咳论》篇指出咳嗽系由“皮毛先受邪气,邪气以其合也”“五脏六腑,皆令人咳,非独肺也”,五脏六腑之咳“皆聚于胃,关于肺”,说明外邪犯肺可以致咳,其他脏腑受邪,功能失调而影响于肺者亦可致咳,咳嗽不止限于肺,但也不离乎肺。根据咳嗽的各种表现,将其分为肺、肝、心、脾、肾、胃、大肠、小肠、胆、膀胱、三焦诸咳,从而确立了以脏腑分类的方法,为后世医家对咳嗽病证的研究奠定了理论基础。隋·巢元方《诸病源候论·咳嗽候》有“十咳”之称,除五脏咳外,尚有风咳、寒咳、胆咳、厥阴咳等,虽然体现了辨证思想,但名目繁多,临床难以掌握。明·张介宾执简驭繁,将咳嗽分为外感、内伤两大类。至此,咳嗽的辨证渐趋成熟,切合临床实用。

二、病因和发病机制

(一)西医认识

DPB 的病因目前尚不清楚,迄今为止的研究表明,DPB 的发病与遗传、体质、感染有关。

1.该病有家族发病倾向

迄今已报告了 6 个家族中同胞发生 DPB 的病例。

2.DPB 的人种特异性

在东亚地区的日本、韩国、中国可见大量病例,而欧美病例报道极少,截至 1998 年末只有 18 例,且其中半数是亚洲系人种。1990 年,日本学者 Sugiyama 等关于 DPB 患者人类白细胞抗原(human leukocyte antigen,HLA)系统的研究结果显示,在 HLA-Ⅰ类抗原中,DPB 患者 B54 阳性率为 63.2%,与对照组的 11.4% 相比明显升高。已知 B54 为蒙古系人种特异抗原,携带有 HLA-B54 抗原的人群主要分布在日本(12.2%)、朝鲜(12.6%)、中国(2.4%~4.9%)等。

3.DPB 与 HLA 抗原 B54(人类白细胞抗原 B54)有高度相关性

DPB 患者 HLA-B54 抗原明显增高,CWL 和 MCI(新的 HLA-DR 相关抗原)也轻度增高。HLA 系统在介导 T 淋巴细胞受体免疫应答方面发挥着重要作用。研究表明,38 例 DPB 日本患者中,HLA-Bw54 抗原阳性率高达 63.2%;Ding 等的分析表明,中国 DPB 患者中,HLA-Bw54 阳性率为 58.3%,HLA-Bw54 是主要表达于东亚人种的血清型。与此不同的是,有学者发现在韩国 DPB 患者中,HLA-Ⅰ类抗原 HLA-AⅡ与 DBP 密切相关。据此推测,DPB 致病基因可能位于 HLA-A 与 HLA-B 位点之间,是一个距 B 位点以 300kb 为中心的 200kb 区域的片段,即在 HLA-Ⅰ类基因的 S-TFIH 位点。而 HLA 相关基因的差异一定程度上解释了不同人群中 DPB 发病率有差异的原因。此外,由于 DBP 与Ⅰ型 T 淋巴细胞病毒(T-celllym-pho-tropic virus type-1,HTLV-1)相关性细支气管炎在临床病理学及免疫致病方面具有相似的特性,有学者推测 DBP 是 HTLV-1 感染所致慢性肺部疾病的表现,但上述推测仍需进一步研究证实。

4.感染因素

DPB 患者 80% 以上合并或既往有遗传因素较强的慢性副鼻窦炎冷凝集试验阳性。另外,铜绿假单胞菌是呼吸系统感染性疾病的常见病原微生物。DPB 患者痰培养铜绿假单胞菌早期阳性率为 55%,晚期可增加到 82%。有报道用铜绿假单胞菌接种到动物的支气管内成功建立了 DPB 动物模型,说明铜绿假单胞菌可以诱导 DPB 的发生。铜绿假单胞菌毒素有外毒素A、弹性蛋白酶、碱性磷酸酶及 LPS 等,其中铜绿假单胞菌弹性蛋白酶(PE)是最强的一种毒素,具有组织损伤活性,能够降解肺脏的弹性蛋白,破坏肺脏结构。

Yanagihara 等用铜绿假单胞菌 PAO1 和 PAO-E64 两种菌株感染小鼠,建立 DPB 模型。PAO-E64 是弹性蛋白酶突变菌株,产生的弹性蛋白酶可以明显降低酶的活性,实验发现接种 90 天后,PAO1 感染鼠的淋巴细胞总数比接种前增加 3~4 倍,而 PAO-E64 感染的小鼠淋巴细胞数明显低于 PAO1 感染小鼠;组织病理检查显示,PAO1 感染的小鼠在细支气管周围有广泛的炎症细胞聚集,而 PAO-E64 感染的小鼠仅出现局部炎症过程。提示 PE 是 DPB 的一种有效致炎因子,可能在 DPB 患者肺损伤中起重要作用。已知绝大部分重症性支气管扩张患者都合并有铜绿假单胞菌的感染,而 DPB 晚期的病理改变是支气管扩张,问题是需要确定铜绿假单胞菌是 DPB 的发病原因还是继发感染,这对 DPB 发病机制的研究具有重要意义。

(二)中医认识

中医认为,该病病因有外感、内伤两大类,即六淫外邪侵袭肺系或脏腑功能失调,内邪干肺。不论邪从外入或自内而发,均可引起肺失宣肃,肺气上逆作咳。病变主脏在肺,与肝、脾有关，久则及肾。主要病机为邪犯于肺，肺气上逆。因肺主气，司呼吸，上连气道、喉咙，开窍于鼻，外合皮毛，内为五脏华盖，其气贯百脉而通它脏，不耐寒热，称为"娇脏"，易受内外之邪侵袭而致宣肃失司。肺脏为了祛除病邪，以致肺气上逆，冲击声门而发为咳嗽。诚如《医学心悟》所说："肺体属金，譬若钟然，钟非叩不鸣，风、寒、暑、湿、燥、火六淫之邪，自外击之则鸣；劳欲情志之火，自内攻之则亦鸣。"《医学三字经·咳嗽》篇亦说："肺为脏腑之华盖，呼之则虚，吸之则满，只受得本脏之正气，受不得外来之客气，客气干之则呛而咳矣；只受得脏腑之清气，受不得脏腑之病气，病气干之，亦呛而咳矣。"提示该病是内外病邪犯肺，肺脏驱邪外达的一种病理反应。

三、病理特征

DPR 患者的肺脏大体标本显示过度充气，且通常出现支气管扩张。病理检查可见呈小气道中央性分布的直径为 2～3mm 的黄色结节，其病变广泛，但肺下叶较上叶严重。DPR 的突出特点是：①病变主要累及呼吸性细支气管，其大部分组织细胞表现为泡沫状巨噬细胞并且堆积在呼吸性细支气管壁间质和肺泡隔周围，大部分肺泡不受影响；②典型的炎症表现为淋巴细胞、浆细胞以及组织细胞在呼吸性细支气管全层和周围广泛浸润；③细支气管管腔充填有中性粒细胞（病变后期尤甚），管腔内偶然可见小叶中心的成簇肉芽组织；④沿着气道可见多处淋巴滤泡增生。随着疾病的进展会出现呼吸性细支气管的缩窄和近端膜性细支气管的扩张，最终发展为广泛的细支气管扩张。

四、临床表现

DPB 的常见症状为慢性咳嗽伴大量脓痰，可伴有进行性活动后呼吸困难。通常隐匿发病，早期咳无色或白色痰，并发呼吸道感染时痰量增多，每日可达数百毫升，并转为黄脓痰或绿痰。病程中易反复出现下呼吸道感染，急性感染时可有发热。80％以上的 DPB 患者同时患有慢性鼻旁窦炎或有既往史，部分患者有鼻旁窦炎家族史，部分患者即使没有鼻部症状，影像学检查亦显示存在鼻旁窦炎。因此，疑诊为 DPB 的患者即使没有鼻部症状，应常规拍摄鼻窦 X线或 CT 片，证实或排除鼻窦炎。慢性鼻窦炎与肺部症状出现的时间无明显相关性，慢性鼻窦炎可以是 DPB 的首发症状，也可以较肺部症状出现晚。

查体可无特异性表现。部分患者有杵状指，部分患者肺部听诊常可闻及细小湿啰音或哮鸣音，或两者同时存在，以两下肺为主。晚期可出现桶状胸、肺心病、呼吸衰竭等相关体征。

五、辅助检查

(一)实验室检查

尽管多数患者未找到支原体感染的直接证据，但存在血清冷凝集试验效价增高。其他检查主要提示慢性非特异性炎症，血白细胞、中性粒细胞在稳定期多正常，急性加重期可增高，同时可出现 C-反应蛋白增加、红细胞沉降率增快。DPB 患者血清冷凝集试验（cold hemagglutination，CHA）效价在患病 2 周后即可上升，1 个月时达高峰，可持续数月至数年；效价升高多在 64 倍以上，病情恶化时可高达 1024～2048 倍。CHA 效价增高可见于支原体感染等，但DPB 患者支原体抗体多为阴性，目前无肯定依据支持 DPB 与支原体感染相关。

(二)痰菌检查

早期痰培养多为非致病菌，流感嗜血杆菌和铜绿假单胞菌最常见。随着病情进展，患者合并下呼吸道感染，痰培养可出现阳性结果。如合并支气管扩张，较易出现菌群交替而导致铜绿假单胞菌感染。痰检测抗酸杆菌多为阴性。

(三)肺功能检查

DPB 的肺功能改变与 COPD 相似，主要表现为阻塞性通气障碍，1 秒用力呼气容积与用力肺活量比值（$FEV_1/FVC\%$）$<70\%$，病情进展时可有肺活量（VC）降低，肺活量占预计值的百分比$<80\%$；残气量上升，残气量占预计值的百分比$>150\%$；残气量与肺总量比值增加，$RV/TLC>45\%$。呼吸性细支气管慢性炎症容易导致管壁增厚，管腔狭窄，残气量增加，肺活量减少，气体分布不均，通气/血流比例失调，导致本病早期发生低氧血症。

(四)动脉血气分析检查

表现为低氧血症（$PaO_2<80mmHg$），但在 DPB 早期并不适用。在疾病晚期容易合并铜绿假单胞菌的反复感染，导致肺脏的气体交换能力进一步下降，引起严重的低氧血症，甚至高碳酸血症。

(五)免疫学检查

DPB 患者支气管肺泡灌洗液检查示中性粒细胞数及百分比升高，$CD4^+$ 和 $CD8^+$ 淋巴细胞总数增高，$CD4^+/CD8^+$ 比值明显下降。与此相反，外周血中 $CD4^+/CD8^+$ 比值升高。

(六)病理组织学检查

通常采用经胸腔镜肺活检或小开胸肺活检方式获取肺组织。DPB 的病理学表现具有特征性，大体标本常见气道广泛扩张，还能看到许多黄色或灰色小结节。组织学检查显示呼吸性细支气管、相邻肺泡管和肺泡处聚集大量泡沫细胞和淋巴细胞。DPB 患者有细支气管上皮层的局灶性剥脱。在气道腔内，可以见到黏液和中性粒细胞聚集。部分患者出现细支气管周围的纤维化改变或纤维化病变周围的肺气肿样改变。然而，DPB 患者没有肉芽肿、坏死性血管炎和明显的组织嗜酸性粒细胞浸润。需要指出的是，DPB 样改变见于诸多其他情况，如支气管扩张、囊性肺纤维化、吸入性肺炎、外源性过敏性肺泡炎、Wegener 肉芽肿和淋巴瘤等。在这些情况中，部分 DPB 样改变的病变部位更靠近末端（膜性细支气管和小支气管）。DPB 的典型病理改变局限于呼吸性细支气管和肺泡管。

(七)影像学检查

胸部 X 线及 CT 检查对提示和诊断 DPB 均有帮助，尤其是 HRCT 影像学表现对 DPB 的诊断有重要的作用。

1.胸部 X 线表现

疾病早期的胸部 X 线可无特殊改变。随着病情的进展，X 线胸片可见两肺弥散性分布的颗粒样小结节状阴影下肺明显，结节影可随着病情恶化或治疗而扩大或缩小甚至消失。同时有过度充气，表现为透过性增强，横隔低位扁平，胸廓前后径增大。后期出现卷发影和轨道征等支气管扩张表现，有时伴局灶性肺炎表现。

2.胸部 CT 表现

胸部 CT 尤其是胸部高分辨率 CT（HRCT）对 DPB 的诊断非常有帮助，可见两肺弥散分布的小叶中心性颗粒样小结节影，严重时出现两下肺为主的囊状支气管扩张。

六、诊断

诊断 DPB 的三大症状为慢性咳嗽、咳痰和呼吸困难，患者因常合并呼吸道感染而痰量较多。在询问病史时,要注意了解有无鼻窦炎史,对可疑病例要安排鼻窦相关检查。DPB的临床表现并不具有特征性,但对有咳嗽、咳痰症状的患者,鼻窦炎病史的确定可以为进一步诊断提供线索。

DPB的诊断主要参照日本厚生省在1998年第2次修订的临床诊断标准,诊断包括必需项目及参考项目。必需项目包括:①持续性咳嗽、咳痰及劳累性呼吸困难;②合并慢性副鼻窦炎或有既往史;③胸部X线表现为两肺弥散或散在分布的颗粒样或小结节状阴影,胸部CT表现为两肺弥散性小叶中心型颗粒样结节状阴影。参考项目包括:①胸部断续性湿啰音;②第1秒用力呼气容积占预计值百分比<70%,动脉血氧分压(PaO_2)<80mmHg(1mmHg=0.133kPa);③血清冷凝集试验效价升高(>1∶64)。确诊:符合必需项目①②③,加上参考项目中的2项以上;一般诊断:符合必需项目①②③;可以诊断:符合必需项目①②。

需要说明的是日本提出的DPB诊断标准是不依赖于病理活检的临床诊断标准。1980—1982年日本厚生省在全国性调查中确诊319例DPB,其中仅82例经组织病理学证实为DPB,活检率仅约为25%。说明DPB的临床和影像学特点比较明显,典型病例一旦达到临床诊断标准则不依赖于病理诊断。通过临床实践,笔者认为日本的临床诊断标准基本适用于我国。对于临床和影像学改变不典型者,须行肺组织活检。由于DPB特征性病理改变需要通过低倍镜观察其形态结构变化,所需病理组织块较大,因此以开胸或经胸腔镜肺活检为好。

七、鉴别诊断

(一)慢性支气管炎

慢性支气管炎是最容易与弥散性泛细支气管炎混淆的疾病,是气管、支气管黏膜以及周围组织的慢性非特异性炎症。临床表现以咳嗽、咳痰为主要症状,发病呈阶段性。采用X线检查,早期没有异常现象,反复发作引起支气管壁增厚,细支气管或肺泡间质炎症细胞浸润或纤维化,表现为肺纹理增粗、紊乱,呈网状或条索状、斑点状阴影,而弥散性泛细支气管炎为双肺弥散分布的小结节影,采用HRCT能更清晰地区分两者。在肺功能方面,慢性支气管炎多为轻度阻塞性通气功能障碍,残气量轻度增加,弥散性泛细支气管炎则为严重的阻塞性通气功能障碍伴轻中度的限制性通气功能障碍。

(二)支气管哮喘

支气管哮喘为呼吸科常见病,是由多种细胞和细胞组分参与的气道慢性炎症性疾病,这种慢性炎症与气道高反应性相关,通常出现广泛而多变的可逆性气流受限,导致反复发作的喘息、气促和胸闷等症状,一般可自行缓解或经治疗缓解。弥散性支气管炎被误诊为支气管哮喘的比例也很高。支气管哮喘为发作性的呼气性呼吸困难,发作时双肺满布哮鸣音,而弥散性泛细支气管炎的呼吸困难多为活动时气短,肺部以干湿啰音为主,肺功能改变出现早且不可逆,HRCT可见粟粒状结节。

(三)支气管扩张

支气管扩张是由于支气管及其周围肺组织慢性化脓性炎症和纤维化,使支气管壁的肌肉和弹性组织破坏,导致支气管变形及持久扩张。典型的症状有慢性咳嗽、咳大量脓痰和反复咯血。主要致病因素为支气管感染、阻塞和牵拉,部分有先天遗传因素,是一种以肺部固定湿啰音为特征的慢性化脓性呼吸道疾病,X线典型改变为肺纹理呈卷发状阴影;CT可显示支气管扩张。

弥散性泛细支气管炎的症状与体征与之类似,通过尽早检查肺功能和血气分析,再结合影像学检查、有无鼻窦炎病史及冷凝集试验等二者可鉴别。

(四)与弥散性泛细支气管炎 X 线特点类似的疾病

1.粟粒性肺结核

有急性、亚急性、慢性之分,多见于免疫低下者,常伴结核中毒症状。急性粟粒性肺结核全身中毒症状重,肺内小结节影大小相近,血及痰中可查到抗酸杆菌,PPD 试验阳性,抗结核治疗有效。慢性不易鉴别,除反复检查痰及血抗酸杆菌外,可行血气分析、肺功能检查及 HRCT 以帮助鉴别。

2.弥散性细支气管肺泡癌

胸部 X 线片和普通肺 CT 的表现与弥散性泛细支气管炎非常相似,临床表现也相近,但其痰多为大量白色泡沫痰,呼吸困难进展快,肺部体征往往缺如,HRCT 可见中下肺野大小不均匀的腺泡样结节影,确诊依靠肺活检。

3.特发性肺间质纤维化

与弥散性泛细支气管炎的 X 线表现相似,易误诊。表现为进行性呼吸困难,并发呼吸道感染时有发热、咳嗽、咳脓痰,肺部体征为肺底闻及爆裂音,杵状指明显,区别的 X 线表现是肺容积缩小,早期多发生在两下肺后基底段,为磨玻璃样改变,中期可发展至全肺,胸膜下病变较明显,为弥散网状、条索状和斑点状阴影,晚期呈蜂窝肺。血气分析早期即有 PO,及弥散功能降低,随病情进展出现限制性通气功能障碍。

根据以上叙述得知,弥散性泛细支气管炎的临床表现和 X 线特点与诸多疾病类似,所以被误诊的概率很高。在临床上应该努力寻找先进的检测仪器以加强对弥散性泛细支气管炎的了解,减小误诊概率,保证患者的生命安全。

八、治疗

(一)西医治疗

20 世纪 70 年代之前,几乎无有效治疗 DPB 的方法,病死率较高。药物治疗仅限于缓解临床症状和减少并发症。早期曾尝试应用肾上腺糖皮质激素、抗流感嗜血杆菌及其他细菌的 β—内酰胺类抗生素,均未改善疾病的预后。化痰药及支气管扩张剂也不能改善细支气管炎所致的气流受限。在疾病晚期,通过氧疗和机械通气治疗慢性呼吸衰竭成为治疗的中心环节。

自 1984 年以来,临床上逐步确立了红霉素在 DPB 治疗中的重要地位。红霉素治疗能显著改善患者的临床症状和肺功能各项指标,促进影像学表现好转,提高生存率。研究证实,口服红霉素 600mg/d,疗程 2 年,疗效明显。此外,红霉素治疗使 DPB 患者 10 年生存率从 12.4%提高到 90%。除红霉素外,十四及十五元环大环内酯类药物如阿奇霉素和克拉霉素等都对 DPB 有很好的疗效。大环内酯类抗生素不仅可以治疗急性呼吸道感染,还具有抗炎及免疫调节作用。虽然大环内酯类药物治疗 DPB 的作用机制尚不完全清楚,但是其作用途径多样:①抑制中性粒细胞活性,通过抑制中性粒细胞与血管内皮和气道上皮的黏附,减少中性粒细胞在气道黏膜的聚集,通过下调核转录因子(NF—KB),降低 IL—8mRNA 表达水平;②减少气道过度分泌,通过抑制黏蛋白及阻断氯离子通道以抑制水的分泌;③抑制淋巴细胞的增生和活化,促进单核－巨噬细胞的成熟和分化;④抑制铜绿假单胞菌生物膜的形成,抑制细菌产生过氧化物及弹性蛋白酶等毒性代谢产物,减少气道上皮的损伤。

日本厚生省推荐的DPB治疗指南主要内容如下。①由于在疾病早期有较好的临床疗效,因此应在DPB诊断明确后尽快启用大环内酯类药物治疗。首选红霉素口服,400～600mg/d,直至无效或因不良反应及药物相互作用而停药;其次选用克拉霉素200～400mg/d口服或罗红霉素150～300mg/d口服。②疗效及疗程评估:对DPB初期患者,经6个月治疗恢复正常者予以停药;对DPB进展期患者,经2年治疗病情稳定后即可停药,停药后复发者再用药仍然有效;对于伴有严重呼吸功能障碍的患者应该长期给药。

总之,DPB是累及双肺呼吸性细支气管区域的一种慢性炎症性疾病,以咳嗽、咳痰和活动后气促为主要临床表现,多合并或伴有慢性鼻窦炎。该病易发于东亚人种,在国内并不少见。DPB患者如能得到早期诊断、及时治疗,其预后良好。因此,临床医生应加强对本病的认识,减少误诊,一旦确诊,应尽早治疗,以大环内酯类抗生素为主的综合治疗是最佳的DPB治疗方案。同时应长期随访,直至治愈。

(二)中医治疗

DPB的中医治疗应分清邪正虚实。外感多为实证,应祛邪利肺,按病因性质分风寒、风热、风燥论治,内伤多为邪实正虚。标实为主者,治以祛邪止咳;本虚为主者,治以扶正补虚。并按本虚标实的主次酌情兼顾。同时除直接治肺外,还应从整体出发,注重治脾、治肝和治肾。

1.风寒袭肺证

主症:咳嗽声重,气急,咽痒,咳痰稀薄色白,常伴鼻塞、流清涕、头痛、肢体酸楚,或见恶寒发热、无汗等表证,舌苔薄白,脉浮或浮紧。

治法:疏风散寒,宣肺止咳。

方药:三拗汤合止嗽散加减。两方均能宣肺止咳化痰,但前方以宣肺散寒为主,用于风寒闭肺;后方以疏风润肺为主,用于咳嗽迁延不愈或愈而复发者。

2.风热犯肺证

主症:咳嗽频剧,气粗或咳声嘶哑,喉燥咽痛,咳痰不爽,痰黏稠或黄,咳时汗出,常伴鼻流黄涕、口渴、头痛、畏寒,或见恶风、身热等表证,舌苔薄黄,脉浮数或浮滑。

治法:疏风清热,宣肺止咳。

方药:桑菊饮加减。常用桑叶、菊花、薄荷、连翘疏风清热;前胡、牛蒡子、杏仁、桔梗、浙贝母、枇杷叶清肃肺气,化痰止咳。

3.风燥伤肺证

主症:干咳,连声作呛,喉痒,咽喉干痛,唇鼻干燥,无痰或痰少而黏,不易咯出,或痰中带血丝,口干,初起或伴鼻塞、头痛、畏寒、身热等表证,舌质红干而少津,苔薄白或薄黄,脉浮数或小数。

治法:疏风清肺,润燥止咳。

方药:桑杏汤加减。常用桑叶、淡豆豉、薄荷疏风解表;杏仁、前胡、牛蒡子肃肺止咳;南沙参、浙贝母、天花粉、梨皮、芦根生津润燥。

4.痰湿蕴肺证

主症：咳嗽反复发作，咳声重浊，痰多，因痰而嗽，痰出咳平，痰黏腻或稠厚成块，色白或带灰色，进甘甜油腻食物则加重，胸闷脘痞，呕恶食少，体倦，大便时溏，舌苔白腻，脉象濡滑。

治法：燥湿化痰，理气止咳。

方药：二陈平胃散合三子养亲汤加减。常用法半夏、陈皮、茯苓、苍术、厚朴燥湿化痰；杏仁、佛耳草、紫菀、款冬花温肺降气。

5.肺阴亏耗证

主证：干咳，咳嗽声促，痰少黏白，或痰中带血丝，或声音逐渐嘶哑，口干咽燥，或午后潮热盗汗，日渐消瘦，身疲，舌红少苔，脉细数。

治法：滋阴润肺，化痰止咳。

方药：沙参麦冬汤加减。常用沙参、麦冬、天花粉、玉竹、百合滋养肺阴；川贝母、杏仁润肺化痰；桑白皮、地骨皮清肺泄热。

影响本病转归及预后的因素较多。一般而言，外感咳嗽其病尚浅而易治，但燥与湿邪致病则病程较为缠绵。因湿邪困脾，久则脾虚而致积湿生痰，转为内伤之痰湿咳嗽。燥伤肺津，久则肺阴亏耗，成为内伤阴虚肺燥之咳嗽，故有"燥咳每成痨"之说。内伤咳嗽多呈慢性反复发作过程，难取速效。如痰湿咳嗽之部分老年患者，由于反复病久，肺脾两伤，可以出现痰从寒化为饮，病延及肾的转归，表现为"寒饮伏肺"或"肺气虚寒"证候，成为痰饮咳喘。至于肺阴亏虚所致的咳嗽，虽然初起轻微，但如延误失治，则往往逐渐加重，成为劳损之病。部分患者病情逐渐加重，甚至累及于心，最终导致肺、脾、肾诸脏皆虚，痰浊、水饮、气滞、血瘀互结而演变成为肺胀。

第五节　支气管扩张

支气管扩张指支气管及其周围肺组织的慢性炎症损坏管壁，以致形成不可逆的支气管扩张与变形。本症有先天性与继发性两种，以继发性较为多见，且多见于儿童和青年。临床症状有慢性咳嗽，咳大量脓痰和反复咯血。本病过去颇多见，在呼吸系统疾病中，其发病率仅次于肺结核。自从广泛应用抗生素以来，已明显减少。

支气管扩张的临床特征见：①咳嗽咯脓性痰。②反复咯血。③反复肺部感染。④常见杵状指（趾）。⑤消瘦贫血。支气管扩张症在中医学中无相应病名，按其发病的不同程度和阶段，可归纳入中医"咳嗽""肺痈""咯血"范畴。

一、病因病机

支气管扩张，据其发病过程的不同阶段，中医学认为其病因为外因和内因两个方面。外因指外感风、湿、热、火之邪，内因多指肺体亏虚、饮食不当及七情内伤。临床上内因与外因又互为因果可致恶性循环。正气虚弱容易感受外邪；内有痰热，感受风寒又易化热，使痰热更盛。感受外邪，在邪正相争中正气消耗，使正气更虚，故支气管扩张之病缠绵难愈。

本病为内外合邪而成,主要是肺内热毒蕴结,血败肉腐而成痈。急性感染期因风热之邪侵犯卫表,肺卫同病,实热内蒸,热伤肺气,肺失清肃,邪热壅肺,蒸液成痰,气分之热毒浸淫及血,热伤血脉血为之凝滞,热壅血瘀,酿成脓痈。痰热与瘀血壅阻肺络,肉腐血败,脓血排除,痰瘀热毒得以外泄之机,正气得以恢复,则病情得以好转、缓解。

二、中西医结合思路

支气管扩张合并感染是治疗的难点,特别是反复咳嗽,咯大量脓痰,伴低热的患者,其感染严重,较难控制,预后亦差。一般来说,支气管扩张合并咯血,患者和家属较为重视,马上到医院诊治,而对支气管扩张合并感染却未给予足够的重视,往往延误治疗。临床反复出现咯血的患者其主要原因就是感染没有控制好。

对于反复感染或严重的感染,应当积极进行中西医结合治疗。由于患者均为长期慢性感染,反复使用抗生素,致病菌对多种抗生素耐药,以致在选用抗生素出现困难,所以痰菌培养和药敏实验必不可少。特别是产生 β-内酰胺酶的绿脓杆菌等假单胞菌属感染有很强的耐药性,通过药敏实验可以使用药敏强的药物进行治疗。

支气管扩张感染治疗上是比较困难的,一方面病情长。顽痰胶结难以短期治愈;另一方面患者久病,肺气必虚,腠理不固,每当天气变化易感六淫邪所而导致病情加重,此时可用热宣肺涤痰法以提高疗效。平时肺虚有痰者可用补气健脾,祛痰止咳法,亦可用胎盘注射液作肺俞穴位注射,达到补肾培元,益气固表提高机体免疫水平,以巩固疗效,减少感染机会。

三、治疗

支气管扩张依临床表现可分为迁延期和发作期两个阶段,迁延期的主要临床表现为咳嗽、咳脓痰以及机体正气不足一系列表现。急性期以咯血为主要症状伴发热、咳嗽等表现,治疗宜分期进行辨证施治。急性期以祛邪为主,急则治其标,采用清热解毒、化瘀排脓,邪去正安。迁延期,正虚邪恋,虚实夹杂,宜清热排脓为主,佐以扶正。

(一)辨证治疗

辨证首先区分急性期及迁延期;其次掌握肺、脾、肾的相互关系;再次辨虚实,实证多为痰浊、郁热;虚证多为肺虚、脾虚、肾虚。

1.急性期的治疗

(1)痰热伤肺。

证候特点:咳嗽、咯大量脓样黄白色稠痰,其气味腥臭;咯血或痰中带血,口干、口渴,可伴发热、恶寒、胸痛、大便结、尿黄、舌质红、苔黄腻、脉滑数或浮数。

治法:清热泻火,凉血止血。

代表方剂:清肺止血汤。

常用药物:清热凉血止血选生地黄、牡丹皮、仙鹤草、白茅根、大黄、赤芍等,清肺泻火选苇茎、鱼腥草、桑白皮、杏仁、桔梗、黄芩、蒲公英等。

基本处方:生地黄 15g、牡丹皮 15g、仙鹤草 30g、苇茎 15g、鱼腥草 30g 桑白皮 15g、杏仁 12g、桔梗 15g。每日 1 剂,水煎服。

加减法:热盛加黄连 12g、黄芩 15g 以清肺泻热;痰多加瓜蒌 20g、胆南星 12g、冬瓜仁 20g 以清热化痰;大便秘结不通者加大黄 10g 泻热通腑;血色瘀黯、缠绵不止者加三七末 1.5g 冲服止血。

（2）肝火犯肺

证候特点：咳嗽、咳黄色脓痰、咯血烦躁易怒、胸胁疼痛、口干、口苦、舌质红、舌苔薄黄干、脉弦数。

治法：清肝泻火止血。

代表方剂：清肝止血汤。

常用药物：清肝泻火选龙胆草、栀子川楝子、野菊花等；凉血止血选生地黄牡丹皮、赤芍、生蒲黄、仙鹤草等；宣肺化痰选桑白皮、杏仁、浙贝母、桔梗、瓜蒌皮等。

基本处方：生地黄 15g 牡丹皮 15g、龙胆草 15g、栀子 12g、桑白皮 15g、杏仁 15g、生蒲黄 15g、仙鹤草 30g。每日 1 剂，水煎服。

加减法：胸胁痛明显者柴胡 12g、桃仁 10g 疏肝行气化瘀以止痛；痰多加浙贝母 15g、瓜蒌皮 15g 清热涤痰。

（3）相火灼金。

证候特点：咳嗽咳痰或干咳无痰、痰中带血或反复咯血、口干咽燥、潮热盗汗、面赤颧红、舌质红，少苔或无苔、脉细数。

治法：滋阴清热、凉血止血。

代表方剂：滋阴止血汤。

常用药物：滋阴凉血止血选生地黄、玄参、牡丹皮、仙鹤草等；清热养阴选知母、黄檗、天门冬、麦门冬、花粉等；润肺燥选川贝母、阿胶、冬虫夏草、枇杷叶等。

基本处方：生地黄 15g、牡丹皮 15g、玄参 15g、黄檗 12g、知母 12g、仙鹤草 30g、川贝末 3g（冲服）、阿胶 12g（烊化）。每日 1 剂，水煎服。

加减法：痰多加枇杷叶 12g、天花粉 15g 加强清热化痰；反复咯血，加生蒲黄 15g、白茅根 15g 养阴止血；舌涸津伤以生藕汁代茶徐徐咽下取清热生津止血之效。

（4）气不摄血。

证候特点：痰中带血或咳吐纯血，面色无华，神疲乏力，头晕目眩，耳鸣心悸，或肢冷畏寒。舌质淡，脉虚细或芤。

治则：益气温阳摄血。

代表方剂：拯阳理劳汤加减。

常用药物：益气温阳选人参、黄芪、白术、龙眼肉、茯苓等；止血选仙鹤草、白及蒲黄、牡丹皮、白茅根、阿胶珠、三七粉。

基本处方：人参 6g（另煎兑服）、黄芪 30g、白术 10g、当归 10g、陈皮 3g、牡蛎 3g，仙鹤草 30g、白及 12g、阿胶珠 10g、三七末 3g（冲服）、甘草 6g。每日 1 剂，水煎服。

加减法：无寒象者去肉桂。

（5）气阴亏虚。

证候特点：呛咳少痰，痰中带血，气短神倦，自汗，口燥咽干，或有潮热，手足心热，脉细数无力。

治则：益气救阴，敛肺止血。

代表方剂:生脉散。

常用药物:养阴润肺选人参、麦门冬、五味子、天门冬、玄参、太子参、西洋参、生地黄、白芍等。

基本处方:人参 10～20g(另炖)、麦门冬 20g、五味子 9g。每日 1～2 剂,水煎服。

加减:若病情急危,应急用生脉注射液 30ml 加入 50% 葡萄糖注射液 20ml 静脉推注。病情危重者,可加用生脉注射液加入 10% 葡萄糖注射液中静脉滴注,以敛阴固脱。

(6)血脱亡阳。

证候特点:面色苍白,四肢厥冷,大汗淋漓,甚至昏厥,鼻息微,舌质淡,脉数细。

治则:益气回阳固脱。

代表方剂:独参汤或参附汤。

常用药物:回阳固脱选吉林参制附子、高丽参、干姜、肉桂、五味子、龙骨、牡蛎等。

基本处方:吉林参 30g(另炖)。或加制附子 15g。

加减:若病情急危,应急用生脉注射液、参附芪注射液各 10～30ml,分别加入 50% 葡萄糖注射液 20ml 中静脉推注,或加入 10% 葡萄糖注射液中静滴。

2.迁延期的治疗

(1)痰浊阻肺。

证候特点:反复长期咳嗽、咯大量脓痰、痰色虽黄白黏稠,但易咯出,尤以早晚或变换体位后咳痰更多;气促、气紧,痰咯出后可以减轻,舌质红、苔白厚腻、脉滑。

治则:祛痰止咳平喘。

代表方剂:支扩涤痰汤。

常用药物:涤痰宣肺选杏仁、苇茎冬瓜仁、薏苡仁、桔梗、胆南星、法半夏、黄芩等;清肺化痰选鱼腥草、前胡、浙贝母、瓜蒌皮等;降气平喘选炙麻黄、法半夏、苏子、竹黄、陈皮、石菖蒲等。

基本处方:鱼腥草 30g、前胡 12g、杏仁 12g、浙贝母 12g、冬瓜仁 15g、薏苡仁 15g、苇茎 15g、炙麻黄 9g、桔梗 15g、法半夏 12g、瓜蒌仁 12g。每日 1 剂,水煎服。

加减法:若湿痰化热加黄连 12g、黄芩 15g、青天葵 15g 以加强清解肺热;痰黄稠难咯出加桑白皮 12g、煅礞石 8g 宣肺化痰。

(2)肺脾两虚。

证候特点:反复咳嗽、咳痰量多、痰稀白或带泡沫,气短、少气懒语、胃纳减少、形体消瘦,易患伤风患感冒,舌质淡红、舌苔白润、脉细弱。

治法:益气健脾、祛痰止咳。

代表方剂:三六汤。

常用药物:补益肺气选党参、茯苓、白术、山药、黄芪等;蠲除顽痰、顺气降逆选白芥子、莱菔子、苏子礞石、葶苈子、法半夏等。

基本处方:党参 30g、茯苓 12g、白术 12g、黄芪 30g、法半夏 12g、陈皮 9g、白芥子 9g、莱菔子 12g、紫苏子 12g、炙甘草 6g。每日 1 剂,水煎服。

加减法:喘重加厚朴 12g、白果 10g 以宽胸下气;兼伤风感冒者加防风 10g、荆芥穗 10g、柴胡 12g 以疏解风邪。

(二)名老中医、专家经验方

1.清肺通腑汤治疗支气管扩张痰热伤肺型

组成:鹿衔草18g、黄芩18g、侧柏叶18g、鱼腥草30g、开金锁30g、败酱草30g、白茅根30g、连翘9g、重楼9g、炒藕节9g、枳壳9g、生大黄9g、桔梗6g。

主治:咳嗽痰多痰色黄、绿或分层痰,反复咯血、伴有发热、口渴、口臭、大便干结、舌苔黄腻、脉细滑数。

方解:鹿衔草为祛风湿药,民间多用于肺热咯血,此药合大剂量黄芩取其清肺凉血之功,再配以重楼、鱼腥草、败酱草增强清肺热、化脓痰作用,加桃仁、生大黄润肠通腑,达到祛痰消炎的效果。

加减:咯血甚者加侧柏叶18g、旱莲草15g以凉血止血;痰多者加瓜蒌仁15g、浙贝母15g清热化痰。

2.清肝泻肺汤治疗支气管扩张肝火肺热型

组成:青黛10g、海蛤壳20～30g、桑白皮15g、生栀子10g、黄芩10g、瓜蒌皮15g、白头翁15～30g、秦皮15g、生大黄10g。

主治:呛咳阵作、咳时面赤、咽干、情绪急躁易怒、形体消瘦、痰黄稠黏、或痰中带血、血色鲜红、舌质黯红、以舌边红为著、苔黄或腻、脉弦数。

方解:方中白头翁、秦皮既可清肝泄热,又可凉血消瘀,具有良好的清热和止血作用。青黛、海蛤壳化痰祛浊;黄芩、瓜蒌皮、生大黄清肺通腑泄热。治疗重在清肝,以顿挫气火的逆乱,使脉得清肃。

加减:若出血量大,可酌情选用收敛止血之功的白及末3g(冲服)、血余炭10g、火炭母10g;痰多咳嗽频作加炙麻黄10g、浙贝母15g化痰嗽止咳。

3.四三汤治疗支气管扩张之肺脾两虚,痰浊阻肺

组成:太子参30g、白术15g、茯苓15g、甘草5g、苏子10g、莱菔子10g、白芥子10g、五爪龙30g、鹅管石30g。

主治:反复咳嗽、咯大量脓痰、气短、少言、神昏、舌淡红、苔白腻、脉细。

治法:益气健脾,化痰止咳。

方解:本方以太子参、白术、茯苓、甘草、五爪龙培土生金;苏子、白芥子、莱菔子顺气化痰止咳。

加减:咳嗽甚,加百部10g、紫菀10g、橘络10g,以润肺化痰;喘甚时加麻黄6g、地龙10g以顺气,平喘;食滞杜芒果壳10g、布渣叶10g以行气消滞。

4.千金苇茎汤治疗支气管扩张痰热血瘀型

组成:鲜苇茎(取在土中直上之茎,去软皮及节)30g、瓜瓣(即甜瓜子)15g、桃仁(去皮带尖)10g、薏苡仁24g。

主治:口燥咽干,胸胁隐痛,二便赤涩,咳腥臭脓血痰;验其痰,置水中则沉,以双箸挑之,断为两段。

方解:此方用鲜苇茎即可,其味甘寒无毒,主肺痈烦热;瓜瓣,黄熟味甘者佳,主腹内结聚,破溃脓血,最为内痈要药;桃仁主瘀血内结;薏苡仁主补肺清湿热。总观苇茎汤有化血成痰之功,肺痈所吐脓皆为瘀血所化。

5.沙参百部汤治疗支气管扩张阴虚痰热

组成:南沙参、炙百部各 15g,炙紫菀、炒枳壳陈棕炭、阿胶珠各 10g。

主治:咳嗽、咯血日久不止,气短,神疲乏力,口干,低热,舌淡,苔少,脉细。

方解:沙参养阴润肺,百部、紫菀润肺化痰止咳,枳壳行气降逆,陈棕炭、阿胶珠收敛止血。

6.小青龙汤治疗支气管扩张寒邪伏肺

组成:麻黄 9g、芍药 9g、细辛 3g、干姜 6g、甘草 3g、桂枝 12g、半夏 12g、五味子 6g。

主治:咳嗽,呼吸急促,张口抬肩,喘逆倚息不得卧,动则尤甚,遇寒则发,痰白而稀,或头面四肢浮肿,舌苔白滑,脉弦紧。

方解:麻黄、桂枝除寒宣肺;干姜、细辛温肺化痰;五味子敛气;芍药养血;半夏祛痰;甘草和中益气。

加减:喘甚者加杏仁 12g 以宣肺平喘;肾阳虚者用熟附子 18g,桂枝改肉桂 6g,以温肾壮阳;烦躁者加石膏 12g 以清心除烦;腰膝酸软加杜仲 18g、牛膝 24g 以舒筋活络。

7.《千金》苇茎汤合《济生》桔梗汤治疗支气管扩张痰热瘀阻

组成:桃仁 10g、冬瓜仁 15g、生薏仁 15g、桔梗 10g、甘草 6g。

主治:咳嗽,咳痰稠黄,胸中隐隐痛,或痰中带血,舌黯红,苔黄腻,脉滑数。

方解:桃仁、冬瓜仁、生苡仁清热化痰,逐瘀排脓;桔梗、甘草宣肺祛痰。

加减:热甚便秘者加用大黄 10g、双花 15g 泻热通腑;若痰多加败酱草 15g 以化痰排脓;若痰中带血,加大黄炭 10g、侧柏叶 12g、收敛止血;若气虚者加黄芪 15g、益气健脾;若阴虚内热加麦冬 10g、川百合 10g 养阴清热。

(三)单方验方

(1)用鸡子 1 个、三七 3g、藕汁一小杯,陈酒半杯炖熟食用,治咯血。力简效宏而无力留瘀之弊。

(2)鱼腥草注射液加单味大黄口服,治疗 15 例,2~5d 有效。

(3)豆腐浆一杯煮开,加入浸芥菜的卤汁,每次半杯,服后胸中有恶心呕吐感,能吐出脓痰更好,有催吐脓血之功。

(4)秘红丹橘红 6g、生大黄 6g、代赭石 6g 研成细末分次服用。

(5)紫菜煮熟饮汤(不必加油盐)治肺痈吐血有效。

(6)炙大黄 15g、醋煅花蕊石 15g、三七末 15g 研细末过筛每包 5g,冲服。

(四)中成药

1.紫地宁血散

每次 4g,每日 3 次,治疗支扩急性期引起的咯血。

2.云南白药

每次 1g,每日 3 次,治疗支扩迁延期之痰浊阻肺及热伤肺络。

3.化州橘红精

每次 30ml,每日 3 次,治疗支扩迁延期之痰浊阻肺。

(五)针灸疗法

取穴鱼际、孔最、尺泽、内关、外关、膈俞、膻中。手法辨虚实而采用补法或泻法。

(六)穴位注射疗法

(1)鱼腥草注射液 4ml,双侧孔最穴注射,每穴 2ml,咯血时每天注射 2 次,3d 为 1 疗程,咯血停止后每天注射 1 次,剂量同上,巩固治疗 2～3d。

(2)胎盘注射液 4ml,双肺俞穴注射,每穴 2ml,每日 1 次,15d 为 1 疗程。

四、预防与调理

(一)预防

支气管扩张是常见的慢性呼吸系统疾病,因此在预防方面应重视原发病的治疗。还要防止感冒,尤其对老年、久病体虚的患者,应注意以下几点:

1.注意适应天气变化

支气管扩张是常见的慢性呼吸系统疾病,多为虚实夹杂,每因天气变化而复发,气温的反差变化、寒热空气交替刺激对病情的诱发有明显的影响。故每因天气变化及时保暖,避免感冒,防止外邪入侵而发病。

2.增强体质,适当锻炼

"正气内存,邪不可干",体质的增强,机体的免疫力提高,能抵抗外邪之患,故适当做一些能力所及的运动,如太极拳、慢跑、打门球等老年人常见的运动。

(二)生活调理

(1)注意天气变化,天寒加衣,做好保暖措施,预防感冒的发生。

(2)凡近期内咳喘突然加剧,痰色变黄,舌质变红,虽无发热恶寒表征,亦要考虑复感外邪病情加重的可能,应及时诊治,阻断病势的发展。

(三)饮食调理

宜食用有润肺生津化痰作用的水果和蔬菜。如橘子、生梨、枇杷果等,忌油腻厚味及一切辛辣刺激海腥之物,如辣椒、韭菜海虾等,严禁烟酒。

1.瓜蒌白及乌鸦汤

乌鸦 1 只,瓜蒌实 15g、白及 12g,加清水适量,武火煮沸后,文火煮 1～2h,调味即可,随量饮用。治疗支气管扩张之咯血属阴亏有热者:咳嗽难愈、痰少难咯,甚则咳吐鲜血,体弱形瘦,手足心热,潮热盗汗,舌红苔少,脉细。

2.桃仁人参炖鹧鸪

鹧鸪 1 只、胡桃仁 24g、人参 6g。全部用料一齐放入炖盅内,加水适量,炖盅加盖,文火开水炖 2～3h,调味即可,随量饮用。

适用于支气管扩张之肺脾两虚型,形瘦气短,精神疲乏,咳嗽气喘,动则尤甚,呼多吸少,腰酸肢冷,汗出尿频,脉虚弱。

3.蜜百合

取干净新鲜百合,加炼熟的蜂蜜(百合 100g、蜂蜜 300～500g)与开水适量拌匀,稍于锅内焖之,再以微火烧至不黏手,取出放凉,即成蜜百合,每天食 3～5 次。百合清肺养脾,清心安神,对阴虚痰中带血者适宜。

4.百合粥

取百合 60g、大米 250g、白糖 100g,洗净大米、百合,加水适量,先置武火上烧沸,再改以文火煨熬,等熟烂时加入白糖或盐即成,每天食 3～5 次,食百合喝粥。润肺止咳,清心安神,适用于肺痨久咳,咳痰唾血。

5.红烧龟肉

取龟 1 只(250～500g),洗净切块,去头、足及内脏,用菜油反复翻炒,再加生姜、酱油、冰糖等调料及适量清水,以文火煨炖至龟肉炖烂即成。滋阴补血,适用于阴虚或血虚患者所出现的咯血。

6.柿霜糖

取柿霜 15g,白砂糖 15g,加水少许,置文火上熔炼至稠,稍凉后切成小块即成,每天 3 次,每次 1 块。清肺平喘,化痰止咳,适用于肺热咯血,经常服用疗效较好。

7.松子仁糖

取白砂糖 500g,加水少许,置文火上熬至能挑起糖丝,趁热投入松子仁 250g 拌匀,稍凉后切块即成。每次 1 块,每天 3 次。润肺健脾,止血止嗽,适用于肺脾两虚之咯血。

8.猪肺三汁汤

将猪肺煮熟,配以梨汁、藕汁、莱菔汁服用,用治咯血,以常服用者效果更佳。

(四)精神调理

避免精神刺激及劳倦过度,因忧思恼怒过度,肝气郁结化火,上逆犯肺;或劳倦太过会导致心、脾、肾气阴的损伤。患者要参加一些有意义的健身活动,以利于增强体质,增加抗病能力。

五、现代研究进展

(一)辨证论治的研究

大多数学者都主张将本病分急性期和缓解期两个阶段治疗。

(1)急性发作期以清化为原则,法当清热、涤痰、化瘀、祛湿和止血,其主要证候有:痰(瘀)热壅盛证:症见咳嗽、气息粗促、痰黄黏稠量多咯吐不爽胸闷气憋、或痰中带血、血色鲜红、紫黯相兼、或发热,舌质红黯、苔黄腻,脉弦滑数。治宜清热化痰,调气行瘀。常用药有金荞麦根、天葵子、十大功劳叶、七叶一枝花、生麻黄、生石膏、冬瓜仁、葶苈子、虎杖、海蛤壳、桃仁、生大黄等。肝火犯肺证:症见呛咳阵作、咳时面赤咽干、情绪急躁易怒、胸痛胁胀,或痰中带血。血色鲜红舌质红(以舌边红为著)、苔薄黄,脉弦数。治宜清肝泻肺,常用药有青黛、海蛤壳、牡丹皮、栀子、枇杷叶、黄芩、白头翁、秦皮、桃仁等。肺胃实热证:症见发热咳嗽咯血胸痛、口干燥、牙龈肿痛、口臭便秘、苔黄,脉数。治宜清泄肺胃,泻火止血。常用药有桑白皮、生地黄、黄连、黄芩、生石膏、地骨皮、生大黄、牡丹皮、连翘、花蕊石、焦山楂、侧柏叶。

(2)缓解期指感染控制,咯血停止后,以补虚为治,法当益气阴、行瘀滞、健脾补肾。其主要证候为肺热阴虚证:症见少许咳嗽、少量黄痰、气短神疲、口舌干燥,或有低热,舌质偏红黯,苔薄少或兼有微黄腻苔,脉细数。治宜益气养阴,化瘀通络。常用药有人参、北沙参、麦门冬、百合、玉竹、川贝母、山药、十大功劳叶、牡丹皮、赤芍桃仁等。若兼纳呆、腹胀、大便溏等症,可加白术、茯苓、山楂以健脾消食;若见腰膝酸痛、头昏目眩遗精带下等症,宜加龟甲阿胶、紫河车冬虫夏草以大补肾精。

陈克进等采用西药对照组应用清白汤治疗支气管扩张 160 例。其中肺热壅盛证 74 例 (45.6%),肝火犯肺证 65 例(40.6%),阴虚肺热证 21 例(13.8%)。治疗结果表明,治愈率和总有效率均有非常显著性差异(中药组更优),从止血时间来看,肝火犯肺证最短平均 2.86d,肺热壅盛证次之,2.94d,而阴虚火旺证最长是 4.62d,与对照组治疗效果接近。张氏等报道支扩 40 例中,肺热壅盛证 16 例,阴虚火旺证 12 例,肝火犯肺证 11 例,治后止血时间,以肺热壅盛证最短,平均 4.4d,肝火犯肺证次之为 6.26d,阴虚火旺证最长要 10.4d。

(二)专病专方研究

(1)《寿世保元》清络汤加地榆(陈皮、法半夏、茯苓、知母、川贝母、生地黄、桔梗、栀子仁、阿胶、桂枝、桑白皮、甘草、地榆)治疗支气管扩张咯血 17 例,有效率 82.4%,随访 2 年无复发。

(2)以凉膈散加减治疗本病 30 例,止血时间最短 2d,最长 2 周,平均 7d,总有效率 93.3%。

(3)泻白散合张锡纯的化血丹(花蕊石、三七粉、血余炭)治疗本病 53 例,其中 51 例有效,服药最少 5 剂,最长 18 剂而止血。

(4)张锡纯补络补管汤(生龙牡、三七、生赭石、山茱萸)加知母、乌梅、鱼腥草治疗本病 13 例,服药最少 15 剂,最多 40 剂,12 例咯血停止。

(5)应用三黄泻心汤加味治疗支扩并咯血 23 例,治愈 22 例,其中服药最少 3 剂,最多 25 剂,1 年内复发 2 例。

(6)报道应用千金苇茎汤加枇杷叶、金银花、黄芩、鱼腥草治疗支气管扩张,取得较好疗效。

(三)其他治疗研究

1.穴位注射

王氏报道,取肺经孔最穴鱼腥草液穴位注射,治疗 100 例,近期治愈 93 例,显效 3 例,有效 1 例,无效 3 例,平均止血时间为 2.4d,以双侧穴位同时注射疗效较好。

2.穴位敷贴法

刘氏以新鲜大蒜泥,双侧涌泉穴敷贴,治疗 2 例咯血持续半月至 2 个月的患者。治 1d 后,咯血均明显减少,其中一例治疗 3d 后咯血停止,另一例治疗 10d 亦获痊愈。

吴氏也以新鲜大蒜泥为主,加硫黄末、肉桂末、冰片共研匀,双侧涌泉穴敷贴,隔日 1 次,治疗 35 例,显效 18 例,有效 11 例,总有效率 82.8%,其中肺阴虚证患者疗效总有效率达 92.3%。

3.雾化吸入

柴氏用白及、五倍子液作雾化吸入治疗 46 例,总有效率为 90%,止血时间最长为 48h,陈氏用双麻贝雾化剂治疗支扩的痰阻气道症 100 例,有效率达 91.2%。

第六节　慢性阻塞性肺疾病

一、概述

慢性阻塞性肺疾病(chronic obstructive pulmonary disease,COPD)是一种可以预防、可以

治疗的疾病,以不完全可逆的气流受限为特点。气流受限常呈进行性加重,且多与肺部对有害颗粒或气体,主要是吸烟的异常炎症反应有关。虽然 COPD 累及肺,但也可以引起显著的全身效应。

慢性支气管炎是指气管、支气管黏膜及其周围组织的慢性非特异性炎症。临床上以咳嗽、咳痰或伴有喘息及反复发作的慢性过程为特征。

阻塞性肺气肿,简称肺气肿,是由于吸烟、感染、大气污染等因素的刺激,引起终末细支气管远端(呼吸细支气管、肺泡管、肺泡囊和肺泡)的气道弹性减退,过度膨胀、充气和肺容积增大,并伴有气道壁的破坏。

(一)流行病学

COPD 是呼吸系统疾病中的常见病和多发病,患病率和病死率均高。在我国北部和中部地区的农村成年人调查中,COPD 的患病率为 3.17%,COPD 的病死率居所有死因的第 4 位,且有逐年增加之势。

(二)病因

COPD 的病因有很多,主要包括吸烟、空气污染、呼吸道感染等几方面。

1. 吸烟

包括直接的和被动的吸烟,是 COPD 发生的最首要的因素。在吸烟的人群里 13.2% 患 COPD,不吸烟的人群里 5.1% 患 COPD,而且随着吸烟量的增加 COPD 的患病率增加。在 COPD 患者中吸烟者肺功能下降速度远大于非吸烟者,吸烟指数(每日吸烟支数×吸烟年限)与肺功能损害严重程度呈正相关。

2. 空气污染

空气质量指数与人群 COPD 的病死率存在显著的正相关。此外,室内空气污染也可造成 COPD 患病率升高,有研究表明,厨房烹调产生的油烟与 COPD 发生有着密切的关系。

3. 呼吸道感染

COPD 的发生有 59% 与呼吸道感染或过敏有关。有研究表明,儿童期呼吸系统感染是 COPD 发生的重要危险因素之一,儿童期反复的气道感染可导致气道高反应性,对成年后发展成慢性支气管炎起到重要作用。

二、临床表现

COPD 起病多缓慢,病程较长,大多数患者有多年的大量吸烟史,部分患者反复发生下呼吸道感染而迁延不愈,主要症状为慢性咳嗽、咳痰和呼吸困难。病情早期可能无症状或仅有活动后呼吸困难,也可能只出现咳嗽、咳痰。随着病变发展,患者由于呼吸困难而活动能力下降,最后出现静息状态下呼吸困难,从而影响日常生活的自理能力。晚期患者常有体重下降、食欲减退、精神抑郁和焦虑等。

(一)有效呼吸降低

患者呼吸运动障碍,有效通气量降低,影响了气体交换功能;长期慢性炎症,呼吸道分泌物的引流不畅,加重了换气功能障碍常导致缺氧和二氧化碳潴留;不少慢性支气管炎患者年龄偏大,有不同程度的驼背,肋软骨有钙化,限制了胸廓的活动,导致肺功能进一步下降,使有效呼吸降低。

(二)病理性呼吸模式

肺通气功能明显障碍,影响了患者平静呼吸过程中膈肌的上下移动,减少了肺的通气量;患者为了弥补呼吸量的不足,加紧胸式呼吸,以增加频率来提高氧的摄入,即形成了病理式呼吸模式,造成正常的腹式呼吸模式无法建立,更限制了有效呼吸。

(三)呼吸肌无力

患者有效呼吸减少,呼吸困难及病理性呼吸模式的产生,活动量减少,均影响膈肌,肋间肌、胸大肌等呼吸肌的运动,失代偿后产生呼吸肌无力。

(四)能耗增加和活动能力减退

气短、气促常使患者精神和颈背部乃至全身肌群紧张,使机体体能消耗增加。另外,患者因惧怕出现劳累性气短,限制自己的活动,有的患者长期卧床,丧失了日常活动能力和工作能力。

三、主要功能障碍

1.咳嗽、咳痰和呼吸困难,活动甚至休息时喘息。

2.运动量减少,社会活动、业余生活、户内和户外活动减少。

3.呼吸障碍、活动受限,日常生活等基本活动受限,独立性丧失。

4.急性发作期日常生活活动能力自理障碍。

5.心理障碍。患者因长期阻塞性肺疾病,使有效通气功能下降。机体供氧不足,造成乏力、气短、精神紧张、喘息,影响休息和睡眠,产生焦虑、压抑、恐惧心理。有些患者伴有各种神经精神症状。

四、康复评定

(一)健康状态评估

1.患者一般情况并了解家族史。

2.在 COPD 的各种致病因素中,吸烟是最重要的因素,应询问吸烟时间及吸烟量。

3.了解患者过去史,是否患有慢性支气管炎、肺气肿、哮喘等。

(二)肺功能测试

第一秒用力呼气量(FEV_1)百分比预计值。

第一秒用力呼气量/用力肺活量比值(FEV_1/FVC)。

(三)COPD 严重程度评估

对确诊为 COPD 的患者,可以根据其 FEV_1‰预计值下降的幅度作出严重程度的分级。

(四)运动能力评估

1.平板或功率车运动试验:通过活动平板或功率车进行运动试验获得最大吸氧量、最大心率、最大代谢当量(MET)值、运动时间等相关量化指标来评估患者运动能力。

2.定量行走评估:对于不能进行活动平板运动试验的患者可行 6 分钟或 12 分钟行走距离测定,以判断患者的运动能力及运动中发生低氧血症的可能性。

(五)日常生活能力评估

1.1 级

一般劳动时出现气短。

2. 2 级

平地步行无气短,较快行走、上坡或上下楼梯时气短。

3. 3 级

慢走不及百步即有气短。

4. 4 级

讲话或穿衣等轻微动作时即有气短。

5. 5 级

安静时出现气短,无法平卧。

(六)影像学检查

可见两肺纹理增粗、紊乱。并发肺气肿时,可见肋间隙增宽、膈低平、两肺透亮度增加。心脏常呈垂直位,心影狭长。

(七)血气分析

表现为动脉血氧分压下降,二氧化碳分压升高,pH 降低等。可出现代偿性呼吸性酸中毒。

(八)心理社会评估

详细了解患者及家庭对疾病的态度,了解疾病对患者的影响,如心情、性格、生活方式的改变,是否感到焦急、忧虑、恐惧、痛苦,是否悲观失望,是否失去自信自尊、退出社会和躲避生活。

(九)与健康相关的生活质量

圣·乔治呼吸问卷分为三部分:症状、活动能力、疾病对日常生活的影响。主要是询问患者咳嗽、咳痰、气喘和呼吸困难等发作情况及对日常生活和工作的影响。对生活影响越严重,权重越高,分值越大,波动范围是 0~100 分,对生活完全没有影响是 0 分,对生活极度影响是100 分。

五、康复治疗

(一)体位

患者采取坐位或半卧位,有利于肺扩张。保持和改善呼吸道的通畅。

(二)呼吸训练

1. 有效咳嗽

方法:先深吸气,然后关闭喉头增加气道内压力,再收缩腹肌(通过增加腹压抬高膈肌)同时收缩肋间肌(固定胸廓不使其扩张)以提高胸腔内压,在肺泡内压力明显增高时突然将声门打开,即可将痰液喷出,气流排出。

2. 胸部叩拍

将手掌微曲呈碗口状在吸气和呼气时叩击患者胸壁。叩拍力可通过胸壁传至气道将支气管壁上的分泌物松解。叩拍应沿支气管的走向从上往下拍或从下往上拍,叩拍时间 1~5 分钟。高龄或皮肤易破损者可用薄毛巾或其他保护物包盖在叩拍部位以保护皮肤。

3. 体位引流

体位引流是依靠重力作用促使各肺叶或肺段气道分泌物的引流排出。适用于神志清楚体力较好,分泌物较多的老年人。原则:应将病变部位置于高处,使引流支气管的开口方向向下。

体位引流方法:每天做 2～3 次,总治疗时间 30～45 分钟,每种体位维持 5～10 分钟。宜在早晨清醒后做体位引流。为了预防胃食管反流、恶心和呕吐,应在饭后 1～2 小时进行头低位引流。引流过程中需注意生命体征的变化。

4.呼吸训练

放松练习:患者可采取卧、坐、站立位,放松全身肌肉。对不易松弛的患者可以教给放松技术,还可做肌紧张部位节律性摆动或转动以利于该部肌群的放松。放松练习有利于气急、气短症状的缓解。

5.腹式呼吸

是进行 COPD 康复的重要措施,腹式呼吸的关键,在于协调膈肌和腹肌在呼吸运动中的活动。呼气时,腹肌收缩帮助膈肌松弛,随腹腔内压增加而上抬,增加呼气潮气量。吸气时,膈肌收缩下降,腹肌松弛,保证最大吸气量。呼吸运动时,尽可能减少肋间肌、辅助呼吸肌的无效劳动,使之保持松弛休息。

6.腹部加压暗示呼吸法

可在卧位或坐位进行,患者用一只手按压在上腹部,呼气时腹部下沉,此时该手再稍加压用力,以使进一步增高腹内压,迫使膈肌上抬。吸气时,上腹部对抗该手的压力,将腹部徐徐隆起,该压力既可吸引患者的注意力,同时又可诱导呼吸的方向和部位。按此法进行练习,可使膈肌活动范围增加 2～3cm,从而有效地增加通气量达 500ml 以上。

(三)提高活动能力训练

1.氧疗

慢性肺气肿患者多存在低氧血症或潜在低氧血症,尤其夜间明显。低氧血症可致多脏器功能不全。专家已肯定,长期坚持夜间持续低流量(1～3L/min)吸氧＞12 小时,能延缓疾病进展,降低病死率,延长生存期,改善心肺功能,提高生活质量。家庭氧疗每天吸氧时间 14～16 小时,流量为 0.5～1L/min,若能达到持续 24 小时吸氧效果更好。条件许可的患者应尽可能在活动时应用携带式氧气筒。运动吸氧能改善运动时产生的乳酸中毒。

2.步行为主的有氧训练

通常可作最简单的 12 分钟行走距离测定,了解患者的活动能力。然后采用亚极量行走和登梯练习,改善耐力。开始进行 5 分钟活动,休息适应后逐渐增加活动时间。当患者能耐受 20 分钟/次运动后,即可以增加运动。每次运动后心率至少增加 20%～30%,并在停止运动后 5～10 分钟恢复至安静值。

3.提高上肢活动能力

可以用体操棒做高度超过肩部的各个方向的练习或高过头的上肢套圈练习,还可手持重物(0.5～3kg)做高于肩部的活动,每活动 1～2 分钟,休息 2～3 分钟,每日 2 次。

(四)饮食调整

营养不良是慢性阻塞性肺气肿患者的常见并发症。营养不良还影响通气驱动力,降低呼吸中枢对氧的反应,营养不良使呼吸肌贮备下降易于疲劳。由于呼吸负荷加重或呼吸频率增加使呼吸功能增加,致使能量消耗增高。此外,饮食摄入不足也是一个因素。指导患者多食一些有营养价值的饮食,如肉类、蛋类、奶类,注意补充维生素和矿物质。同时创造良好的进食环境以增进食欲,吃饭的时间必须充足,在放松的心情下非常愉快地进食。

(五)心理治疗

焦虑和抑郁是 COPD 患者常伴随的情绪障碍,神经敏感及抑郁可引起呼吸短促。COPD 患者由于对呼吸困难和窒息的恐惧,可引起紧张和焦虑,心理指导及治疗在 COPD 患者康复中的治疗十分重要。

1. 药物

选择性 5-羟色胺再摄取抑制剂是公认治疗 COPD 相关性焦虑一线用药。

2. 心理社会干预

包括心理社会支持和行为干预策略,如戒烟、改变饮食、保持运动锻炼等。

3. 认知—行为治疗模式

认知—行为治疗模式是目前心理社会干预策略中的重要模式,对治疗 COPD 相关性焦虑和抑郁有效,包括对不现实和有害思维模式的矫正(如灾祸性气短),采取一些技术,如引导性意象、放松和呼吸操练习。

第七节　支气管哮喘

一、概述

支气管哮喘简称哮喘,是由多种细胞(特别是肥大细胞、嗜酸性粒细胞、T 淋巴细胞、中性粒细胞和气道上皮细胞等)参与的慢性气道炎症性疾病。这种慢性炎症导致气道高反应性和广泛多变的可逆性气流受限,此种症状还伴有气道对多种刺激因子反应性增高。在易感者中此种炎症可引起反复发作的喘息、气促、胸闷和咳嗽等症状,多在夜间或凌晨发作或加重,但可部分地自然缓解或经治疗缓解。支气管哮喘如贻误治疗,随病程的延长可产生气道不可逆狭窄和气道重塑。因此,合理的防治至关重要。

(一)流行病学

哮喘是全球性疾病,全球约有 1.6 亿患者,我国患病率为 1%～4%,其中儿童患病率高于青壮年,城市高于农村,老年人的患病率有增高的趋势。成人男女患病率相近,约 40% 的患者有家族史。

支气管哮喘患病率在世界大部分地区正以惊人的速度上升,尤其是儿童支气管哮喘,已成为全球关注的公众健康问题和儿童最常见的慢性呼吸道疾病。

许多地区在 10～20 年哮喘患病率增加了 1 倍,全世界每年约 25 万哮喘患者死亡。其中年轻人占很大比例。我国儿童哮喘患病率为 0.12%～3.34%,平均 1.54%,较 10 年前平均上升了 64.84%。哮喘的危险因素主要包括遗传、肥胖、性别、变应原、感染、烟草烟雾、空气污染、饮食及其他因素。

(二)支气管哮喘发病病因

本病的病因尚未十分清楚。目前认为哮喘是多基因遗传病,受遗传因素和环境因素双重影响。

1. 遗传因素

哮喘患者的亲属患病率高于群体患病率，且亲缘越近、病情越严重，其亲属患病率越高。有研究表明，与气道高反应、IgE 调节和特应性相关的基因在哮喘的发病中起着重要作用。

2. 环境因素

主要为哮喘的激发因素，包括：①吸入性变应原：如尘螨、花粉、真菌、动物毛屑、二氧化硫、氨气等各种特异和非特异性吸入物。②感染：如细菌、病毒、原虫、寄生虫等。③食物：如鱼、虾、蟹、蛋类、牛奶等。④药物：如普萘洛尔（心得安）、阿司匹林等。⑤其他：气候改变、运动、妊娠等。

（三）支气管哮喘的分类、分型

1. 根据免疫学分型

过敏性哮喘和非过敏性哮喘，以过敏性哮喘更为常见。过敏性哮喘又可分为 IgE 介导哮喘和非 IgE 介导过敏性哮喘，这是目前被广泛认可的哮喘病分类方法。

2. 根据发病诱因分类

根据常见发病诱因的不同而将哮喘病分为过敏性哮喘、感染性哮喘、运动性哮喘、药物性哮喘、职业性哮喘、心因性哮喘以及某些特殊类型的哮喘（如月经性和妊娠性哮喘）等。

3. 根据哮喘的病程分类

根据哮喘的病程长短将哮喘病分为缓解期和急性发作期，然后根据缓解期和急性期的不同特点进行病情严重程度的分类。

4. 根据临床表现分类

（1）急性发作期：是指气促、咳嗽、胸闷等症状突然发生，常有呼吸困难，呼气流量降低等特征，常因接触刺激物或治疗不当所致。

（2）慢性持续期：在哮喘非急性发作期，患者仍有不同程度的哮喘症状。根据临床表现和肺功能可将慢性持续期的病情程度分为 4 级。

（3）缓解期：系指经过或未经治疗症状、体征消失、肺功能恢复到急性发作前水平并维持四周以上。

5. 根据病情严重程度分类

临床上通常将慢性哮喘的病情依据严重程度分为 4 型：①轻度间歇性哮喘；②轻度持续性哮喘；③中度持续性哮喘；④重度持续性哮喘。根据患者是否有气道阻塞和阻塞的严重程度将哮喘病分为隐匿型哮喘、咳嗽变异性哮喘、难治性哮喘和脆性哮喘等。

6. 根据发病的年龄分类

婴幼儿哮喘（2 岁及以下）、儿童哮喘（3～12 岁）、青少年哮喘（13～20 岁）、成年人哮喘（21～60 岁）和老年性哮喘（60 岁以上）。

7. 根据发病时间分类

根据发病有无季节性可分为常年性哮喘和季节性哮喘。根据哮喘发病的昼夜变化又单独从哮喘病中分出夜间哮喘。

二、临床表现

(一)症状

1. 急性发作时症状

典型表现为发作呼气性呼吸困难或发作性胸闷和咳嗽,伴有哮鸣音。严重者呈强迫坐位或端坐呼吸,甚至出现发绀等;干咳或咳大量白色泡沫痰。部分患者仅以咳嗽为唯一症状(咳嗽变异性哮喘)。在夜间及凌晨发作和加重常是哮喘的特征之一。有些青少年可在运动时出现胸闷、咳嗽和呼吸困难,称为运动性哮喘。

2. 发作间歇期症状

在此期患者常自觉胸闷不适,肺部听诊呼吸音减弱,无哮鸣音,但多数患者症状和体征全部消失。

3. 咳嗽变异型哮喘的症状

气道高反应性是支气管哮喘发病的基础,由于气道高反应性的程度不同,临床上出现的症状也就不一样,少数患者只表现为呼吸道过敏的症状,如反复咳嗽、定时的阵咳及刺激后的痉咳。这些患者可以没有喘息,甚至没有干湿性啰音,但可能有变应性疾病病史,如湿疹、过敏性鼻炎或荨麻疹。其血清 IgE 可能升高,抗过敏药或平喘药有效。如果进行气道反应性测定(过去称支气管激发试验),可能会出现异常。这种以咳嗽为主要表现的哮喘,也称咳嗽变异型哮喘,往往起病较早,多在 3 岁前就有表现,如未经特殊处理,可以发展为典型哮喘,也可以一直表现为咳嗽变异型哮喘。

(二)发病特征

1. 发作性

当遇到诱发因素时呈发作性加重。

2. 时间节律性

常在夜间及凌晨发作或加重。

3. 季节性

常在秋冬季节发作或加重。

4. 可逆性

平喘药通常能够缓解症状,可有明显的缓解期。

(三)体征

发作时胸部呈过度充气征象,双肺可闻及广泛的哮鸣音,呼气音延长。严重者可出现心率加快、奇脉、胸腹反常运动和发绀。但在轻度哮喘或非常严重哮喘发作时,哮鸣音可不出现,称之为寂静胸。

(四)并发症

1. 下呼吸道和肺部感染

哮喘患者约有半数系因上呼吸道病毒感染而诱发,由于呼吸道的免疫功能受到干扰,容易继发下呼吸道和肺部感染。

2. 水电解质和酸碱失衡

哮喘急性发作期,患者由于缺氧、摄食不足、大汗等,常常并发水、电解质和酸碱平衡失调,这些均是影响哮喘疗效和预后的重要因素。

3.气胸和纵隔气肿

由于哮喘急性发作时气体潴留于肺泡,使肺泡含气过度,肺内压明显增加,哮喘已并发的肺气肿会导致肺大疱破裂,形成自发性气胸。重症哮喘需要机械通气治疗时,气道和肺泡的峰压过高,也易引起肺泡破裂而形成气压伤,引起气胸甚至伴有纵隔气肿。

4.呼吸衰竭

严重哮喘发作造成肺通气不足、感染,治疗和用药不当,并发气胸、肺不张和肺水肿等,均是哮喘并发呼吸衰竭的常见诱因。

5.致命的心律失常

哮喘急性发作时可出现致命性的心律失常,原因可能是由于严重缺氧,水、电解质和酸碱平衡失调,也可能是由于药物的使用不当。

6.黏液栓阻塞与肺不张

哮喘急性发作缓解后可咯出支气管树状的痰,由黏液及嗜酸性粒细胞所组成。支气管因含有黏稠的痰液,在较小的支气管或细支气管内则经常可发现特殊的浓厚且黏稠的黏液栓。黏液栓阻塞了细支气管,并因支气管壁增厚及黏膜充血,水肿形成的皱襞而导致肺不张。

7.闭锁肺综合征

哮喘急性发作时,由于痰栓广泛堵塞了支气管,或频繁使用β受体激动剂造成气道平滑肌上受体功能下调,如异丙肾上腺素,该药代谢的中间产物 3-甲氧异丙肾上腺素,不仅不能兴奋β受体,而且还能引起β受体阻滞作用,引起支气管平滑肌痉挛而使通气阻滞。

8.肺气肿、肺动脉高压和慢性肺源性心脏病发生

与哮喘控制不佳导致的长期或反复气道阻塞、感染、缺氧、高碳酸血症、酸中毒及血液黏稠度增高等有关。

9.肺结核

长期使用皮质激素导致机体免疫功能减退,可诱发肺结核,出现结核症状。

10.发育不良和胸廓畸形

儿童哮喘,常常引起发育不良和胸廓畸形,究其原因是多方面的,如营养不足、低氧血症、内分泌紊乱等。有报告显示,长期全身使用皮质激素的患儿,有 30% 发育不良。

三、主要功能障碍

(一)呼吸功能障碍

哮喘急性发作时呼吸动力学改变,对患者呼吸类型及潮气呼吸时的压力波动产生了影响,哮喘重度发作时,最大呼吸流速,尤其是最大呼气流速明显受限,当残气量增加时,要使潮气呼吸过程处于最适当的呼气流速,其潮气呼吸还应处在最大吸气状态,由于 VC 的降低,呼气流速的受限,因而潮气量必然减少,患者要维持足够的通气,只能增加呼吸频率,因而形成浅快的呼吸形式。产生用力呼气,导致严重的气促。

(二)通气/血流比例失衡和气体交换障碍

哮喘时气道病理学的改变也引起肺泡通气/血流比例失调(在某些肺泡区 V/Q 比值降低)以及氧的弥散距离增大,导致低氧血症,通气增加,$PaCO_2$ 正常,甚至降低。重症哮喘患者常

见中度低氧血症。

(三)循环功能障碍

哮喘时由于过度充气,呼吸肌做功增加,胸膜腔内压波动幅度增大,影响循环系统。胸内负压增高可降低静脉的回流,最终将导致每搏输出量和收缩压的下降。患者通过增加心率以维持心排出量,胸膜腔内压增加,右心室后负荷增加,心搏耗功增加,心电图有时可见右心劳损。

(四)支气管哮喘伴发的精神障碍

1.情绪障碍型

患者在发作时常伴有恐惧、焦虑、烦躁、抑郁等不良情绪。

2.抑郁—妄想型

可出现妄想。可伴有幻听,也常伴有轻度意识模糊。

3.癫痫样意识障碍型

多为短暂的意识丧失,类似癫痫小发作。患者在哮喘发作时还可伴有癫痫样抽搐。

四、康复评定

(一)危险因素评估

1.宿主因素

(1)遗传因素:目前认为哮喘为多基因遗传与环境因素相互作用导致的疾病。据统计,哮喘的遗传度为 70%～80%,父母其中一方患有哮喘的儿童,其哮喘发病率是其他儿童的 2～5 倍。

(2)肥胖:多项流行病学研究证实肥胖和超体质量可增加哮喘发生的危险性。肥胖患者潮式呼吸时小气道关闭,导致肺泡与支气管的黏附破坏,气道狭窄加重。而且这种小气道的关闭还能导致局部低氧性肺血管收缩,引起肺间质水肿,继而增加支气管周围的压力。肥胖和哮喘之间关联的基础可能与慢性全身性炎症以及能量调节激素等有关。

(3)性别:流行病学调查显示,男性是儿童哮喘的高危人群,随着成长,在性别中的差异随之减少,但最近研究显示成人女性患病比例可能超过男性。

2.环境因素

(1)变应原:包括引起哮喘发生和发展各种特异性和非特异性物质。特异性变应原,如尘螨、花粉、真菌、动物毛屑等。

(2)感染:感染对哮喘的发病具有两方面的作用。一方面,在婴儿期接触一些病毒和非典型病原体,如呼吸道合胞病毒(RSV)、流感病毒和支原体等,可诱发哮喘的发生。另一方面,婴幼儿早期接触一些特定的呼吸道感染,可以避免哮喘的发生。特异性体质和病毒感染之间的关系十分复杂,强烈的特异性体质可能影响下呼吸道对病毒感染的反应,病毒感染可以影响变应性疾病的发生和发展。

(3)空气污染:大气污染、汽车尾气(DEP)、烟草烟雾和电磁烟雾等空气污染使哮喘患者呼出气一氧化氮(FeNO)水平增加,降低第一秒用力呼气量(FEV_1)增加哮喘的急性发作。

(4)饮食:如抗氧化剂和 n-3 多不饱和脂肪酸摄入减少,n-6 多不饱和脂肪酸增加可使哮喘和过敏反应性疾病增加;盐、冷饮、巧克力等食物摄人量增加亦可增强呼吸道高反应,从而引发或加重哮喘。引起过敏最常见的食物是鱼类、虾蟹、蛋类、牛奶等。

(5)药物:阿司匹林,2.3%～20%哮喘患者因服用阿司匹林类药物而诱发哮喘,称为阿司匹林哮喘。患者症状多在用药后 2 小时内出现。普萘洛尔等 β 受体阻滞剂,可因阻断 β-肾上腺素能受体而引起哮喘。

(6)运动:约有 70%～80%的哮喘患者在剧烈运动后诱发哮喘,称为运动诱发性哮喘或称运动性哮喘。典型的病例是在运动 6～10 分钟,停止运动后 1～10 分钟内支气管痉挛最明显,许多患者在 30～60 分钟内自行恢复。剧烈运动后因过度通气致使气道黏膜的水分和热量丢失,呼吸道上皮暂时出现克分子浓度过高,导致支气管平滑肌收缩。

(7)气候改变:当气温、湿度、气压和(或)空气中离子等改变时可诱发哮喘,故在寒冷季节或秋冬气候转变时较多发病。

(8)精神因素:患者情绪激动、紧张不安、怨怒等都会促使哮喘发作,一般认为它是通过大脑皮质和迷走神经反射或过度换气所致。哮喘发病的第一高峰期为 0～14 岁,第二高峰期为30～40 岁。

(二)实验室及其他检查

1.血液常规检查

发作时可有嗜酸性粒细胞增高,但多数不明显,如并发感染可有白细胞数增高,分类中性粒细胞比例增高。

2.痰液检查

涂片在显微镜下可见较多嗜酸性粒细胞,可见嗜酸性粒细胞退化形成的尖棱结晶,黏液栓和透明的哮喘珠。

3.肺功能检查

缓解期肺通气功能多数在正常范围。在哮喘发作时,由于呼气流速受限,表现为第一秒用力呼气量(FEV_1),第一秒用力呼气量/用力肺活量比值(FEV_1/FVC)、最大呼气中期流速(MMER)、呼出 50%与 75%肺活量时的最大呼气流量(MEF50%与 MEF75%)以及呼气峰值流速(PEFR)均减少。

4.血气分析

哮喘严重发作时可有缺氧,PaO_2 和 SaO_2 降低,由于过度通气可使 $PaCO_2$ 下降,pH 上升,表现为呼吸性碱中毒。如为重症哮喘,气道阻塞严重,可有缺氧及 CO_2 潴留,$PaCO_2$ 上升,表现为呼吸性酸中毒。如缺氧明显,可合并代谢性酸中毒。

5.胸部 X 线检查

早期在哮喘发作时可见两肺透亮度增加,呈过度充气状态;在缓解期多无明显异常。如并发呼吸道感染,可见肺纹理增加及炎症性浸润阴影。同时要注意肺不张、气胸或纵隔气肿等并发症的存在。

6.特异性过敏原的检测

可用放射性过敏原吸附试验(RAST)测定特异性 IgE,过敏性哮喘患者血清 IgE 可较正常人高 2～6 倍。在缓解期可做皮肤过敏试验判断相关的过敏原,但应防止发生过敏反应。

(三)呼吸功能评定

1.通气功能评定

发作时呈阻塞性通气功能障碍,呼气流速指标显著下降,$FEV_1\%$、FEV_1/FEV、最大呼气中期流速(MMEF)、呼气峰值流速(PEFR)均减少。

2.支气管激发试验

用以测定气道反应性。在设定的激发剂量范围内,如 FEV_1 下降大于 20%,可诊断为激发试验阳性。

3.支气管舒张试验

用以评定气道气流的可逆性。如 FE 较用药前增加大于 15%,且绝对值增加大于 200ml,可判断阳性。

五、康复治疗

(一)康复治疗目标

1.尽可能控制症状,包括夜间症状。

2.改善活动能力和生活质量。

3.使肺功能接近最佳状态。

4.预防发作及加剧。

5.提高自我认识和处理急性加重的能力,减少急诊或住院。

6.避免影响其他医疗问题。

7.避免药物的不良反应。

8.预防哮喘引起死亡。

上述治疗目标的意义在于强调:①应该积极地治疗,争取完全控制症状。②保护和维持尽可能正常的肺功能。③避免或减少药物的不良反应。为了达到上述目标,关键是有合理的治疗方案和坚持长期治疗。

(二)康复治疗原则

消除病因,控制急性发作,巩固治疗,改善肺功能,防止复发,提高生活质量。

1.发作期

(1)一般的治疗:卧床休息,解除思想顾虑,保持安静,去除过敏原及其他诱因,适当补液,有继发感染者积极抗感染治疗。

(2)控制急性发作:单用或联用支气管舒张剂。

2.哮喘持续状态

要积极解除支气管痉挛,改善通气及防治并发症。

3.缓解期

查找过敏原进行脱敏治疗。

(三)康复治疗

尽管哮喘的病因及发病机制均未完全阐明,但就目前的治疗方法来说,只要能够规范地长期治疗,绝大多数患者能够使哮喘症状得到理想的控制,减少复发甚至不发作,与正常人一样生活、工作和学习。

1. 药物治疗

哮喘药物因其均具有平喘作用,常称为平喘药,临床上根据它们作用的主要方面又将其分为:

(1)缓解哮喘发作:主要作用是舒张支气管,即支气管舒张剂。

1)β_2 受体激动剂:为首选药物。常用的药物有:短效的作用时间为 4～6 小时,有沙丁胺醇(舒喘宁、全特宁)、特布他林(博利康尼、喘康速)和非诺特罗。长效的作用时间为 10～12 小时,常用的有福莫特罗、沙美特罗及丙卡特罗等。

2)茶碱类:增强呼吸肌的收缩,气道纤毛清除和抗感染的作用。

3)抗胆碱类:常用的有异丙托溴铵、噻托溴铵吸入或雾化吸入。

(2)控制哮喘发作:此类药物主要控制哮喘的气道炎症,即抗感染药。主要有糖皮质激素,白三烯受体拮抗剂及其他如色甘酸钠等。沙美特罗替卡松粉吸入剂以联合用药形式(支气管扩张剂和吸入皮质激素),用于可逆性阻塞性气道疾病的常规治疗,包括成人和儿童哮喘。

2. 急性发作期的治疗

急性发作的治疗目的是尽快缓解气道阻塞,纠正低氧血症,恢复肺功能,预防进一步恶化或再次发作,防止并发症。一般根据病情的分度进行综合性治疗。

(1)脱离诱发因素:处理哮喘急性发作时要注意寻找诱发因素。多数与接触变应原、感冒、呼吸系统感染、气候变化、进食不适当的药物(如解热镇痛药、β 受体拮抗剂等)、剧烈运动或治疗不足等因素有关。找出和控制诱发因素,有利于控制病情,预防复发。

(2)正确认识和处理重症哮喘是避免哮喘死亡的重要环节。对于重症哮喘发作,应该在严密观察下治疗。治疗的措施包括:①吸氧,纠正低氧血症。②迅速缓解气道痉挛:首选雾化吸入 β_2 受体激动剂,其疗效明显优于气雾剂。③经上述处理未缓解,一旦出现 $PaCO_2$ 明显增高($\geqslant 50mmHg$)、吸氧状态下 $PaO_2 \leqslant 60mmHg$、极度疲劳状态、嗜睡、神志模糊,甚至是呼吸减慢的情况,应及时进行人工通气。④注意并发症的防治:包括预防和控制感染;补充足够液体量,避免痰液黏稠;纠正严重酸中毒和调整水电解质平衡,当 $pH < 7.20$ 时,尤其是合并代谢性酸中毒时,应适当补碱;防治自发性气胸等。

3. 运动治疗

支气管哮喘患者在哮喘缓解期或药物控制下可进行适当的体育锻炼,增强心肺功能,以达到减少、减轻支气管哮喘发作的目的。适合支气管哮喘患者锻炼项目有游泳划船、太极拳、体操、羽毛球、散步、骑车、慢跑等耐力性运动练习。

耐力运动的原则是做适当强度的运动,并持续一定的时间,具体方法视体力情况而定。体力较差时做散步、太极拳等低强度的运动练习,体力较好时练习较快的步行、慢跑、缓缓登楼、游泳等。运动强度应控制在运动时的最高心率为 170 减去年龄数字的水平,主观感觉以稍感气急,尚能言谈为宜。

4. 呼吸训练

(1)放松训练

①前倾依靠位:患者坐于床前或桌前,桌上或床上放两床叠好的被子或四个枕头,患者两臂置于棉被或枕下以固定肩带并放松肩带肌群,头靠在被上或枕上放松颈肌。②椅后依靠位:

患者坐于非常柔软舒适的有扶手的椅或沙发上,头稍后靠于椅背或沙发背上,完全放松5～15分钟。③前倾站立位:自由站立,两手指互握置于身后并稍向下拉以固定肩带,同时身体稍前倾以放松腹肌,也可前倾站立,两手支撑于前方的低桌上以固定肩带,此体位不仅可起到放松肩部和腹部肌肉群的作用,还是腹式呼吸的有利于体位。

(2)呼吸模式训练

1)缩唇呼吸:也称吹口哨式呼吸法,经鼻吸气,呼气时缩唇,吹口哨样缓慢呼气,口唇缩小到以能够忍受为止,将气体均匀地自双唇之间逸出,一般吸气和呼气的时间比例为1:2或1:3。利用这一方法可减少下呼吸道内压力的递减梯度,防止小气道过早闭塞。

2)腹式呼吸方法:患者取立位,也可取坐位或仰卧位,上身肌群放松做深呼吸,一手放于腹部,一手放于胸前,吸气时尽力挺腹,也可用手加压腹部,呼气时腹部内陷,尽量将气呼出,一般吸气2秒,呼气4～6秒。吸气与呼气时间比为1:2或1:3。用鼻吸气,用口呼气要求缓呼深吸,不可用力,每分钟呼吸速度保持在7～8次左右,开始每日2次,每次10～15分钟,熟练后可增加次数和时间,使之成为自然的呼吸习惯。

3)主动呼气训练:主动呼气代替吸气训练,每次呼气后不要忙于吸气,要稍停片刻,适当延长呼气过程,使呼气更加完善,减少肺泡内残留的气量。然后放松肌肉,轻轻地吸气。这样,增加了呼气量,就增加了吸气量,使呼吸更加完全。

在进行上述呼吸训练时应注意:思想集中,肩背放松,吸鼓呼瘪,吸气时经鼻,呼气时经口,细呼深吸,不可用力。

5.肌力——耐力训练

(1)下肢训练

1)方式:采用有氧训练的方法,如步行、划船、骑车、登山等。

2)强度:根据活动平板或功率车运动试验,得到最大心率及最大 MET 值。运动后不应出现明显气短、气促或剧烈咳嗽。

运动时间30～45分钟,准备及结束活动时间保证各5～10分钟。频率:3～5 次/周,尽可能终生坚持。运动合适的指征:无明显气短、气促。

(2)上肢训练:包括手摇车训练及提重物训练。

1)手摇车训练:从无阻力开始,每阶段递增5W,运动时间20～30分钟,速度为50 转/分,以运动时出现轻度气短、气促为宜。

2)提重物训练:患者手持重物,开始 0.5kg,以后增至 2～3kg,做高于肩部的各个方向运动,每次活动1～2分钟,休息2～3分钟,每日2次,监测已出现轻微的呼吸急促和上臂疲劳程度。

6.排痰训练

排痰训练包括体位引流、胸骨叩击、震颤和直接咳嗽,目的是促进呼吸道分泌物直接排出,降低气流阻力,减少支气管及肺的感染。

(1)咳嗽训练:深吸气→短暂闭气→关闭声门→增加胸膜腔内压,使呼气时产生高速气流→声门开放,即可形成由肺内冲出的高速气流,促进分泌物移动,随咳嗽排出体外。

(2)理疗:超短波治疗和超声或氧气雾化治疗等。有利于消炎、抗痉挛、排痰及保护黏膜和纤毛功能。超短波治疗采用无热量或微热量,每天一次,15～20 次为一疗程。超声雾化治疗每次 20～30 分钟,每天一次,7～10 天为一疗程。氧气雾化治疗每次 5～10 分钟,每天 2 次,7～10 天为一疗程。

7. 中医外治法

中医外治法是指运用非口服药物的方法,通过刺激经络、穴位、皮肤、黏膜、肌肉、筋骨等以达到防病治病目的的一种传统医学疗法。

其治疗疾病的范围也越来越广泛。特别是哮喘病这样的既是常见难治病,又属心身疾病的病症,增加外治法可以显著地提高临床疗效,延长缓解期,减轻医药费用,促进康复。咳喘灵膏药即是中医外治法的典型代表。

第八节　慢性呼吸衰竭

一、概述

呼吸衰竭简称呼衰,是指各种原因引起的肺通气和(或)换气功能严重障碍,以致在静息状态下亦不能维持足够的气体交换,导致低氧血症伴(或不伴)高碳酸血症,进而引起一系列病理生理改变和相应临床表现的综合征。动静脉血气分析常被用于诊断呼吸衰竭的标准。即在海平面大气压下(760mmHg),静息状态呼吸空气并除外心内解剖分流等因素,动脉血氧分压(PaO_2)＜8.0kPa(60mmHg),或同时伴有二氧化碳分压($PaCO_2$)＞6.67kPa(50mmHg)时,作为呼吸衰竭(简称呼衰)的标准。

慢性呼吸衰竭是指原有慢性呼吸病的基础上发生了呼吸衰竭。多见于慢性阻塞性肺疾病(COPD)、重度肺结核、间质性肺疾病、神经肌肉病变等。由于呼吸功能损害逐渐加重,虽伴有缺 O_2 或同时伴有 CO_2 潴留,但通过机体代偿适应,生理功能障碍和代谢紊乱不严重,仍可保持一定的生活活动能力,动脉血气分析 pH 尚在正常范围称为代偿性慢性呼衰。但慢性呼吸衰竭患者一旦并发呼吸道感染,或因其他原因(如并发气胸)增加了呼吸生理负担,出现了严重的缺 O_2 和(或)CO_2 潴留,动脉血气分析 pH 常＜7.35,机体出现失代偿,称为慢性呼衰急性加重。慢性呼吸衰竭常为支气管肺疾患所引起,如慢性阻塞性肺疾病(COPD)、重症哮喘、严重肺结核、支气管扩张症、弥散性肺组织纤维化、肺尘埃沉着病等,其中 COPD 最常见。胸廓病变如胸部手术、外伤、广泛胸膜增厚胸廓畸形亦可引起呼吸衰竭。

二、临床表现

(一)按照血气分析改变可分为Ⅰ型呼衰和Ⅱ型呼衰

1.Ⅰ型呼衰

仅有缺 O_2 而无 CO_2 潴留,即 PaO_2＜60mmHg,$PaCO_2$ 降低或正常,多见于换气功能障碍(弥散功能障碍,通气/血流比例失调,肺动－静脉样分流增加)的病例,如 ARDS、间质性肺炎、急性肺栓塞等。

2.Ⅱ型呼衰

缺 O_2 伴 CO_2 潴留,即 PaO_2＜60mmHg,$PaCO_2$＞50mmHg,主要由于肺泡通气不足所

致。慢性呼衰急性加重时多属于此类型,如慢性阻塞性肺疾病。

(二)按病理生理可分泵衰竭和肺衰竭

1. 泵衰竭

由于呼吸驱动力不足(呼吸中枢运动)或呼吸运动受限(周围神经麻痹,呼吸肌疲劳,胸廓畸形)引起的呼吸衰竭。

2. 肺衰竭

由于气道阻塞,肺组织与胸膜病变和肺血管病变所致的呼吸衰竭。

(三)症状体征

除呼衰原发疾病的症状、体征外,主要为缺 O_2、伴 CO_2 潴留所致的呼吸困难和多脏器功能障碍。

1. 呼吸困难

主要表现为呼吸频率、节律和幅度的改变。慢性呼吸衰竭表现为呼吸费力伴呼气延长,严重时呼吸浅快,并发 CO_2 麻醉时,出现慢呼吸或潮式呼吸。

2. 发绀

发绀是缺 CO_2 的典型表现。当动脉血氧饱和度低于 85% 时,出现口唇、指甲和舌发绀。另外,发绀的程度与还原型血红蛋白含量相关,因此红细胞增多者发绀明显,而贫血患者则不明显。

3. 精神神经症状

慢性呼吸衰竭随着 $PaCO_2$ 升高,出现先兴奋后抑制症状。兴奋症状包括烦躁不安、昼夜颠倒甚至谵妄。CO_2 潴留加重时导致肺性脑病,出现抑制症状,表现为表情淡漠、肌肉震颤、间歇抽搐、嗜睡甚至昏迷。

4. 循环系统表现

CO_2 潴留可使外周浅表静脉充盈,皮肤温暖多汗,眼部球结膜水肿,心率增快,由于心排出量增加,脉搏洪大有力,血压升高。由于脑血管扩张,可产生搏动性头痛,严重的缺 O_2 和酸中毒可引起周围循环衰竭、血压下降、心肌损害、心律失常甚至心搏骤停。慢性呼衰并发肺心病时可出现体循环淤血等右心衰竭表现。

5. 消化和泌尿系统表现

严重呼衰时可损害肝、肾功能。并发肺心病时出现尿量减少。部分患者可引起应激性溃疡而发生上消化道出血。

三、主要功能障碍情况

1. 呼吸困难

活动甚至休息时喘息。

2. 运动量减少

社会活动、业余生活、户内和户外活动减少。

3. 活动受限

日常生活基本活动受限,独立性丧失。

4.ADL 自理障碍。

四、康复评定

(一)肺通气功能评定方法

1.常规肺活量测定(VC)

在平静呼吸 3～4 个潮气量之后进行深吸气至极限后,不限制时间的深呼气至残气量水平,取其最高值。

2.用力肺活量(FVC)

在平静呼吸数次后尽力深吸气至 TLC(肺总量)位,然后做最大力、最快速的呼气至 RV(残气量)位,一口气完成不能中断。其中第一秒呼出的气量就称为第一秒用力呼气量。

3.最大通气量(MVV)

是单位时间内的最大呼吸量,反映呼吸动态功能。

4.峰流速

指受试者用力呼气时最大流速。

(二)肺换气功能的评定

通过检测二氧化碳的弥散量来判断肺的弥散功能,通过核医学的检测并结合一些生理指标测定来判断肺的通气血流比例。

(三)通气血流比例测定

正常情况下 V/Q 约为 0.8,大于或小于 0.8,均提示存在影响肺部通气血流比例失调的因素,检测方法包括放射性核素测定、静-动脉分流量测定、肺泡-动脉氧分压差测定、多种惰性气体检测法等。

(四)血气分析评估

临床最常用的血气分析标本为动脉血样,主要取血部位有肱动脉、桡动脉、股动脉。

1.进行酸碱失衡判断

主要通过血气结果中 HCO_3^- 与 $PaCO_2$ 这两个关键参数并结合 pH 的变化来进行判断。

2.呼吸功能判断

(1)判断是否有呼吸衰竭及其类型:当 $PaO_2 < 60mmHg$,$PaCO_2$ 降低或正常时为 Ⅰ 型呼衰;当 $PaO_2 < 60mmHg$,$PaCO_2 > 50mmHg$ 时,为 Ⅱ 型呼衰。

(2)判别急性与慢性:一般情况下急性患者血气结果中常有 pH 改变,慢性病变时 pH 常常接近或已经正常(代偿),并持续 1 个月以上。

(3)对换气状况判断:肺泡气-动脉血氧分压差($PA-aDO_2$)$> 15mmHg$ 提示有换气功能障碍。

(五)运动负荷试验

1.运动试验

在运动试验中具体检测记录每分通气量、心率等,分别测定安静、定量活动后及恢复期中的耗氧量或测最大运动能力时的最大摄氧量。主要的运动试验方法有两种:

(1)6 分钟步行试验:是一种运动试验,在平坦的地面划出一段长达 30.5m 的直线距离,折返处应有锥形标志。患者围绕锥形体往返走动,步履缓急由患者根据自己的体能决定。在旁监测的人员每2分钟报时1次,并记录患者可能发生的气促、胸痛等不适。如患者体力难支可暂时休息或中止试验。6分钟后试验结束,监护人员统计患者步行距离进行结果评估。划为4个等级:1级少于300m,2级为300~374.5m,3级为375~449.5m,4级超过450m。级别越低心肺功能越差。达到3级与4级者,可说心肺功能接近或已达到正常。

(2)踏功率车:运动强度以功率表示。由于受试者是坐在踏车上进行原地踏车运动的,躯干及上肢相对固定,对血压测量和心电图记录干扰小,对于不能适应跑台的患者更为合适。操作时通过增加阻力来增加运动负荷。

2.运动负荷实验的评定

运动能力的评定:直接反映心肺功能综合能力的最主要指标是最大摄氧量(VO_2max),在逐渐递增的运动试验中,一段时间内VO_2会随运动功率增加而增加,但当运动到一定程度时,VO_2即会维持在一定水平,不再随运动功率的增加而增加了,此时的VO_2即为VO_2max。正常值:大于预计值的84%。各种心肺疾病、贫血等均能引起氧的运输或利用障碍,导致VO_2max下降。

(六)呼吸系统主观症状的评定方法

呼吸系统的主观症状通常以有无出现气短、气促为标准。采用六级制,即按日常生活中出现气短、气促等症状,分成六个等级。

五、康复治疗

呼吸衰竭康复治疗原则是在保持呼吸道通畅的条件下,迅速纠正缺氧、CO_2潴留、酸碱失衡和代谢紊乱,防治多器官功能受损,积极治疗原发病,消除诱因,预防和治疗并发症。

(一)保持呼吸道通畅

气道不通畅可加重呼吸肌疲劳,气道分泌物积聚时可加重感染并可导致肺不张,减少呼吸面积,加重呼吸衰竭,因此,保持气道通畅是纠正缺氧和CO_2潴留的最重要措施。

1.清除呼吸道分泌物及异物。

2.缓解支气管痉挛

用支气管舒张药,必要时给予糖皮质激素以缓解支气管痉挛。

3.建立人工气道

如上述方法不能有效地保持气道通畅,可采用简易人工气道、气管插管或气管切开建立人工气道,以方便吸痰或作机械通气治疗。

(二)氧疗

任何类型呼吸衰竭都存在低氧血症,氧疗是呼衰患者重要治疗措施。不同类型呼衰其氧疗指征和给氧方法不同。原则是Ⅱ型呼衰应给予低浓度(<35%)持续给氧,Ⅰ型呼衰应给予较高浓度(>35%)持续给氧。

(三)增加通气量、减少CO_2潴留

1.呼吸兴奋剂

呼吸兴奋剂通过刺激呼吸中枢或外周化学感受器,增加呼吸频率和潮气量,改善通气,当同时增加呼吸做功,增加氧耗量和CO_2的产生量,所以必须在保持呼吸道通畅的前提下使用,否则会促发和(或)加重呼吸肌疲劳,加重 CO_2 潴留。主要用于以中枢抑制为主所致的呼衰,不宜用于以换气功能障碍为主所致的呼衰。常用药物有尼可刹米、洛贝林、多沙普仑等。

2.机械通气

当呼吸衰竭严重、经上述处理不能有效改善缺氧和 CO_2 潴留时需考虑机械通气。

3.抗感染

感染是慢性呼吸衰竭急性加重最常见的诱因,一些非感染性因素诱发的呼衰加重也常继发感染,因此需进行积极抗感染治疗。

4.纠正酸碱平衡失调

慢性呼吸衰竭常有 CO_2 潴留,导致呼吸性酸中毒,宜采用改善通气的方法纠正。如果呼吸性酸中毒发生发展过程缓慢,机体常以增加碱储备来代偿,当呼吸性酸中毒纠正后原已增加的碱储备会使 pH 升高,对机体造成危害,因此,在纠正呼吸性酸中毒的同时需给予盐酸精氨酸和氯化钾,以防止代谢性碱中毒发生。

5.病因治疗

由于引起呼吸衰竭的原因很多,因此在解决呼吸衰竭本身造成危害的同时,须采取适当的措施来消除病因,此乃治疗呼吸衰竭的根本所在。

6.一般支持治疗

重症患者需转入 ICU 进行积极抢救和监测,预防和治疗肺动脉高压、肺源性心脏病、肺性脑病、肾功能不全和消化功能障碍,防治多器官功能障碍综合征。

(四)物理治疗

超短波治疗、超声雾化治疗等有助于消炎、抗痉挛,利用排痰保护黏液毯和纤毛功能。

(五)自然疗法

提高机体抵抗力是预防慢性呼衰急性加重发作的基本措施,包括合适的户外运动锻炼,保健按摩,空气浴、日光浴、森林浴等均有一定效果。

第二章　循环系统疾病

第一节　特发性心肌病

特发性心肌病是指迄今原因未明,病变累及心肌使心肌变性、坏死或肥大、间质纤维化等,但无炎性病变也不包括其他心血管疾病和全身性疾病引起的继发性心肌病。根据病理生理和临床特点,特发性心肌病可分扩张型、肥厚型、限制型、致心律失常性右心室发育不良和未定型5型。

一、诊断

(1)凡有下列情况之一或多项表现而原因不明者,要考虑有本病之可能。①心脏增大。②充血性心力衰竭。③昏厥合并心脏增大。④复杂难治的心律失常。⑤心电图持久的 ST 段 T 波异常。⑥肺栓塞或体循环栓塞。⑦出现第一心音变低且出现奔马律者。

(2)疑有特发性心肌病者,在排除常见的心脏病(如风湿性心脏病、冠心病、高血压性心脏病、先天性心脏病、心包疾病等)和继发性心肌病(如贫血、脚气病、甲亢、结缔组织病等)后,方可诊断为本病。特发性者较继发性者多见。

(3)分辨属于哪一型特发性心肌病。

1)扩张型心肌病:①尖部与胸骨左缘可听到二尖瓣或三尖瓣相对闭锁不全的收缩全期杂音等。②合并有心力衰竭时,有劳力性气喘、疲乏、肝大和水肿等充血性心力衰竭症状和体征。③脉搏细速,可出现各种类型心律失常,如心房颤动、频发期前收缩、各类房室或室内传导阻滞等。④有动脉栓塞体征。⑤X 线检查,心影呈普遍性增大,心脏搏动减弱,肺部有不同程度的充血或有胸腔积液。⑥超声心动图可见左心室腔和左心室流出道明显扩大,左心室后壁的搏动幅度和二尖瓣的波幅降低,左、右心房和右心室也明显扩大,多个瓣膜反流,左心收缩功能差。⑦心电图以 ST 段和 T 波改变为明显,多有左室肥厚或双室肥厚的图形。偶有异常 Q 波,酷似心肌梗死,但缺乏演变过程。晚期病例可有明显的低电压,且有 P 波相对增大,其振幅可超过同导联的 QRS 综合波。可发现各种类型心律失常。⑧血流动力学检查,心排血指数下降,左、右心室舒张终末期压均增高,肺动脉压增高。⑨放射性核素血池扫描见心脏阴影扩大。心肌扫描可见花斑样改变。

2)肥厚型心肌病:还可分为梗阻性和非梗阻性。

梗阻性:是因左心室特别是室间隔心肌过度肥厚,致心室收缩时二尖瓣前叶紧靠室间隔从而使左心室流出道狭窄梗阻。①常见因左室流出道梗阻的症状,主要有呼吸困难、心悸、心前区疼痛或心绞痛、疲乏、头昏、头晕、昏厥甚至猝死。②心界多向左下扩大,心尖冲动呈抬举性,有时呈双重性心尖冲动。胸骨左缘第 3～4 肋间和心尖内侧可听到收缩中、晚期杂音。杂音是左室流出道梗阻所引起的,可传导至腋部,但极少传导至颈部。杂音的强度时有变化,杂音响度与左室和流出道间收缩期压力阶差程度有关,压力阶差大者杂音响,压力阶差小者杂音较轻。运用某些药物或生理动作,提高或降低压力阶差,使杂音响度发生相应的变化,可协助诊断。如 Valsalva 动作(用力呼气且声门关闭以增加肺内压的操作)、静脉滴注异丙肾上腺素(每分钟 $2\mu g$)、吸入亚硝酸异戊酯、含用硝酸甘油后、服用洋地黄类药物、体力活动后或站立体位等,因心肌收缩力加强或因周围阻力降低,静脉回流减少,左室容量减少时本病杂音增强。用去甲肾上腺素、抬腿或下蹲和应用普萘洛尔后,心肌收缩力减弱,周围阻力增加或静脉回流增加时,则本病杂音减轻。约有半数患者心尖部有Ⅱ～Ⅲ级收缩期杂音、第三心音、第四心音,并可有第二心音分裂。③心力衰竭时出现以左心衰竭为主的征象。④X 线检查左心室增大,后期左心房有增大。双心室血管造影可以证实室间隔肥厚心腔缩小。⑤超声心动图示左心室壁肥厚,而室间隔肥厚更明显,与左心室后壁厚度比较常达 1.3:1 以上,二尖瓣前叶曲线在心室收缩期呈弧形前凸靠近室间隔(SAM 征),心室收缩期流出道狭窄。⑥心电图常有心肌损害,左心室肥厚伴劳损,左心房肥大等变化。部分患者Ⅱ、Ⅲ、aVF 及左胸导联上,可出现深而不太宽的 Q 波。水平面 QRS 向量环间隔起始向量向前右、前左或向后左。同时有右心室流出道梗阻时可显示左右心室肥大。此外尚可有左前分支阻滞,和其他心律失常。⑦血流动力学检查,左心导管检查可发现左心室腔与流出道之间有收缩期压力阶差,此压力阶差可能在休息时不出现,而在运动时或用药物使心肌收缩力加强或左心室容量减少时出现,连续测压可描记流出道狭窄的曲线。

非梗阻性:①症状较轻,有时有心悸,劳累时有气短,胸痛或心前区压迫感。②心尖冲动呈双峰状,常可听到第三心音和第四心音。有心力衰竭时心浊音界可增大。③X 线检查左心室、左心房增大,左心室造影可确定无流出道梗阻。④心电图上主要为 ST 段、T 波改变,左心室肥厚图形,但合并各种心律失常者较少见。⑤超声心动图见两侧心室壁增厚,但心室腔内径在正常范围。⑥血流动力学检查,左心室充盈压增高,但左心室与流出道之间无收缩期压力阶差。

3)限制型心肌病。①表现为发展缓慢的右心衰竭,临床酷似缩窄性心包炎,以肝脾大,腹腔积液和下肢水肿最为突出。②X 线检查示心影轻至中度增大,以两心房或右室、右房增大为主,偶尔可以看到心室内膜;钙化阴影。心血管造影时可见造影剂在心脏内流动缓慢或可见心室腔狭小。③血流动力学检查示静脉压、心房压增高,心室舒张终末压增高,肺动脉压亦增高,心排出量下降。④心脏收缩时间间期(ST)测定不正常,其中射血前间期(PEP)延长,左室射血期缩短(LVET),故 PEP/LVET 比值增大,而 STI 在缩窄性心包炎者正常,STI 测定可能对鉴别此两病有帮助。

4)致心律失常性右室心肌病(ARVC):是一种原因不明的心肌疾病,病变主要累及右室(RV),以 RV 心肌不同程度地被脂肪或纤维脂肪组织代替为特征。临床表现:①反复发生持续或非持续性室性心动过速(VT)为特征,可从室性期前收缩到 VT 甚至心室颤动,VT 为左束支阻滞型。心脏性猝死。②右心衰竭。③X 线胸片:心脏正常或增大,轮廓呈球形,右室流出道扩张,左侧缘膨隆,多数患者心胸比率≥0.5。④窦性心律时常呈完全性或不完全性右束支阻滞表现。右心导联出现右室晚激动波(epsilon 波)。T 波倒置。发作 VT 时,QRS 波呈左束支阻滞图形,常伴有电轴右偏。电生理学检查:对有自发性 VT 史的患者,大多数程序电刺激可诱发单形性或多形性持续性 VT,呈左束支阻滞图形。⑤超声心动图:RV 扩大,流出道增宽。RV 运动异常或障碍,舒张期呈袋状膨突或呈室壁瘤样改变。RV 节制带结构异常,肌小梁紊乱。⑥放射性核素血管造影对判断 RV 的病变特征、范围及其解剖学定位和左心受累情况,具有敏感性高,特异性强等优点。⑦磁共振显像:可精确测定 RV 各种形态和功能改变以及左室受累情况。可鉴别正常心肌与脂肪或纤维脂肪组织。⑧心内膜心肌活检:是确诊 ARVC 的有效方法。活检取材部位应是病变最常累及的 RV 游离壁。但由于该处心壁变薄,质脆而软,有发生穿孔的危险,故应在超声心动图引导下进行,并应有相应的心外科做后盾。

二、治疗

(一)扩张型心肌病

(1)未发生心力衰竭者,注意预防呼吸道感染,戒烟、酒。一旦发生心力衰竭,应予以较长时间休息。

(2)心力衰竭者按心力衰竭治疗,由于本病对洋地黄类药物耐受差,因此宜选用见效迅速而排泄快的制剂,用药量宜小,可用地高辛 0.25mg,不足时再补充注射毛花苷丙。应用利尿剂时要特别注意电解质的平衡。有多量胸腔积液者宜作胸腔穿刺放液。

(3)血管扩张药应用见充血性心力衰竭节。

(4)心律失常者按不同的类别给予相应处理,但在应用抑制心率药物或电复律时应慎重,要警惕同时存在病窦综合征的可能。对完全性房室传导阻滞或病窦综合征、心率缓慢引起的心力衰竭或阿斯征者,宜及早植入人工心脏起搏器。

(二)肥厚型心肌病

(1)梗阻性者可长期服用 β 肾上腺受体阻滞剂消除 β 肾上腺能对心脏的刺激作用,减慢心率,降低流出道梗阻程度,增加心排量。可口服普萘洛尔,先从小剂量开始,逐渐加大剂量,以血压不过低,心率不过慢而患者能耐受为度,普萘洛尔最大剂量可达 120～320mg/d,也可服美托洛尔、阿替洛尔。也可服用硫氮卓酮,30mg,每日三次或四次。

(2)有心力衰竭者按心力衰竭治疗,唯梗阻性者应用洋地黄时要特别慎重,可同时服用普萘洛尔等 β 受体阻滞剂。

(3)有心律失常按心律失常治疗。

(4)梗阻性者,可行冠状动脉第一间隔支化学消融,也可考虑手术切除肥大的肌束。

(三)限制型心肌病

代偿期应避免劳累与呼吸道感染,预防心力衰竭。心力衰竭时应予及时对症治疗。为防止栓塞可使用抗凝药。

(四)致心律失常性右室心肌病

(1)可选用Ⅰa、Ⅰc 或Ⅲ类抗心律失常药和 β 受体阻滞剂。视病情可单独应用,也可联合用药。应用 β 受体阻滞剂可减少猝死的危险。

(2)非药物治疗:①导管射频消融术。②植入型心律转复除颤器(ICD):对反复发作和(或)药物无效 VT 患者,能可靠终止致死性心律失常,改善长期预后,明显优于药物或其他疗法。③手术治疗:适用于药物治疗无效的致命性心律失常患者。视病情可施行 RV 切开术、RV 局部病变切除术、心内膜电灼剥离术和 RV 离断术。④心脏移植:对难治性反复性 VT 和顽固性慢性心力衰竭患者,作心脏移植是最后的选择。

第二节　原发性心肌病

原发性心肌病是指除外先心病、瓣膜病、肺血管病及高血压等所致的心肌结构和(或)功能的异常。根据其不同的病理生理,可分为四种类型:扩张型心肌病、肥厚型心肌病、限制型心肌病及致心律失常型心肌病。因限制型及致心律失常型心肌病较少见。故本节仅述扩张型及肥厚型心肌病。

一、扩张型心肌病

扩张型心肌病(DCM)又称充血性心肌病。其主要病理变化为心肌细胞肥大及纤维增生,导致心肌收缩力下降,心排出量减低,心功能不全,心脏扩大。

(一)诊断

1.临床表现

DCM 主要症状包括三方面:第一心功能不全;第二心律失常;第三由于血流缓慢,在心腔内形成附壁血栓,脱落形成体或肺循环栓塞。

根据临床表现可分为成人型和婴儿型。

(1)成人型:主要见于年长儿,起病缓慢。

初期:早期可无症状,耐受一般活动量;剧烈活动后感到心慌、气促。体检可正常,偶可听到第 3 或第 4 心音,心功能 Ⅰ～Ⅲ级。

中期:心功能减退逐渐明显且进行性加重,收缩压正常或偏低。脉压偏小,常有劳累感、乏力、心悸、气促等症状。体检心音低钝,常有第 3 或 4 心音,心尖区有二尖瓣反流性杂音,心功能 Ⅱ～Ⅲ级,可有心律失常、肝大、下肢水肿。

晚期:出现心力衰竭症状和体征,左心衰竭有交替脉,肺部细湿啰音,右心衰竭可见颈静脉扩张、心脏扩大,肝大,黄疸,腹腔积液,下肢水肿。心功能 Ⅲ～Ⅳ级,常有奔马律及二尖瓣反流性杂音;伴有肺高压者 P_2 亢进。多数有心律失常。有体或肺循环栓塞者占 20%,如脑栓塞(偏瘫、失语等),下肢栓塞(足发凉、坏死等),肺栓塞(咯血等)。

(2)婴儿型:多数婴儿期发病,主要表现为急、慢性心力衰竭,心脏扩大,心音低钝,可有奔马律,20%患儿伴有二尖瓣反流性杂音。生长发育迟缓,体重不增,食欲减退等。少数为暴发型,6 个月以下婴儿常见,病死率高,死亡原因为心源性休克、三度房室传导阻滞(AVB)和心力衰竭等。

2.辅助检查

(1)X 线检查:心影增大,以左心室为主或全心增大呈球形,心搏减弱,肺动脉扩张,肺淤血。

(2)心电图检查:无特异性,窦性心动过速最为常见。频发室性期前收缩很常见,反复发作的和(或)持续存在的室上性心动过速可成为心功能不全的原因,可有传导阻滞等心律失常。

常无左室高电压表现,多为低电压,并伴有 ST 段降低及 T 波平坦或倒置等。可有左、右室及左、右房肥厚。

(3)超声心动图检查:左房、左室增大,左室流出道增宽。二尖瓣舒张期开口小,二尖瓣前叶与室间隔距离增宽。左室壁及室间隔运动幅度减低,厚度多正常。左室收缩功能指标为射血分数及短轴缩短率明显降低。多普勒检查可显示心内血流速度缓慢,并可有二尖瓣及三尖瓣反流。1/4 可见附壁血栓,心包可有积液。

(二)治疗

主要治疗为控制心力衰竭,包括控制心律失常和减少血栓形成。入院时病情较重,可先用多巴胺和多巴酚丁胺强心,多巴胺先用肾剂量以增加肾灌注以利尿,亦可用氨力农或米力农强心和减轻后负荷,改善左心功能。硝普钠亦可减轻后负荷。可用利尿剂减轻前负荷。病情改善后可改用口服地高辛,采用维持量给药法,持续给药 6 个月至数年,直至心功能改善,心脏缩小至接近正常。如停用减轻后负荷的药物可续用血管紧张素转换酶抑制剂如卡托普利或依那普利等。

在心力衰竭得到控制的患儿,试用 β 受体阻滞剂治疗令人关注,可改善心功能。

对免疫抑制剂的应用意见尚不统一。对严重心力衰竭或伴有心源性休克以及有不规则低热和血沉增快者,可试用泼尼松治疗。剂量为每天 1～1.5mg/kg,1～2 个月逐渐减量,疗程半年左右。

二、肥厚型心肌病

肥厚型心肌病(HCM)主要病变为室间隔及左室壁心肌肥厚,尤以室间隔肥厚明显,乳头肌亦见肥厚。左心室腔变小,室壁僵硬,舒张受限,心室舒张期充盈受阻。室间隔非对称性肥厚可致主动脉瓣下狭窄,左室流出道梗阻。

本病以男性较多见,约半数患者可有家族史。

(一)诊断

1.临床表现

因心肌肥厚的部位及有无流出道梗阻而不同。起病缓慢,常于年长儿童及成人期出现明显症状。心室流出道无梗阻者症状较轻,主要表现为心力衰竭,主要见于 1 岁内婴儿,如活动后出现气促、心率快,水肿、肝大,喂养困难和生长发育迟缓等。流出道梗阻多见于年长儿和成人,如胸痛、呼吸困难、昏厥、心悸和猝死。上述症状一般都随年龄增大而加重,首次出现症状年龄越小,预后越严重。

体检可发现心界向左扩大,心尖冲动向左下移位,并可扪及抬举感,偶有震颤。流出道狭窄者可于胸骨左缘第3～4肋间听到收缩期喷射样杂音。第二心音可有反常性分裂。

2.辅助检查

(1)X线检查:心影轻度增大,以左心室增大为主。晚期病例可有左心房增大及肺淤血征象。

(2)心电图检查:显示左心室肥大,心肌劳损。部分病例可有左心房肥大。异常 Q 波。并可有心律失常。

(3)超声心动图检查:室间隔、左室后壁及乳头肌均可见肥厚,尤以室间隔为甚,室间隔与左室后壁厚度比＞1.3～1.5。室间隔肥厚呈非对称性,并凸入左室流出道。左室腔变小,左室流出道狭窄。收缩期二尖瓣前叶可见向前运动,贴近室间隔。多普勒检查可在左室流出道测得压力阶差。

(二)治疗

β受体阻滞剂普萘洛尔及钙离子阻滞剂维拉帕米可改善心室舒张功能及减轻流出道梗阻。普萘洛尔剂量为每日 2～3mg/kg,并可根据疗效反应适当调整剂量。维拉帕米剂量为每日 2～3mg/kg,可长期口服。对洋地黄类及异丙肾上腺素等具有正性肌力作用的药及速效利尿剂等应避免使用。对有明显心绞痛及反复昏厥的病例,可手术切除肥厚的心肌,以减轻或解除流出道梗阻。

介入治疗:肥厚心肌消融术,经导管应用无水乙醇堵塞供应肥厚室间隔的冠状动脉。

对心律失常可给予相应处理。避免剧烈活动,以防加重病情及发生猝死。

第三节　病毒性心肌炎

一、病毒性心肌炎诊断标准

(一)临床诊断依据

(1)心功能不全、心源性休克或心脑综合征。

(2)心脏扩大(X 线、超声心动图检查具有表现之一)。

(3)心电图改变以 R 波为主的 2 个或 2 个以上的导联(Ⅰ、Ⅱ、aVF、V₅)的 S-T、T 改变持续 4 天以上伴动态变化,窦房传导阻滞、房室传导阻滞、完全性右或左束支阻滞、成联律、多形、多源、成对或并行性期前收缩,非房室结及房室折返引起的异位性心动过速,低电压(新生儿除外)及异常 Q 波。

(4)CK-MB 升高或心肌肌钙蛋白(cTnI 或 cTnT)阳性。

(二)病原学检查

1.确诊标准

自患儿心内膜、心肌、心包(活检、病理)或心包穿刺液检查,发现以下之一者可确诊心肌炎是由病毒引起。

(1)分离到病毒。

(2)用病毒核酸探针查到病毒核酸。

(3)特异性病毒抗体阳性。

2.参考依据

有以下之一者结合临床表现可考虑心肌炎系病毒引起。

(1)自患儿粪便、咽拭子或血液中分离到病毒,且恢复期血清同型抗体滴度较第一份血清升高或降低 4 倍以上。

(2)病程早期患儿的血中特异性 IgM 抗体阳性。

(3)用病毒核酸探针自患儿血中查到病毒核酸。

(三)确诊依据

(1)具备临床诊断依据2项,可临床诊断为心肌炎。发病同时或发病前1～3周有病毒感染证据支持诊断者。

(2)同时具备病原学确诊依据之一,可确诊为病毒性心肌炎,具备病原学参考依据之一,可临床诊断为病毒性心肌炎。

(3)凡不具备确诊依据,应给予必要的治疗或随诊,根据病情变化,确诊或除外心肌炎。

(4)应除外风湿性心肌炎、中毒性心肌炎、先天性心脏病、结缔组织疾病以及代谢性疾病的心肌损害、甲状腺功能亢进症、原发性心肌病、先天性房室传导阻滞、心脏自主神经功能异常、受体亢进综合征及药物引起的心电图改变。

(四)分期

1.急性期

新发病、临床及检查阳性发现明显而多变,一般病程半年以内。

2.迁延期

临床症状反复出现,客观检查指标迁延不愈,病程半年以上。

3.慢性期

进行性心脏扩大,反复心力衰竭或心律失常,病情时轻时重,病程一年以上。

二、特殊类型的心肌炎

(一)重症病例

重症者可出现水肿、活动受限、气急、发绀、肺部湿啰音、心脏扩大及肝脾大等心功能不全表现。发病急骤者可发生急性心源性休克、急性左心衰竭、肺水肿、严重心律失常或心脑综合征,甚至发生猝死。出现心源性休克者脉搏微弱、血压下降、皮肤发花、四肢湿冷。

(二)新生儿心肌炎

母亲患病毒感染(柯萨奇B组病毒)可传播给胎儿。新生儿生后数小时即可发病。多在生后2周内出现症状,且累及多个脏器,表现为心肌炎、肝炎、脑炎。病初可现有腹泻、吸吮少或骤然呕吐、烦躁、拒食,迅速出现面色灰白、嗜睡、气急、发绀,有时伴黄疸,进而出现昏迷、惊厥或休克。体格检查可有颈强直、心脏增大、心动过速、心音低钝、奔马律,一般无杂音,肝脾大。脑脊液细胞数及蛋白增高,病情进展迅速,数小时内死亡。

三、治疗

(一)一般治疗

必须卧床休息,至症状消除后3～4周,心力衰竭、心脏扩大者,休息不少于6个月,须待心力衰竭、心律失常控制,心脏恢复正常大小,再逐渐增加活动。恢复期应限制活动至少3个月。确有合并细菌感染者可给以相应抗生素治疗。

(二)保护心肌及清除氧自由基药物

(1)静脉用维生素C每日100～200mg/kg,3～4周为一疗程。

(2)1,6二磷酸果糖每日100～250mg/kg静点,连用2周。

(3)辅酶Q_{10}每日1mg/kg,分2次口服3个月以上。

（4）卡托普利每日 1～6mg/kg,分 3 次服用。

(三)免疫调节及抗病毒治疗

（1）利巴韦林每日 10～15mg/kg 静脉滴注。

（2）免疫球蛋白 2g/kg 单剂 24 小时静脉滴注或每日 400mg/kg,共 3～5 天静脉滴注。

(四)肾上腺皮质激素

是否应用存在争议,多用于重症病例,特别是心源性休克和严重心律失常,包括Ⅰ度房室传导阻滞、室性心动过速,对晚期重症心力衰竭其他治疗无效时可考虑应用。可选择氢化可的松、地塞米松、强的松、甲基强的松龙,必要时可甲基强的松龙冲击治疗。

(五)控制心力衰竭

急性期选择洋地黄制剂,慢性心力衰竭多地高辛维持。应慎用且随时注意洋地黄中毒。

(六)心律失常的治疗

（1）期前收缩不多,无自觉症状,可不用抗心律失常药物。

（2）室上性期前收缩及心动过速可采用普萘洛尔、洋地黄类药物或普罗帕酮。

（3）室性期前收缩及部分室上性期前收缩可采用胺碘酮或普罗帕酮、利多卡因、美西律等。

（4）严重房室传导阻滞除应用肾上腺皮质激素外,可应用异丙肾上腺素静点提高心室率,有阿斯发作者可考虑安装心脏起搏器。

(七)心源性休克

1.一般治疗

镇静、吸氧、绝对卧床。

2.大剂量维生素C

维生素 C 100～200mg/kg/次静推。

3.扩容及补液

24 小时总液量 1000～1200mL/m²。扩容可先用低分子右旋糖酐 10mL/kg/或 2∶1 等张含钠液 10mL/kg,而酸中毒者可用 5％碳酸氢钠 5mL/kg,稀释成等渗液均匀滴入,余液量可用 1/2～1/3 张液体补充,见尿后补钾。

4.肾上腺皮质激素

一般用氢化可的松每日 5～10mg/kg 或地塞米松每日 0.25～0.5mg/kg 静脉滴注。病情好转后减量,1 周内停用。

5.升压药

多巴胺和(或)多巴酚丁胺,根据血压调整速度,病情稳定后减停。

第四节　急性心包炎

急性心包炎是某种全身疾病的一部分,有时因上腹部疼痛或主诉不清楚,被误诊为上腹部急症,或因脓毒血病、肝脓肿、膈下脓肿等邻近脏器波及而成为上腹部急症的一部分,故需与上腹部急症鉴别。

一、病因

感染性心包炎可由于结核菌、化脓菌、病毒、真菌、寄生虫等引起,自身免疫性心包炎见于风湿热、类风湿关节炎、系统性红斑狼疮、心肌梗死后、心脏手术后,代谢性疾病(如尿毒症、黏液水肿等),恶性肿瘤、过敏性疾病、创伤等均可为急性心包炎的病因。

二、临床表现

临床表现取决于原发病,初发症状可有发热、胸痛及呼吸困难。

心前区疼痛:由于心包的炎症性变化,渗出液使心包伸展,约半数以上患者在整个心前区有锐痛或钝痛等各种不同性质的疼痛,常和胸膜炎同时存在,当深呼气、咳嗽、扭转身体或左侧躺卧时,疼痛明显加重。疼痛可向颈部、左肩、左臂、背部及上腹部放散。心包腔积液增加之后,疼痛反见减轻。

心脏压塞症状:呼吸困难是常见症状,由于疼痛常因深呼吸而加重,故呼吸变得浅表。发生心脏压塞时回心血流受阻,心排出量减少而出现呼吸困难。或由于大量心包积液,压迫气管、支气管、食管及喉返神经等可出现干咳、吞咽困难、声嘶等症状,为了减轻渗液对心脏的压迫,患者常采取前倾体位。

心包摩擦音:听诊可闻及心包摩擦音,听之近耳,音调为摩擦样或搔抓样的杂音,在收缩期及舒张期均可听到。胸骨左缘下半部听诊最清楚,坐位或前倾位易于听见。摩擦音出现的时期、持续的时间及强度等时刻发生变化,为本病的特征。

心包积液征象:第一心音减弱,呈遥远感,心率加快,心浊音界扩大并随体位发生改变,心尖冲动减弱乃至消失。当有大量积液还能触到心尖冲动时,其搏动部位是在心左侧浊音界的内侧,此点对诊断颇有帮助。少数患者心尖部可听到拍击音,颈静脉可见吸气性怒张征,左肩胛下区叩诊呈浊音,可闻气管呼吸音征。

心脏压塞征象:心包渗液迅速增加时,心包腔内压力增高即可产生心脏压塞征象,表现为:①动脉压降低,脉率变小,心率代偿性加快,严重时出现休克;②大循环淤血,静脉压升高,表浅静脉扩张,肝大水肿,并可有胸腔积液和腹腔积液;③奇脉:吸气时血压下降 $10\sim20\mathrm{mmHg}$ ($1.3\sim2.7\mathrm{kPa}$),触诊可感到脉搏减弱,称为奇脉。

心电图所见:急性心包炎累及心包下肌层出现 ST 段升高,随着发热、胸痛出现的 ST 段升高,可作为诊断心包炎的重要线索。病情减轻时,ST 段恢复至基线,同时 T 波呈非特异的低下或倒置。积液存时,肢导联可有低电压。

急性心包炎心电图的 ST 段抬高与急性心肌梗死不同:①本病在广泛导联上 ST 段抬高,即Ⅰ、Ⅱ、Ⅲ导联均抬高,而不像在心肌梗死时的 ST 抬高,而 STm 则呈镜像降低;②心包炎时弓背向下呈鞍状或平坦的地台状,而急性心肌梗死的 ST 段升高部分向上凸常呈圆顶状;③疾病过程中不出现 Q 波。

胸部 X 线所见:心包内液体积聚,心脏阴影向两侧普遍性增大,心缘的正常轮廓变得不明显,呈直线趋势(烧瓶状)。心影随体位发生变化。在病程经过中要注意心脏阴影的急速变化。由于右心的静脉回流受阻,故上腔静脉扩张,但肺内无充血。透视可见心影搏动明显减弱或几乎消失。若起因于感染或过敏性心包炎,肺内可有浸润性阴影或胸腔积液。

超声心动图检查:对检查心包内有无渗液积液很敏感,常为确诊手段。心脏前后面脏层和壁层之间的回声通常难以区分。若液体贮积之后,则两个回声分开,中间的渗液层以"无回声区"层表现出来。切面超声心动很易查出。在后侧壁观潴留液外的心包几乎不动,心外膜与后壁一起于收缩期向前方运动,二者间隙变大。

放射性核素心血池扫描:静脉注射^{113m}铟或^{99m}锝进行心血池扫描,心腔周围有空白区,心腔可缩小或正常。扫描心影横径与 X 线心影横径的比值(Q 值)小于 0.75。

三、诊断

患者发热、胸痛、呼吸困难,没有其他原因心影迅速扩大,心率加快,颈静脉怒张或有肝大而又无心力衰竭的原因,应首先考虑心包炎,要进行详细检查,若发现原发病更有价值。心界扩大,心尖冲动难以触到,杂音难以确定是收缩期还是舒张期时均应引起注意。确定诊断则根据心包摩擦音;心电图各导联 ST 段普遍升高;X 线见心影迅速扩大,肺叶清晰,心脏搏动减弱,也是特征性改变;超声心动图证明有心包积液,更为可靠。

四、临床类型与鉴别诊断

1. 急性非特异性心包炎

大多数为病毒性,急性发病,常以上感、发热及明显心前区疼痛开始,易与急性胰腺炎、胆管疾病、膈下脓肿等上腹部的急腹症相混淆,应结合各种疾病的特点加以区别。

风湿性心包炎:部分风湿热患者同时可有心肌炎及心内膜炎,可伴有明显杂音,腹型风湿热患者,可误诊为急腹症甚而误行手术。

化脓性心包炎:胸腔内脏器感染、肝脓肿、膈下脓肿等直接波及心包,亦可由于败血症引起。有毒血症的征象,心包渗液为脓性。

2. 结核性心包炎

为特异性心包炎,常有结核症状或病史,起病较缓慢,多无严重胸痛,大量渗液多为血性,不易与急腹症相混。

五、治疗

病因治疗:对结核性、细菌性及风湿性心包炎均应首先按原发病加以治疗。其中化脓性心包炎需要切开引流。非特异性心包炎可用糖皮质激素治疗。特异性心包炎如结核性心包炎可行抗结核治疗。心脏压塞可行心包穿刺减压。

对症治疗:心前区疼痛用阿司匹林、吲哚美辛等止痛,疼痛剧烈时可用吗啡。

第五节　慢性心包炎

急性心包炎以后,可在心包上留下瘢痕粘连和钙质沉着。多数患者只有轻微的瘢痕形成和疏松的或局部的粘连,心包无明显的增厚,不影响心脏的功能,称为慢性粘连性心包炎。部分患者心包渗液长期存在,形成慢性渗出性心包炎,主要表现为心包积液,预后良好。少数患者由于形成坚厚的瘢痕组织,心包失去伸缩性,明显地影响心脏的收缩和舒张功能,称为缩窄性心包炎,它包括典型的慢性缩窄性心包炎和在心包渗液的同时已发生心包缩窄的亚急性渗液性缩窄性心包炎,后者在临床上既有心包堵塞又有心包缩窄的表现,并最终演变为典型的慢性缩窄性心包炎。

一、病因

部分由结核性、化脓性和非特异性心包炎引起,也见于心包外伤后或类风湿性关节炎的患者。有许多缩窄性心包炎患者虽经心包病理组织检查也不能确定其病因。心包肿瘤和放射治疗也偶可引起本病。

二、发病机制及病理改变

在慢性缩窄性心包炎中,心包脏层和壁层广泛粘连增厚和钙化,心包腔闭塞成为一个纤维瘢痕组织外壳,紧紧包住和压迫整个心脏和大血管根部,也可以局限在心脏表面的某些部位,如在房室沟或主动脉根部形成环状缩窄。在心室尤其在右心室表面,瘢痕往往更坚厚,常为0.2～2cm或更厚。在多数患者中,瘢痕组织主要由致密的胶原纤维构成,呈斑点状或片状玻璃样变性,因此不能找到提示原发病变的特征性变化。有些患者则心包内尚可找到结核性或化脓性的肉芽组织。

由于时常发现外有纤维层包裹、内为浓缩血液成分和体液存在,提示心包内出血是形成心包缩窄的重要因素。心脏外形正常或较小,心包病变常累及贴近其下的心肌。缩窄的心包影响心脏的活动和代谢,有时导致心肌萎缩、纤维变性、脂肪浸润和钙化。

三、临床表现

缩窄性心包炎的起病常隐袭。心包缩窄的表现出现于急性心包炎后数月至数十年,一般为2～4年。在缩窄发展的早期,体征常比症状显著,即使在后期,已有明显的循环功能不全的患者亦可能仅有轻微的症状。

(一)症状

劳累后呼吸困难常为缩窄性心包炎的最早期症状,是由于心排出量相对固定,在活动时不能相应增加所致。后期可因大量的胸腔积液、腹腔积液将膈抬高和肺部充血,以致休息时也发生呼吸困难,甚至出现端坐呼吸。大量腹腔积液和肿大的肝脏压迫腹内脏器,产生腹部膨胀感。此外可有乏力、胃纳减退、眩晕、衰弱、心悸、咳嗽、上腹疼痛、水肿等。

(二)体征

1.心脏本身的表现

心浊音界正常或稍增大。心尖冲动减弱或消失,心音轻而远,这些表现与心脏活动受限制和心排出量减少有关。第二心音的肺动脉瓣成分可增强。部分患者在胸骨左缘第3～4肋间可听到一个在第二心音后0.1s左右的舒张早期额外音(心包叩击音),性质与急性心包炎有心脏压塞时相似。心率常较快。心律一般是窦性,可出现期前收缩、心房颤动、心房扑动等异位心律。

2.心脏受压的表现

颈静脉怒张、肝大、腹腔积液、胸腔积液、下肢水肿等与心脏舒张受阻,使心排出量减少,导致水、钠潴留,从而使血容量增加,以及静脉回流受阻使静脉压升高有关。缩窄性心包炎常有大量腹腔积液,而且较皮下水肿出现得早,与一般心力衰竭有所不同。一些患者可发生胸腔积液,有时出现奇脉,心排出量减少使动脉收缩压降低,静脉瘀血,反射性引起周围小动脉痉挛使舒张压升高,因此脉压变小。

四、影像心电图及导管

(一)X线检查

心脏阴影大小正常或稍大,心影增大可能由于心包增厚或伴有心包积液,左右心缘正常弧弓消失,呈平直僵硬,心脏搏动减弱,上腔静脉明显增宽,部分患者心包有钙化呈蛋壳状,此外,可见心房增大。

(二)心电图

多数有低电压,窦性心动过速,少数可有心房颤动,多个导联 T 波平坦或倒置。有时 P 波增宽或增高呈"二尖瓣型 P 波"或"肺型 P 波"表现左、右心房扩大,也可有右心室肥厚。

(三)超声心动图

可见右心室前壁或左心室后壁振幅变小,如同时有心包积液,则可发现心包壁层增厚程度。

(四)心导管检查

右心房平均压升高,压力曲线呈"M"形或"W"形,右心室压力升高,压力曲线呈舒张早期低垂及舒张晚期高原图形,肺毛细楔嵌压也升高。

五、诊断

有急性心包炎病史,伴有体、肺循环瘀血的症状和体征,而无明显心脏增大,脉压小,有奇脉,X线显示心包钙化,诊断并不困难。

六、鉴别诊断

本病应与肝硬化门静脉高压症及充血性心力衰竭相鉴别。肝硬化有腹腔积液及下肢水肿,但无静脉压增高及颈静脉怒张等。充血性心力衰竭者多有心瓣膜病的特征性杂音及明显心脏扩大而无奇脉,超声心动图及 X 线检查有助鉴别。

限制型心肌病的血流动力学改变与缩窄性心包炎相似,故其临床表现与钙化的缩窄性心包炎极为相似,很难鉴别。

七、治疗

应及早施行心包剥离术。如病程过久、心肌常有萎缩和纤维变性,影响手术的效果。因此,只要临床表现为心脏进行性受压,用单纯心包渗液不能解释,或在心包渗液吸收过程中心脏受压重征象越来越明显,或在进行心包腔注气术时发现壁层心包显著增厚,或磁共振显像显示心包增厚和缩窄,如心包感染已基本控制,就应及早争取手术。结核性心包炎患者应在结核活动已静止后考虑手术,以免过早手术造成结核的播散。

如结核尚未稳定,但心脏受压症状明显加剧时,可在积极抗结核治疗下进行手术。手术中心包应尽量剥离,尤其两心室的心包必须彻底剥离。因心脏长期受到束缚,心肌常有萎缩和纤维变性,所以手术后心脏负担不应立即过重,应逐渐增加活动量。静脉补液必须谨慎,否则会导致急性肺水肿。由于萎缩的心肌恢复较慢。因此手术成功的患者常在术后 4～6 月才逐渐出现疗效。

手术前应改善患者一般情况,严格休息,低盐饮食,使用利尿剂或抽除胸腔积液和腹腔积液,必要时给以少量多次输血。有心力衰竭或心房颤动的患者可适应应用洋地黄类药物。

八、预后

如能及早进行心包的彻底剥离手术,大部分患者可获满意的效果。少数患者因病程较久,有明显心肌萎缩和心源性肝硬化等严重病变,则预后较差。

第六节　克山病

一、流行特征

(一)地区分布

主要分布在我国从东北到西南的 16 个省(区)326 个县 2587 个村,暴露人口为 13391 万,现症患者 39470 人。

1.地理地貌特征

病区主要分布在温带、暖温带以棕壤土系为中心的地带,属于侵蚀、剥蚀的中、低山地、丘陵及相邻的部分平原地区,地处东南湿润季风区向西北干旱、半干旱地区过渡的中间地带,气候相对湿润,海拔高度多在 $100\sim2500m$,最高至 3500m,呈由东北向西南逐渐增高的趋势。

2.灶状分布

病区沿着山地和丘陵地貌相互毗连成片并逐渐移行、过渡到非病区,数个省或县的病区连成一片,但其中也有一些县、乡和村不发病,或重病区中散在有非病村的健康岛;病区中的城镇、林场和矿区发病较少,呈随机灶状分布。

3.不同病区的病情不同

我国已制订有克山病病区划分标准,以县为单位并可至自然村或屯,按高发年急型、亚急型和自然慢型年发病率可将病区划分为三种类型;年发病率大于 100/10 万者为重病区;50/10 万～100/10 万之间为中病区;低于 50/10 万者为轻病区。

(二)人群分布

1.发病年龄与性别

多发在病区食用自产粮食农业人口中的育龄期妇女和断乳后至学龄前儿童,其中北方病区以生育期妇女急型克山病为主,而南方病区则以儿童亚急型克山病为主,但各病区高发年龄、最小发病年龄及病死率不一。同一病区的非农业人口极少发病。

2.种族与民族

主要侵犯居住在病区的人类,与动物白肌病的分布和病理变化相似。居住在病区的中国人、朝鲜和日本人以及汉、蒙古、回族、白族、藏族、彝族等均可发病,与不同民族的饮食来源、生活习惯相关,如东北病区同一病区中急型克山病以汉族为多而朝鲜族较少。

3.家庭多发性

多为当地或新迁入病区的生活困难农业户,病例多连续或几年之内间断地发生于同一家庭,夫妻可同时或先后发病,在多子女家庭中存在倒数第二个孩子或最小孩子出生哺乳时其刚断乳的倒数第二个孩子易患的现象。

4.移民发病情况

出生在非病区的非农业人口迁入到病区后居住数月至30年者均可发病,以居住4个月至5年者为多。

(三)时间分布

1.发病趋势

自1935年暴发克山病以来,本病呈波浪形高发或短期暴发现象,但总体呈现从高发期向低发期的发病趋势,以急型和亚急型克山病显著减少而以慢型、潜在型,儿童亚急型发病转变为以成人慢型和四季散发为主的特征。1959年、1964年和1970年曾是本病的发病高峰期,发病率在22.3‰、3.82‰、5.4‰~6.4‰间,2011年慢型和潜在型克山病检出率分别为2.2‰和9.8‰。高发年可间隔三五年或十年左右,高、低发年的发病率可相差30倍左右。

2.季节多发

本病急型和亚急型具有明显的季节多发的特点,不同病区或同一病区的不同海拔的多发季节不一,北方病区急型克山病多发生在严寒的11月至翌年2月,称为"冬季型"。西南病区儿童亚急型克山病多发生在炎热的6~9月,称为"夏季型"。陕西、山西、山东等病区多介于东北和西南病区之间,多在12月至翌年4~5月发病,可谓"冬春型"。

四川病区的季节多发分为两类:海拔在2000m以上者与北方病区相似;海拔在1000m左右者与西南病区相似。

二、病因与病理改变

(一)病因

病因至今尚未阐明,目前主要集中在生物地球化学说和生物病因假说。

1.生物地球化学说

主要指病区特定自然地理环境(水、土)化学元素组成失衡,通过食物链使病区人群体内出现某些元素及营养素缺乏、过多或比例失衡而引起心肌损伤,涉及硒缺乏及膳食营养单一。

本病主要分布在我国从东北到西南的低硒地带之中,病区的水、土壤和粮食及人群的头发、尿和血硒的含量显著低于非病区;患者及病区人群体内硒含量、谷胱甘肽过氧化物酶活性降低,脂质过氧化物、游离脂肪酸含量增高。

补硒可纠正人群低硒代谢紊乱且可有效预防急型、亚急型克山病的发生。然而并非所有的低硒地区都有克山病发病,低硒的情况并非伴随克山病的波浪形高发或季节性多发而发生相应变化,居住在病区的克山病儿童和非病区正常儿童的血和头发的硒含量无显著性差异,以及单纯低硒可引起轻度心肌代谢障碍和超微结构改变但非克山病病理学特征,因此目前认为低硒是克山病重要的环境因素之一。

2.生物性病因学说

主要指病区具有适宜于生物群落繁殖和传播条件,使某种病原微生物或真菌毒素及其代谢产物侵入人体而致克山病心肌损伤,主要涉及肠道病毒感染、真菌毒素中毒等。急型、亚急型克山病年度和季节多发的流行特点较符合柯萨奇病毒感染的规律。有研究调查病区自产的粮食中串珠镰刀菌素(MF)可随食物长期、多次少量侵入机体后损害心肌实质及间质,发生心肌病变。

(二)心肌病理损害特征

主要病理学改变为心肌变性、坏死及继发性修复性变化。肉眼所见心脏呈不同程度的扩张,可达正常的 2～3 倍,严重者呈球形,多数左心室扩张较右心室为重。光镜观察主要有心肌颗粒变性、水泡变性、脂肪变性等;心肌坏死分为凝固性和液化性肌溶解两种类型,呈新老病灶共存、灶状并围血管成批反复发生,通常先左室、后右室,由内层向外层发生,严重时可见程度不等的间质炎反应。心肌损伤后,心肌细胞肥大、非心肌细胞性增生及间质纤维化,进而形成心腔扩张和心脏重量增加,尤以慢型为重。病变常累及室中隔,特别是心内膜下心肌,以传导系统的实质细胞以变性、坏死及纤维化为主。两侧束支最重,其中右束支常被中断,希氏东、房室结病变轻微,窦房结一般无改变。急型克山病心肌坏死常见于心内膜下心肌;亚急型克山病以坏死后广泛性空架及早期疏松瘢痕多见;慢型克山病的心肌病变以陈旧瘢痕为主,心脏重量增加,心肌纤维肥大,瘢痕周围显著;潜在型克山病心肌有不同程度的病变,但病变范围较小,未有明显的心脏扩张和增重。电镜观察可见线粒体肿胀、变性、嵴断裂或大部丧失;肌原纤维普遍断裂、破坏和溶解,细胞核变形、核膜破裂、肌浆网扩张、心肌闰盘迂曲等。除心肌有坏死外,其他横纹肌亦有较轻的类似病变。有研究认为本病是一种以心肌细胞线粒体损害为主要特征的原发性代谢性心肌病(心肌线粒体病)。

三、临床表现

(一)临床分型

根据起病急缓、心功能状态分为急型、亚急型、慢型、潜在型四种类型:①急型克山病:为我国北方地区的主要发病类型,多见于成人;发病急剧,病情变化迅速,表现为急性心功能不全,常合并心源性休克和严重心律失常;②亚急型克山病:主要发生在儿童,2～7 岁占 4/5 以上;发病较急型稍缓,临床上主要表现为充血性心力衰竭,心界向两侧扩大,心音低弱,心率增快,舒张期奔马律、心律失常较少见;③慢型克山病:儿童、成人均可发病,以慢性充血性心力衰竭为主,根据心功能状态的不同可分为心功能Ⅱ(慢Ⅱ)、Ⅲ(慢Ⅲ)和Ⅳ(慢Ⅳ)级;慢型克山病可急性发作;④潜在型克山病:多无自觉症状,偶有心律失常和心电图改变,期前收缩较多见,可照常劳动或工作。

(二)临床辅助诊断检查方法

1.心电图检查

可见多种异常心电图,以心肌损伤、心律失常和房室肥大为常见,各型特点为:①急型克山病:早期多见 QT 间期延长、QRS 波群低电压、室早和房室传导阻滞,类似急性心肌梗死样改变;②亚急性克山病:以 QRS 波群低电压、ST-T 改变、窦性心动过速、房室传导阻滞、右束支传导阻滞和室早为常见;③慢型克山病:以室早、ST 改变、右束支传导阻滞、房早、房室传导阻滞、房颤和左房肥大多见;④潜在型克山病:以室早完全性右束支传导阻滞和 ST-T 改变常见。

2.X 线检查

主要表现为心脏增大扩张,心搏减弱,常伴有肺淤血和肺间质水肿。

3.超声心动图检查

以房室腔径增大、运动幅度减弱和射血分值降低为常见;房室腔径增大程度依次为慢型＞

亚急型＞急型＞潜在型。

4.血液检查

急型重症者血清门冬氨酸转氨酶（AST）、肌酸磷酸激酶（CK）和其同工酶（CK-MB）、乳酸脱氢酶（LDH）及其同工酶不同程度升高。多在发病后数小时上升，1～3天达高峰，1～2周后渐恢复正常。

5.心内膜心肌活体组织检查

将取得的心内膜组织作病理切片检查。

四、诊断和鉴别诊断

依据我国制订的《WS/T201-2011克山病诊断》标准进行诊断，其诊断原则为：在克山病病区连续生活六个月以上，具有克山病发病的时间和人群特点，具有心肌病和心功能不全的临床表现，或心肌组织具有克山病的病理解剖改变，能排除其他心脏疾病，尤其是心肌疾病者。

急型克山病主要与急性病毒性心肌炎、急性心肌梗死、急性胃肠炎相鉴别；亚急型克山病与急性病毒性心肌炎、急慢性肾小球肾炎或肾病、支气管肺炎、心内膜弹力纤维增生症等相鉴别；慢型克山病与扩张型心肌病、缺血性心肌病、围生期心肌病相鉴别，潜在型与局灶性心肌炎、肥厚型非梗性心肌病及非特异性心电图改变相鉴别。

五、治疗

(一)急型

主要采用大剂量维生素C为主的综合疗法，尽可能做到早发现、早诊断、早治疗，就地抢救心源性休克、控制心力衰竭和纠正心律失常等。

(二)亚急型、慢型

亚急型发病初期可参照急型的治疗，一旦转变为慢性心力衰竭时，亚急型与慢型的治疗类似，基本治疗原则是去除诱发因素、控制心力衰竭、纠正心律失常、改善心肌代谢。药物治疗依据病情可给予利尿剂、正性肌力药物、血管紧张素转化酶抑制剂（ACEI）或血管紧张素Ⅱ受体拮抗剂（ARB）、β受体阻滞剂、血管扩张剂、心肌能量及抗心律失常药物。

(三)潜在型

消除或避免诱发因素，注意劳逸结合及合理营养，定期随访复查。对于由其他类型演变的患者，可给予血管紧张素转化酶抑制剂（ACEI）或血管紧张素Ⅱ受体拮抗剂（ARB）、β受体阻滞剂等治疗。

六、预防

(一)综合性预防措施

针对克山病病因多个发病环节，采用保护水源、改善居住条件、搞好室内外卫生、保管和预防粮食发霉、消除发病诱因等措施进行综合性预防发病。

(二)硒预防

依据病区人群体内硒水平，采取不同补硒措施（硒盐、亚硒酸钠片、农作物喷硒），以改善低硒营养状态，预防新发。

(三)膳食预防

主要采取增加病区居民每日膳食中大豆或其他豆制品的摄入比例，或调整病区居民的膳食结构。

第七节 亚急性感染性心内膜炎

一、诊断要点

(1)多在原有器质性心脏病的基础上发生。

(2)临床表现。

1)多数起病缓慢、低热、周身不适、乏力。其热型不规则,一般在 38～39℃或为低热;轻度或中度的正常色素性贫血;关节肌肉酸痛;脾脏肿大;晚期可有杵状指(趾)。

2)心脏改变:病程中心脏杂音的性质可有改变或出现新的杂音;有时出现心力衰竭。

3)栓塞现象:①脏器栓塞多见于脑、肺、脾、肾等部位;②皮肤黏膜栓塞为点状紫癜,多见于睑结膜、口腔黏膜、胸前及四肢皮肤。眼底的小出血区称 Roth 点。发生于指趾末端掌面,呈紫或红色高出皮面的结节称为 Osler 小结。在手掌及足底小结节状的出血性损害,无压痛,称 Janeway 病变。

(3)辅助检查。①血红蛋白及红细胞降低,白细胞总数增高,血沉增快。②尿常规:有蛋白和红细胞。③血培养:在抗生素应用前应多次反复取血送检,或可阳性。④心电图:偶可见急性心肌梗死或房室、室内传导阻滞,后者提示主动脉瓣环或室间隔脓肿。⑤超声心动图:可见瓣膜赘生物的回声反射波。

二、治疗原则

1.一般治疗

主要原则是对症治疗及防治并发症。高热不退、体温超过 39℃者,给予降温治疗;严重贫血、血红蛋白低于 6 克者,可给输入新鲜血;有心力衰竭者,可给予强心、利尿及扩张血管治疗;有心律失常者,可给予控制心室率及抗凝预防栓塞治疗等。

2.抗生素治疗

用药原则:①早期应用,选用杀菌性药物,大剂量和长疗程,旨在完全消灭藏于赘生物内的致病菌;②静脉用药为主,保持高而稳定的血药浓度;③病原微生物不明时,急性者选用针对金黄色葡萄球菌、链球菌和革兰阴性杆菌均有效的广谱抗生素,亚急性者选用针对大多数链球菌(包括肠球菌)的抗生素;④已分离出病原微生物时,应根据致病微生物对药物的敏感程度选择抗微生物药物。

3.外科治疗

适应证为:①严重瓣膜损害致顽固性心力衰竭;②充分使用抗生素治疗,仍不能控制病情进展;③真菌性心内膜炎;④反复发生大动脉栓塞等。

第八节　心律失常

一、窦性心律失常

窦房结激动的发生或传导异常称为窦性心律失常。由于体表心电图不能看到窦房结激动波,通常根据心房 P 波形态来确定和显示窦性心律。

(一)诊断

1.窦性心动过速

成人窦性心律超过 100 次/分即为本症。一般在 101～160 次/分。可有心悸等不适。体力活动、情绪激动、妊娠等生理活动;浓茶、吸烟、饮酒等外在因素;肾上腺素、氨茶碱、阿托品等药物;炎症、发热、缺氧、贫血、中毒、休克、甲状腺功能亢进、恶病质等全身性疾病;心肌炎、心包炎、肺心病及伴有心力衰竭的各种器质性心脏病等均可引起。一般根据心律基本规则、心率逐渐增快和减慢,易受体位情绪、活动等因素的影响即可诊断,心电图可确诊。"不适当窦性心动过速"是指某些无明显原因或诱因、症状明显而药物疗效不佳的持续性窦性心动过速。

2.窦性心动过缓

心率多在 40～59 次/分,常伴有窦性心律不齐,多见于长期体力锻炼、迷走神经兴奋、病态窦房结综合征、黄疸颅内压增高、甲状腺功能减退、急性下壁心肌梗死早期,以及 β 受体阻滞剂和胺碘酮等抗心律失常药物作用。一般无症状,严重者或伴有期前收缩与逸搏时可感心悸、胸闷、头昏、乏力。心电图可确诊。

3.窦性心律不齐

心电图表现为长与短的正常 P-P 间隔相差 0.12 秒以上。心率在呼气时减慢、吸气时加快者为呼吸性窦性心律不齐,常为迷走神经张力变化所致,见于健康儿童和青少年,屏气或运动后心率加快时自行消失。与呼吸无关系者系起搏点在窦房结头尾游走,多见于洋地黄毒性反应及老年心脏病者。

4.窦性停搏

多见于病态窦房结综合征、颈动脉窦过敏、迷走神经张力增高、睡眠呼吸暂停综合征、心肌炎、心肌梗死、卒中、洋地黄毒性反应等。心电图显示长时间无 P 波,且停搏间距与基本的窦性 P-P 间距不成倍数(借此常可与窦房阻滞鉴别),停搏后常出现交界区或心室逸搏。若停搏时间>3 秒可致阿-斯综合征,该综合征为短暂性心搏量严重不足,使大脑缺血而出现黑蒙、昏厥等症状,多由严重窦性停搏,或心率极慢的窦性心动过缓、房室传导阻滞引起,也可由心室率极快的室性或室上性心律失常引起。

5.窦房传导阻滞

二度窦房阻滞心电图表现为窦性 P-P 间期周而复始地逐渐缩短后延长,而最小的 R-R 间期小于最短的 P-P 间期的两倍(Ⅱ度Ⅰ型),或 P-P 间期与其前后 P-P 间期成倍数地突然延长(二度Ⅱ型)。病因与窦性停搏类似。

(二)治疗

(1)分析病因给予治疗,偶尔短暂出现、无明显症状者一般不需处理。

(2)持久的窦性心动过速而无器质性心脏病者,除应特别注意查找有无甲亢、贫血、炎症等病因进行治疗外,可酌用镇静剂或β受体阻滞剂。有心力衰竭者在应用转换酶抑制剂、洋地黄和利尿剂的基础上,酌用β受体阻滞剂。"不适当窦性心动过速"可采用β受体阻滞剂、钙通道阻滞剂治疗,效果不佳者可考虑对窦房结头部进行射频消融。

(3)对伴有黑蒙、昏厥或心功能不全的严重窦性心动过缓、窦房传导阻滞、窦性停搏患者,可行临时心脏起搏治疗,或用阿托品静脉注射每次 0.3～0.5mg,或异丙肾上腺素 0.5～1mg 加 5％葡萄糖液 250mL 中静脉滴注,在除外继发性、可逆性因素(如心肌缺血、药物中毒、电解质紊乱)后,应植入永久心脏起搏器。

二、期前收缩

在窦性心搏前发生的异位搏动称为期前收缩,又称过早搏动,简称早搏。多因异位起搏点自律性增强或折返引起。

(一)诊断

(1)起源于右心室流出道或左心室后间隔左后分支分布区内的期前收缩,常见于健康人和无器质性心脏病者,安静和活动后均可发生,多发生于吸烟、饮酒、浓茶及失眠后。各种器质性心脏病,如冠心病、高血压性心脏病、风湿性心脏病、心肌炎、心肌病等常引起的期前收缩,常为多源而无一定起源部位,于活动后可加重。洋地黄中毒引发的室性期前收缩,常表现为二联律。电解质紊乱、心导管检查、胃肠和胆管疾病、急性感染,以及神经精神因素等也可引起期前收缩。

(2)症状常因原有疾病及个体敏感性而不同。可无症状,敏感者常有心悸、胸闷、心搏暂停感或咽喉部哽噎感,并可继发程度不一的焦虑、忧郁或心脏神经症。

(3)心脏听诊有提前的心搏,第一心音增强,其后多有较长间歇而致心搏不规则。若期前收缩频繁,每次正常心搏后均出现一次期前收缩则形成二联律;若每次心搏后连续二次期前收缩或每两次正常心搏后出现一次期前收缩则形成三联律,依此类推。期前收缩时脉搏可因心搏量不足而微弱或触不到形成细脉。

(4)心电图按期前收缩起源分房性、房室交界性、室性三类,以室性多见,房性次之。房性期前收缩的 P 波除提前发生外,其形态与窦性 P 波亦有差异,P-R≥0.12 秒,其后的 QRS-T 波通常正常,但也可因房性期前收缩传入时心室正处于相对不应期而造成室内差异性传导,使 QRS 波形态不同于正常的 QRS。若房性期前收缩出现极早,交界区或心室正处于绝对不应期,则成为未下传的房性期前收缩。房性期前收缩后代偿间期常不完全。交界区期前收缩的 QRS 波形态多正常,代偿间期常完全。P 波可重叠于 QRS 波中或位于其前、后,若 P 波在 QRS 波前,P'-R<0.12 秒。室性期前收缩的 QRS 波宽大畸形≥0.12 秒,伴有反向的 T 波,多无 P 波,代偿间期多完全。期前收缩出现于两个正常心动周期之间者为插入性。期前收缩与前一心搏有固定联律间期者为配对型,最常见。并行期前收缩无固定的联律间期,其相同形态期前收缩间的最长间期大致为最短间期的倍数,并且可见融合波,多为室性。期前收缩超过 5 次/分为频发,2 个期前收缩连续出现称连发。同时有起源于心房、心室等不同部位者称多类

期前收缩。同类期前收缩而有多种形态者为多源。频发、多源和出现极早而引起室内差异性传导,或不能下传的房性期前收缩常起源于肺静脉肌袖,是心房颤动的重要诱发因素。急性心肌梗死时发生于舒张早期的室性期前收缩(RonT)有导致心室颤动的危险。左束支阻滞图形、Ⅱ、Ⅲ、aVFQRS波主波朝上的室性期前收缩多起源于右心室流出道,而右束支阻滞图形、Ⅱ、Ⅲ,aVFQRS波主波朝下的室性期前收缩多起源于左心室后间隔左后分支分布区,此两种室性期前收缩是最常见的功能性室性期前收缩。

(二)治疗

一般偶发期前收缩无须治疗,尤其是房性、房室交界性和右心室流出道、左后分支分布区期前收缩,常属功能性。对于无一定形态规律和多源性期前收缩当探求病因,尽可能结合病因给予治疗。可选用下列方法。

(1)功能性期前收缩多无须药物治疗,但应耐心解释,避免发生医源性心脏神经症。对症状明显者,可酌用镇静剂,如地西泮每次 2.5mg,每日 3 次。房性及交界区期前收缩可酌用美托洛尔每次 25～50mg,每日 2 次;或维拉帕米每次 40～80mg,每日 3 次;如上述药物无效,可选用普罗帕酮。室性期前收缩可选用美托洛尔 25～50mg,每日 2 次;或维拉帕米每次 40～80mg,每日 3 次;也可选用美西律 150～200mg,每日 3～4 次;或普罗帕酮 150～200mg,每日 3 次;如无效,可联合应用美托洛尔与美西律。对起源于右心室流出道和左心室左后分支区域内期前收缩,如症状明显,常规抗心律失常药治疗无效,动态心电图显示 24 小时期前收缩总数超过 1 万次,可考虑行射频消融根治。

(2)由于Ⅰ类抗心律失常药的致心律失常作用和负性肌力作用,用于治疗器质性心脏病期前收缩时会使病死率升高,故对伴有心力衰竭、心肌缺血、心室扩大或心肌肥厚等器质性心脏病期前收缩,美西律、普罗帕酮等Ⅰ类抗心律失常药现列为禁忌,症状明显者在积极治疗病因,并注意补充钾、镁的同时,可选用 β 受体阻滞剂或胺碘酮治疗。对于心肌梗死急性期以及急性心肌炎的室性期前收缩,可首选胺碘酮150mg 稀释后 5 分钟内缓慢静脉注射,如无效 10～15分钟后可重复 150mg,随后以 1mg/min 静脉滴注 6 小时,继以 0.5mg/min 静脉滴注 18 小时,24 小时总量应控制在 2200mg 内。或给予利多卡因 50～100mg 稀释后静脉注射,必要时每隔5～10 分钟重复一次,但 20 分钟内不超过 250mg,期前收缩有效控制后以 1～4mg/min 维持静脉滴注,并注意早期休息,酌用保护心肌药物。对急性心肌炎性期前收缩,肾上腺皮质激素宜在起病一周后应用。

(3)洋地黄中毒引起者除停药外,应补充氯化钾 3～6g/d,也可酌用苯妥英钠 125mg 静脉注射,必要时 10 分钟后重复一次,要注意药物对呼吸和心脏的抑制。

三、阵发性室上性心动过速

(一)诊断

(1)广义上室上性心动过速包括希氏束以上的各种心动过速,狭义上仅指房室/房室结折返性心动过速和部分折返机制的房速,多不伴器质性心脏病。

(2)呈突发突止的阵发性发作,每次发作可持续数分钟至数日。发作时心率多在 160～240 次/分,节律规整,症状因心功能情况和个人耐受性而异,轻者仅有心悸、胸闷;重者可有昏厥、胸痛、气急,发作持续时间长时,可引起血压下降和心力衰竭。压迫颈动脉窦或其他刺激迷走神经的方法,如有效,可使心率立即恢复正常,如无效,心率保持不变。

(3)发作时心电图有确诊价值。QRS 规整,可因心率较快而造成室内差异性传导,多为右束支阻滞形,V_1 呈"兔耳样"rSR 三相综合波。有异常 P 波。房速时心房激动经房室结下传心室,故 P 波多位于 QRS 前 120 毫秒左右。房室结折返性心动过速时房室几乎同时激动,故 P 波多位于 QRS 波群内不易发现,或略前于 QRS 波而形成伪 q 波,或略后于 QRS 波而形成伪 s 波。房室折返性心动过速时心室激动后经旁道逆传心房,故 P 波多出现在 QRS 波群之后。

(二)治疗

1. 终止室上性心动过速发作

(1)刺激迷走神经以终止发作,可选用瓦氏动作即深吸气后屏住声门用力做呼气动作;或闭眼后压迫一侧或两侧上巩膜,达到轻度疼痛为度,10～15 秒(青光眼、高度近视者禁用,老年及高血压者慎用);或以手指或筷子刺激咽部恶心;或取头侧位以手指压迫或按摩右侧颈动脉窦 5～10 秒,无效时改压左侧,按压时应行心电监护或听心音,免致停搏。

(2)也可选用普罗帕酮每次 0.5～1mg/kg 缓慢静脉注射,如无效,30 分钟后可重复。或维拉帕米 5mg 稀释后缓慢静脉注射,若无效,30 分钟后可重复一次。或毛花苷丙(西地兰)0.4～0.8mg 静脉注射,无效时,1 小时后可再予 0.2～0.4mg,或加用迷走神经刺激常可奏效。也可选用三磷酸腺苷 0.15～0.20mg/kg 稀释于 5% 葡萄糖液 5～10mL 中弹丸式快速静脉注射,如无效,间隔 1～2 分钟后将剂量递增为 0.20～0.25mg/kg。对有心房颤动发作史的显性预激综合征患者,则应避免应用洋地黄、维拉帕米和三磷酸腺苷,前两药可加速旁道传导,后者可诱发心房颤动。

(3)对伴发心绞痛、心力衰竭或其他严重血流动力学不稳者,可酌情选用同步直流电复律,或经食管或静脉心房超速起搏以尽快终止,并避免药物的负性肌力和致心律失常作用。

2. 预防复发

首选射频消融,安全有效,可根治其发作。对发作频繁而又不愿意接受射频消融治疗或有禁忌者,可选用普罗帕酮、维拉帕米、β 受体阻滞剂之一口服预防。

四、阵发性室性心动过速

阵发性室性心动过速为严重的心律失常,需尽快予以控制,否则可诱致心力衰竭或心室颤动,造成严重后果。

(一)诊断

(1)室性心动过速多见于缺血性心脏病,约占半数,其次为心肌病、瓣膜性心脏病、高血压心脏病、先天性心脏病(包括右室发育不良)、家族性或特发性 Q-T 间期延长综合征、二尖瓣脱垂等;也可见于缺氧、电解质紊乱(低钾,低镁)、洋地黄中毒或服用某些药物如抗心律失常药、交感胺类或三环类抗抑郁药等。心脏导管术、心血管造影术、心脏手术亦可引起。右室流出道及左室间隔部室性心动过速常见于正常心脏,多为良性。

(2)呈突发突止的阵发性发作,发作时心率多为 120～180 次/分,心律大致规整。心前区第一心音可有强弱差异。症状因发作持续时间、心率、基础心脏病、外周血管病等而异,发作持续时间长时,可引起休克、心绞痛、心力衰竭和阿-斯氏综合征,并可退变为心室扑动或心室颤动。压迫颈动脉窦或其他刺激迷走神经的方法对心率无影响。

(3)发作时心电图示心律轻微不规则,QRS时间≥0.12秒,V_1多呈 qR 或 R 波,T 波与主波方向相反。P 波常不清楚,可经食管电极显示。部分室性心动过速呈 1:1 室房逆传,也有部分室性心动过速发作时出现不同程度的室房逆传阻滞,故 P 波少于 QRS 波,或为室房分离,即窦性 P 波与 QRS 无固定关系,可有室性夺获及室性融合波。

(二)治疗

1.终止发作

(1)积极矫治原有病变如低氧血症、酸中毒、低血钾等。

(2)如有休克、心绞痛、心力衰竭、阿—斯综合征等当首选同步直流电复律(200~250 瓦秒开始),对不伴有心绞痛、肺水肿、低血压的持续性单形性室性心动过速可选择胺碘酮 150mg 稀释后 5 分钟内缓慢静脉注射,如无效 10~15 分钟后可重复 150mg,随后以 1mg/min 静脉滴注 6 小时,继以 0.5mg/min 静脉滴注 18 小时,24 小时总量不应超过 2200mg。或给予利多卡因每次 50~100mg 稀释后静脉注射,必要时每隔 5~10 分钟重复一次,但 20 分钟内不宜超过 250mg。发作停止后则以 1~4mg/min 维持静脉滴注。对右室流出道及左室后分支区域起源的室性心动过速,也可选用普罗帕酮 1mg/kg 或维拉帕米 5mg 稀释后静脉注射。

(3)因洋地黄中毒引起者,应积极补充钾镁,可用苯妥英钠 250mg 缓慢静脉注射,一般不采用同步直流电复律。

2.预防复发

(1)器质性心脏病室性心动过速复律后可口服胺碘酮每次 200mg,每日 3 次和每日 2 次各服用一周,或到总负荷 8~10g 后改维持量(每次 200~300mg,每日 1 次)。

(2)反复发作的致命性室性心动过速应置入心脏复律除颤器(ICD)。对未植入 ICD 者,常需将胺碘酮与 β 阻滞剂合用。

(3)某些类型的单形性室性心动过速(如起源于右室流出道及左室间隔部特发性室性心动过速)可选择射频消融根治之。

五、尖端扭转型室性心动过速

(一)诊断

尖端扭转型室性心动过速(TdP)系因心肌细胞传导缓慢、心室复极不一致引起。常反复发作,易致昏厥,可致死。多由电解质紊乱(如低钾、低镁)、Ⅰ 或 Ⅲ 类抗心律失常药(如奎尼丁、索他洛尔)、三环类抗抑郁药、心动过缓(如房室传导阻滞、窦房结病变)、家族性长 QT 综合征、自主神经失衡、中枢神经病变等致病。心电图特点为基础心律时 QT 延长,T 波宽大,U 波明显而 TU 融合;TdP 常由长间歇后舒张早期室性期前收缩(RonT)诱发。心率约 200 次/分,各QRS 波群振幅不一,每隔 5~10 个 QRS 主波方向突然逆转。此种形态室性心动过速若发生于 QT 正常者称为多形性室性心动过速,多由缺血性心脏病引起,少数室性期前收缩联律间期极短者亦可无明显器质性心脏病。

(二)治疗

(1)解除病因,低钾者应予补钾,心率缓慢者应采用心室起搏或异丙肾上腺素静脉滴注将基础心室率提高至 80~90 次/分以缩短 QT 间期;同时可给予 25% 硫酸镁 10mL 稀释后缓慢静脉注射,继以 4~8mg/min 静脉滴注。

(2)禁用抑制心室内传导的Ⅰa、Ⅰc及Ⅲ类抗心律失常药。

(3)如发生昏厥、抽搐,可拳击心前区,进行胸外心脏按压,持续发作或退变为心室颤动者可用非同步直流电复律。

(4)先天性长Q-T间期综合征伴反复昏厥发作者应安装心脏复律除颤器(ICD),无条件者可选用β受体阻滞剂,亦可考虑行心脏起搏治疗或做颈胸交感神经切断术。

(5)多形性室性心动过速患者基础心律时Q-T间期正常,故起搏预防无效,儿茶酚胺类药物可使病情恶化。维拉帕米对终止及预防无明显器质性心脏病的多形性室性心动过速发作可能有一定效果,而Ⅰ、Ⅲ类抗心律失常药物通常无效。由缺血性心脏病引起的多形性室性心动过速,有认为Ⅰ类抗心律失常药可能有效。

六、心房扑动

(一)诊断

(1)心房扑动临床症状与心房颤动相似,多见于风湿性心脏病、高血压性心脏病、冠心病、甲亢等,现亦见于心房颤动行肺静脉前庭环形射频消融术后,罕因洋地黄引起。

(2)当心房扑动伴有固定的2:1、3:1房室传导阻滞时,因室律规整而漏诊,如呈3:2、4:3等变化不定的房室传导阻滞时,则心律不齐而易误诊为心房颤动或期前收缩。体检颈静脉搏动快于心室率是一个有助于诊断的体征。压迫眼球或颈动脉窦可加重房室传导阻滞,从而使心室率减慢甚至减半。通常分为典型和非典型两类。典型心房扑动心房扑动波(F波)在Ⅱ、Ⅲ、avF导联为负向,频率常在240~350次/分钟。非典型心房扑动的F波在Ⅱ、Ⅲ、avF导联极少为负向,频率多在340~433次/分。

(二)治疗

(1)心房扑动为一种不甚稳定的心律,如无明显血流动力学障碍,可先用洋地黄、美托洛尔或维拉帕米控制心室率,在此过程中,常能自行转复为窦性,或在暂停或改用维持量洋地黄后,会先退变为心房颤动后再转为窦性。因普罗帕酮、双异丙吡胺等减慢F波频率而增加房室传导比例,故单独用药后可使心室率明显增快,常需先经洋地黄将心室率控制于80次/分左右后,再给予普罗帕酮或双异丙吡胺,可使转为窦性。对发作持续时间较短者,可给予依布利特1mg稀释后10分钟内静脉注射,半数可在30~60分钟内转复为窦性。如用药1小时后无效,可同剂量重复静脉注射一次。

(2)对心房扑动伴有明显血流动力学障碍,或持续不能自行转为窦性者,可选择同步直流电复律,多数用<50瓦秒即能转复。或经食管或静脉心房超速起搏终止,若不能终止时,也可促使其转为心房颤动而易于处理。

(3)预防复发:对典型心房扑动可经射频消融右房峡部根治;对非典型心房扑动则可应用三维电解剖标测系统明确折返机制后消融缓慢传导区,亦可达到根治效果。对不愿接受手术或有手术禁忌者,可口服、胺碘酮或普罗帕酮预防。

七、心房颤动

(一)诊断

(1)心房颤动多见于器质性心脏病,近年来随着高血压发病率升高,高血压心脏病已成为心房颤动的主要病因,其次为冠心病、风湿性心脏病、甲亢及其他病因的心脏病,少数病例亦可见于洋地黄中毒、老年肺炎、预激综合征、肺栓塞等。也有不少心房颤动患者查无明显器质性心脏病和其他全身性疾病,过去称为孤立性心房颤动,现认为多为肺静脉内局灶性病灶所致。根据心房颤动发作持续时间将其分为阵发性:发作时间小于 7 天,可自行转复,并可反复发作;持续性:发作持续时间大于 7 天,需用药物或其他手段干预才能转复的心房颤动;永久性:心房颤动持续发作,药物或电复律等其他手段干预不能转复,或转复后不能维持窦性心律。

(2)有心悸、气短、焦虑、胸闷、心搏不齐等,初发、阵发性发作或心室率较快时症状较明显,重者可诱发或加重心力衰竭、心绞痛。持续时间较长或在心室率不快时可无症状。高龄以及合并风湿性心脏病、心力衰竭、糖尿病、TIA、高血压的持续性心房颤动患者易形成左房(耳)血栓而具有较高的脑动脉和其他动脉栓塞的危险,应给予抗凝治疗。

(3)可根据心律及心音强弱绝对不规则而诊断。心室率可正常,而初发者常在 $100\sim200$ 次/分,第二心音有时可消失,多有细脉。颈静脉呈怒张无搏动。持久的或经洋地黄控制后,心房颤动心率可缓慢且较齐,在压迫颈动脉窦时心率可暂减但不能复律。

(4)心电图示大小不等的心房颤动波(f),以 V_1、V_{3R} 为明显,频率为 $350\sim600$ 次/分。QRS 为室上性波型,R-R 间期绝对不规则,慢-快交替时可伴有室内差异性传导。

(二)治疗

(1)除治疗基本疾病外,尤其要防治心力衰竭、高血压、感染。应避免劳累、精神紧张以及饮酒吸烟等诱因,以利控制病情。

(2)控制心室率:快速室率比缓慢室率导致心搏量减少更明显。对心功能正常的阵发快速性心房颤动,可选用倍他乐克 5mg 静脉注射,或倍他乐克口服,每次 25mg,每日 2 次。对伴有心功能不全的阵发快速性心房颤动,首选毛花苷丙,首次 0.4mg 静脉注射,每 $2\sim4$ 小时可再给 $0.2\sim0.4$mg,直至休息时室率降至 $70\sim90$ 次/分。总量宜控制在 1.2mg。对合并严重高血压、糖尿病和心功能不全的老年持续性心房颤动患者,可给予地高辛 $0.125\sim0.25$mg,每日 1 次。如给洋地黄后室率仍快或活动后仍快(即休息状态下心室率和日平均心室率未能控制在 80 次/分以下),可并用倍他乐克每次 $12.5\sim25$mg,每日 2 次;或维拉帕米每次 40mg,每日 3 次。对药物控制心率效果不好的老年持续性或永久性心房颤动患者,可采用导管射频消融阻断房室传导后植入永久心脏起搏器治疗。

(3)转复窦律:对伴有心力衰竭、低血压、心绞痛等情况的阵发性心房颤动,如心房颤动持续时间未超过 48 小时,可行紧急直流电同步复律(见电复律节);对心房颤动持续时间未超过 48 小时但血流动力学稳定的阵发性心房颤动,如不急于复律,可先给予低分子肝素 5000 单位皮下注射,每日 2 次,以预防左房血栓形成,同时采用洋地黄、倍他乐克或维拉帕米等控制室率,约半数可在 48 小时内自行转复。或采用胺碘酮($150\sim300$mg)、依布利特($1\sim2$mg)或普罗帕酮($70\sim140$mg)等药物静脉注射或同步直流电复律治疗,对无明显器质性心脏病和心功能不全的阵发性心房颤动患者,也有采用普罗帕酮 $400\sim600$mg 顿服,$1\sim2$ 小时后可转复窦性,且可由患者自行操作。如心房颤动持续时间超过 48 小时,原则上应先服用华法林每日 $2.5\sim3.0$mg,将 INR 调节至 $2.0\sim3.0$ 并维持 3 周以上;或经食管心脏超声检查排除左心房(耳)血栓后,再酌情行药物或直流电同步复律治疗,转律后应继续服用华法林 4 周。对心房颤动病程超过 1 年、左房内径显著增大(>50mm)、病态窦房结综合征、心房颤动病因未除如细菌性心内膜炎或甲亢未得到控制、活动性心肌炎、心包炎、二尖瓣狭窄末行分离或置换术,原则上不行药物或电复律治疗。对合并严重高血压、糖尿病和心功能不全的老年患者,因在控制病死率和脑卒中方面,节律控制并不优于心率控制,故主张也不给予复律治疗,仅行心室率控制及抗凝治疗。

(4)预防复发:避免各种诱因,现多首选胺碘酮预防复发,也可选用普罗帕酮、奎尼丁、普鲁卡因胺等。胺碘酮预防复发效果最好,起始时每次200mg,每日3次和每日2次各服用5~7日,或到总负荷8~10g后改维持量(每次200~300mg,每日1次)。经6~12个月后,可逐渐停药,再发再治。服药期间应定期复查胸片、心电图以及甲状腺和肝脏功能。

(5)射频消融:对年龄<75岁、无或轻度器质性心脏疾患、左心房内径<50mm、发作频繁的阵发性心房颤动的患者可考虑作为一线治疗手段;对药物治疗无效、伴或不伴器质性心脏疾患的持续性或永久性心房颤动患者,也可慎重采用。目前比较成熟的消融方法有肺静脉节段性消融和三维电解剖标测系统指导下的环肺静脉前庭线性消融电隔离。前者常规设备即可开展,手术费用较低,主要用于无明显器质性心脏病的阵发性心房颤动患者,单次消融成功率50%~70%;后者需要特殊设备,医疗资源占用较大,可用于各种原因的阵发性或持续性心房颤动,单次手术成功率在阵发性心房颤动可达70%,在持续性心房颤动可达50%。

八、心室扑动和颤动

心室各部分发生快速微弱无效的收缩或不协调的乱颤,分别称为心室扑动和颤动。心室扑动多为心室颤动的前奏,二者都使心室丧失排血功能,常为临终前的表现,但亦可阵发性出现,是最严重的心律失常。

(一)诊断

(1)发病主要机制为普肯耶纤维与心室肌细胞间复极不匀,导致反复折返运动。心肌缺血、心室扩大、射血分数降低、室壁异常运动、交感神经兴奋、严重心动过缓等可引起上述变化,成为心室扑动和颤动的诱因。常见于冠心病,尤其是急性心肌梗死或心肌严重缺血、收缩性心力衰竭、完全性AVB伴极度缓慢心室率或室性期前收缩、低血钾(镁)等电解质紊乱、洋地黄、奎尼丁、普鲁卡因胺等药物中毒、触电、溺水;预激综合征并发快速心房颤动以及Q-T间期延长综合征。

(2)心室扑动和颤动很快引起昏厥,接着出现抽搐、呼吸停止,血压测不出、心音听不到、大动脉搏动消失。心室扑动时心电图示QRS波群和T波难以辨认,代以较为规则、振幅高大的正弦波形,频率为150~250次/分。心室颤动时波形低小不整,频率200~500次/分。

(二)治疗

对于心室颤动或意识丧失的心室扑动应立即进行非同步直流电复律。电能量选用300~400J。电复律前应行胸外心脏按压和人工呼吸以争取时间。复律后如血压低、呼吸弱,应继续胸外心脏按压和人工呼吸,酌情给予碳酸氢钠纠正酸中毒、激素减轻脑水肿等,并连续心电监护,密切观察血压、呼吸变化。积极寻找和纠正心室扑动和颤动的诱因,如补充钾、镁;用胺碘酮或利多卡因控制室性心律失常;β受体阻滞剂用于心肌梗死的二级预防等。复苏成功者,如果病因不明或病因不能去除,建议植入ICD治疗。

九、病态窦房结综合征

病态窦房结综合征以窦房结及其周围组织有缺血、变性、纤维化病变为常见。若伴有房室交界区损害引起其起搏、传导障碍者称双结病变。

(一)诊断

(1)以窦房结退行性病变多见,也继发于冠心病、心肌病、风湿性心脏病、高血压性心脏病、心肌炎、心包炎、代谢性及结缔组织疾病等。

(2)本征病程长,进展慢,故老年多见。当无长期运动锻炼、黄疸,或服用β-受体阻滞剂等情况下,有显著的窦性心动过缓(心率<50次/分钟),较长心搏停歇(≥2秒)、反复出现心动过缓、过速等时应考虑本征。由于心率过慢及短暂的窦性停搏使脑、心供血不足,可发生头昏、眩晕、黑蒙、昏厥、胸闷、气短、心绞痛、心律失常。甚至心力衰竭、休克、猝死。

(3)心电图:常分为五型,即窦性心动过缓、窦性停搏、窦房阻滞、慢-快综合征和变时功能不良,上述各型可单独或同时存在。24小时动态心电图有助于诊断。

(4)激发试验。

1)运动试验:半分钟下蹲15次后立位心率<90次/分;或次极量活动平板试验后心率<100次/分,或出现窦房阻滞、逸搏心律等均为阳性。

2)阿托品试验:静脉注射阿托品1~2mg(0.02mg/kg)观察1、2、3、5、15、20分钟的心电图,如心率低于90次/分,或出现交界性心律或异位心动过速者为阳性。

3)电生理检查:经食管或静脉进行心房起搏,可测定窦房结恢复时间及窦房传导时间。本征窦房结恢复时间常超过2000毫秒(正常为800~1400毫秒),窦房传导时间超过150毫秒(正常为小于150毫秒)。

(5)诊断本征主要根据临床表现及心电图、动态心电图。激发试验有假阳性及假阴性,并非必需。

(二)治疗

(1)仅有心动过缓而无明显症状者,可仅对原发病进行治疗并定期随访观察。

(2)对急诊时显著窦性心动过缓、窦房阻滞并有明显症状者,可用阿托品、异丙肾上腺素、麻黄碱等提高心率,必要时安装临时心脏起搏器。禁用或慎用抑制窦房结功能的药如β受体阻滞剂、钙通道阻滞剂以及其他抗心律失常药。

(3)对有黑蒙、昏厥、心力衰竭、疲乏等症状,并有相应心电图、动态心电图表现者,在排除心肌缺血、药物等可逆性原因后,应安装永久心脏起搏器。由于右室心尖部起搏可损害心功能并增加心房颤动发生率,故对房室传导功能正常的本征患者,应尽量安装具有频率应答功能的心房起搏器(AAIR)或具有频率应答和A-V搜索功能的双腔起搏器(DDDR)。

(4)持续性心房颤动可能是本征的一种"自愈"形式,可选用洋地黄控制心室率。因电复律后可能造成心脏静止,故在没有心脏起搏保护的前提下,应禁用电复律。

(5)某些"快-慢型"病窦综合征在快速房性心律失常(心房扑动、心房颤动等)被控制后,一过性的窦房结停搏会随之消失,长期随访证明只要不再有心房扑动、心房颤动发生,就不再有窦性停搏发生,故对某些"快慢型"病窦综合征,可先行心房扑动、心房颤动射频消融治疗后再酌情考虑安装永久心脏起搏器。

十、房室传导阻滞

心脏激动在传导过程中的任何部位都可发生传导阻滞。发生房室水平的传导阻滞，称为房室传导阻滞，较为常见。

(一)诊断

(1)见于心肌炎、冠心病(并发于急性前壁梗死时严重，于急性下壁梗死者常可恢复)、高血压病、风湿性心脏病、先天性心脏病、原发硬化性退行性病变、药物过量(如洋地黄、普萘洛尔、维拉帕米或奎尼丁等抗心律失常药)、高血钾、手术损伤等。少数为正常人而迷走神经张力过强者。

(2)可短暂发作或呈永久性。常有各种原发疾病症状与体征。一度：无自觉症状，可仅有第一心音减弱。二度又分：Ⅰ型(文氏现象)较多见，常为短暂性，阻滞部位多在希氏束以上，预后好。可有心悸、心搏节律不齐，第一心音呈周期的由强变弱，而后有长间歇的变化。增强迷走神经张力使房率减慢时，可加重房室传导阻滞。常可逆，预后通常较好。Ⅱ型多为持续性不可逆，预后较严重，心律可规则或不规则，阻滞部位多在希氏束以下，可骤然发展为高度或三度而发生阿-斯综合征。三度：即完全性房室传导阻滞。先天性者心率 40～60 次/分，常无心肌病变及明显症状。后天性获得者常有心肌病变，心率慢于 40 次/分，可有心悸、头晕，甚至昏厥、抽搐等。第一心音强弱不等，收缩压常增高，脉压大。

(3)心电图一度显示 P-R 延长超过正常。若立位心电图 P-R 缩短至正常则考虑为生理性。二度Ⅰ型的 P-R 逐渐延长，R-R 逐渐缩短而后心室漏脱一次，此处的 R-R 短于二个 P-P 间期，其后 P-R 缩短，再周而复始地延长。房室比率常为 3∶2、4∶3……Ⅱ型的 P-R 固定，突然发生心室漏脱，有时仅少数 P 波下传，形成 3∶1、4∶1 等房室比率者称高度阻滞。三度的 P 波均不下传，且与逸搏心律的 QRS 各不相关，P 波常多于 QRS 综合波。逸搏源于东支以下者 QRS 宽大畸形，频率慢，稳定性差，易并发其他心律失常而引起昏厥等严重症状。

(二)治疗

(1)处理病因与诱因，避免体力劳累、过度紧张，禁用奎尼丁、普鲁卡因胺、β 受体阻滞剂、维拉帕米及、钾盐等，以免加重阻滞。无心力衰竭者不宜用洋地黄。

(2)一度者除治疗病因外不需治疗，心率缓慢者酌用阿托品。

(3)二度Ⅰ型如室率 50 次/分钟以上，无自觉症状者，仅予病情观察。如低于 50 次/分，可试用阿托品、麻黄碱口服。二度Ⅱ型或高度阻滞，估计阻滞部位在希氏束以下者，首选永久心脏起搏治疗。如无条件可暂时先予异丙肾上腺素 1mg 加入 5％葡萄糖液中静脉滴注，心室率维持于 45～60 次/分；或异丙肾上腺素舌下含服每次 10mg，每 2～4 小时一次。忌用阿托品，因其提高窦性心律并改善希氏束以上部位传导，会使希氏束以下部位频率负荷增加而加重二度Ⅱ型阻滞。

(4)三度房室传导阻滞伴乏力、气急、头昏、黑蒙或阿—斯综合征者，给予心脏起搏治疗，或临时给予异丙肾上腺素治疗。对于下壁心肌梗死等阻滞部位在房室交界区的三度阻滞者，可试予阿托品，亦可改善传导，提高心室率。但对急性前壁梗死等阻滞部位在房室交界以下，或室率低于 45 次/分，或症状明显有心力衰竭、血压下降、黑蒙或阿-斯综合征者，应根据病因给予临时或永久心脏起搏。如无条件可先予异丙肾上腺素静脉滴注 1mg 加入 5％葡萄糖液中静脉滴注,心室率维持于 45～60 次/分,直至能够进行心脏起搏或房室传导恢复。对有阿—斯综合征伴室率过缓、血压下降者,除采用起搏器或药物提高心率外。当予乳酸钠或碳酸氢钠纠正酸中毒。

十一、预激综合征

(一)诊断

预激综合征系房室间除正常传导系统之外还存在由工作心肌纤维组成的异常传导束(旁路),若心房冲动经旁路提前激动了部分或全部心室肌,称作显性预激,心电图表现为 P-R 缩短、预激波及 QRS 畸形、ST-T 继发性改变等,根据 V_1 导联预激波及 QRS 主波方向朝上或朝下分作 A 型或 B 型,A 型多为左侧旁路,B 型多为右侧旁路;若旁路只能从心室到心房单向逆传,不能从心房向心室传导,称作隐匿性预激,以发作心动过速时逆行 P 波在 QRS 结束后为其特点。由于旁路通过房、室肌与正常传导系统形成折返环,故显性或隐匿性预激综合征患者均易发生房室折返性心动过速(AVRT),且多为经房室结前传、旁路逆传、QRS 正常的顺向型 AVRT。发生率随年龄而增。部分可因心室激动经旁路逆传抵达心房易损期而引发心房颤动或心房扑动,此时心房冲动大部或全部经旁路传至心室,心室率快,QRS 宽大畸形,旁路前传不应期极短(≤230 毫秒)或处理不当者有时可恶化为心室颤动。

(二)治疗

预激综合征并发 AVRT 时按室上性心动过速处理。对于显性预激综合征并发的顺向型 AVRT,因易转化为心房颤动或心房扑动,故应慎用洋地黄、维拉帕米和三磷酸腺苷。当显性预激综合征并发心房颤动或心房扑动时,则应禁止单独使用洋地黄或维拉帕米,因此两种药物加速旁路传导,可使心房颤动的心室率明显增快,有引发心室颤动的危险。胺碘酮、普罗帕酮、普鲁卡因胺可减慢旁路和房室结传导,并有复律的作用,应为首选药物。美西律能减慢旁路传导,可用于降低心室率。对于药物不能及时终止发作者,应尽快采用同步直流电复律。预防再发应首选射频消融治疗。对不愿接受手术或有手术禁忌者,可选用胺碘酮、普罗帕酮、β 受体阻滞剂等药物之一口服。

第九节　冠心病

一、概述

冠状动脉粥样硬化性心脏病是指冠状动脉粥样硬化使血管狭窄或阻塞,和(或)因冠状动脉功能性改变(痉挛)导致心肌缺血缺氧或坏死而引起的心脏病,简称冠心病。冠心病康复是指综合采用主动积极的身体、心理、行为和社会活动的训练与再训练,帮助患者缓解症状,改善心血管功能,在生理、心理、社会、职业和娱乐等方面达到理想状态,提高生活质量。同时强调积极干预冠心病危险因素,阻止或延缓疾病的发展过程,减轻和减少疾病再次发作的危险。冠心病康复治疗会影响患者周围人群对冠心病风险因素的认识,从而有利于尚未患冠心病的人改变不良生活方式,达到预防疾病的目的。所以从实质上来看,冠心病康复可扩展到尚未发病的人群。

目前,在发达国家心血管疾病已经成为第一位的死亡原因,由心血管疾病所导致的残疾也已经超过其他疾病而占首位,因此心血管疾病的康复已成为康复医学的一个重要组成部分,其中以冠心病的康复效果最为显著。近 40 年来,对冠心病的处理,在观念上发生了变化。过去对急性心肌梗死(acute myocardial infarction,AMI)患者的治疗,主张卧床数周,尽量避免活动。现在从心脏病康复的观点强调三个环节:即早期下床和运动训练、对患者和其家属进行健康教育、早期及重复运动试验。国外以早期活动和心理治疗为中心的急性心肌梗死和冠状动脉旁路移植术后康复,已经积累了丰富经验。由于积极推行康复医疗,在 20 世纪 70 年代末,美国 65 岁以下无并发症的急性心肌梗死患者,住院已缩短到 2 周;85％以上办公室工作人员和机械工人可在病后 7 周,重体力劳动者可在病后 13 周恢复原来的工作。

冠心病的病理基础是冠状动脉粥样硬化,是属于发病率高的不可逆性疾病,所以冠心病具有发病率高的特点,冠心病患者的二级预防即为恢复期的防治重点,这无论对冠心病患者或冠心病高发危险人群都十分必要。冠心病的可靠防治应该是从饮食、锻炼、用药、危险因素控制等方面综合性地进行防治,尤其对已发生的冠心病患者而言,预防的目的就是改善症状,防止进展、复发。冠心病的防治应该包括两个 ABCDE,应贯穿在冠心病急性后期、恢复期、后遗症期的各个阶段。

(一)流行病学

冠心病是动脉粥样硬化导致器官病变的最常见类型,也是严重危害人们健康的疾病。本病多发生于 40 岁以后,男性多于女性。目前我国年发病率 120/10 万,年平均病死率男性为 90.1/10 万,女性为 53.9/10 万。随着人民生活水平提高,期望寿命延长和饮食结构的改变,我国冠心病发病率和病死率正在继续升高。冠心病康复医疗是临床治疗的基本组成部分。病理、生理核心是心肌耗氧和供氧失平衡。

(二)病因

本病病因尚未完全明确,目前认为是多种因素作用于不同环节所致,这些因素亦称为危险因素或易患因素。主要的危险因素有:

1.年龄、性别

本病多见于 40 岁以上人群,男性与女性相比,女性发病率较低,但在更年期后发病率增加。

2.血脂异常

脂质代谢异常是动脉粥样硬化最重要的危险因素。总胆固醇(TC)、三酰甘油(TG)、低密度脂蛋白(LDL)或极低密度脂蛋白(VLDL)增高;高密度脂蛋白尤其是它的亚组分 I(HDLI)减低、载脂蛋白 A(Apo A)降低和载脂蛋白 B(Apo B)增高都被认为是危险因素。新近有学者又认为脂蛋白(a)[Lp(a)]增高是独立的危险因素。

3.高血压

血压增高与本病密切相关。60％～70％的冠状动脉粥样硬化患者有高血压,高血压患者患本病较血压正常者高 3～4 倍,收缩压和舒张压增高都与本病关系密切。

4. 吸烟

吸烟可造成动脉壁氧含量不足,促进动脉粥样硬化的形成。吸烟者与不吸烟者比较,本病的发病率和病死率增高 2～6 倍,且与每天吸烟的支数成正比,被动吸烟也是冠心病的危险因素。

5. 糖尿病和糖耐量异常

糖尿病患者中本病发病率较非糖尿病者高 2 倍。糖耐量减低者中也常见本病患者。

次要的危险因素包括:①肥胖;②缺少体力活动;③进食过多的动物脂肪、胆固醇、糖和钠盐;④遗传因素;⑤A 型性格等。

近年来发现的危险因素还有:①血中同型半胱氨酸增高;②胰岛素抵抗增强;③血中纤维蛋白原及一些凝血因子增高;④病毒、衣原体感染等。

二、临床表现

(一)分型和临床表现

1. 无症状性心肌缺血

患者无症状,但静息、动态时或负荷试验心电图有 ST 段压低、T 波降低变平或倒置等心肌缺血的客观证据;或心肌灌注不足的核素心肌显像表现。

2. 心绞痛

由于心肌暂时性缺血而引起的一种发作性的胸骨后或胸骨略偏左处,或在剑突下的压榨性、闷胀性或窒息性疼痛和不适感。并可放射至左肩或上臂内侧,可达无名指和小指,疼痛可持续 1～5 分钟,休息或含服硝酸甘油可缓解。

3. 心肌梗死

为冠状动脉闭塞、血流中断,使部分心肌因严重而持久的缺血发生局部坏死,临床上常出现较心绞痛更为严重和持久的胸痛,硝酸甘油不能缓解,多伴有发热恶心呕吐等症状,常并发心律失常、心力衰竭和休克等。75%～95%的患者可发生心律失常,24 小时内最多见,以室早最为常见,严重的可出现室性心动过速、室颤、心脏停搏。心力衰竭主要以急性左心力衰竭为主,患者出现呼吸困难、咳嗽、不能平卧,两肺有湿性啰音,有时可听到哮鸣音,心率增快,出现第三心音奔马律,X 线可见肺血管阴影扩大而模糊,心影增大,严重的可出现肺水肿。心源性休克时,患者表现为皮肤湿冷,神志迟钝或烦躁,脉搏细弱,血压明显降低,尿少或无尿。此外,还可并发心脏破裂,常为致命的并发症,可以看作为一种严重泵衰竭,大多数发生于心肌梗死的前 3 天,还有心室游离壁破裂、心室间隔穿孔及乳头肌断裂。

4. 缺血性心肌病

表现为心脏增大、心力衰竭和心律失常,为长期心肌缺血或坏死导致心肌纤维化而引起。临床表现与扩张型心肌病类似。

5. 猝死

猝死是指突然和出乎意外的死亡。世界卫生组织定义为发病后 6 小时死亡者为猝死,多数学者主张为 1 小时,但也有人将发病后 24 小时内死亡列为猝死。心源性猝死中冠心病猝死最常见,急性心肌缺血造成局部电生理紊乱引起暂时的严重心律失常,可使心脏突然停搏而引起猝死。心脏停搏的直接原因大多数为心室颤动,这类患者如能得到及时、恰当的急救,有相当一部分可得以幸存。

(二)急性冠状动脉综合征

近年来提出的急性冠状动脉综合征包括了不稳定型心绞痛(UA)、非 ST 段抬高心肌梗死(NSTEMI)及 ST 段抬高心肌梗死(STEMI)。

三、主要功能障碍

冠心病患者除了由于心肌供血不足直接导致的心脏功能障碍之外,还有一系列继发性躯体和心理障碍,这些功能障碍往往被临床忽视,然而对患者的生活质量有直接影响,因此是康复治疗的重要目标。

(一)循环功能障碍

冠心病患者往往减少体力活动,从而降低了心血管系统的适应性,导致循环功能降低。这种心血管功能衰退只有通过适当的运动训练才能逐渐恢复。

(二)呼吸功能障碍

长期心血管功能障碍可导致肺循环功能障碍,使肺血管和肺泡气体交换的效率降低,吸氧能力降低,诱发或加重缺氧症状。呼吸功能的训练是需要引起重视的环节。

(三)运动功能障碍

冠心病患者因缺乏运动而导致机体吸氧能力减退、肌肉萎缩和氧化代谢能力降低,从而限制了全身运动耐力。运动训练的适应性改变是提高运动功能的重要环节。

(四)代谢障碍

代谢障碍主要是脂质代谢和糖代谢障碍,血胆固醇和三酰甘油增高,高密度脂蛋白胆固醇降低。脂肪和能量物质摄入过多、缺乏运动是基本原因。缺乏运动还可导致胰岛素抵抗,除了引起糖代谢障碍外,还可以促使形成高胰岛素血症和血脂升高。

(五)行为障碍

冠心病患者往往伴有不良生活习惯、心理障碍等,也是影响患者日常生活和治疗的重要因素。

四、康复评定

(一)危险因素

在冠心病发病的危险因素中,最重要的是高血压、高脂血症、吸烟,其次是肥胖、糖尿病及精神神经因素,还有一些不能改变的因素,如家族遗传史、年龄、性别等。

(二)六分钟步行试验

六分钟步行试验是独立的预测心力衰竭致残率和致死率的方法,可用于评定患者心脏储备功能,在心脏康复中用于评价疾病或手术对运动耐受性的影响,常用于患者在康复治疗前和治疗后进行自身对照。要求患者在走廊里尽可能行走,测定六分钟内步行的距离。在行走中途,允许患者在需要时停下来休息,但不能延长总试验时间。在试验过程中,评定师也可以给予口头鼓励。试验前和试验结束时应立即测量心率、血压、呼吸频率、呼吸困难的程度和血氧饱和度。6 分钟内,若步行距离<150m,表明严重心力衰竭,150~425m 之间为中度心力衰竭,426~550m 之间为轻度心力衰竭。

(三)超声心动图运动试验

超声心动图可以直接反映心肌活动的情况,从而揭示心肌收缩和舒张功能,还可以反映心脏内血流变化情况,所以有利于提供运动心电图所不能显示的重要信息,运动超声心动图比安静时检查更加有利于揭示潜在的异常,从而提高试验的敏感性。检查一般采用卧位踏车的方式,以保持在运动时超声探头可以稳定地固定在胸壁,减少检测干扰。较少采用坐位踏车或活动平板方式。运动方案可以参照心电运动试验。

(四)行为类型评定

1.A 类型

工作主动,有进取心和雄心,有强烈的时间紧迫感(同一时间总是想做两件以上的事),但是往往缺乏耐心,易激惹,情绪易波动。此行为类型的应激反应较强烈,因此需要将应激处理作为康复的基本内容。

2.B 类型

平易近人,有耐心,充分利用业余时间放松自己,不受时间驱使,无过度的竞争性。

五、康复治疗

(一)康复治疗分期

根据冠心病康复治疗的特征,国际上将康复治疗分为三期:

Ⅰ期:急性心肌梗死或急性冠脉综合征住院期康复,发达国家为 3～7 天。

Ⅱ期:自患者出院开始,至病情稳定性完全建立为止,时间 5～6 周。由于急性阶段缩短,Ⅱ期的时间也趋向于逐步缩短。

Ⅲ期:指病情处于较长期稳定状态的冠心病患者,包括陈旧性心肌梗死、稳定型心绞痛及隐性冠心病。康复程序一般为 2～3 个月,自我训练应该持续终生。有人将终生维持的锻炼列为第Ⅳ期。

(二)适应证

Ⅰ期:患者生命体征稳定,无明显心绞痛,安静心率<110 次/分,无心力衰竭、严重心律失常和心源性休克,血压基本正常,体温正常。

Ⅱ期:与Ⅰ期相似,患者病情稳定,运动能力达到 3 代谢当量(metabolic equivaent,MET)以上,家庭活动时无显著症状和体征。

Ⅲ期:临床病情稳定者,包括陈旧性心肌梗死、稳定型劳力性心绞痛、隐性冠心病、冠状动脉分流术和腔内成形术后、心脏移植术后、安装起搏器后。过去被列为禁忌证的一些情况如病情稳定的心功能减退、室壁瘤等现正在逐步被列入适应证的范畴。

(三)禁忌证

凡是康复训练过程中可诱发临床病情恶化的情况都列为禁忌证,包括原发病临床病情不稳定或并发新病症的患者。稳定与不稳定是相对概念,与康复医疗人员的技术水平、训练监护条件、治疗理念都有关系。此外,不理解或不合作者不宜进行康复治疗。

(四)康复治疗

1.Ⅰ期康复

(1)治疗目标:低水平运动试验阴性,可以按正常节奏连续行走 100～200m 或上下 1～2

层楼而无症状和体征。运动能力达到 2～3MET,能够适应家庭生活。患者理解冠心病的危险因素及注意事项,在心理上适应疾病的发作和处理生活中的相关问题。

(2)治疗方案:以循序渐进地增加活动量为原则,生命体征一旦稳定,无并发症时即可开始。

1)床上活动:从床上的肢体活动开始,包括呼吸训练,肢体活动一般从远端肢体活动开始,从不抗地心引力的活动开始,强调活动时呼吸自然、平稳,没有任何憋气和用力的现象,然后逐步开始抗阻运动,例如捏气球、皮球或拉橡皮筋等,一般不需要专用器械,吃饭、洗脸、刷牙、穿衣等日常生活活动可以早期进行。

2)呼吸训练:主要指腹式呼吸,要点是吸气时腹部浮起,膈肌尽量下降,呼气时腹部收缩,把肺的气体尽量排出。呼气和吸气之间要均匀、连贯缓慢,但不要憋气。

3)坐位训练:坐位是重要的康复起始点。开始坐时可以有靠背或将床头抬高。有依托坐的能量消耗与卧位相同,但是上身直立位使回心血量减少,同时射血阻力降低,心脏负荷实际低于卧位。在有依托坐位适应以后,患者可以逐步过渡到无依托独立位。

4)步行训练:从床边站立开始,然后床边步行。开始时最好进行若干次心电监护活动。此阶段患者的活动范围明显增大,因此监护需要加强。要特别注意避免上肢高于心脏水平的活动,此类活动的心脏负荷增加很大,常是诱发意外的原因。

5)排便:务必保持大便通畅。卧位大便时由于臀部位置提高,回心血量增加,使心脏负荷增加,同时由于排便时必须克服体位所造成的重力,所以需要额外用力(4MET),因此卧位大便对患者不利。在床边放置简易坐便器,让患者坐位大便,其心脏负荷和能量消耗均小于卧床大便(3.6MET),同时也比较容易排便。

6)上楼:上、下楼的活动是保证患者出院后在家庭活动安全的重要环节。下楼的运动负荷不大,而上楼的运动负荷主要取决于上楼的速度。必须保持非常缓慢的上楼速度。一般每上一级台阶可以稍事休息,以保证没有任何症状出现。

7)出院前评估及治疗策略:当患者顺利达到训练目标后,可以进行症状限制性或亚极量心电运动试验,或在心电监护下进行步行。如果确认患者可连续步行 200m 无症状和无心电图异常,可以安排出院。患者出现并发症或运动试验异常者则需要进一步检查,并适当延长住院时间。

8)发展趋势:由于患者住院时间日益缩短,国际上主张 3～5 天出院。所以Ⅰ期康复趋向于具有并发症及较复杂的患者,而早期出院患者的康复治疗完全不一定遵循固定的模式。

2.Ⅱ期康复

(1)康复目标:逐步恢复一般日常生活活动能力,包括轻度家务劳动、娱乐活动等。运动能力达到 4～6MET,提高生活质量。对体力活动没有更高要求的患者可停留在此期。此期在患者家庭完成。

这一期约需要 5～6 周。对于进展顺利,无明显异常表现的患者,约 6～8 个月即可达到 6MET 的运动负荷,并顺利地进入心脏康复的第三期。在恢复后期应进行功能性运动试验,以评估身体负荷能力和心血管功能。试验中一旦见 ST 段显著下移即可评估出最大身体负荷能力。功能性试验的结果可用于决定患者是否能恢复工作、锻炼及性活动,并且可用于评价治疗效果。进行运动试验的早晚主要取决于心脏损伤的范围、患者年龄、重返工作的迫切性等。

(2)治疗方案:散步、医疗体操、气功、家庭卫生、厨房活动、园艺活动或在邻近区域购物,活

动强度为 $40\%\sim50\%$ HRmax,活动时主观用力计分(RPE)不超过 $13\sim15$。一般活动无须医务监测;较大强度活动时可用远程心电图监护系统监测,无并发症的患者可在家属帮助下逐步过渡到无监护活动。所有上肢超过心脏平面的活动均为高强度运动,应该避免或减少。日常生活和工作时间应采用能量节约策略,如制订合理的工作或日常活动程序,减少不必要的动作和体力消耗等,以尽可能提高工作和体能效率。每周需要门诊随访一次,任何不适均应暂停运动,及时就诊。

3.Ⅲ期康复

(1)康复目标:巩固Ⅱ期康复成果,控制危险因素,改善或提高体力活动能力和心血管功能,恢复发病前的生活和工作。此期可以在康复中心完成,也可以在社区进行。

(2)治疗方案:全面康复方案包括有氧训练、循环抗阻训练、柔韧性训练、医疗体操、作业训练、放松性训练、行为治疗、心理治疗等。在整体方案中,有氧训练是最重要的核心。

1)运动方式:步行、登山、游泳、骑车、中国传统形式的拳操等。慢跑曾经是推荐的运动,但是其运动强度较大,运动损伤较常见,近年来已经不主张使用。

2)训练形式:可以分为间断性和连续性运动。间断性运动:指基本训练期有若干次高峰靶强度,高峰强度之间强度降低。优点是可以获得较强的运动刺激,并且时间较短,不至于引起不可逆的病理性改变。缺点是需要不断调节运动强度,操作比较麻烦。连续性运动:指训练的靶强度持续不变,这是传统的操作方式,主要优点是简便,患者相对比较容易适应。

3)运动量:运动量是康复治疗的核心,要达到一定阈值才能产生训练效应。合理的每周总运动量为 $2931\sim8374$ kJ(相当于步行 $10\sim32$ km)。运动量<2931 kJ/周只能维持身体活动水平,而不能提高运动能力。运动量>8374 kJ/周则不增加训练效应。运动总量无明显性别差异。

运动量的基本要素为:强度、时间和频率。①运动强度:运动训练所必须达到的基本训练强度称之为靶强度,可用心率、心率储备、最大摄氧量、MET、RPE 等方式表达。靶强度与最大强度的差值是训练的安全系数。靶强度一般为 $40\%\sim85\%$ VO$_2$max 或 $60\%\sim80\%$ HR 储备,或 $70\%\sim85\%$ HRmax。靶强度越高,产生心脏中心训练效应的可能性就越大。②运动时间:指每次运动锻炼的时间。靶强度运动一般持续 $10\sim60$ 分钟。在额定运动总量的前提下,训练时间与强度成反比。准备活动和结束活动的时间另外计算。③训练频率:训练频率指每周训练的次数。国际上多数采用每周 $3\sim5$ 天。合适运动量的主要标志:运动时稍出汗,轻度呼吸加快,但不影响对话,早晨起床时感觉舒适,无持续的疲劳感和其他不适感。

4)训练实施:每次训练都必须包括准备、训练和结束活动。①准备活动:目的是预热,即让肌肉关节、韧带和心血管系统逐步适应训练期的运动应激。运动强度较小,运动方式包括牵伸运动及大肌群活动,要确保全身主要关节和肌肉都有所活动,一般采用医疗体操、太极拳等,也可附加小强度步行。②训练活动:指达到靶训练强度的活动,中低强度训练的主要机制是外周适应作用,高强度训练的机制是中心训练效应。③结束活动:主要目的是冷却,即让高度兴奋的心血管应激逐步降低,适应运动停止后血流动力学改变。运动方式可以与训练方式相同,但强度逐步减小。

充分的准备与结束活动是防止训练意外的重要环节(训练心血管意外 75% 均发生在这两个时期),对预防运动损伤也有积极的作用。

（3）性功能障碍及康复：Ⅲ期康复应该将恢复性生活作为目标（除非患者没有需求），判断患者是否可以进行性生活的简易试验有：①上二层楼试验（同时作心电监测）。通常性生活中心脏射血量约比安静时高 50％，这和快速上二层楼的心血管反应相似。②观察患者能否完成 5～6MET 的活动，因为采用放松体位的性生活最高能耗约 4～5MET。日常生活中看精彩球赛时的心率可能会超过性生活。在恢复性生活前应该经过充分的康复训练，并得到经治医生的认可。

应该教育患者采用放松姿势和方式，避免大量进食后进行。必要时在开始恢复性生活时采用心电监测。国外通过质性研究，显示心肌梗死患者对性功能的认识体现在自我概念、交流和环境 3 个方面，护理人员的职责在于引导患者识别自身角色，提供必要信息，教授患者使用语言和非语言的沟通技巧等。

第十节　慢性充血性心力衰竭

一、概述

慢性充血性心力衰竭（chronic congestive heart failure,CHF）是以循环功能衰竭为特征的临床综合征。可以由多种心脏疾病引起，如缺血性心脏病、心肌梗死、高血压性心脏病、瓣膜性心脏病、心肌病及先天性心脏病，是各种进行性心脏病变的晚期表现。其生理病理改变主要为心排出量减少，导致肌肉灌注不足，不能满足做功肌的需要，并造成乳酸堆积和肌肉疲劳，从而限制体力活动能力。同时由于肾素、血管紧张素－醛固酮系统被激活造成水钠潴留，促使血容量增加和发生水肿，又进一步增加了心脏负担，于是形成恶性循环。近年来的研究表明，肺部因素是限制 CHF 患者运动能力的另一重要因素，主要表现为体力活动能力不同程度的减退，如活动时气短、气促、胸闷等。严重时，在安静状态下也可发生上述症状。

（一）CHF 治疗进展

近 20 年来，心力衰竭的治疗有了很大的进展，CHF 缓解期及急性发作期的治疗已形成了全球规范化治疗指南。目前对 CHF 患者采取以"大医院为中心，以院内治疗为主体，晚期 CHF 患者对症治疗"的模式，很难进一步提高患者生活质量及生存率，降低相关医疗费用。自 1944 年，Levine 开始主张对急性心肌梗死者解除严格卧床，并提倡"椅子疗法"，心脏康复的雏形开始形成；运动疗法、健康教育和心理支持等干预措施的联合应用（即整体性心脏康复疗法）成为目前心脏康复疗法最有效的方式，CHF 患者也需"长期、全程、规范管理"的治疗策略，在药物治疗基础上，通过个体化康复程序，提高和维持心血管健康，并达到理想的身体、心理、社会、职业和情绪状态，有助于提高其生存质量，降低病死率，回归社会，减轻患者及其家庭、社会的负担。

（二）流行病学

CHF 是许多心脏疾病的最终转归，已经成为一个不断增长的社会健康问题。截至 2003 年，美国已有 500 万人患 CHF，并且每年以 55 万人的速度增长，而且随着年龄的增加患者人数相应增加,在>65岁的人群中,平均每1000人中就有10例CHF的患者。2000年,中国心血管病健康中心合作研究结果显示,我国成年人心力衰竭的患病率为0.9%,其中男性为0.7%,女性为1.0%。根据这个患病率计算,我国目前35~74岁成年人中仍约有400万心力衰竭患者。

(三)病因

1.基本病因

(1)原发性心肌损害:包括冠心病心肌缺血和(或)心肌梗死;心肌炎和心肌病;心肌代谢障碍性疾病,以糖尿病心肌病最常见,其他如维生素 B_1 缺乏及心肌淀粉样变性等均属罕见。

(2)心脏负荷过重

1)压力负荷(后负荷)过重:左室压力负荷过重常见于高血压、主动脉瓣狭窄,右室压力负荷过重常见于肺动脉高压、肺动脉瓣狭窄、肺栓塞等。

2)容量负荷(前负荷)过重:见于心脏瓣膜关闭不全,血液反流,如二尖瓣、主动脉瓣关闭不全等;左、右心或动静脉分流性先天性心脏病,如间隔缺损、动脉导管未闭等。此外,伴有全身血容量增多或循环血量增多的疾病如慢性贫血、甲状腺功能亢进等,心脏的容量负荷也必然增加。

2.诱因

(1)感染:呼吸系统感染、心内膜炎等。

(2)心律失常:心房颤动是诱发心力衰竭的重要因素。其他各种类型的快速性心律失常以及严重的缓慢性心律失常亦可诱发心力衰竭。

(3)血容量增加:如摄入钠盐过多,静脉输入液体过多、过快等。

(4)过度体力劳累或情绪激动:如妊娠后期及分娩过程、暴怒等。

(5)治疗不当:如不恰当的停用洋地黄类药物或降血压药等。

(6)原有心脏病变加重或并发其他疾病:如冠心病发生心肌梗死,合并甲状腺功能亢进或贫血等。

二、临床表现

(一)左心衰竭

1.症状

以肺淤血和心排出量降低表现为主。

(1)呼吸困难:程度不同的呼吸困难是左心衰竭最主要的症状。可表现为劳力性呼吸困难、夜间阵发性呼吸困难或端坐呼吸。

(2)咳嗽咳痰和咯血:咳嗽、咳痰是肺泡和支气管黏膜淤血所致。开始常发生在夜间,坐位或立位可减轻或消失。痰常呈白色泡沫状,偶可见痰中带血丝。慢性肺淤血,肺静脉压力升高,导致肺循环和支气管血液循环之间形成侧支,在支气管黏膜下形成扩张的血管,一旦破裂可引起大咯血。

(3)疲倦、乏力、头晕、心悸:主要是由于心排出量降低,器官、组织血液灌注不足及代偿性心率加快所致。

(4)少尿及肾损害症状:严重的左心衰竭血液进行再分配时,首先是肾血流量明显减少,患者可出现少尿。长期慢性肾血流量减少可出现血尿素氮、肌酐升高并可有肾功能不全的相应症状。

2.体征

(1)肺部湿性啰音:由于肺毛细血管压增高,液体可渗出到肺泡而出现湿啰音。随着病情由轻到重,肺部啰音可从局限于肺底部直至全肺。

(2)心脏体征:除基础心脏病的固有体征外,患者一般均有心脏扩大、舒张期奔马律及肺动脉瓣区第二心音亢进。

(二)右心衰竭

1.症状

以体静脉淤血表现为主。

(1)消化道症状:胃肠道及肝淤血引起腹胀、食欲不振、恶心呕吐等,是右心衰竭最常见的症状。

(2)劳力性呼吸困难:右心衰竭可由左心衰竭发展而来。单纯性右心衰竭多由分流型先天性心脏病或肺部疾病所致。两者均可有明显的呼吸困难。

2.体征

(1)水肿:体静脉压力增高使皮肤等软组织出现水肿,其特征为首先出现在身体最低垂的部位,为对称性压陷性水肿。胸腔积液也是因体静脉压力增高所致,以双侧多见,如为单侧则以右侧更为多见,可能与右膈下肝淤血有关。

(2)颈静脉体征:颈静脉充盈怒张,是右心衰竭的主要体征,肝颈静脉反流征阳性则更具有特征性。

(3)肝脏体征:肝脏常因淤血而肿大,伴压痛。持续慢性右心衰竭可致心源性肝硬化,晚期可出现肝功能受损、黄疸及大量腹腔积液。

(4)心脏体征:除基础心脏病的体征外,右心衰竭时可因右心室显著扩大而出现三尖瓣关闭不全的反流性杂音。

(三)全心衰竭

右心衰竭继发于左心衰竭而形成全心衰竭。

三、康复评定

(一)病史

1.心力衰竭的病因和诱因

患者有无冠心病、高血压、风湿性心瓣膜病、心肌炎、心肌病等病史;有无呼吸道感染、心律失常、劳累过度、妊娠或分娩等诱发因素。

2.病程发展过程

患者有无劳力性呼吸困难。患者出现呼吸困难的体力活动类型,如上楼、步行或洗漱等。有无夜间阵发性呼吸困难或端坐呼吸;有无咳嗽咳痰或痰中带血;有无疲乏头昏、失眠等。以上症状常是左心衰竭患者的主诉。还应了解患者是否有恶心、呕吐、腹胀、体重增加及身体低垂部位水肿等右心衰竭表现。了解相关检查结果、用药情况及效果,病情是否有加重趋势。

3.心理—社会状况

心力衰竭往往是心血管病发展至晚期的表现。长期疾病折磨,体力活动受限,生活需要他人照顾,使患者陷于焦虑不安、内疚、绝望,甚至对死亡的恐惧中。家属和亲人可因长期照顾患者而忽略其内心感受。

(二)身体评估

1.一般状态

①生命体征：呼吸状况,脉搏快慢、节律,有无交替脉和血压降低。②意识与精神状况。③体位：是否采取半卧位或端坐位。

2.心肺

心脏是否扩大,心尖冲动的位置和范围,心率是否加快,有无心尖部舒张期奔马律、病理性杂音等。两肺有无湿啰音或哮鸣音。

3.其他

有无皮肤黏膜发绀,有无颈静脉怒张、肝颈静脉反流征阳性,肝脏大小、质地、水肿的部位及程度,有无胸腔积液征、腹腔积液征。

(三)实验室检查

1.心脏病的常规检查

心脏病的常规检查都要进行,如心电图检查、X线检查、超声心动图检查以及有一些患者需要心导管检查和循环时间、动脉及静脉压测量。

2.心力衰竭的常规检查

充血性心力衰竭及肺水肿的患者的中心静脉压通常是升高的,患者用漂浮导管及动脉导管测压,尿量减少(少尿症)尿比重增高,尿中发现蛋白(蛋白尿)、血(血尿)及管型,血生化表明血中氮潴留,系因尿素氮、尿酸、肌酸增加所致。

(四)康复评定

1.心功能分级

目前通用的是美国纽约心脏病协会(NYHA)1928年提出的一项分级方案,主要是根据患者的自觉活动能力来分级。最大的缺点是依赖主观分级,评估者变异较大,但由于已经应用多年,评估方法已被广泛接受,所以目前仍然有较大的价值。

2.运动试验

(1)用途：CHF患者表现为从低到中等强度运动(3~6MET)时出现疲劳、呼吸困难和不能耐受。采用NYHA评估的误差率达到50%(特别是Ⅱ级和Ⅲ级)。因此,可以用运动试验方法加以补充。运动试验的主要用途：

1)提供较精确的功能评定,以确定诊断和评估药物的治疗作用。

2)确定功能状态不明的患者是否需要作心脏移植以及移植的时机。

3)预测CHF的存活率及预后。其主要指征为射血分数和左心室充盈压力,尽管运动能力和左心功能无密切相关,但运动能力与存活率及预后密切相关。运动时,高水平血浆去甲肾上腺素、心动过速及脉压减小均为预后不良的指标。

4)为制订康复治疗和日常活动方案提供可靠的依据。通过运动试验所得到的峰值吸氧量,可以求出相应的MET,从而指导康复治疗和日常活动,可以提高治疗效果,增加训练的安全性。

(2)运动试验方案：能够直接测定呼吸气交换的心肺运动试验对CHF患者功能评定。CHF患者很难达到真正的最大摄氧量,采用峰值吸氧量可能更为恰当。标准运动试验往往由于心脏反应(心率与血压)障碍以及难以确定主观运动终点而产生错误的结果。常规的活动平板试验应该从小负荷开始(1.5~2MET),每2~3分钟增加一级,每级增加不超过1MET。踏车试验应用十分广泛,常用增量负荷(每2分钟15~20W)和斜坡(ramp)方案(每分钟增加10W)。采用额定时间6分钟自由节奏步行,计算步行距离的方案简便易行,可以有效地评定疗效。

(3)动力性运动的血流动力学反应:在代偿期运动时心率和血压增高的斜率增大,每搏量开始时可以通过Frank-Starling机制提高,但超过一定限度便有可能造成每搏量减少。心排出量在代偿期可维持不变,至失代偿期则减少。体循环阻力随心功能的下降而逐渐增高,同时肺毛细血管楔压也相应增高。但是,即使肺毛细血管楔压超过4.0~5.3kPa(30~40mmHg),这些患者也并不一定发生明显的肺水肿。由于外周阻力增大,所以体循环的脉压减小。至失代偿期,心率往往不升甚至下降,收缩压可明显下降,甚至低于安静水平。

(4)等长收缩运动的心肺反应:等长收缩运动常常被引证为CHF患者发生疲劳和呼吸困难的原因。正常人在30%~50%最大握力运动时,由于心排出量增加,导致收缩压和舒张压升高,而体循环阻力和左室充盈压变化很小或不变。中至重度CHF患者运动时心排出量不变,通过增加体循环阻力来提高血压;左室充盈压有不同程度的增加,但射血分数有不同程度的下降;在进行亚极量等长收缩运动时,血流动力学变化较大,且与功能能力或安静时血流动力学无关;由于骨骼肌受体反应性的改变,在握力运动时肌肉交感神经传递的反应性降低;轻度运动时肺毛细血管楔压和肺动脉压均显著高于正常人。

四、康复治疗

康复治疗应该是全面的治疗,包括运动、心理、饮食或营养、教育,以及针对原发疾病的治疗。

(一)运动训练

1. 作用

CHF患者运动耐力提高需经过4~6个月的监护性运动训练(每周3~5次,强度75% VO_2max),最大摄氧量明显提高,安静时和亚极量运动时心率降低,最大心排出量有增高的趋势,左心功能指数在训练后无改变,下肢最大血流量和动静脉氧分压差增大,从而增加下肢氧运输;此外,下肢的血管阻力下降,提示骨骼肌血管收缩力提高是可逆的。尽管心功能有所提高,而最大血乳酸水平实际上是增高的,但亚极量运动时骨骼肌乳酸生成和相应的动脉乳酸水平明显降低。运动耐力的提高与安静时及训练后的左心功能无关。

2. 作用机制

主要通过外周血管适应性代偿机制以改善血流动力学,从而相对改善心功能。①大肌群的动力性运动使运动肌群的代谢改善,毛细血管的数量(密度)增加,肌氧化酶活性增强,肌收缩的机械效率提高,从而使运动时的血液循环效率提高,相对减少对心脏射血的要求;②长期训练使血液中儿茶酚胺的浓度下降,交感神经兴奋性下降,心率减慢,心肌耗氧量减少,从而有利于心功能的改善;③腹式呼吸训练有利于对肝、脾的按摩,减少内脏淤血和改善内脏功能;④改善血液流变学,减少静脉血栓形成和预防肺炎。

3.运动康复的危险分层和禁忌证

CHF的心脏运动康复存在着一定的风险,在运动康复之前,首先根据美国运动医学会规定的住院患者和院外患者的心脏康复禁忌证排除标准进行筛选,对于符合标准的患者进行危险分层,2001年美国心脏协会公布了CHF运动疗法的适应证。

美国运动医学会规定的心脏运动康复禁忌证:①不稳定型心绞痛;②静息时收缩压>200mmHg或静息时舒张压>110mmHg,直立性血压降低>20mmHg,应逐个病例评估;③静息时心电图表现ST段移位>2mm;④严重主动脉狭窄(收缩压峰值梯度>50mmHg,且对于中等体型的个体主动脉瓣口面积<0.75cm²);⑤急性全身系统疾病或发热;⑥未控制的房性或室性心律失常、室性心动过速(>120分钟);⑦近期栓塞史,如血栓性静脉炎;⑧失代偿的心力衰竭;⑨未控制的糖尿病(空腹血糖>15.0mmol/L或有严重的低血糖倾向者);⑩活动期的心包炎或心肌炎等。

4.运动方式

运动按骨骼肌收缩分为静态的等长收缩和动态的等张**收缩**,按能量代谢分为有氧运动和无氧运动。有氧运动指动态的等张收缩,无氧运动指静态的**等长收缩**。目前,认为有氧运动(如散步、游泳等)较无氧运动在心血管康复治疗方面的作用更大。另有研究显示,阻力训练(如体操、哑铃等)的作用也相当于有氧运动,尤其可以改善肌肉的长度、容积和耐力。阻力训练是静态与动态相结合的运动,不分有氧与无氧运动,可以增加肌力和运动耐力,适当的阻力训练有助于心力衰竭患者的康复。

5.运动处方

有心肺监护的极量运动试验对CHF患者制订运动方案极有价值。运动强度一般采用症状限制性运动试验中峰值吸氧量的70%～75%。在训练开始,可采用60%～65%峰值吸氧量以防止过度疲劳和并发症,也有人研究采用60%～80%HRmax。但CHF患者的特征是心率运动反应障碍。故采用心率作为运动训练强度的指征不太可靠。如果不能直接测定气体代谢,应采用恰当的运动方案以尽可能减少估计峰值运动能力的误差,特别要注意防止高估运动能力而造成训练过度。

主观用力计分(RPE)是根据运动者自我感觉用力程度衡量相对运动水平的半定量指标。是衡量运动强度十分有效的指标,RPE为15～16时,往往是达到通气阈和发生呼吸困难的强度。患者一般可以耐受RPE11～13的强度,运动训练中不应达到通气阈和发生呼吸困难的强度,不应该有任何循环不良的症状和体征。

运动训练在开始时应该为5～10分钟,每运动2～4分钟间隔休息1分钟。运动时间可按1～2分钟的长度逐渐增加,直到30～40分钟。运动采用小强度,负荷的增加应小量、缓慢,过快地增加负荷可明显降低患者对运动的耐受性。开始训练时,运动时间过长往往产生过度疲劳。Sullivan等和Coats等均发现,每周5次训练可以达到理想的训练效果;也可以采用1～2周监护性方案,加2～3周低强度家庭步行或踏车训练。准备活动与结束活动必须充分,最好不少于10分钟,以防止发生心血管意外。有些患者的活动量很小,持续活动的总时间只有数分钟,运动中心率增加也不超过20次/分,可以不要专门的准备和放松活动。

6.康复训练注意事项

(1)运动处方的制订特别强调个性化原则,要充分意识到心力衰竭患者心力贮备能力已经十分有限,避免造成心力失代偿。

(2)在考虑采用运动训练之前应该进行详尽的心肺功能和药物治疗的评定。

(3)活动时,应强调动静结合、量力而行,不可引起不适或症状加重,禁忌剧烈运动,并要有恰当的准备和结束活动。

(4)活动必须循序渐进,并要考虑环境因素对活动量的影响,包括气温、湿度、场地、衣着等,避免在过热(高于27℃)或过冷(低于10℃)时训练。

(5)避免情绪高的活动,如具有一定竞赛性质的娱乐活动。

(6)治疗时应有恰当的医学监护,出现疲劳、心悸、呼吸困难以及其他症状时应暂停活动,查明原因,及时给予处理。

(7)严格掌握运动治疗的适应证,需特别注意排除不稳定型心脏病。

(8)运动治疗只能作为综合治疗的一部分,而不能排斥其他治疗。

7.康复训练的并发症

在运动训练初期有可能发生轻度的不良反应。运动时或运动后恢复期发生低血压较为常见,这可能与采用血管扩张剂和利尿剂有关。如训练前减少药物剂量或改变用药品种,有可能缓解这一反应。在数次训练后疲劳加重可能是运动强度过高或时间过长的表现,需要修订运动处方。训练初期没有表现出有益作用的患者有可能继发心血管状态的恶化。

CHF 恶化的指征有:体重 2 天内增加 1kg 以上,心率增快,呼吸困难加重,听诊发现肺水肿和异常心音(第三心音奔马律、反流杂音),此时应该立即终止运动,进行功能评定和治疗。心律失常所造成的猝死是 CHF 死亡的常见原因。与心律失常有关的因素有低血钾、低血镁和地高辛中毒。这些异常有时表现为心电图 Q-T 间期延长和室性期前收缩增加,应该定期检查血清电解质和地高辛水平,以防发生并发症。

8.药物治疗与运动反应

CHF 患者在进行运动锻炼时一般同时应用抗心力衰竭药物,包括洋地黄制剂、利尿剂、ACE 抑制剂和血管扩张剂等,运动能力已用于药物治疗效果评定的定量标准。有研究发现,药物治疗后尽管安静和日常活动时症状有所改善,但最大运动能力没有改变。强心剂可以明确提高心脏功能指数,但并不改善运动能力或峰值吸氧量。这些结果表明,血管扩张能力障碍造成骨骼肌血流恢复延迟。因此,有些药物(如 ACE 抑制剂)的作用要 6～8 周以上才能充分表现出运动能力提高。最近的研究提示,运动能力改善与下肢血流量增加密切相关,但与左心室功能指数无关。因此,在运动时要特别注意加强对心率、血压的监护。钙拮抗剂可以造成踝部水肿和胸部不适感,应注意和心力衰竭病情加重相鉴别。若出现异常情况,随时报告医生。

(二)CHF 的肺部因素及康复训练

1.CHF 的肺功能改变

包括肺活量降低,气道阻力增加,呼吸肌力降低,相对呼吸功耗增高,呼气相延长,第一秒用力呼气量(FEV_1),最大肺活量(FVC)、FEV_1/FVC 和用力呼气流量(FEF25～75)减低,残气量增大。

2.CHF 的呼吸肌训练

(1)如果呼吸肌是呼吸困难的关键因素之一,选择性的呼吸肌训练无疑有助于改善因呼吸限制运动能力的心脏病患者的运动功能。有氧训练已经证实可部分逆转 CHF 患者骨骼肌的代谢异常,增加最大运动能力,降低运动时的过度通气,但对呼吸肌的作用是非选择性的。人类膈肌中 50％为 Ⅰ 型纤维、50％为 Ⅱ 型纤维,进行抗阻呼吸训练可以提高膈肌耐力,增加氧化酶和脂肪分解酶的活性。

(2)相应的亚极量和极量主要采用三种方法:主动过度呼吸、吸气阻力负荷和吸气阀负荷。吸气阻力负荷是最常用的方法,即采用小口径呼吸管或可调式活瓣的方式增加呼吸阻力,呼吸 10～20 次/分左右。

(3)选择性呼吸肌训练促使运动能力的改善,从另一角度证明肺功能对 CHF 患者运动能力的影响,同时也提示应该在心脏康复治疗中附加这一训练内容。过去的 CHF 患者康复只强调有氧训练,有人报道可能会导致病情恶化;而呼吸训练只涉及较小肌群,对心血管的影响较小,不良反应也较小,在 CHF 患者康复中可以增加有氧训练的作用,而不至于增加心脏的不良反应。

第十一节　原发性高血压

一、概述

原发性高血压是以血压升高为主要临床表现的综合征,通常简称为高血压。高血压是多种心、脑血管疾病的重要病因和危险因素,影响重要脏器例如心、脑、肾的结构与功能,最终导致这些器官的功能衰竭,迄今仍是心血管疾病死亡的主要原因之一——高血压是一种常见病、多发病,是多种心脑血管疾病的重要因素和危险因素。近年来随着康复医学的发展,康复治疗可以有效地辅助降低血压,减少药物使用量及对靶器官的损害、干预高血压危险因素,能最大限度地降低心血管发病率和病死率,提高患者体力活动能力和生活质量,是高血压治疗的必要组成部分。随着高血压人群的增多,高血压的康复越来越受到重视。

(一)流行病学

2002 年卫健委资料显示,我国 18 岁及以上居民高血压患病率为 18.8％,与 1991 年比较,患病率上升 31％。我国人群高血压知晓率为 30.2％,治疗率为 24.7％,控制率为 6.1％。我国人群血压水平从 110/75mmHg 开始,随着血压水平升高而心血管发病危险持续增加。与血压＜110/75mmHg 比较,血压 120～129/80～84mmHg 时心血管发病危险增加 1 倍;血压 140～149/90～94mmHg 时心血管发病危险增加 2 倍;血压＞180/110mmHg 时心血管发病危险增加 10 倍。

(二)病因

高血压病因不明,与发病有关的因素有:

1.年龄

发病率有随年龄增长而增高的趋势,40 岁以上者发病率高。

2.饮食

①食盐:摄入食盐多者,高血压发病率高,有认为食盐<2g/d,几乎不发生高血压;3~4g/d,高血压发病率3%,4~15g/d,发病率15%,>20g/d发病率30%。②进食过量高脂肪,血液中有过量的胆固醇和脂肪会引起动脉粥样硬化,进而会导致高血压。③过量饮酒:饮酒量越大,血压就越高,长期过量饮酒还能引起顽固性高血压,且酒精还能使患者对降压药物的敏感性下降。④吸烟:烟中的有害物可损伤动脉内膜,引起动脉粥样硬化并刺激交感神经引起小动脉收缩,从而使血压升高。吸烟者患高血压比例远高于不吸烟者。

3.超重或肥胖

超重或肥胖者与患高血压的概率是正比例的。即身体越肥胖,食用的盐越多,患高血压的概率就越大。

4.遗传

高血压有明显的遗传性。父母有高血压,其子女患高血压的概率要比父母血压正常的子女大得多。

5.环境与职业

噪声大的工作环境、过度紧张的脑力劳动均易发生高血压。缺乏体育锻炼,长期缺少体力活动,城市中的高压发病率高于农村。

6.心理因素

长期工作劳累、精神紧张、睡眠不足、焦虑、恐惧和抑郁等均能引起高血压。

(三)按患者的血压水平分类

人群中血压水平呈连续性正态分布,正常血压和血压升高的划分并无明确界限,因此高血压的标准是根据临床及流行病学资料人为界定的。目前,我国采用国际上统一的分类和标准。高血压定义为收缩压≥140mmHg和(或)舒张压≥90mmHg,根据血压升高水平,又进一步将高血压分为1、2、3级。

当收缩压和舒张压分属于不同级时,以较高的级别作为标准。以上标准适用于男、女性任何年龄的成人。儿童则采用不同年龄组血压值的95%位数,通常低于成年人。其中在WHO/ISH指南中强调,患者血压增高,决定是否给予降压治疗时,不仅要根据其血压水平,还要根据其危险因素的数量与程度,"轻度高血压"只是与重度高血压相对而言,并不意味着预后一定良好。

(四)按患者的心血管危险绝对水平分层

高血压患者的治疗决策不仅根据其血压水平,还要根据下列诸方面:

1.其他危险因素的存在情况

①血压水平(1~3级);②吸烟;③血胆固醇>5.72mmol/L;④糖尿病;⑤男性>55岁;⑥女性>65岁;⑦早发心血管疾病家族史(发病年龄女性<65岁,男性<55岁)。

2.并存的临床情况

(1)心脏疾病:①心肌梗死;②心绞痛;③冠状动脉血运重建术后;④心力衰竭。

(2)脑血管疾病:①脑出血;②缺血性脑卒中;③短暂性脑缺血发作。

(3)肾脏疾病:①糖尿病肾病;②血肌酐升高超过177μmol/L或2.0mg/dL。

(4)血管疾病:①主动脉夹层;②外周血管病。

(5)重度高血压性视网膜病变:①出血或渗出;②视盘水肿。

3.靶器官损害

①左心室肥厚(心电图或超声心动图);②蛋白尿和(或)血肌酐轻度升高($106\sim177\mu mol/L$);③超声或X线证实有动脉粥样硬化斑块(颈、髂、股或主动脉);④视网膜动脉局灶或广泛狭窄。

WHO/ISH指南委员会将高血压患者分为低危、中危、高危和极高危,分别表示10年内将发生心脑血管病事件的概率为<15%、15%~20%、20%~30%和>30%。

二、临床表现

(一)症状

大多数起病缓慢、渐进,一般缺乏特殊的临床表现。常见症状有头晕头痛、颈项板紧、疲劳、心悸等,在紧张或劳累后加重,不一定与血压水平有关,多数症状可自行缓解。也可出现视物模糊、鼻出血等较重症状。约1/5患者无症状,仅在测量血压时或发生心、脑、肾等并发症时才被发现。

(二)体征

血压随季节、昼夜、情绪等因素有较大波动。冬季血压较高,夏季较低;血压有明显的昼夜波动,一般夜间血压较高,清晨起床活动后血压迅速升高,形成清晨血压高峰。患者在家中的自测血压值往往低于诊所血压值。体格检查听诊时可有主动脉瓣区第二心音亢进、收缩期杂音或收缩早期喀喇音,少数患者在颈部或腹部可听到血管杂音。

(三)恶性或急进型高血压

少数患者病情急骤发展,舒张压可持续高于130mmHg,并有头痛,视物模糊,眼底出血、渗出和视盘水肿,肾脏损害突出,持续蛋白尿、血尿、管型尿。病情进展迅速,如不及时有效降压治疗,预后很差,常死于肾衰竭、脑卒中或心力衰竭。病理上以肾小动脉纤维样坏死为特征。发病机制尚不清楚,部分患者继发于严重肾动脉狭窄。

(四)并发症

1.高血压危象

患者表现为头痛、烦躁、眩晕、恶心、心悸、胸闷、气急、视物模糊等严重症状,以及伴有痉挛动脉(椎-基底动脉、颈内动脉、视网膜动脉、冠状动脉)累及的靶器官缺血症状。多以紧张寒冷、劳累、突然停用降压药物等为诱因,使小动脉发生强烈痉挛,引起血液急剧升高。

2.高血压脑病

血压极度升高突破了脑血流自动调节范围,可发生高血压脑病,临床以脑病的症状与体征为特点,表现为严重头痛、恶心、呕吐及不同程度的意识模糊、昏迷或惊厥。

3.脑血管病

包括脑出血、脑血栓形成、腔隙性脑梗死、短暂性脑缺血发作。

4.心力衰竭

左心室后负荷长期增高可致心肌肥厚扩大,最终导致心力衰竭。

5.慢性肾衰竭

长期持久血压升高可导致进行性肾小球硬化,并加速肾动脉粥样硬化的发生,可出现蛋白尿、肾损害,晚期出现肾衰竭。

6.主动脉夹层

严重高血压可促使主动脉夹层形成,血液渗入主动脉壁中层形成夹层血肿,并沿着主动脉壁延伸剥离,为严重的心血管急症,是猝死的病因之一。

三、主要功能障碍

1.循环功能障碍

高血压患者心血管系统适应性下降,循环功能障碍。

2.呼吸功能障碍

长期心血管功能障碍可导致肺循环功能障碍,肺泡内血管和气体交换效率降低,吸氧能力下降,诱发和加重缺氧。

3.代谢功能障碍和运动耐力减退

脂肪和糖代谢障碍,表现为血胆固醇增高,高密度脂蛋白降低。脂肪和能量物质摄入过多而缺乏运动是基本原因。缺乏运动还可导致胰岛抵抗,除了引起糖代谢障碍外,还可促成高胰岛素血症和血脂升高。机体吸氧能力减退和肌肉萎缩,限制全身运动耐力。男性性功能减退。

4.行为障碍

高血压患者往往伴有不良的生活习惯、心理障碍、情绪易激动等,这也是影响患者日常生活和治疗的重要因素。

四、康复评定

(一)危险因素评估

原发性高血压的病因目前一般认为与下列因素有一定的关系。

1.遗传因素

原发性高血压有群集于某些家族的倾向,提示其有遗传学基础或伴有遗传生化异常。双亲均有高血压的正常血压子女,以后发生高血压的比例增高。高血压的遗传可能存在主要基因显性遗传和多种基因关联遗传两种方式。在遗传表型上,不仅血压升高发生率体现遗传性,而且在血压高度、并发症发生以及其他有关因素(如肥胖)方面,也有遗传。

2.环境因素

(1)饮食:不同地区人群血压水平和高血压患病率与钠盐平均摄入量显著有关,摄盐越多,血压水平和患病率越高,但是同一地区人群中个体间血压水平与摄盐量并不相关,摄盐过多导致血压升高主要见于对盐敏感的人群中。饮食中饱和脂肪酸或饱和脂肪酸/不饱和脂肪酸比值较高也属于升压因素。饮酒量与血压水平线性相关,尤其与收缩压,每天饮酒量超过50g乙醇者,高血压发病率明显增高。

(2)精神因素:城市脑力劳动者高血压患病率超过体力劳动者,从事精神紧张度高的职业者发生高血压的可能性较大,长期生活在噪声环境中听力敏感性减退者患高血压也较多。高血压患者经休息后往往症状和血压可获得一定改善。

(3)其他因素:肥胖是血压升高的重要危险因素。一般采用体重指数(BMI)来衡量肥胖程度,即体重(kg)/身高(m)^2(以 20~24 为正常范围)。血压与 BMI 呈显著正相关。此外,服用避孕药、阻塞性睡眠呼吸暂停综合征也可能与高血压的发生有关。

原发性高血压的危险因素有可干预和不可干预两类,不可干预危险因素主要是遗传因素,有原发性高血压家族史者发生高血压的机会大大高于无家族史者。可干预的危险因素主要有:饮食因素、代谢因素、精神因素、缺乏体力活动四方面。

(二)血压测量

测量血压是高血压诊断和评价其严重程度的主要手段。临床上通常采用间接方法在上臂肱动脉部位测得血压值。诊断高血压必须以非药物状态下 2 次或 2 次以上非同日血压测定所得的平均值为依据,同时排除其他疾病导致的继发性高血压。建立血压观察表。

(三)实验室检查

1.实验室检查

检查血常规、尿常规、肾功能、血糖、血脂分析、血尿酸等,可发现高血压对靶器官损害情况。

2.心电图

可见左心室肥大、劳损。

3.X 线检查

可见主动脉弓迂曲延长,左室增大,出现心力衰竭时肺野可有相应的变化。

4.超声心动图

了解心室壁厚度、心腔大小、心脏收缩和舒张功能、瓣膜情况等。

5.眼底检查

有助于对高血压严重程度的了解,目前采用 Keith－Wagener 分级法,其分级标准如下:Ⅰ级:视网膜动脉变细,反光增强;Ⅱ级:视网膜动脉狭窄,动静脉交叉压迫;Ⅲ级:眼底出血或棉絮状渗出;Ⅳ级:视神经盘水肿。

6.24 小时动态血压监测

有助于判断高血压的严重程度,了解其血压变异性和血压昼夜节律;指导降压治疗和评价降压药疗效。

五、康复治疗

(一)治疗目标

有效地协助降低血压,减少药物使用量及对靶器官的损害;干预高血压危险因素,最大限度地降低心血管发病和死亡的危险性;提高体力活动能力和生活质量。

(二)治疗策略

高血压总的治疗策略是长期与持续的。因为高血压在一定范围内可以无症状,但其所造成的脏器损害仍然可以潜在地发展,所以切忌出现症状时才治疗、症状一旦缓解之后便停止治疗。高血压一旦确诊便应该长期坚持治疗,包括非药物治疗和(或)药物治疗。

(三)康复治疗

1.康复治疗的作用机制

一次动力性运动数分钟之后,血压可以明显低于安静水平,并可持续 1~3 小时,甚至有的

可持续到 13 小时。长期训练之后(1～2 周以上),高血压患者安静时的血压也可有所下降,其机制主要为:

(1)调整自主神经系统功能:耐力锻炼或有氧训练可降低交感神经兴奋性,气功及放松性训练可提高迷走神经系统张力,缓解小动脉痉挛。许多研究已充分证明,长期耐力运动或有氧训练可以降低血液中儿茶酚胺含量;而放松性训练同样可以使安静及定量运动时的收缩压与舒张压下降,心率减慢。

(2)降低外周阻力:运动训练时活动肌群内的血管扩张,毛细血管的密度或数量增加,血液循环和代谢改善,总外周阻力降低,从而有利于降低血压,特别是舒张压。在多数情况下,一次运动后收缩压与舒张压均会低于安静时,尤以舒张压明显。长期训练后,安静时血压也降低。近年来,人们对于舒张期高血压越来越重视。临床上药物治疗对于单纯性舒张期高血压的作用不佳,而运动对舒张期高血压则有良好的作用。

(3)降低血容量:运动锻炼可以提高尿钠的排泄,相对降低血容量,从而降低过高的血压。

(4)内分泌调整:运动训练时血浆前列腺素 E 和心房钠尿肽水平提高,促进钠从肾脏排泄,抑制去甲肾上腺素在神经末梢的释放,从而参与血压的调节。训练造成血压下降之后,心房钠尿肽的含量则随之下降。

(5)血管运动中枢适应性改变:运动中一过性的血压增高有可能作用于大脑皮质和皮质下血管运动中枢,重新调整人体的血压控制水平,使运动后血压能够稳定在较低的水平。

(6)纠正高血压的危险因素:运动训练和饮食控制结合,可以有效地降低血液低密度脂蛋白胆固醇的含量,增加高密度脂蛋白胆固醇的含量,从而有利于血管硬化过程的控制和延缓。

综合性的康复措施也将从行为、饮食等诸多方面减少高血压的诱发因素,从而减少高血压的发作或减轻高血压的程度。此外,运动与放松性训练有助于改善患者的情绪,从而有利于减轻心血管应激水平,以降低血压。

2.康复治疗适应证与禁忌证

(1)适应证:康复治疗主要适用于临界性高血压、1～2 级高血压以及部分病情稳定的 3 级高血压患者。对于目前血压属于正常偏高的患者,也有助于预防高血压的发生,可达到一级预防的目的。运动锻炼对于以舒张期血压增高为主的患者作用更明显。

(2)禁忌证:任何临床症状不稳定者均应属于禁忌证,包括急进性高血压、重症高血压或高血压危象,病情不稳定的 3 级高血压,并发严重并发症,如严重心律失常、心动过速、脑血管痉挛、心力衰竭、不稳定型心绞痛、出现明显降压药的不良反应而未能控制、运动中血压过度增高(>220/110mmHg)。

高血压并发心力衰竭时血压可以下降,这要与治疗所造成的血压下降鉴别,以免发生心血管意外。年龄一般不列为禁忌证的范畴。继发性高血压应针对其原发病因进行治疗,一般不作为康复治疗的对象。

3.康复治疗方案

(1)运动疗法

高血压患者的治疗侧重于降低外周血管阻力,在方法上强调中小强度、较长时间、大肌群的动力性运动(中至低强度有氧训练),以及各类放松性活动,包括气功、太极拳放松疗法等。

对轻症患者可以运动治疗为主,对于 2 级以上的原发性高血压患者则应在应用降压药物的基础上进行运动疗法。适当的运动疗法可以减少药物的应用,降低药物的不良反应,稳定血压。高血压患者不提倡高强度运动。总的训练时间一般为 30～60 分钟,每天 1 次,每周 3～7 天训练。训练效应的产生至少需要 1 周的时间,达到较显著的降压效应则要 4～6 周。

运动锻炼对高血压危险因素的影响:运动锻炼有助于降低外周血管阻力,改善或延缓心血管并发症。

1)有氧训练:有规律地进行中等强度的有氧运动,可使轻度原发性高血压患者的收缩压下降 6～10mmHg,舒张压下降 4～8mmHg。常用方式为步行、踏车、游泳、慢节奏的交谊舞等,步行速度一般不超过 110 步/分,每次锻炼 30～40 分钟左右,其间可穿插休息或医疗体操、太极拳等中国传统疗法拳操。＞50 岁活动时的心率一般不超过 120 次/分。

2)循环抗阻运动:中、小强度的抗阻运动可产生良好的降压作用,而并不引起血压的过分升高。一般采用循环抗阻训练,即采用相当于 40% 最大一次收缩力作为运动强度,作肌群(如肱二头肌、腰背肌、胸大肌、股四头肌等)的抗阻收缩,每节运动重复 10～30 秒,10～15 节为一个循环,每次训练 1～2 个循环,每周 3 次,8～12 周为一个疗程。注意在用力时呼气可减轻对心血管的反应性。

(2)作业疗法

1)音乐治疗:聆听松弛镇静性乐曲。实验表明,认真欣赏一首旋律优雅、曲调柔和的小提琴协奏曲,可使血压下降 10～20mmHg。

2)园艺治疗:欣赏花卉、盆景,以移情易性,保持心情舒畅,精神愉快,消除影响血压波动的有关因素。

(3)心理疗法:高血压患者多有精神紧张、焦虑不安、担忧感伤等心理问题,应耐心向患者解释本病特点、发展、预后及防治方法的同时,向患者说明只要及时防治,采用适当的康复方法,治愈或好转都是有希望的。针对机体情况减轻患者精神压力,保持平衡心态。改善行为方式主要是纠正过分激动的性格,逐步学会适当的应激处理技术和心态,避免过分的情绪激动。

(4)饮食康复:建议饮食中氯化钠摄入少于 6g,维持饮食中足够的钾、钙和镁,高钾饮食有助于防止高血压的发生。减少饮食中胆固醇和饱和脂肪酸的摄入,每日胆固醇摄入应小于 300mg,脂肪占总热量的 30% 以下,饱和脂肪酸占总热量的 10% 以下。

(5)生物反馈:常用的生物反馈有心率反馈、皮肤电位反馈以及血压反馈。即将患者的心率、血压以及自主神经功能状态通过声、光、颜色或数字的方式反馈给患者,促使患者能理解和控制自己的血压反应。

(6)中医疗法针刺治疗:体针可选三组穴位,如印堂、人迎、内关,风池、曲池、太冲、曲泽、丰隆、合谷。每日针一组穴位,留针半小时,交替进行,10～12 次为 1 个疗程。耳针可取降压沟、交感、神门、耳尖穴,左、右耳交替进行,每次留针半小时,10～12 次为 1 个疗程。

第三章　消化系统疾病

第一节　胃炎

胃炎是一种病理状态,指胃黏膜对各种损伤的炎症反应过程,通常包括上皮损伤、黏膜炎症反应和上皮再生三个过程。

由于胃炎的病因、病理改变和临床表现不一,迄今为止,胃炎的分类和命名仍未统一也说明了这一问题的复杂性。如根据临床发病特点可分为急性和慢性胃炎两类;根据病变范围分为胃窦胃炎、胃体胃炎和全胃炎;根据病因不同分为幽门螺杆菌相关性胃炎、自身免疫性胃炎、应激性胃炎、特殊类型胃炎;根据病理改变分为非萎缩性(浅表性)胃炎、萎缩性胃炎等。胃镜检查对胃炎的诊断及鉴别诊断具有决定性意义。本节仍按急性胃炎、慢性胃炎和特殊类型胃炎或胃病介绍。

一、急性胃炎

急性胃炎系由多种病因引起的胃黏膜急性炎症。按照病因可分为急性外因性与急性内因性胃炎两类。凡致病因子经口进入胃内引起的胃炎称外因性胃炎,包括细菌性胃炎、中毒性胃炎、腐蚀性胃炎、药物性胃炎等;凡有害因子通过血液循环到达胃黏膜而引起的胃炎,称内因性胃炎,包括急性传染病合并胃炎、全身性疾病(如尿毒症、肝硬化、肺心病、呼吸衰竭等)合并胃炎、化脓性胃炎、过敏性胃炎和应激性胃炎等。

按照病理改变不同,急性胃炎通常分为急性单纯性胃炎、急性糜烂出血性胃炎、特殊病因引起的急性胃炎如急性腐蚀性胃炎、急性化脓性胃炎等。临床上,细菌及其毒素引起的急性单纯性胃炎最为常见。通常由于不洁饮食引起,表现为急性腹痛、恶心、呕吐等,常合并急性肠炎,由于其发病急迫,表现明显,过程短暂易引起患者注意。相反,非甾体类消炎药物和急性应激引起的胃炎多表现为急性糜烂出血性胃炎,又称急性胃黏膜病变,由于其临床表现无症状或为基础疾病症状掩盖,多易忽视,仅在消化道出血时才引起重视。近年来由于胃镜检查的应用和急诊胃镜的广泛开展,急性胃黏膜病变成为急性上消化道出血的常见病因之一。

(一)急性单纯性胃炎

急性单纯性胃炎又称急性非特异性胃炎、急性浅表性胃炎,是由多种原因引起的急性胃黏膜非特异性炎症。

1.病因及发病机制

(1)理化因素:过冷、过热、过于粗糙的食物,饮料如浓茶、浓咖啡、烈酒、刺激性调味品,特殊类型药物如非甾体类消炎药阿司匹林、吲哚美辛等,均可刺激胃黏膜,破坏黏膜屏障造成胃黏膜损伤和炎症。非甾体类消炎药还能干扰胃黏膜上皮细胞合成硫糖蛋白,使胃内黏液减少,脂蛋白膜的保护作用削弱,引起胃腔内氢离子逆扩散,导致黏膜固有层肥大细胞释放组胺、血管通透性增加,以致胃黏膜充血、水肿、糜烂和出血等病理过程,同时药物还抑制前列腺素合成,使胃黏膜的修复受到影响而加重炎症。

(2)生物因素:包括细菌及其毒素。常见致病菌为沙门氏菌、嗜盐菌、致病性大肠埃希菌等,常见毒素为金黄色葡萄球菌及肉毒杆菌毒素,尤其是前者较为常见。进食污染细菌或毒素的不洁食物数小时后即可发生胃炎或同时合并肠炎,此即急性胃肠炎。葡萄球菌及其毒素摄入后发病更快。近年因病毒感染而引起本病者也不在少数,集体中毒事件影响更大。

(3)其他:胃内异物或胃石、胃区放射治疗均可作为外源性刺激,导致本病。情绪波动、应激状态及体内各种因素引起的变态反应也可作为内源性刺激而致病。

2.病理

病变多为弥散性,也可为局限性,仅限于胃窦部黏膜。大体表现为黏膜充血水肿,表面常有渗出物及黏液覆盖,可有散在点状出血和(或)轻度糜烂。显微镜下表现为黏膜固有层炎症细胞浸润,以中性粒细胞为主,也有淋巴细胞、浆细胞及少数嗜酸性粒细胞浸润。黏膜水肿、充血以及局限性出血点、小糜烂坏死灶在显微镜下清晰可见。

3.临床表现

多数急性起病,症状轻重不一。主要表现为上腹饱胀、隐痛、食欲减退、嗳气、恶心、呕吐等。由沙门菌或金葡菌及其毒素致病者,常于进不洁饮食数小时或 24 小时内发病,多伴有腹泻、发热,严重者有脱水、酸中毒或休克等。实验室检查外周血白细胞总数增加,中性粒细胞比例增多。内镜检查见胃黏膜充血、水肿、渗出,可有点状出血或小糜烂灶等。

4.诊断和鉴别诊断

依据病史、临床表现,不难诊断,但应注意和早期急性阑尾炎、急性胆囊炎、急性胰腺炎等的鉴别。内镜结合病理检查有助于诊断,但对鉴别诊断无效。通过临床观察、B超检查、血液生化检查、腹部 X 线片等可排除其他疾病。

5.治疗

去除病因、卧床休息、清淡流质饮食,必要时禁食 1～2 餐。呕吐、腹泻剧烈者注意水与电解质补充,保持酸碱平衡;对症处理,可给予黏膜保护剂;细菌感染所致者应给予抗生素;腹痛明显者可给予阿托品或山莨菪碱(654-2)。

6.预后

本病是一种自限性的病理过程,病程短,去除致病因素后可以自愈,一般预后良好。

(二)急性糜烂出血性胃炎

急性糜烂出血性胃炎又称急性胃黏膜病变,通常由非甾体类消炎药物或急性应激引起,临床上可轻到无症状或重到消化道大出血,病理改变以胃黏膜糜烂、出血为重要表现。

1.病因和发病机制

本病的病因和发病机制尚未完全阐明。一般认为可能由于各种外源性或内源性致病因素引起黏膜血流减少或正常黏膜防御机制的破坏加上胃酸和胃蛋白酶对胃黏膜的损伤作用。

(1)外源性因素:某些药物如非甾体类消炎药阿司匹林、保泰松、吲哚美辛、肾上腺皮质激素、某些抗生素、酒精等,均可损伤胃的黏膜屏障,导致黏膜通透性增加,胃液中的氢离子回渗入胃黏膜,引起胃黏膜糜烂、出血。肾上腺皮质激素还可使胃酸和胃蛋白酶的分泌增加,胃黏液分泌减少、胃黏膜上皮细胞的更新速度减慢而加重本病。非甾体类消炎药物还通过抑制局部前列腺素合成使胃黏膜修复过程受到影响。

（2）内源性因素：包括全身感染、严重创伤、颅内高压、严重灼伤、大手术、休克、过度紧张劳累等。在应激状态下，可兴奋交感神经及迷走神经，前者使胃黏膜血管痉挛收缩，血流量减少，后者则使黏膜下动静脉短路开放，黏膜缺血缺氧加重，导致胃黏膜上皮损害，发生糜烂和出血。严重休克可致 5-羟色胺及组胺等释放，前者刺激胃壁细胞释放溶酶体，直接损害胃黏膜，后者则增加胃蛋白酶及胃酸的分泌而损害胃黏膜屏障。

2.病理

本病典型损害是多发性糜烂和浅表性溃疡，常有簇状出血病灶，可遍布全胃或仅累及某一部分。显微镜检查见胃黏膜上皮失去正常柱状形态而呈立方形或四方形，并有脱落。黏膜层有多发局灶性出血坏死，以腺颈部的毛细血管丰富区为明显，甚至固有层亦有出血。有中性粒细胞群聚于腺颈周围而形成小脓肿，亦可见毛细血管充血及血栓形成。

3.临床表现

临床表现轻重不一，可无症状或为原发病症状掩盖，在胃镜检查时发现；也可表现为腹痛、腹胀、恶心等非特异性消化不良症状；严重者起病急骤，在原发病的病程中突发上消化道出血，表现为呕血及黑便。出血常为间歇性。大量出血可引起昏厥或休克，伴贫血。内镜检查，特别是发病 24～48 小时内行急诊胃镜检查可见胃黏膜糜烂、出血或浅表溃疡，可呈弥散性，也可呈局限性。

4.诊断

依据病史和临床表现可提示本病，但确诊需靠急诊胃镜检查。超过 48 小时，病变可能已不复存在。

5.治疗

应积极治疗原发病，除去可能的致病因素。短期治疗药物包括胃黏膜保护剂和抑酸剂。一般轻症患者可单纯给予胃黏膜保护剂如硫糖铝、铝碳酸镁（达喜）、瑞巴派特（膜固思达）等治疗；疼痛明显，胃镜下糜烂、出血病灶广泛的患者可同时给予抑酸药物如 H_2 受体拮抗剂（西咪替丁、雷尼替丁、法莫替丁）；严重患者尤其以消化道出血为表现者需要在应用胃黏膜保护剂的同时应用更强的抑酸剂治疗如质子泵抑制剂（奥美拉唑、兰索拉唑、泮托拉唑、雷贝拉唑、埃索美拉唑）。

临床上对存在应激状态，可能引起急性胃黏膜病变的患者常给予适当抑酸治疗达到预防目的。对长期服用非甾体类消炎药物患者应首选肠溶片，饭后服用，加用黏膜保护剂或小剂量 H_2 受体拮抗剂，根除幽门螺杆菌等措施达到减少急性糜烂出血性胃炎发生或减少其大出血等并发症发生的目的。

6.预后

病因去除后预后良好，否则常因大量出血或反复出血而危及生命。

（三）急性腐蚀性胃炎

1.病因

急性腐蚀性胃炎是由于吞服强酸、强碱或其他腐蚀剂所引起。硝酸、盐酸、硫酸、氢氧化钾或钠、甲酚皂液(来苏)、氯化汞、砷及磷等均可引起腐蚀性胃炎。

2.病理

病理变化的轻重决定于腐蚀剂的性质、浓度、剂量、当时胃内情况(空腹与否)、有无呕吐以及是否得到及时抢救等因素。主要的病理变化为黏膜充血、水肿和黏液增多。严重者可发生糜烂、溃疡、坏死,甚至穿孔,晚期可引起消化道狭窄。一般同时出现食管和胃贲门部的损害,并且更为严重。

3.临床表现

吞服腐蚀剂后,最早出现的症状为口腔、咽喉、胸骨后及中上腹部剧烈疼痛,常伴有吞咽疼痛、咽下困难、频繁的恶心呕吐。严重者可呕血,呕出血样黏膜腐片。患者可发生虚脱或休克。严重病例可出现食管或胃穿孔的症状。唇、口腔及咽喉黏膜与腐蚀剂接触后,可产生颜色不同的灼痂。例如:与硫酸接触后呈黑色痂,盐酸结灰棕色痂,硝酸结深黄色痂,醋酸或草酸结白色痂,强碱使黏膜透明水肿。因此,应特别注意观察口腔黏膜的色泽变化,以助于各种腐蚀剂中毒的鉴别。腐蚀剂吸收后可引起全身中毒症状,如甲酚皂液吸收后可引起肾小管损害,导致肾衰竭;酸类吸收可致酸中毒引起呼吸困难。在急性期过后,可逐渐形成食管、贲门或幽门瘢痕性狭窄,也可形成萎缩性胃炎。

4.诊断

由于各种腐蚀剂中毒的处理不同,鉴别诊断十分重要。首先要问清病史,着重询问腐蚀剂的种类、吞服量与吞服时间;检查唇与口腔黏膜痂的色泽,呕吐物的色、味及酸碱反应;收集剩下的腐蚀剂作化学分析,对于鉴定其性质最为可靠。在急性期内,禁忌 X 线钡餐及胃镜检查,以避免食管、胃穿孔。

5.治疗

腐蚀性胃炎是一种严重的急性中毒,必须积极抢救。吞服强酸强碱者可服牛奶、蛋清或植物油,也可用液态黏膜保护剂,但不宜用碳酸氢钠中和强酸,以免产生二氧化碳导致腹胀,甚至胃穿孔。剧痛时可用吗啡、哌替啶(杜冷丁)镇痛。吞服强酸、强碱者严禁洗胃,以免发生穿孔。若有继发感染,应选用抗菌药物。抑酸药物应给予静脉,剂量足够并维持到口服治疗开始以减少胃酸对破损胃黏膜病灶的损伤。关于腐蚀剂的解毒药物可参阅有关章节。在病情好转后,可施行 X 线稀钡检查以了解食管损伤程度和范围,内镜检查了解胃黏膜损伤情况。对局限性狭窄可施行内镜下治疗如内镜下球囊扩张术。反复狭窄也可采用覆膜支架治疗、手术治疗等。

(四)急性化脓性胃炎

急性化脓性胃炎又称急性蜂窝组织胃炎,属感染性疾病范畴,是败血症的并发症之一,其病情严重,临床上十分少见。

1.病因

多由化脓菌通过血液循环或淋巴播散至胃壁所致。致病菌以 α-溶血性链球菌最为多见,其次为金黄色葡萄球菌、大肠埃希菌、产气荚膜杆菌等。

2.病理

严重化脓性炎症时,黏膜下层大量中性粒细胞浸润、黏膜坏死、血栓形成和出血。胃壁可呈弥散脓性蜂窝组织炎或形成局限的胃壁脓肿,并可发展至胃壁坏死和穿孔。

3.临床表现

本病起病突然且凶险,以全身败血症和急性腹膜炎症为其主要临床表现,常有上腹剧痛、寒战、高热、上腹部肌紧张和明显压痛。可并发胃穿孔、腹膜炎、血栓性门静脉炎及肝脓肿。周围血白细胞增多,以中性粒细胞为主,粪隐血可为阳性。

4.治疗

应及早给予积极治疗,大剂量敏感抗生素控制感染,纠正休克、水与电解质紊乱等。如病变局限而形成的脓肿者,药物治疗无效,当患者全身情况许可时,宜行胃部分切除术。

二、慢性胃炎

慢性胃炎是指不同病因引起的胃黏膜慢性炎症或萎缩性病变,临床上十分常见,约占接受胃镜检查患者的 80%~90%,随年龄增长萎缩性病变的发生率逐渐增高。

(一)分类

1996 年确定的悉尼胃炎新分类系统由组织学和内镜两个部分组成,组织学以病变为核心,确定 3 种基本诊断:①急性胃炎。②慢性胃炎。③特殊类型胃炎。加上前缀病因学诊断和后缀形态学描述,并对 5 种组织学变化,即幽门螺杆菌感染、炎症程度、活动性、萎缩和肠化,分别给予程度分级(分为无、轻、中、重四级)。内镜部分以肉眼所见描述为主,如充血、水肿、黏膜质脆、渗出、扁平糜烂、隆起糜烂、皱襞萎缩或增粗、结节状、黏膜下血管显露、黏膜内出血等,分别区分病变程度,并确定 7 种内镜下的胃炎诊断,包括充血渗出型、平坦糜烂型、隆起糜烂型、萎缩型、出血型、胃肠反流型和皱襞增生型。2006 年 9 月,在上海召开的第二届全国慢性胃炎共识会议通过了"中国慢性胃炎共识意见",仍将内镜下慢性胃炎分成非萎缩性(浅表性)胃炎、萎缩性胃炎和特殊类型胃炎三大类,但希望多用非萎缩性胃炎的诊断,逐步淘汰浅表性胃炎的诊断。

(二)病因和发病机制

1.生物因素

幽门螺杆菌(Hp)感染是慢性胃炎的主要病因,90%以上的慢性胃炎有 Hp 感染。Hp 为革兰阴性微需氧菌,长 2.5~4.0μm,宽 0.5~1.0μm,呈弯曲螺旋状,一端带有 2~6 根鞭毛,仅寄居于胃上皮细胞表面,在胃小凹上部胃上皮表面和黏液层中最易找到,亦可侵入到细胞间隙中,其致病机制与以下因素有关:①Hp 产生多种酶如尿素酶及其代谢产物如氨、过氧化氢酶、蛋白溶解酶、磷脂酶 A 等,对黏膜有破坏作用。②Hp 分泌的细胞毒素如含有细胞毒素相关基因和空泡毒素基因的菌株,可导致胃黏膜细胞的空泡样变性及坏死。③Hp 抗体可造成自身免疫损伤。

2.免疫因素

是部分慢性胃炎的病因,以胃体胃炎表现为主,患者血清中能检测到壁细胞抗体(PCA),伴有恶性贫血者还能检出内因子抗体(IFA)。壁细胞抗原和 PCA 形成的免疫复合体在补体参与下,破坏壁细胞。IFA 与内因子结合后阻断维生素 B_{12} 与内因子结合吸收,导致恶性贫血。

3.物理因素

长期饮浓茶、烈酒、咖啡,过热、过冷和过于粗糙的食物,可导致胃黏膜的反复损伤。

4.化学因素

长期大量服用非甾体类消炎药如阿司匹林、吲哚美辛等可抑制胃黏膜前列腺素的合成,破坏黏膜屏障;烟草中的尼古丁不仅可影响胃黏膜的血液循环,还可导致幽门括约肌功能紊乱,造成胆汁反流;各种原因的胆汁反流均可破坏黏膜屏障造成胃黏膜慢性炎症改变。

5.其他

慢性胃炎的萎缩性病变的发生率随年龄而增加,胃黏膜营养因子(如胃泌素,表皮生成因子等)缺乏,或胃黏膜感觉神经末梢对这些因子不敏感,可引起胃黏膜萎缩。心力衰竭、肝硬化合并门脉高压、营养不良都可引起慢性胃炎。糖尿病、甲状腺病慢性肾上腺皮质功能减退和干燥综合征患者同时伴有萎缩性胃炎者亦较多见。

(三)病理

1.黏膜慢性炎症

以胃小凹之间的固有膜内有炎性细胞浸润为特征,炎症细胞主要是浆细胞、淋巴细胞,偶有嗜酸性粒细胞。固有膜常见水肿、充血,甚至灶性出血。有时可见糜烂,即固有膜坏死(病变不涉及黏膜肌层)。表层上皮细胞变扁平,其排列常不规则。根据慢性炎症细胞密集程度和浸润深度分级,以前者为主。正常单个核细胞每高倍视野不超过 5 个,如数量略超正常而内镜无明显异常时,病理可诊断为无明显异常、轻度、中度和重度炎症。活动性炎症表现为在慢性炎症背景上有中性粒细胞浸润。

2.腺体萎缩

胃黏膜萎缩是指胃固有腺体减少,组织学上有两种类型:①化生性萎缩:胃固有腺体被肠化或假幽门化生腺体替代。②非化生性萎缩:胃黏膜层固有腺体被纤维组织或纤维肌性组织替代或炎性细胞浸润引起固有腺体数量减少。

3.肠腺化生

慢性胃炎胃黏膜萎缩性病变中常见有肠上皮化生、假幽门腺化生及不典型增生。胃黏膜内出现肠型上皮时称为胃黏膜的肠化生。根据细胞形态及分泌的黏液类型,用组织化学和酶学方法将其分小肠型完全肠化、小肠型不完全肠化、大肠型完全肠化、大肠型不完全肠化。近年资料显示,肠化分型预测胃癌的价值有限,慢性胃炎共识意见更强调重视肠化生的范围,范围越广,其发生胃癌的危险性越高。胃底腺黏膜内出现幽门腺结构时称假幽门腺化生。假幽门腺化生是胃体黏膜萎缩的重要标志,但病理检查时应注意所取黏膜确实来自胃体部而非幽门部。因为化生之幽门腺与幽门腺在组织学上无法区分。

4.上皮内瘤变

是异型增生的同义词,是 WHO 国际癌症研究署推荐使用的术语。系指腺管及表面上皮在增生中偏离正常分化所产生的形态和功能异常,可发生在胃小凹上皮和肠化生处。细胞核多形性,核染色过深,核浆比例增大,胞浆嗜碱性,细胞极性消失。黏液细胞、主细胞和壁细胞之间差别消失。胃上皮分泌产物改变或消失,腺管结构不规则。上皮内瘤变可见于炎症、糜烂、溃疡、胃息肉或胃癌边缘黏膜上,本身尚不是癌,它可能恶变,也可能长期保持原状,甚至自然地或在某些药物作用下退变回复。上皮内瘤变是重要的胃癌癌前病变,可分为轻度和重度(或低级别和高级别)两级。重度上皮内瘤变有时与癌变不易区别,应予以密切观察。

5.其他组织学特征

分非特异性和特异性两类,不需要分级。前者如淋巴滤泡、小凹上皮增生、胰腺化生和假幽门腺化生等;后者如肉芽肿、集簇性嗜酸性粒细胞浸润、明显上皮内淋巴细胞浸润和特异性病原体等。

(四)临床表现

慢性胃炎缺乏特异性症状,并且症状的轻重与胃黏膜的病变程度并非一致。大多数患者常无症状或有程度不等的消化不良症状如上腹隐痛、食欲减退、餐后饱胀、反酸、恶心等。严重萎缩性胃炎患者可有贫血、消瘦、舌炎、腹泻等。

(五)实验室检查与特殊检查

1.胃镜和活组织检查

胃镜和活组织检查是诊断慢性胃炎的主要方法。慢性胃炎分为非萎缩性(浅表性)胃炎和萎缩性胃炎两大基本类型。按照病变部位可分为胃窦胃炎、胃体胃炎和全胃炎。同时存在平坦糜烂、隆起糜烂、出血、粗大皱襞或胆汁反流等征象,则诊断为萎缩性胃炎或萎缩性胃炎伴糜烂、胆汁反流等。非萎缩性胃炎内镜下表现为胃黏膜红斑,呈点状、片状或条状,红白相间以红为主,黏膜粗糙不平,可见出血点(斑)、黏膜水肿、渗出等基本表现。萎缩性胃炎内镜下可见黏膜红白相间以白为主,皱襞变平甚至消失,黏膜下血管透见如树枝状或网状。有时在萎缩黏膜上见到上皮细胞增生而成的颗粒。萎缩的黏膜脆性增加,易出血,可有糜烂灶。胃镜检查时如胃内注气过多可误诊为萎缩性胃炎应予重视。胃镜检查时常规活检送病理组织学及幽门螺旋杆菌检测有助于慢性胃炎的病因诊断以及是否存在萎缩、肠化生及其程度的判定。

2.幽门螺杆菌检查

幽门螺杆菌检查包括有创检查和无创检查。有创检查主要指通过胃镜检查获得胃黏膜标本的相关检查,包括快速尿素酶试验、病理 Hp 检、组织细菌培养、组织 PCR 技术。前两种检查常应用于临床,后两种作为科研对特殊患者采用。无创检查指不需要通过胃镜检查获得标本,包括血清抗体检测、^{13}C 或 ^{14}C 尿素呼吸试验、粪幽门螺杆菌抗原检测等方法。前者通常应用于流行病学调查,后两种方法应用于临床,并作为幽门螺杆菌根除治疗后评价疗效的主要方法。

3.胃肠 X 线钡餐检查

用气钡双重造影显示胃黏膜细微结构时,萎缩性胃炎可出现胃黏膜皱襞相对平坦、减少。胃窦胃炎 X 线征表现为胃窦黏膜呈钝锯齿状及胃窦部痉挛,或幽门前段持续性向心性狭窄,黏膜粗乱等。疣状胃炎 X 线钡餐特征改变为胃窦部有结节状粗大皱襞,某些皱襞结节的中央有钡斑。X 线钡餐检查诊断慢性胃炎常常是不准确也不全面的,但在排除某些恶性病灶如浸润型胃癌(皮革胃)、了解胃肠动力等方面是胃镜无法取代的。

4.血清学检测

胃体为主的慢性胃炎或萎缩性胃炎患者中血清胃泌素水平常升高,这是胃酸缺乏不能抑制 G 细胞分泌之故。若病变严重,不但胃酸和胃蛋白酶原分泌减少,内因子分泌也减少,因而影响维生素 B_{12} 吸收;慢性胃窦胃炎时血清胃泌素下降,下降程度随 G 细胞破坏程度而定;免疫因素引起的慢性胃炎血清中可出现壁细胞抗体(阳性率 75% 以上)、内因子抗体或胃泌素抗体。

(六)诊断与鉴别诊断

本病的诊断主要有赖于胃镜检查和直视下胃黏膜多部位活组织病理学检查。慢性胃炎的确诊以及程度判定主要靠病理学检查。因此,只做胃镜不做活检是不完整或者不客观的评价。由于慢性胃炎的病变有局灶性分布,做活检时宜多部位取材。用于研究时,要求取 5 块标本,胃窦两块取自距幽门 2～3cm 的大弯和小弯,胃体两块取自距贲门 8cm 的大弯和小弯(约距胃角近侧 4cm)和胃角 1 块。对可能或肯定存在的病灶要另取。标本要足够大,达到黏膜肌层。用于临床时,建议根据病变情况和需要取 2～5 块活检组织。一般胃角部萎缩和肠化较严重,亦是异型增生的好发部位。活检除取胃窦黏膜外,还可取胃角和胃体下部小弯侧,有助于估计萎缩和 Hp 感染的范围。

通过胃镜检查能明确慢性胃炎的诊断,同时对胃癌、消化性溃疡等疾病也可以排除。需要注意的是消化不良症状并不一定由慢性胃炎引起,当按慢性胃炎处理后症状改善不明显时,需要考虑其他疾病如胆囊疾病、胰腺疾病等,可通过 B 超检查、生化检查等排除。

(七)治疗

慢性胃炎的治疗包括病因治疗、对症治疗,无症状的慢性非萎缩性胃炎可不做任何处理,慢性胃炎需要根据不同的临床症状和内镜及病理改变选择不同的治疗。

1.饮食

宜易消化无刺激性的食物,少吃过酸过甜食物及饮料,忌烟酒、浓茶、咖啡,进食细嚼慢咽等。

2.去除病因

避免服用损伤胃黏膜的药物,如阿司匹林、吲哚美辛等。

3.根除 Hp 治疗

对慢性萎缩性胃炎、合并肠上皮化生或上皮内瘤变、有胃癌家族史者应给予根除 Hp 治疗,其他慢性胃炎合并 Hp 感染根据具体情况选择进行根除 Hp 治疗。根除 Hp 治疗能使很多患者消化不良症状消失,同时减轻炎症程度、减少肠上皮化生的发生。对 Hp 感染有效的药物包括铋剂、阿莫西林、克拉霉素、四环素、甲硝唑、替硝唑、呋喃唑酮等。质子泵抑制剂对 Hp 有较强的抑制作用,能加强抗菌药物的杀菌活性。临床常用的一线根除幽门螺杆菌治疗方案为质子泵抑制剂或铋剂加两种抗生素。为减少耐药发生,也可选择铋剂加质子泵抑制剂加两种抗生素的四联治疗方案作为一线治疗方案

4.对症治疗

非萎缩性胃炎,以反酸、腹痛为主要表现,尤其内镜下表现糜烂明显的病例,除给予黏膜保护剂外,可给予抑酸治疗。根据情况选择 H_2 受体拮抗剂或者小剂量质子泵抑制剂治疗。慢性胃炎黏膜萎缩、肠上皮化生明显者,以黏膜保护剂应用为主。消化不良以腹胀、早饱为主要表现的病例,应用促动力药物如甲氧氯普胺、多潘立酮(吗丁啉)、莫沙必利等治疗有助于改善症状。胆汁反流为慢性胃炎的主要问题时,应用促动力药物同时,可给予中和胆汁的黏膜保护剂如铝碳酸镁(达喜)、瑞巴派特(膜固思达)等治疗。萎缩性胃炎明显者除对症治疗外,伴恶性贫血者可给予维生素 B_{12} 和叶酸;中药胃复春、猴菇菌片及维生素类药物对肠上皮化生可能

有益。

(八)预后与随访

慢性胃炎一般预后良好,伴有萎缩、肠化生上皮内瘤变应定期随访胃镜检查及病理组织学检查。一般认为,不伴有肠化生和上皮内瘤变的萎缩性胃炎可1～2年做内镜和病理随访1次;活检发现中一重度萎缩伴有肠化生的萎缩性胃炎1年左右随访1次。伴有低级别上皮内瘤变并剔除取于癌旁者,根据内镜和临床情况缩短至6～12个月随访1次;而高级别上皮内瘤变者需立即复查胃镜和病理,必要时手术治疗或内镜下局部治疗。

第二节　消化性溃疡

消化性溃疡是指在各种致病因子的作用下,黏膜发生的炎症与坏死性病变,病变深达黏膜肌层,常发生于与胃酸分泌有关的消化道黏膜,其中最常见的是胃溃疡(gastric ulcer,GU)和十二指肠溃疡(duodenal ulcer,DU)。

消化性溃疡是全球常见病,一般认为人群中约有10％在其一生中患过消化性溃疡。统计资料显示,消化性溃疡发病率呈下降趋势。本病可发生在任何年龄,以20～50岁居多,GU多见于中老年,DU多见于青壮年,前者比后者发病高峰迟约10年。男性患病比女性多(2∶1～5∶1)。临床DU比GU多见,两者之比为2∶1～3∶1,但有地区差异,胃癌高发区GU占的比例有所增加。

一、概述

(一)病因

1.幽门螺杆菌感染

幽门螺杆菌感染是消化性溃疡的主要病因。①消化性溃疡患者中Hp感染率高,而Hp是慢性胃窦炎的主要病因,几乎所有DU均有慢性胃窦炎,大多数GU是在慢性胃窦炎基础上发生的。②Hp感染改变了黏膜侵袭因素与防御因素之间的平衡。其一,Hp凭借其毒力因子的作用,在胃型黏膜(胃黏膜和有胃窦化生的十二指肠黏膜)定居繁殖,诱发局部炎症和免疫反应,损害局部黏膜的防御/修复机制,导致溃疡发生。其二是Hp感染促使胃蛋白酶和胃酸分泌增加,增强侵袭因素,使溃疡发生的概率大大增加。③根除Hp可促进溃疡愈合和显著降低溃疡复发率。

不同部位的幽门螺杆菌感染引起溃疡的机制有所不同。在以胃窦部感染为主的患者中,幽门螺杆菌通过抑制D细胞活性,导致高胃泌素血症,引起胃酸分泌增加。同时,幽门螺杆菌亦可直接作用于肠嗜铬样细胞,释放组胺,引起壁细胞分泌增加。这种胃窦部的高酸状态易诱发DU。一般认为幽门螺杆菌感染引起的胃黏膜炎症削弱了胃黏膜的屏障功能,GU好发于泌酸区与非泌酸区交界处的非泌酸区侧,反映了胃酸对受损黏膜的侵蚀作用。

2.胃酸和胃蛋白酶分泌异常

"无酸,无溃疡"的观点得到普遍认可。消化性溃疡的最终形成是由于胃酸及胃蛋白酶对黏膜的自身消化所致。胃蛋白酶活性是 pH 依赖性的,在 pH>4 时便失去活性,无酸情况下罕有溃疡发生及抑制胃酸分泌药物可促进溃疡愈合的事实,均确证胃酸在消化性溃疡形成过程中的决定性作用,为直接原因。GU 患者往往存在胃排空障碍,食物在胃内潴留促进胃窦分泌胃泌素,从而引起胃酸分泌增加。

3.非甾体抗感染药(NSAIDs)的应用

NSAIDs 是消化性溃疡的主要致病因素之一,且在上消化道出血中起重要作用。NSAIDs 使溃疡出血、穿孔等并发症发生的危险性增加 4～6 倍,而老年人中,消化性溃疡及并发症发生率和病死率均与 NSAIDs 有关。其危险性除与服用 NSAIDs 种类、剂量和疗程有关外,尚与高龄、同时服用糖皮质激素、抗凝药等因素有关。

NSAIDs 致消化性溃疡的机制为削弱黏膜的防御和修复功能,损害作用包括局部和系统作用两方面,系统作用是主要致溃疡机制,主要通过抑制环氧合酶(COX)而起作用。COX 是花生四烯酸合成前列腺素的限速酶,有两种异构体,为结构型 COX-1 和诱生型 COX-2。COX-1 在组织细胞中恒量表达,催化生理性前列腺素合成。传统的 NSAIDs,如吲哚美辛、阿司匹林等,旨在抑制 COX-2 而减轻炎症反应,因特异性差,同时抑制了 COX-1,致胃黏膜生理性前列腺素 E 合成不足,后者通过增加黏膜血流、黏液和碳酸氢盐分泌及细胞保护等作用,参与维持黏膜防御和修复功能。

4.遗传因素

遗传素质对消化性溃疡的致病作用在 DU 较 GU 明显。但随着 Hp 在消化性溃疡发病中的重要作用得到认识,遗传因素的重要性受到了挑战,但遗传因素的作用不能就此否定。例如单卵双胎同胞发生溃疡的一致性都高于双卵双胎。

5.胃十二指肠运动异常

DU 患者胃排空加快,使十二指肠球部酸负荷增大;GU 患者存在胃排空延缓和十二指肠—胃反流,使胃黏膜受损。

6.应激和心理因素

急性应激可引起急性消化性溃疡。心理波动可影响胃的生理功能,主要通过迷走神经机制影响胃十二指肠分泌。运动和黏膜血流的调控与溃疡发病关系密切,如原有消化性溃疡患者、焦虑和忧伤时,症状可复发和加剧。

7.其他危险因素

如吸烟、饮食、病毒感染等。

(二)分类及发病机制

消化性溃疡一般分为胃溃疡(GU)和十二指肠溃疡(DU)两类,GU 主要发病机制是防御、修复因素减弱,而 DU 的发病机制主要是侵袭因素增强。

消化性溃疡是最常见的消化系疾病之一,主要包括胃和十二指肠溃疡及特殊类型溃疡,如隐匿型溃疡、复合性溃疡、幽门管溃疡、球后溃疡、巨大溃疡、应激性溃疡等。消化性溃疡主要病变是黏膜的局限性,组织缺损炎症与坏死性病变,深达黏膜肌层。近年发现其发病与幽门螺杆菌(Hp)感染、非甾体类抗感染药(NSAIDs)等药物关系密切。消化性溃疡的发病机制主要与黏膜的损害因素和黏膜自身的防御修复因素之间失去平衡有关,其中最常见的病因是胃酸分泌异常、Hp 感染和 NSAIDs 的广泛应用等。

二、临床表现

(一)临床表现

1. 症状

上腹痛为主要症状,可为钝痛、灼痛、胀痛或剧痛,也可仅有饥饿样不适感。典型者有轻或中度剑突下持续疼痛。服抑酸剂或进食可缓解。

2. 体征

溃疡活动时,剑突下可有一固定而局限的压痛点,缓解时无明显体征。

3. 特殊类型的消化性溃疡

(1)无症状性溃疡:占 15%～35%,老年人多见,无任何症状。

(2)老年人消化性溃疡:临床表现不典型,大多数无症状或症状不明显,疼痛无规律,食欲不振,恶心,呕吐,体重减轻,贫血症状较重。

(3)复合性溃疡:指胃和十二指肠同时存在的溃疡,DU 先于 GU 出现,幽门梗阻发生率较单独 GU 或 DU 高。

(4)幽门管溃疡,常缺乏典型周期性,节律性上腹痛餐后很快出现,对抗酸药反应差,易出现呕吐或幽门梗阻,穿孔、出血也较多,内科治疗差,常要手术治疗。多发生于 50～60 岁。

(5)球后溃疡指发生于十二指肠球部以下的溃疡,多发生于十二指肠乳头的近端后壁。夜间疼痛和背部放射痛更多见,易并发出血,药物治疗反应差。X 线易漏诊,应用十二指肠低张造影辅助诊断,若球后溃疡越过十二指肠第二段者,多提示有胃液素瘤。

4. 多数消化性溃疡有以下一些特点

(1)慢性过程呈反复发作,病史可达几年甚至十几年。

(2)发作呈周期性,季节性(秋季、冬春之交发病),可因精神情绪不良或服 NSAIDs 诱发。

(3)发作时,上腹痛呈节律性。

(二)并发症

1. 出血

消化性溃疡是上消化道出血最常见的原因,出血量与被侵蚀的血管大小有关。一般出血 50～100mL 即可出现黑便。超过 1000mL,可发生循环障碍,每小时内出血超过 1500mL,可发生休克。第一次出血后约 40% 可以复发,出血多发生在起病后 1～2 年内,易为 NSAIDs 诱发。

2. 穿孔

消化性溃疡穿孔可引起 3 种后果:①溃破入腹腔引起弥散性腹膜炎(游离穿孔)。②溃疡穿孔至并受阻于毗邻实质性器官如肝、胰、脾等(穿透性溃疡)。③溃疡穿孔入空腔器官形成瘘管。

3. 幽门梗阻

主要由 DU 或幽门管溃疡引起溃疡急性发作时,可因炎症水肿和幽门平滑肌痉挛而引起暂时性梗阻,可随炎症的好转而缓解,慢性梗阻主要由于瘢痕收缩而呈持久性。餐后疼痛加重,伴恶心呕吐,可致失水和低钾低氯性碱中毒。

4. 癌变

少数 GU 可发生癌变,DU 不发生癌变。有长期慢性 GU 史,年龄在 45 岁以上;溃疡顽固不愈者(8 个月严格内科治疗无效)应警惕癌变。

三、辅助检查

(一)Hp 检测

常规检测 Hp 侵入性试验首选快速尿素酶试验诊断 Hp 感染。用于活检标本,非侵入性试验中的 C13 尿素呼气试验或 C14 尿素呼气试验可作为根除治疗后复查的首选。

(二)胃液分析

GU 患者胃酸分泌正常或降低,部分 DU 患者胃酸分泌增加。胃液分析诊断不做常规应用。若 $BAO>15mmol/L$,$MAO>60mmol/h$,BAO/MAO 比值$>60\%$,提示有促胃液素瘤。

(三)血清检查

促胃液素测定不是常规检查,疑有促胃液素瘤时做。血清促胃液素值一般与胃酸分泌成反比。但促胃液素瘤时,促胃液素和胃酸同时升高。

(四)大便隐血试验

DU 或 GU 有少量渗血,该试验可阳性,但治疗 1~2 周可转阴。

四、诊断与鉴别诊断

(一)诊断

病史中典型的周期性和节律性上腹痛是诊断的主要线索,确诊靠内镜检查和 X 线钡餐检查。

1. X 线钡餐检查

龛影凸出于胃,十二指肠轮廓之外,外周有一光滑环堤,周围黏膜辐射状。间接征象不能确诊溃疡。

2. 内镜检查

多为圆形或椭圆形、直径多小于 1cm、边缘整齐的溃疡,底部充满灰黄色或白色渗出物,周围黏膜充血,水肿,皱襞向溃疡集中。内镜对胃后壁溃疡和巨大溃疡(DU)比 X 线钡餐更准确。

(二)鉴别诊断

1. 功能性消化不良

有消化不良的症状而无溃疡及其他器质性疾病者,检查完全正常或仅有轻度胃炎。多见于年轻妇女。表现为餐后上腹饱胀,嗳气,反酸,恶心和食欲减退,症状酷似 PU。鉴别有赖于 X 线及胃镜检查。

2. 慢性胆囊炎或胆石症

疼痛与进食油腻有关,位于右上腹并放射至背部,伴发热,黄疸的典型症状易于和 PU 鉴别,对于症状不明显者,需借助 B 超或内镜下逆行胆管造影检查。

3. 胃癌

GU 与胃癌难以从症状上作出鉴别,必须依赖钡餐检查和内镜检查(取组织做病理检查)。恶性溃疡 X 线钡餐检查显示龛影位于胃腔之内,边缘不整,龛影周围胃壁强直,呈结节状,向溃疡聚集的皱襞有融合中断现象；内镜下恶性溃疡形状不规则，底凹凸不平，苔污秽，边缘呈结节状隆起。

4. 促胃液素瘤（Zollinger-Ellison 综合征）

促胃液素瘤是胰腺非 B 细胞瘤能分泌大量促胃液素者所致。肿瘤往往很小（＜1cm），生长缓慢，半数为恶性，大量促胃液素可刺激壁细胞增生，分泌大量胃酸，使上消化道经常处于高酸环境，导致胃、十二指肠球部和不典型部位（十二指肠降段、横段甚至空肠近端）发生多发性溃疡。与常见 PU 鉴别主要是溃疡发生于不典型部位，具难治性特点，有过高胃酸分泌及空腹血清促胃液素＞200pg/mL，常＞500pg/mL。

五、治疗原则

消化性溃疡治疗的策略，首先要区分 Hp 阳性还是阴性。如果阳性，则应首先抗 Hp 治疗，必要时加 2～4 周抑酸治疗；对 Hp 阴性的溃疡及 NSAIDs 相关溃疡，可按过去常规治疗。至于是否进行维持治疗，应根据危险因素的有无，综合考虑后作出决定。

（一）一般治疗

包括消除病因，如根除 Hp、禁用或慎用对胃黏膜有损伤的药物等。

（二）药物治疗

消化性溃疡的治疗药物主要包括以下 4 类。

1. 降低胃内酸度

一般包括中和胃酸的药物以及抑制胃酸分泌的药物。

中和胃酸的药物包括氢氧化铝、氧化镁、复方氢氧化铝片等；抑制胃酸分泌的药物临床常用的有两类，其一是 H_2 受体拮抗剂，如西咪替丁、雷尼替丁、法莫替丁等，其二是质子泵抑制剂，如奥美拉唑、兰索拉唑、泮托拉唑等。

2. 保护消化道黏膜

黏膜保护药是促进黏膜修复、提高溃疡愈合质量的基本手段。如各种剂型的胶态铋、硫糖铝、铝碳酸镁等。

3. 抗 Hp 治疗

对 Hp 阳性的消化性溃疡，无论初发或复发，有无并发症，均应根除 Hp，这是促进溃疡愈合和防止复发的基本措施。目前对于广大患者，特别是在发达城市、中心地区以及对 Hp 常用抗生素耐药的地方，应推荐含铋剂的四联疗法作为首次治疗，以提高根除率，防止继发耐药；而对于广大农村、边远地区以及社区基层耐药较低的人群，则仍可采用以 PPIs 三联或铋三联为主的传统三联疗法。

4. 对症治疗

消化性溃疡对症治疗的要点是调节胃肠功能。根据患者症状酌情分别给予解痉剂（阿托品、溴苯胺太林、颠茄片等）、促动力剂（多潘立酮、伊托比利、莫沙比利、马来酸曲美布汀等）、抗胆汁反流剂（铝碳酸镁、考来烯胺、甘羟铝片等）。

（三）其他治疗

1. 心理治疗

神经精神心理因素与消化性溃疡的关系十分密切，调节神经功能，避免精神刺激，调整心态十分重要。应保持心情舒畅、乐观、平和,树立战胜疾病的信心,针对患者实际情况进行心理疏导,酌情给予镇静药或抗抑郁药。

2.饮食治疗

消化性溃疡的进食原则是易消化、富营养、少刺激。应避免刺激性食物、烟酒、咖啡、浓茶和非甾体抗感染药。

3.手术治疗

如有上消化道大出血、胃出口梗阻、难治性溃疡经内科治疗无效者;如有急性穿孔或巨型溃疡、重度异型增生等恶变倾向者,应考虑外科手术治疗。

消化性溃疡的治疗目的在于消除病因、解除症状、愈合溃疡、防止复发和避免并发症。

第三节　胃食管反流病

胃食管反流病(GERD)是指过多的胃、十二指肠内容物异常反流入食管引起的胃灼热等症状,并可导致食管炎和咽、喉、气管等食管以外的组织损害。胃食管反流病是一种十分常见的消化道疾病,在人群中发病率很高,即使是健康人在不当饮食后,有时也会出现胃灼热和反酸的现象,严重的困扰着人们的工作和学习。

随着现代生活质量的提高,饮食结构发生了变化,肥胖的人群也增加了,这样也会导致胃食管反流病的发生率增高。1999 年我国在北京、上海两地流行病学调查显示,发病率为8.97%,且有逐年升高趋势。虽然我国对胃食管反流病了解较晚,但是它对人们生活质量造成的负面影响已经超过心脏病,而且每年以超过 15%的速度在增长。目前已经证明胃食管反流病是导致食管腺癌的罪魁祸首之一,而且食管腺癌的发病率增加幅度位居所有肿瘤的第一位,因此及时预防、治疗本病对于积极预防食管腺癌具有重要意义。

一、病因病理

(一)病因

1906 年,美国病理学家 Tileston 认为可能存在贲门功能失调现象。1946 年,英国胸外科医师 Allison 发现膈疝在反流病发生中起重要作用。20 多年后,人们才认识到下食管括约肌功能失调、一过性下食管括约肌松弛增多等可能起着更为重要的作用。现在,人们已认识到反流病是多因素造成的消化道动力障碍性疾病,主要发病机制是抗反流防御机制减弱和反流物对食管黏膜攻击作用的结果。

1.食管抗反流防御机制减弱

(1)抗反流屏障:是指食管和胃交接的解剖结构,包括食管下括约肌 LES、膈肌脚、膈食管韧带、食管胃底建的锐角等,其各部分结构和功能上的缺陷均可造成胃食管反流,其中最主要的是 LES 的功能状态。LES 是指食管末端 3～4cm 长的环形肌束。正常人静息 LES 压为1.33～4.00kPa,LES 结构受到破坏可使 LES 压下降,如贲门失迟缓症手术后易并发反流行食管炎。一些因素可导致 LES 压降低,如某些激素(如缩胆囊素、胰升糖素、血管活性肠肽等)、食物(如高脂肪、巧克力等)、药物(如钙拮抗药、毛花苷丙)等。一过性 LES 松弛,指非吞咽情况下 LES 自发性松弛,其松弛时间明显长于吞咽时 LES 松弛时间,它是正常人生理性胃食管反流的主要原因,也是 LES 静息压正常的 GERD 患者的主要发病机制。

(2)食管清除作用:在正常情况下,一旦发生胃食管反流,大部分反流物通过 1～2 次食管自发和继发性蠕动性收缩将食管内容物排入胃内,即容量清除,是食管廓清的主要方式,余有唾液缓慢中和。故食管蠕动和唾液产生异常常也参与 GERD 的致病作用。食管裂孔疝,可引起胃食管反流,并降低食管对酸的清除,可导致 GERD。

(3)食管黏膜屏障:反流物进入食管后,可凭借食管上皮表面黏液、不移动水层、表面 HCO_3^-、复层鳞状上皮等构成的屏障,以及黏膜下丰富的血液供应构成的后上皮屏障,发挥其抗反流物中的某些物质(主要是胃酸、胃蛋白酶,其次为十二指肠反流入胃的胆盐和胰酶)对食管黏膜损伤的作用。故导致食管黏膜屏障作用下降的因素如长期吸烟、饮酒以及抑郁等,将使食管不能抵御反流物的损害。

2.反流物对食管黏膜攻击作用

反流物刺激和损害食管黏膜,与其质和量有关,也与反流物接触黏膜的时间、部位有关。胃酸与胃蛋白酶是反流物中损害食管黏膜的主要成分。胆汁反流重,其非结合胆盐和胰酶是主要的攻击因子。

(二)病理

胃食管反流病和反流性食管炎在宏观上是一个概念,但是程度上不一样。胃食管反流是一种现象,导致反酸、胃灼烧等症状,但对黏膜没有损伤,这就是症状性反流。有些人不仅有症状,还有黏膜的损伤,这就叫反流性食管炎。无论是症状,还是反流性食管炎,都称为食管反流病。在有反流性食管炎的胃食管反流病患者,其病理组织学基本改变可有:复层鳞状上皮细胞层增生;黏膜固有层乳头向上皮腔面延长;固有层内炎症细胞主要是中性粒细胞浸润;糜烂及溃疡;胃食管连接处以上出现 Barrett 食管改变。内镜下不同程度的食管炎则表现为水肿、潮红、糜烂、溃疡、增厚转白、瘢痕狭窄。

Barrett 食管是指食管与胃交界的齿状线 2cm 以上出现柱状上皮替代鳞状上皮。组织学表现为特殊型柱状上皮、贲门型上皮或胃底型上皮。内镜下典型表现为,正常情况呈现均匀粉红带灰白的食管黏膜,出现橘红色的胃黏膜,分布可为环形、舌形或岛状。

二、临床表现

胃食管反流病的临床表现轻重不一,主要的临床症状是反酸、胃灼热、胸骨后疼痛,但有的患者表现为食管以外的症状,而忽视了对本病的诊断。

(一)胃灼热

胃灼热是反流性食管炎的最常见症状,约 50% 的患者有此症状。胃灼热是指胸骨后或剑突下烧灼感,常在餐后 1h 出现,饮酒、甜食、浓茶、咖啡可诱发;肢体前屈、卧位或腹压增高时加重,可向颈部放射。胃灼热是由于酸反流刺激了食管深层上皮感觉神经末梢所致。

(二)胸骨后疼痛

疼痛常发生在胸骨后或剑突下,向胸部、后背、肩、颈、下颌、耳和上肢放射,此时酷似心绞痛。部分患者不伴有胃灼热、反酸症状,给临床诊断带来了一定困难。

(三)反胃

胃食管反流病患者大多有此症状,胃内容物在无恶心和不用力情况下涌入口腔。空腹时反胃为酸性胃液反流,称为反酸,但此时也可有胆汁和胰液溢出。

(四)吞咽困难和吞咽疼痛

部分患者有吞咽困难,可能由于食管痉挛或食管动力障碍所致,症状呈间歇性。进食固体或液体食物时均可发作,与情绪波动有关。少数患者因食管瘢痕形成而狭窄,吞咽困难呈进行性加重。有食管重度糜烂或并发食管溃疡的患者可见吞咽疼痛。

(五)其他

部分胃食管反流病患者可有食管外的组织损害。如咽部不适、有特异感、阻塞感,称为癔球症,是由酸反流引起上食管括约肌压力升高所致。反流物刺激咽部引起咽炎、声嘶。反流物吸入气管和肺,可反复发生肺炎,甚至出现肺间质纤维化;反流引起的哮喘无季节性,常在夜间发生。婴儿和儿童因反复胃食管反流,可继发呼吸道感染,并发缺铁性贫血和发育障碍。因此,在反流症状不明显时,可因治疗不当而延误病情。

三、检查诊断

本病临床表现复杂且缺乏特异性,仅凭临床症状难以区分生理性或病理性。目前,依靠任何一项辅助检查均很难确诊,必须采用综合诊断技术。凡临床发现不明原因反复呕吐、咽下困难、反复发作的慢性呼吸道感染、难治性哮喘、生长发育迟缓、营养不良、贫血、反复出现窒息、呼吸暂停等症状时都应考虑到本病存在的可能性,必须针对不同情况,选择必要的辅助检查,以明确诊断。

(一)内镜检查

内镜检查是诊断反流性食管炎最准确的方法,并能判断反流性食管炎的严重程度和有无并发症,结合活检可与其他原因引起的食管炎和其他食管病变(如食管癌等)做鉴别。内镜下无反流性食管炎不能排除胃食管反流病。

根据内镜下所见食管黏膜的损害程度进行反流性食管炎分级,有利于病情判断及指导治疗。目前国外采用洛杉矶分级法:正常,食管黏膜没有破损;1级,一个或一个以上食管黏膜破损,长径小于5mm;2级,一个或一个以上黏膜破损,长径大于5mm,但没有融合性病变;3级,黏膜破损有融合,但小于75%的食管周径;4级,黏膜破损融合,至少达到75%的食管周径。

(二)食管pH监测

目前已被公认为诊断胃食管反流病的重要诊断方法,已广泛应用于临床并成为诊断胃食管反流性疾病的"金标准"。应用便携式pH记录仪在生理状态下对患者进行24h食管pH连续监测,可提供食管是否存在过度酸反流的客观证据,有助于鉴别胸痛与反流的关系。

常用的观察指标:24h内pH<4的总百分时间、pH<4的次数、持续5min以上的反流次数以及最长反流时间等指标。但要注意在行该项检查前3d应停用抑酸药与促胃肠动力的药物。

(三)钡餐检查

食管吞钡检查能发现部分食管病变,如食管溃疡或狭窄,但亦可能会遗漏一些浅表溃疡和糜烂。气钡双重造影对反流性食管病的诊断特异性很高,但敏感性较差,有报道认为可能有高达 80％的反流性食管病患者被遗漏。但因其方法简单易行,设备及技术要求均不高,很多基层医院仍在广泛使用。

(四)食管胆汁动态监测

以往对胃食管反流病的研究集中于酸反流,若同时在食管中监测酸与胆红素,发现有相当部分的患者同时伴有胆汁反流。动物实验证明,胆汁酸造成食管黏膜的损伤远超过单纯胃酸的损害作用。但胆汁酸对人食管黏膜的损伤作用尚有争议。监测食管内胆汁含量可得到十二指肠胃食管反流的频率和量。现有的 24h 胆汁监测仪可得到胆汁反流的次数、长时间反流次数、最长反流时间和吸收值不低于 0.14 的总时间及其百分比,从而对胃食管反流病做出正确的评价。

有学者对 50 例反流性食管炎患者进行食管 24h pH 及胆汁联合测定,结果发现单纯酸反流占 30％,单纯胆汁反流占 6％,混合反流占 58％,说明酸和胆汁反流共同参与食管黏膜的损伤,且混合反流发生的比例越高,食管损伤程度越重。

(五)食管测压

可测定 LES 的长度和部位、LES 压、LES 松弛压、食管体部压力及食管上括约肌压力等。LES 静息压为 1.3～4kPa,如 LES 压低于 0.8kPa 易导致反流。当胃食管反流病内科治疗效果不好时可作为辅助性诊断方法。

(六)核素检查

用同位素标记液体,显示在平卧位及腹部加压时有无过多的核素胃食管反流。

(七)激发试验

最常用的食管激发试验为 Bemstein 试验,即酸灌注试验。此试验对于确定食管反流与非典型胸痛之间的关系具有一定价值。此试验可评估食管对酸的敏感性,确定患者的症状是否与反流相关,检查阴性不能排除反流的存在,亦不能区别不同程度的反流。由于其观察时间较短,故敏感性较低。随着 24h 食管 pH 监测的应用日益广泛,临床上仅在无条件进行 24h pH 监测时才采用激发试验。

GERD 是一种上消化道运动、功能紊乱性疾病,近几年人们才对其有较深刻的认识和了解。不少医师,尤其是基层医师对其仍认识不足,故易按"常见疾病"进行诊治,加之本组临床表现极不典型,初次接诊的医师未想到本病而造成误诊误治。对每一患者的病史询问不全面、不详细,同时又未能对查体、实验室检查、特殊检查结果进行综合分析,从而不能抓住可疑之处进一步检查,只是急于进行"症状治疗",也必然造成误诊。

因此,为防止误诊的发生,临床医师应全面正确掌握 GERD 的知识是避免和减少误诊误治的关键。多种因素可引起 GERD,如 LES 张力降低、一过性 LES 松弛、食管裂孔疝、食管清除反流胃内容物能力降低、胃排空延迟药物、食管本身的病变及其他因素的影响等。GERD 患者由于胃及十二指肠内容物反流入食管对食管黏膜刺激作用加强,从而导致食管及食管外组织损伤。其主要临床表现有:①咽部异物感、声音嘶哑、胃灼烧、反酸、哮喘、胸部不适及胸骨后疼痛,重者可因食管溃疡形成而发生呕血、便血。②由于食管瘢痕形成或发生 Barrett 食管、食管腺癌而出现吞咽困难。③一些患者常以胸痛为主要症状,其胸痛特点酷似心绞痛发作,服硝酸甘油不能完全缓解,且常在夜间发生,故易误诊为"变异性心绞痛"。④部分患者由于反流的食管内容物吸入气管(多在夜间)而出现咳嗽、肺部感染及支气管哮喘。有报道 50% 的患者有非心脏病性胸痛,78% 的患者慢性声嘶,82% 的患者有哮喘,抗 GERD 药物或手术治疗后呼吸道症状可改善。GERD 常和食管裂孔疝同时存在,不少学者还认为 GERD 引起的食管改变在其修复过程中可发生 Barrett 食管,故有较高的癌变率但也有人认为 Barrett 食管患者不会癌变。

GERD 的诊断依据:①有明确的胃食管反流症状。②内镜检查有典型的反流性食管炎表现,其可分为四级,Ⅰ级:呈现孤立糜烂灶、红斑和(或)渗出;Ⅱ级:散在糜烂和溃疡;Ⅲ级:糜烂和溃疡累及食管全周,未见狭窄;Ⅳ级:食管慢性溃疡或损伤,食管纤维化狭窄、短食管、柱状上皮化生。③钡餐造影、食管 pH 监测、食管测压,尤其是后两者对内镜表现不典型、临床高度怀疑 GERD 者的诊断十分重要,而 24h 食管 pH 监测被人们称为诊断 GERD 的金标准(最重要者为 24h 内 pH<4 的总时间)。④对高度怀疑 GERD 者,如无客观条件进行检查或检查后仍不能确诊时可行诊断性治疗,用强有力的质子泵抑制剂如奥美拉唑治疗,1～2 周后症状消失,即可确诊。

四、治疗

可以根据病情轻重酌情采取药物治疗、外科治疗、内镜下治疗几类方法。目前关于本病的药物治疗,主要是应用抑酸剂,包括最强的质子泵抑制剂奥美拉唑、兰索拉唑等,有食管炎者应首先选用质子泵抑制剂类药物,正规疗程应达到 8 周或以上,宜合用胃肠动力药物。轻中度患者可以选择廉价的 H_2 受体阻滞药,常能控制症状的发生。但是中重度患者药物治疗存在用药有效、停药易复发,长期服药存在不良反应及费用昂贵等问题。对于药物治疗无效的患者适宜选择外科治疗,包括腹腔镜下治疗。但其也属于有创治疗,仅适用于部分严重患者合并有严重食管裂孔疝的患者。内镜下治疗是近三四年开展的新技术,较药物治疗、传统的外科及腹腔镜治疗有其独到的优势,很可能成为中、重度胃食管反流病治疗的主要方法。

(一)一般治疗

生活方式的改变应作为治疗的基本措施。抬高床头 15～20cm 是简单而有效的方法,这样可在睡眠时利用重力作用加强酸清除能力,减少夜间反流。反流性食管炎患者应少食多餐,低脂少渣饮食,避免进食刺激性食物。肥胖者应减低体重。避免弯腰,减少胃、食管反流,防止恶心、呕吐。有 1/4 的患者经上述一般治疗后症状可获改善。

(二)药物治疗

如果通过改变生活方式不能改善反流症状者,应开始系统的药物治疗。治疗目的为减少反流缓解症状,降低反流物质对黏膜的损害,增强食管黏膜抗反流防御功能,达到治愈食管炎,防止复发,预防和治疗重要并发症的作用。

1. H_2 受体拮抗药(H2-RA)

H_2-RA 是目前临床治疗胃食管反流病的主要药物。西咪替丁,400mg,每日 2 次或 800mg,每晚 1 次;雷尼替丁,150mg/次,每日 2 次;法莫替丁,20mg/次,每日 2 次等。H_2-RA 能减少 24h 胃酸分泌 50%～70%,减轻反流物对食管的刺激。适用于轻、中症患者,2 次服药疗效优于 1 次服药,同一种药物大剂量优于小剂量,但随着剂量加大不良反应也增加。一般疗程为 8～12 周。

2. 质子泵抑制药(PPI)

PPI 包括奥美拉唑,20mg/次,每日 1～2 次;兰索拉唑,30mg/次,每日 1 次;潘妥拉唑,20mg/次,每日 1～2 次;埃索美拉唑,40mg/次,每日 1 次;雷贝拉唑,20mg/次,每日 1～2 次。质子泵抑制剂有很强的抑酸作用,疗效优于 H_2 受体拮抗药,适用于中、重度反流性食管病患者,可与促胃肠动力药联合应用。疗程 8～12 周。

3. 促动力药

胃食管反流病是一种动力障碍性疾病,常存在食管、胃运动功能异常,在上述药物治疗无效时,可应用促动力药。

促动力药治疗胃食管反流的疗效与 H_2 受体拮抗药相似,但对于伴随腹胀、嗳气等动力障碍症状者效果明显优于抑酸剂。目前临床主要用药如甲氧氯普胺、多潘立酮、西沙必利、左舒必利、红霉素等。可与抑酸剂联合应用。2～3 级食管炎患者经西咪替丁 1g/d 联合西沙必利 40mg/d 治疗 12 周后,症状的缓解及食管炎的愈合均较单用西咪替丁为佳。长时间的 pH 监测显示联用西沙必利和雷尼替丁能有效地减少反流总数、直立位反流及餐后反流,减少 GERD 的复发。

4. 黏膜保护剂

硫糖铝作为一种局部作用制剂,能通过黏附于食管黏膜表面,提供物理屏障抵御反流的胃内容物,对胃酸有温和的缓冲作用,但不影响胃酸或胃蛋白酶的分泌,对 LES 压力没有影响。硫糖铝 1g/次,4 次/天服用,对胃食管反流病症状的控制和食管炎的愈合与标准剂量的 H_2 受体拮抗药的疗效相似。但亦有学者认为,硫糖铝对胃食管反流病无效。铝碳酸镁能结合反流的胆酸,减少其对黏膜的损伤,并能作为物理屏障黏附于黏膜表面,现在临床广泛使用。

5. 维持治疗

胃食管反流病具有慢性、复发性的特点,故应进行长期维持治疗,以避免反复发作及由此引起的并发症。上述药物均可作为维持治疗长期使用,其中质子泵抑制药疗效肯定。维持治疗应注重个体化,根据患者的反应,选择适合个体的药物和剂量。质子泵抑制药长期应用应注意抑酸后对胃动力及胃内细菌增生的影响。

(三)手术治疗

凡长期服药无效或须终身服药者,或不能耐受扩张者,或须反复扩张者都可以考虑行外科手术治疗。

(四)内镜治疗

内镜下治疗主要有内镜下缝合治疗、内镜下射频治疗、内镜下注射治疗。内镜下注射法治疗,是在内镜直视下将一种有机物注射入贲门口四周或下食管括约肌内,该方法在 2003 年通过美国 FDA 批准,是目前最简便的介入治疗方法。这些新技术主要特点为经胃镜于食管或胃腔内进行治疗,创伤很小、术程短、方便、安全性好,初步的疗效较高,并且术后易修改,一般不影响再次内镜治疗。但各项技术开展时间均较短,手术方式、长期疗效、随机对照等仍在研究总结之中。

第四节　胃黏膜巨肥症

组织学显示黏膜层增厚,胃小凹增生延长,伴有明显囊状扩张,胃底腺主细胞和壁细胞相对减少,代之以黏液细胞化生,导致胃泌酸功能降低,但炎症细胞浸润不明显。

胃黏膜巨肥症的病因不明,表现一定的家族易感性,有报道与巨细胞病毒感染有关,转化生长因子-α(TGF-α)也可能在其发病中起重要作用,TGF-α可促进胃黏膜细胞更新、抑制胃酸分泌。

临床表现亦无特异性,男性比女性多见,发病多在 50 岁以后,也可见于儿童,有 2.5 岁儿童患本病的报道,推测与巨细胞病毒感染有关。

主要症状为上腹痛、水肿、体重减轻及腹泻。由于血浆蛋白经增生的胃黏膜漏入胃腔,造成低蛋白血症与水肿。有时患者可无自觉症状,仅以全身水肿为表现。少数患者出现反复上消化道大出血或梗阻表现。内镜检查可见巨大皱襞,充气后不消失,表面颜色可为苍白、灰色或红色。皱襞表面不规则,嵴上可见糜烂或溃疡,皱襞间有深的裂隙。儿童患者症状和内镜下表现轻于成人。病理活检有助于诊断。

本症轻者无须特殊治疗。上腹痛明显者给予抗酸或解痉治疗多数有效。低蛋白血症者可静脉注射清蛋白及高蛋白、高热量饮食。目前已证实激素对本病无效。对反复上消化道出血及蛋白丧失严重者应考虑手术治疗。因 8%～10% 的本症可发生癌变,故应对患者密切随访观察。少数患者亦可自行缓解。肥厚性高胃酸分泌性胃病是胃体黏膜全层肥厚增大包括胃腺体在内,壁细胞和主细胞显著增多,引起高胃酸分泌,常同时伴十二指肠溃疡,但缺乏卓-艾综合征的特点。

第五节　急性胃扩张

急性胃扩张是指胃和十二指肠内由于大量气体、液体或食物潴留而引起胃和十二指肠上段的高度扩张。Rokitansky 于 1842 年首先描述,Fagge 于 1873 年简述了急性胃扩张的临床特征及治疗。儿童及成人均可发病,男性多见,发病年龄大多在 21～40 岁。

一、病因及发病机制

该病多发生于腹部手术后、某些慢性消耗性疾病及长期卧床的患者,而国内报道多因暴饮暴食所致。常见病因可分类为以下几种。

(一)胃及肠壁神经肌肉麻痹

其主要见于:①麻醉和外科手术后;②中枢神经损伤;③腹腔及腹膜后的严重感染;④慢性消耗性疾病如慢性肺源性心脏病、尿毒症、肝性脑病时的毒血症;⑤代谢性疾病及电解质紊乱如糖尿病合并神经病变、低血钾症等;⑥药物如抗胆碱药物过量;⑦暴饮暴食;⑧其他如自主神经功能紊乱等。

(二)机械性梗阻见于

其主要见于:①脊柱前凸性畸形;②肠系膜上动脉压迫综合征;③胃幽门区良性狭窄及恶性肿瘤;④十二指肠肿瘤及其周围良性狭窄和恶性肿瘤等。

在前述某一或多个病因存在下,胃排空障碍而使胃扩张,达到一定程度时,胃壁肌肉张力降低,使胃和十二指肠交界处角度变成锐角,胃内容物排出受阻,胃腔膨大,进而可压迫十二指肠,并将系膜和小肠挤向盆腔,造成幽门远端的梗阻。而当胃和十二指肠麻痹后,其所分泌的液体如胃液、胆汁、胰液及十二指肠液因不能被吸收而潴留在胃和(或)十二指肠内,加上吞咽的气体及发酵产生的气体,使胃和十二指肠进一步扩张,形成恶性循环。大量液体潴留在胃和十二指肠内,造成反应性呕吐,大量频繁的呕吐,除导致水分的大量丢失造成脱水外,同时造成了电解质成分的丢失,引起酸碱平衡紊乱。在胃扩张后,扩张胃机械性地压迫门静脉、下腔静脉,使血液潴留在腹腔内脏,回心血量减少,加之水分的丢失使有效血容量减少,最后导致休克。

二、诊断要点

根据病史、查体及腹部 X 线检查一般可以明确诊断。基本要点如下。

(一)病史

病前有相关外科手术史、慢性疾患史或暴饮暴食史存在。

(二)症状

(1)腹痛、腹胀:病初有上腹部饱胀,上腹部或脐周持续性胀痛,可有阵发性加重,但多不剧烈。

(2)恶性、呕吐:伴随腹胀、腹痛的加重而出现,并且逐渐加重。呕吐物初为胃内容物,反复频繁呕吐后转为棕褐色酸性液体。

(3)排气排便停止:在后期易于出现。

(4)脱水、休克:主要因失水及电解质丢失所致。表现有口渴、精神萎靡、嗜睡、半昏迷、呼吸急促、少尿或无尿和血压下降等症状。

(三)查体

可有脱水貌。腹部高度膨隆,可见"巨胃窦征",可有腹部压痛和肌紧张,但反跳痛不明显。胃区振水音阳性,肠鸣音减弱或消失。

(四)辅助检查

(1)胃管吸液:插入胃肠减压管吸出大量胃内液体(3~4L)则可确诊。

(2)腹部 X 线检查:立位透视或平片,可见大胃泡伴液气平。在肠穿孔时,可有膈下游离气体出现。

(3)B超:可见胃高度扩张,胃壁变薄,可见大量潴留物,气体较多时,界限不易与肠胀气区别。

(4)实验室检查:白细胞计数多不增高,但有穿孔等并发症存在时,可有细胞计数增高其至出现核左移。在明显脱水时,可见红细胞计数及血红蛋白增高。尿液检查,可见尿比重增高、蛋白尿、管形尿。血生化检查可见低钾、低钠、低氯、尿素氮和二氧化碳结合力升高等。

三、鉴别诊断

(一)胃扭转

亦有腹胀、腹痛和呕吐。但其起病急,腹痛较剧烈,呕吐频繁而量少,胃内溶液无胆汁,查体见上腹部膨胀呈半球状而脐下平坦,胃管不能插入胃内,X线透视或腹部平片可见胃腔扩大,出现一个或两个液气平。钡剂造影钡剂不能进入胃内而在食管下段受阻,梗阻端呈尖削阴影等有助于鉴别。

(二)原发或继发性腹膜炎

腹部亦膨胀、肠鸣音减弱或消失。但其常有脏器穿孔和(或)腹腔感染史,腹部呈弥散性膨隆伴腹膜刺激征,腹腔积液征阳性,腹穿呈渗出性改变,胃肠减压不能使症状缓解有助于鉴别。

(三)高位机械性肠梗阻

亦可有腹痛和呕吐,腹胀满可见肠胃型,X线腹部立位透视或平片照相检查可见胃肠腔扩大。但其多有消化性溃疡、手术后局部粘连、胃肠及腹腔肿瘤等病史存在,腹痛多为急性发作性腹部绞痛,常伴高亢的肠鸣音,X线腹部立位透视或平片照相检查可见肠管呈多个梯形液气平,胃肠减压症状不能缓解,有助于鉴别。

(四)急性胃炎

急性胃炎在饱餐之后亦可出现呕吐和上腹部疼痛,有时较明显,但急性胃炎在呕吐后腹痛可减轻,且无明显胀满或扩大的胃型等有助于鉴别。

四、并发症

(一)电解质及酸碱平衡紊乱

由于频繁和大量呕吐,胃液成分大量丢失,可出现低血钾、低血钠、低血氯和二氧化碳结合力增高。

(二)穿孔

由于胃壁过度扩张,胃壁变薄,其表面血管扩张、充血,胃黏膜缺血而发生胃壁坏死,严重者出现穿孔。

(三)休克

主要由于呕吐引起的水分大量丢失所致。

五、治疗

(一)一般治疗

(1)禁食、禁水:一经确诊,应予禁食禁水,以免使胃的扩张加重。

(2)洗胃:可用等渗温盐水洗胃,直至胃内容物清除干净,吸出正常胃液为止。

(3)持续胃肠减压:清除胃内容物后,应继续给予持续胃肠减压,直至恶心、呕吐、腹痛、腹胀症状消失、肠鸣音恢复为止。

(4)病情容许时可采取治疗性体位,即俯卧位或膝胸卧位。在腹胀减轻、肠鸣音恢复后,可进少量流食,如症状无反复,可逐渐增加进食量,并逐步过渡到半流食、普食。

(二)药物治疗

(1)输液、补充足够的水分、热卡和电解质,维持有效血容量和能量需要。常用液体有5%~10%葡萄糖、5%葡萄糖生理盐水、平衡盐、复合氨基酸、脂肪乳、维生素及钾盐等。对于禁食患者,输液量一般需 3000～4000mL;具体入液量可根据体重、体液丢失量计算,同时应注意心肺功能情况,供应热卡应不少于 30kcal/(kg·d)。

(2)抗感染:在合并穿孔时,应给予积极抗感染治疗。常用的有氨苄青霉素、氧哌嗪青霉素、环丙沙星、甲硝唑等。感染较重时,可给予输新鲜血及血浆,以便加强支持治疗和提高抗病能力。

(三)治疗并发症

(1)抗休克:在并发休克时,应积极抗休克治疗。

(2)纠正酸碱平衡和电解质紊乱:由于呕吐导致大量酸性胃液丢失及电解质丢失,前者易于引起代谢性碱中毒,后者容易导致钠钾氯等离子的丢失。对此可给予 0.1%～0.2%氯化氢或氯化铵静脉滴注,注意前者必须选用大静脉,否则可能导致严重的周围静脉炎,亦可给予精氨酸静脉滴注,并注意补充钾盐。

(3)穿孔:合并穿孔时,应及时给予手术治疗。

(四)外科治疗

1.手术指征

(1)餐后极度胃扩张而胃内容物无法吸出者。

(2)内科治疗 8～12h 病情不能缓解者。

(3)有胃十二指肠机械梗阻因素存在者。

(4)合并穿孔或胃大出血者。

(5)胃功能长期不能恢复而无法进食者。

2.手术方法

力求简单有效,术后处理与其他胃疾病相同。方法有:①胃壁切开术;②胃壁内翻缝合术;③胃部分切除术;④十二指肠-空肠吻合术。

六、预后

急性胃扩张是内科急症,既往在治疗不及时不得当的情况下,病死率可高达 20%。随着近代医疗卫生知识的普及和诊疗技术的进展,发生率已明显减少。单纯性急性胃扩张若能及时地获得诊断和治疗,大部分预后良好;伴有休克、穿孔等严重并发症者,预后仍较差。

第六节　胃扭转

胃扭转是指胃的一部分绕另一部分发生 180°或更大的旋转,造成闭合袢甚至梗阻。其可分为原发性胃扭转和继发性胃扭转。

一、病因

原发性胃扭转的致病因素主要是胃的支持韧带发生先天性松弛或过长,同时伴胃运动功能异常,如饱餐后胃的重量增加容易导致胃扭转。除解剖学因素外,急性胃扩张、剧烈呕吐、横结肠胀气等亦是胃扭转的诱因。

继发性胃扭转多为胃本身或周围脏器的病变造成,最常见的是作为食管旁疝的并发症之一;也可能与其他先天性或获得性腹部异常如先天性粘连、外伤性疝、左膈突出、膈神经麻痹、胃底折叠术、胃或十二指肠肿瘤等相关;亦可由胆囊炎、肝脓肿等造成胃粘连牵拉引起。

二、病理

(一)按旋转方位分类

1.器官轴型扭转(沿长轴扭转)

器官轴型扭转指胃绕其解剖轴的扭转,即胃沿贲门至幽门的连线为轴心向上扭转,造成胃大弯在上、胃小弯在下,胃后壁变成"胃前壁",贲门和胃底的位置基本无变化。胃绕其长轴扭转后形成新生合袢,产生梗阻,这是最常见的类型(约占 2/3)。

2.系膜轴型扭转(左右扭转)

系膜轴型扭转指胃绕胃大、小弯中点连线为轴线的扭转。扭转后胃体与胃窦重叠,使胃形成两个小腔,自左向右旋转时胃体位于胃窦之前,自右向左旋转时胃窦位于胃体之前。此类型较常见(约占 1/3)。

3.混合型扭转

有器官轴型扭转及系膜轴型扭转两者的特点。此类型少见。

(二)扭转范围分类

1.完全扭转

整个胃除了与横膈附着处以外都发生扭转。

2.部分扭转

仅胃的一部分发生扭转,常为胃幽门终末部。

(三)扭转性质分类

1.急性胃扭转

发病急、症状重,有急腹症的临床表现。

2.慢性胃扭转

发病缓慢,常出现上腹部不适,偶有呕吐等临床表现,可反复发作。

(四)病因分类

1.原发性胃扭转

不伴有胃本身或邻近器官的病变。

2.继发性胃扭转

继发于胃本身或周围脏器的病变。

三、临床表现和诊断

与扭转的范围、程度及发病的快慢有关。

(一)急性胃扭转

约 1/3 患者表现为急性。临床上常出现:①上腹部突然剧烈疼痛,可放射至背部及左胸部;②呕吐,量常不多,不含胆汁,以后有难以消除的干呕,进食后可立即呕出,这是由于胃扭转使贲门口完全闭塞所致;③上腹部进行性膨胀,下腹部平坦柔软;④鼻胃管不能经食管插入胃中;⑤急性胃扭转易并发血管绞窄和胃壁坏死,引起穿孔,甚至发生休克,病死率高达 30%～

50%。1904 年,Brochard 描述了急性胃扭转的特征性三联征,即突然发作的剧烈上腹痛、干呕,不能插入胃管。

胃扭转可产生假性心绞痛症状,表现为胸痛并有心电图改变。疼痛可向颈部、肩部、背部放射,与呼吸困难有关。若幽门被牵拉至裂孔水平,压迫胆总管可出现梗阻性黄疸。

X 线检查可有以下表现:①立位腹部平片可显示显著扩张并充满气体和液体的胃阴影;②胃呈“发针”样样,胃角向右上腹或向后,此样位置固定,不因体位改变而变化;③钡餐检查钡剂停留在食管下端不能通过贲门;④可有膈疝或膈膨升等 X 线征。

急性胃扭转应与胃十二指肠溃疡急性穿孔、急性胆囊炎及急性胰腺炎等疾病鉴别。

(二)慢性胃扭转

较急性胃扭转多见,多为系膜轴扭转型,可有各种不同的临床表现,亦可无症状仅在钡餐检查时才发现。主要症状是间断发作的上腹部疼痛,有的病史可长达数年。进食后可诱发疼痛发作,可伴有呕吐和上腹膨胀。钡餐检查显示:①胃腔有两个液平;②胃大弯在小弯之上;③贲门和幽门在同一水平面;④胃黏膜皱襞扭曲交叉;⑤腹腔段食管比正常增长;⑥胃可呈葫芦形或伴有胃溃疡、胃肿瘤或膈疝等 X 线征。

四、治疗

(一)急性胃扭转

1. 内科保守治疗

可先试行放置胃管,如能插入胃内吸出大量气体和液体可使急性症状缓解,但疗效短暂且易复发。插入胃管时有损伤食管下段的危险,操作时应予以注意。

2. 急诊手术

治疗急性胃扭转大多需急诊手术治疗。如胃管不能插入应做好术前准备,尽早手术治疗。手术治疗的目的是:①减轻、消除胃膨胀;②复位;③病因探查和治疗;④胃固定。手术中异常扩张扭转的胃囊复位多较困难,常需用套管针插入胃腔抽吸大量气体和液体后才能将扭转的胃复位。根据患者情况可进一步作胃固定或胃大部切除等,手术后需持续胃肠减压直至胃肠道功能恢复正常。

3. 辅助治疗

(1)禁食和胃肠减压:手术或非手术复位成功后应持续胃肠减压、禁食,以保持胃腔空虚,一般术后 3～4 天方可少量进食。

(2)补液:纠正失水、电解质紊乱和酸碱失调,并补充热量。

(3)饮食:胃肠减压停止后,可少量进食流质,逐渐增加饮食量。

(二)慢性胃扭转

1. 内科保守治疗

如无症状,无须治疗。对有症状者可采用鼻胃管减压,也可试用中医中药,本病属中医学胃脘痛范畴,多因肝气太盛,横逆犯胃,胃弱不堪重负而致胃扭转发作。

2. 内镜复位

治疗方法是:首先进行注气复位,胃镜进入胃腔后,循腔进镜,边进镜边注气观察,如胃镜顺利进入幽门,说明复位成功。如单用注气法不能复位,可将胃镜进到胃窦部,然后抽干胃腔内气体,使胃壁与镜身相贴,弯曲镜头适当注气,按胃扭转相反方向转动镜身并不断拉直镜身,从而使胃扭转复位。如仍不能转复,可按上述方法重新进行。

3.手术治疗

手术适应证为:①症状较重,发作频繁;②内镜复位失败或复位后迅速复发;③继发性慢性胃扭转须进行病因治疗,如膈疝、胃癌等。手术治疗原则是将扭转的胃复位,寻找、纠正致病原因以达到根治及预防复发的目的。伴有胃溃疡或胃肿瘤者可作胃大部切除术;由粘连引起者则分离粘连;合并有食管裂孔疝或膈疝者应作修补术;对膈膨升症者除作膈升部膈肌折叠缝合修补外,有人主张做胃固定及结肠移位术。对原发性胃扭转的患者,复位后应行胃固定术。

第七节　胃内异物

一、外源性异物

外源性异物是指不能被消化的异物经过有意或无意吞服,并滞留在消化道内的异物。

(一)病因

1.无意吞服

常见于儿童将各种玩具、硬币等放于口中无意吞服,成人义齿也可能无意吞服入胃内。进餐时也可能将鱼刺、鸡鸭骨等无意中吞入消化道,此类异物因为多为不规则尖锐异物,常嵌顿在食管第一狭窄处。

2.有意吞服

常见于罪犯、吸毒者为逃避法律制裁而故意将异物吞服,此类异物多为尖锐异物,如玻璃、刀片、金属等。

3.医源性因素

如外科小器械、手术后吻合钉、缝合线等。

(二)分类

依据异物的形状和性质,可将外源性异物分为:①圆形异物,如金属硬币、戒指、瓶盖、棋子等;②长条状异物,筷子、钥匙、电视天线、牙刷、笔套等;③不规则异物,如义齿、鱼骨、鸡鸭骨等;④尖锐异物,铁丝、缝针、刀片、鱼刺、玻璃等。光滑异物较容易吞服进入胃内,尖锐异物常常滞留或嵌顿在消化道狭窄处,并可能引起消化道出血或穿孔。

(三)临床表现

消化道异物的临床表现可因异物的性质、形状、大小以及在消化道滞留的部位的不同而不同。直径小于1cm、表面光滑的异物,多可以通过消化道自然排出而无特殊不适。如果异物较大,不能通过幽门,异物滞留在胃内可以引起腹胀,甚至幽门梗阻。尖锐的异物常在食管狭窄处,尤其是食管第一狭窄处嵌顿,可以引起咽喉部和胸骨后疼痛,在吞咽时加重,以致患者常常不敢吞咽。婴儿常常哭闹不止、拒食。尖锐的异物还可以引起消化道黏膜损伤,表现为消化道出血,严重者甚至出现消化道穿孔。手术后残留的丝线和手术钉长期滞留可以引起吻合口炎症,表现为吻合口充血、糜烂、溃疡。

(四)诊断

病史对诊断消化道异物具有重要的作用,大部分患者具有明确的意外或有意吞服异物的病史。对怀疑有消化道异物者,如果为金属类不能透过 X 线者,可以行 X 线透视明确,也可以口服少量稀钡透视观察,以确定异物滞留的部位、异物大小和形状。对怀疑有鱼刺、动物骨嵌顿在食管者,可以吞服稀钡后,X 线透视观察食管有无钡剂滞留帮助判断。对不能透过 X 线者,尤其是可能引起消化道穿孔和出血者,需要胃镜取出时,可以通过胃镜检查来确定有无异物,并在胃镜下行异物取出术。

(五)治疗

较小的、表面光滑的消化道异物常常可以自行排出,口服润肠剂(如液状石蜡、蓖麻油等)有助于保护胃肠黏膜。对于直径超过 2cm、可能引起胃肠穿孔的尖锐异物以及含有对身体有毒的异物应该及时取出。吻合口残留的丝线和吻合钉常常引起吻合口炎,不管是否有症状也应该择期取出。消化道异物取出术首选内镜直视下用异物钳等内镜器械取出。内镜直视下可以根据异物的形状选择异物钳、鳄口钳、三爪钳、网篮等器械将异物钳住后置于内镜前端与内镜一起缓慢退出,退出时在经过贲门、食管狭窄处要注意不能强力通过,必要时要调整方向以利于异物通过。对针、刀片等可能引起消化道黏膜损伤的锐利异物,可以在胃镜前端安置专用橡胶套,将异物尖锐端置于保护套内,以免划伤消化道黏膜。对于嵌顿在食管壁的异物,应特别注意不能强行取出,以免加重损伤。有时异物可能已经刺穿消化道壁,强力取出后可能引起纵隔气肿和纵隔炎,如果刺入大血管内,强行取出异物可能导致大出血。对已经刺入食管内的嵌顿异物,如果位于大血管旁要特别注意,必要时需要手术取出。90%以上的异物可以在胃镜直视下,通过各种专用器械取出,一般无严重并发症。但对于尖锐异物、较大的不规则异物、异物嵌顿在取出过程中可能造成消化道黏膜损伤,严重者甚至可能导致穿孔和大出血死亡,因此对此类异物除需要熟练的内镜技巧外,还应选择合适的器械,试行不同的方向。对确实胃镜下取出困难的异物,应谨慎权衡,必要时应采用外科手术取出。

对异物在消化道引起黏膜损伤,尤其是伴有消化道出血时应使用抑制胃酸分泌药物和黏膜保护药。一般不需抗生素治疗,但对消化道有穿孔、伴有纵隔炎者应及时使用抗生素治疗。

二、内源性异物

内源性异物是指主要在体内逐渐形成的不能通过消化道自身排除的异物,也称为胃石。依据胃石的核心成分可以将胃石分为植物性胃石、毛发性胃石和混合性胃石。

(一)病因

植物性胃石最常见的原因是进食柿子引起,故也称为胃柿石。柿子中含有大量的鞣酸,尤其是未成熟的柿子中鞣酸的含量可以达 25%。鞣酸具有很强的收敛性,在胃酸的作用下,能与蛋白结合成不易溶解的鞣酸蛋白沉淀,以此为核心和柿皮、柿纤维、食物残渣等混合形成胃柿石。除进食柿子外,进食枣、山楂等含鞣酸的植物果物也可以引起胃石。毛发结石多见于女性和儿童。常有异食癖病史,吞食的毛发在胃内黏附于胃壁不易排除,相互缠绕形成发球,以发球为核心和食物残渣、胃液沉积物等混合形成毛发结石。

(二)临床表现

大部分患者有腹胀、食欲不振、上腹部隐痛、恶心、呕吐。严重者出现幽门梗阻、胃潴留、上消化道出血、肠梗阻等表现。出血是因为胃石长期刺激胃黏膜引起胃黏膜糜烂和溃疡，如果不取出胃石，溃疡则很难愈合。也有患者平时无明显症状，而以出血和梗阻为首发症状，体检时可以在上腹部触及包块。

(三)实验室检查

内镜和 X 线检查是诊断本病的主要方法，尤其是内镜，不仅可以确诊，还可以进行治疗，是本病首选的诊断方法。X 线检查时胃石不能透过 X 线，腹部平片在上腹部可以发现密度增高的胃石影。钡餐造影时可以见到胃内活动性圆形或椭圆形的充盈缺损。内镜下可以观察到黑褐色可以移动的胃石，毛发胃石还可以看到胃石上的残留毛发，一般胃石位于胃体黏液湖内，因为该处位置最低。有时较小的胃石由于胃内混浊的黏液覆盖，可能漏诊，需要将胃黏液抽吸干净后更易观察到胃石。

(四)治疗

一旦确定为胃石，应该通过药物、内镜或手术等将胃石取出，否则胃石在胃内会逐渐增大，而出现梗阻、出血溃疡等并发症。直径在 1.5cm 以下的胃石，一般通过内镜用取石篮或圈套器可以顺利取出。超过 2cm 的胃石取出时，通过贲门时可能会困难，如果强行通过可能造成贲门损伤，可以用异物钳或网篮将大的胃石绞成小的胃石再取出。对于有些质地坚硬的胃石，机械分割困难时，可用激光气化等方法将胃石分成小的胃石取出。一般 1cm 以下的胃石可以通过自然排出，加用促动力药物和润肠剂有利于胃石排除。由于大部分胃石的表面黏附着大量的黏液沉积物，用大量 5% 碳酸氢钠溶液洗胃可使胃石表面的沉积物溶解，使胃石体积缩小，有利于排除或内镜取出。

植物性胃石常常含有大量的鞣酸和果胶，有人使用果胶酶治疗柿石取得了较好的效果，果胶酶可以使柿石大部分溶解排出。对于体积太大的胃石或内镜取石失败的患者需要通过外科手术取石。

第四章　内分泌系统疾病

第一节　甲状腺结节

一、概述

甲状腺结节是临床常见疾病。流行病学调查显示,在一般人群中采用触诊的方法,甲状腺结节的检出率为 3%～7%,采用高分辨率超声,其检出率可达 19%～67%。甲状腺结节在女性和老年人群中多见。虽然甲状腺结节的患病率很高,但仅有约 5% 的甲状腺结节为恶性,因此甲状腺结节处理的重点在于良恶性的鉴别。

二、病因及分类

多种甲状腺疾病都可以表现为甲状腺结节,包括局灶性甲状腺炎症、甲状腺腺瘤、甲状腺囊肿、结节性甲状腺肿、甲状腺癌、甲状旁腺腺瘤或囊肿、甲状舌管囊肿等。此外,先天性一叶甲状腺发育不良而另一叶甲状腺增生,以及甲状腺手术后及放射性碘治疗后残留甲状腺组织的增生亦可以表现为甲状腺结节。常见病因有:①局灶性甲状腺炎。②多结节性甲状腺肿的显著部分。③甲状腺囊肿,甲状旁腺囊肿,甲状舌管囊肿。④一叶甲状腺发育不良。⑤术后残留甲状腺的增生或瘢痕形成。⑥放射性碘治疗后残留甲状腺组织的增生。⑦良性腺瘤:滤泡性、单纯型、胶样型(大滤泡型)、胎儿型(小滤泡型)、胚胎型(梁状型)、Hurther 细胞(嗜酸细胞型);甲状旁腺腺瘤;其他少见类型如畸胎瘤、脂肪瘤、血管瘤等。⑧甲状腺恶性肿瘤:乳头状甲状腺癌、滤泡状甲状腺癌、甲状腺髓样癌、未分化甲状腺癌、转移癌、甲状腺肉瘤、甲状腺淋巴瘤。

三、诊断

甲状腺结节诊断的首要目的是确定结节为良性还是恶性,可以通过询问病史、物理检查、甲状腺细针穿刺细胞学检查及超声、扫描等确定诊断。

(一)病史及体格检查

目前已知的影响结节良恶性的因素包括年龄、性别、放射线照射史、家族史等。儿童及青少年甲状腺结节中恶性的比率明显高于成人。年龄＞60 岁以上者恶性的比率增加,且未分化癌的比例明显增高。成年男性甲状腺结节的患病率较低,但恶性的比例高于女性。与甲状腺癌发生相关的最重要的危险因素为放射线暴露,既往有头颈部放射照射史及核素辐射史者,甲状腺结节和甲状腺癌的发生率明显增高。患者的家族史对甲状腺结节的判定也有一定的帮助,有甲状腺肿家族史和地方性甲状腺肿地区居住史者甲状腺肿的发生率较高。有甲状腺癌家族史及近期出现的甲状腺结节增长较快,或伴有声音嘶哑、吞咽困难和呼吸道梗阻者提示可能为恶性。

大多数甲状腺结节患者没有临床症状,仅表现为无痛性颈部包块,合并甲状腺功能异常时,可出现相应的临床表现,部分患者由于结节侵犯周围组织出现声音嘶哑、压迫感、呼吸/吞咽困难等压迫症状。甲状腺的肿块有时较小,不易触及,容易漏诊。检查时要求患者充分暴露颈部,仔细触诊。正常的甲状腺轮廓视诊不易发现,若看到甲状腺的外形常提示甲状腺肿大。触诊检查时要注意甲状腺的大小、质地、有无肿块及肿块的数目、部位、边界、活动度、肿块有无压痛及颈部有无肿大的淋巴结等,提示恶性病变的体征包括结节较硬,与周围组织粘连固定,局部淋巴结肿大等。

(二)实验室检查

甲状腺结节患者均应行甲状腺功能检测。血清促甲状腺激素(thyroid stimulating hormone,TSH)水平降低提示可能为自主功能性或高功能性甲状腺结节,需行甲状腺核素扫描进一步判断结节是否具有自主摄取功能,功能性或高功能性甲状腺结节中恶性的比例极低。甲状腺自身抗体阳性提示存在桥本甲状腺炎,但不排除同时伴有恶性疾病,因乳头状甲状腺癌和甲状腺淋巴瘤可与桥本甲状腺炎并存。甲状腺球蛋白(thyroglobulin,Tg)是甲状腺产生的特异性蛋白,由甲状腺滤泡上皮细胞分泌,多种甲状腺疾病可引起血清 Tg 水平升高,包括分化型甲状腺癌、甲状腺肿、甲状腺组织炎症或损伤、甲状腺功能亢进症等,因此血清 Tg 测定对甲状腺结节的良恶性鉴别没有帮助,临床主要用于分化型甲状腺癌手术及清甲治疗后的随访监测。分化型甲状腺癌行甲状腺全切及 ^{131}I 清甲治疗后,体内 Tg 很低或测不到,在随访过程中如果血清 Tg 升高提示肿瘤复发。降钙素由甲状腺滤泡旁细胞(C 细胞)分泌,降钙素升高是甲状腺髓样癌的特异性标志,如疑及甲状腺髓样癌应行血清降钙素测定。

(三)超声检查

高分辨率超声检查是评估甲状腺结节的首选方法,可以探及直径 2mm 以上结节,已在甲状腺结节的诊断过程中广泛使用。颈部超声可确定甲状腺结节的大小、数量、位置、囊实性、形状及包膜是否完整、有无钙化、血供及与周围组织的关系等情况,同时可评估颈部有无肿大淋巴结以及淋巴结的大小、形态和结构特点,是区分甲状腺囊性或实性病变的最好无创方法。此外,对甲状腺良恶性病变的鉴别也有一定价值。

以下超声征象提示甲状腺癌的可能性大:①实性低回声结节。②结节内血供丰富。③结节形态和边缘不规则,"晕征"阙如。④微小钙化。⑤同时伴有颈部淋巴结超声影像异常,如淋巴结呈圆形、边界不规则、内部回声不均或有钙化、皮髓质分界不清、淋巴门消失等。在随访过程中超声检查还可以较客观地监测甲状腺结节大小的变化。较小而不能触及的结节可在超声引导下进行细针穿刺。甲状腺癌术后患者定期颈部超声检查可以帮助确定有无局部复发。

(四)甲状腺核素显像

适用于评估直径>1cm 的甲状腺结节,根据对放射性核素的摄取情况,甲状腺结节可以分为"热"结节、"温"结节、"冷"结节。除极少数的滤泡状甲状腺癌外,绝大多数可自主摄取放射性核素的"热"结节均为良性病变。放射性核素的摄取与周围组织相似或略高于周围组织的"温"结节通常也为良性。甲状腺恶性肿瘤通常表现为放射性核素摄取极低的"冷"结节,但冷结节中只有不足 20%为恶性,80%以上为良性,如甲状腺囊性病变、局灶性甲状腺炎等都表现为"冷"结节。核素显像在甲状腺结节良恶性鉴别中的作用有限,一般临床考虑甲状腺结节为高功能者首选核素扫描,否则核素扫描不作为甲状腺结节的首选检查。有些化学物质与癌组织的亲和力较高,经同位素标记后用于亲肿瘤甲状腺显像,如^{99m}锝-甲氧基异丁基异腈(^{99m}Te-MIBI)、^{201}铊(^{201}TI)、^{131}铯(^{131}Cs)等。虽然它们与恶性肿瘤的亲和力较高,扫描常呈阳性(即浓聚放射性物质),但并不是特异性的。有些代谢较活跃的组织(如自主功能性甲状腺腺瘤)或富含线粒体的组织(如桥本甲状腺炎的嗜酸性变细胞)也可呈阳性。因此,对这些亲肿瘤现象的结果必须结合其他资料综合分析。

PET/CT 显像是目前较为先进的核医学诊断技术,^{18}F-FDG 是最重要的显像剂。PET 显像能够反映甲状腺结节摄取和代谢葡萄糖的状态,但并非所有的甲状腺恶性结节都在^{18}F-FDG PET 显像中表现为阳性,某些良性结节也会摄取^{18}F-FDG,因此单纯依靠^{18}F-FDG PET 显像也不能准确鉴别甲状腺结节的良恶性。

(五)放射学诊断

CT 和 MRI 作为甲状腺结节的诊断手段之一,可以显示结节与周围解剖结构的关系,明确病变的范围及其对邻近器官和组织的侵犯情况,如对气管、食管等有无压迫和破坏,颈部淋巴结有无转移等,但它们在评估甲状腺结节的良恶性方面并不优于超声。CT 和 MRI 对微小病变的显示不及超声,但对胸骨后病变的显示较好。

(六)甲状腺细针抽吸细胞学检查

甲状腺细针抽吸细胞学检查(fine needle aspiration biopsy,FNAB)是甲状腺结节诊断过程中的首选检查方法,该方法简便、安全、结果可靠,对甲状腺结节的诊断及治疗有重要价值,被视为术前诊断甲状腺结节的"金标准",通常分为恶性、可疑恶性、不确定性及良性。甲状腺细针穿刺对甲状腺乳头状癌、甲状腺髓样癌和未分化甲状腺癌等具有可靠的诊断价值,由于甲状腺滤泡状癌和滤泡细胞腺瘤的区别为有无包膜和血管浸润,因此,细胞学检查一般无法区分甲状腺滤泡状癌和滤泡状腺瘤。

凡直径>1cm 的甲状腺结节,均可考虑 FNAB 检查。直径小于 1cm 的甲状腺结节,如存在下述情况可考虑超声引导下细针穿刺:①超声提示结节有恶性征象。②伴颈部淋巴结超声影像异常。③童年期有颈部放射线照射史或辐射暴露史。④有甲状腺癌病史或家族史。⑤F FDG PET 显像阳性。甲状腺粗针穿刺也可以获得组织标本供常规病理检查所用。如细胞学不能确定诊断且结节较大者可行粗针穿刺病理检查,但不足之处是创伤较大。

(七)分子生物学检测

经 FNAB 仍不能确定良恶性的甲状腺结节,对穿刺标本或外周血进行甲状腺癌的分子标志物检测,如 BRAF 突变、Ras 突变、RET/PTC 重排等,能够提高诊断准确率。BRAF 基因突变和 RET/PTC 重排对甲状腺乳头状癌的诊断具有较好的特异性。RAS 基因突变虽然对甲状腺乳头状癌和甲状腺滤泡状癌并非特异,但其同样具有临床意义。如细胞学检查为"滤泡性病变",同时伴 RAS 突变阳性,提示为滤泡变异型乳头状甲状腺癌或甲状腺腺瘤。RET 基因突变与遗传性甲状腺髓样癌的发生有关。

四、治疗

这里主要讨论良性甲状腺结节的治疗原则,甲状腺癌的治疗见后文。一般来说,良性甲状腺结节可以通过以下方式处理。

(一)随访观察

多数良性甲状腺结节仅需定期随访,无须特殊治疗,如果无变化可以长期随访观察。少数情况下可选择下述方法治疗。

(二)手术治疗

良性甲状腺结节一般不需手术治疗。手术治疗的适应证包括:①出现与结节明显相关的局部压迫症状。②合并甲状腺功能亢进,内科治疗无效。③结节位于胸骨后或纵隔内。④结节进行性生长,临床考虑有恶变倾向或合并甲状腺癌高危因素者。因外观或思想顾虑过重影响正常生活而强烈要求手术者,可作为手术的相对适应证。

(三)甲状腺激素抑制治疗

良性病变可直接行甲状腺激素抑制治疗,也可用于随访过程中结节增大者。TSH 抑制治疗的原理是,应用 L-T$_4$ 将血清 TSH 水平抑制到正常低限或低限以下,从而抑制和减弱 TSH 对甲状腺细胞的促生长作用,达到缩小甲状腺结节的目的。在抑制治疗过程中结节增大者停止治疗,直接手术或重新穿刺。抑制治疗 6 个月以上结节无变化者也停止治疗,仅随访观察。长期甲状腺激素抑制治疗可引发心脏不良反应(如心率增快、心房颤动、左心室增大、心肌收缩性增强、舒张功能受损等)和骨密度降低。男性和绝经前女性患者可在治疗起始阶段将 TSH 控制于<0.1mU/L,1 年后若结节缩小则甲状腺激素减量使用,将 TSH 控制在正常范围下限。绝经后女性治疗目标为将 TSH 控制于正常范围下限。在治疗前应权衡利弊,不建议常规使用 TSH 抑制疗法治疗良性甲状腺结节,老年、有心脏疾病及骨质疏松者使用甲状腺激素抑制治疗更应慎重。

(四)[131]I 治疗

[131]I 主要用于治疗有自主摄取功能并伴有甲状腺功能亢进症的良性甲状腺结节。妊娠期或哺乳期是[131]I 治疗的绝对禁忌证。[131]I 治疗后 2～3 月,有自主功能的结节可逐渐缩小,甲状腺体积平均减少 40%;伴有甲状腺功能亢进症者在结节缩小的同时,甲状腺功能亢进症症状、体征可逐渐改善,甲状腺功能指标可逐渐恢复正常。如[131]I 治疗 4～6 个月后甲状腺功能亢进症仍未缓解、结节无缩小,应结合患者的临床表现和相关实验室检查结果,考虑再次给予[131]I 治疗或采取其他治疗方法。[131]I 治疗后,约 10% 的患者于 5 年内发生甲减,随时间的延长甲减发生率逐渐增加。因此,建议治疗后每年至少检测一次甲状腺功能,如监测中发现甲减,要及时给予 L-T$_4$ 替代治疗。

(五)其他治疗

治疗良性甲状腺结节的其他方法还包括:超声引导下经皮无水酒精注射、经皮激光消融术等。采用这些方法治疗前,必须先排除恶性结节的可能性。

第二节 甲状腺腺瘤

一、概述

甲状腺腺瘤起源于甲状腺滤泡组织，是最常见的甲状腺良性肿瘤。此病在全国散发性存在，病理上可分为滤泡状、乳头状和 Hurthle 细胞三种类型，后二者少见。乳头状瘤难与乳头状囊腺瘤区别，有人又称为乳头状囊腺瘤。滤泡状瘤最为多见，可分为巨滤泡性（或胶质性）、胎儿性、胚胎性及单纯性腺瘤。

二、临床表现

（1）多见于 40 岁以下女性。

（2）甲状腺无痛性肿块，早期无症状，个别有吞咽不适或梗死感。

（3）甲状腺内可触及单个圆形或椭圆形结节，个别为多发。表面光滑，界限清楚，与皮肤无粘连，随吞咽上下移动。质地不一，实性者软，囊性者则硬。

（4）部分患者因肿瘤出血而突然增大，出现局部胀痛和压痛，肿瘤增大后可引起邻近器官组织压迫症状。

（5）部分病例为自主功能性腺瘤，可出现甲状腺功能亢进症症状。

（6）少数病例可发生腺瘤恶变。肿瘤质硬、固定或出现颈部淋巴结肿大。

三、诊断要点

（1）40 岁以下女性，颈前出现无痛性肿块，无自觉症状，部分可因囊内出血而表现为肿物短期内增大，并出现局部胀痛。

（2）局限于一侧叶甲状腺体内的单发结节，呈圆形或卵圆形，质地稍硬，表面光滑，边界清楚，无压痛，生长缓慢。

（3）甲状腺功能一般正常，少数合并甲状腺功能亢进症者 T_3、T_4 可增高。称高功能或毒性腺瘤。

（4）放射性核素扫描可为"温结节"，囊性者可表现为"冷结节"。高自主功能性腺瘤可表现为"热结节"。如肿物为实性且核素扫描为"冷结节"，应注意腺瘤癌变可能。

（5）甲状腺吸收 ^{131}I 功能正常。

（6）B 超检查可辨别腺瘤实性或囊性。

四、治疗方案及原则

临床上甲状腺腺瘤有癌变和引起甲状腺功能亢进症的可能，原则上应早期手术。可行腺瘤摘除术。但切除腺瘤时应将腺瘤连同其包膜周围 1cm 范围的正常甲状腺组织整块切除，必要时应作腺叶大部分切除或腺叶次全切除，也可将腺叶全切除。切除标本应即送冰冻切片检查以判定有无恶变，已恶变者则需按甲状腺癌处理。

第三节　甲状腺癌

一、概述

甲状腺癌约占全部恶性肿瘤的 1％，是内分泌系统最常见的恶性肿瘤。绝大多数甲状腺癌首先表现为甲状腺结节，少数病例可能先发现颈部淋巴结的增大或肺、骨的远处转移。根据起源于滤泡细胞或滤泡旁细胞，可将原发性甲状腺癌分为滤泡上皮癌和髓样癌两大类。而滤泡上皮癌又可分为乳头状癌、滤泡状癌和未分化癌。其中乳头状癌和滤泡状癌合称为分化型甲状腺癌(DTC)，两者合计占全部甲状腺癌的 90％以上。甲状腺还可发生甲状腺淋巴瘤、甲状腺肉瘤及甲状腺转移癌等其他恶性肿瘤。

二、分类

(一)乳头状癌

乳头状癌最常见，占甲状腺癌的 60％～80％，生长缓慢，恶性程度低。镜下可见分化良好的柱状上皮呈乳头状突起。乳头中央为纤维血管轴心，表面衬敷一层肿瘤性上皮。癌细胞核大，常有玻璃样核。在乳头纤维血管轴心中、淋巴管内、实性上皮成分之间和肿瘤性滤泡之间的间质中常有同心圆层状结构的砂粒体。大部分病例临床表现为甲状腺无痛性结节，多为单发，也可为多发或双侧结节，质地较硬，活动度较差，无其他症状。因为病程较长，结节易发生囊变、纤维化及钙化。晚期可累及周围软组织或气管、喉返神经，导致声音嘶哑、呼吸困难等症状。乳头状癌易发生同侧淋巴结转移，其转移率为 50％～70％。近年来因超声等检查的应用增多使很多微小甲状腺癌得以发现和诊断，这些微小癌中绝大部分是乳头状甲状腺癌。

除典型乳头状癌外，约有一半的乳头状癌存在不同的形态学变异，它们的临床特点、病理改变、预后均有差异，认识这些变异在诊断、治疗和预后判断上都具有重要意义。常见的变异型如下。

1. 滤泡性变异型

常呈多中心生长，易发生颈部淋巴结转移，转移灶中常出现典型的乳头状结构。当肿瘤性大滤泡超过甲状腺组织的 50％时，称为巨滤泡变型，此型的预后同典型乳头状癌。当滤泡弥散于整个甲状腺而没有明显结节形成时，称为弥散滤泡变型，此型好发于青少年，肿瘤几乎全部为滤泡结构，易发生肺和骨转移，预后较差。

2. 弥散硬化变异型

肿瘤弥散累及双侧或一侧甲状腺，不形成明显结节。此型好发于青年女性，颈淋巴结转移率高，可发生远处转移，预后比典型乳头状癌稍差。

3. 嗜酸细胞变异型

少数具有典型乳头结构的肿瘤完全由嗜酸细胞组成，生物学行为与典型乳头状癌相似。

4. 高细胞变异型

30％～70％瘤细胞的高度超过宽度两倍的乳头状癌定义为高细胞变异型。此型好发于中老年人，肿瘤体积较大，半数以上病例有甲状腺外浸润，局部转移和远处转移常见，预后比典型乳头状癌差。

5.柱状细胞变异型

由高柱状细胞组成的乳头状癌。此型好发于中老年男性,呈浸润性生长,易发生局部复发和远处转移,预后较典型乳头状癌差。

(二)滤泡状癌

滤泡状癌占甲状腺癌的 $15\%\sim20\%$,仅次于乳头状癌,其恶性程度高于乳头状癌,但预后也较好。镜下以滤泡状结构为主要组织学特征,癌细胞呈立方形,核大,滤泡内常有少许胶质,无乳头状结构形成。分化好的癌细胞似正常甲状腺组织,主要依靠是否有包膜和血管浸润来与滤泡状腺瘤鉴别。分化差的癌细胞异型性明显,滤泡少而不完整。一般病程长,生长缓慢,较少发生淋巴结转移,主要通过血行转移到肺、骨等远处组织。

(三)髓样癌

髓样癌为发生自甲状腺滤泡旁细胞(亦称 C 细胞)的恶性肿瘤,占甲状腺的 $3\%\sim10\%$,恶性程度较 DTC 高。镜下癌细胞多排列成实体性团块,偶见滤泡。胞质有深染的嗜酸颗粒,间质有多少不等的淀粉样物质,可见异物型多核巨噬细胞。C 细胞为神经内分泌细胞,主要特征为分泌降钙素、五羟色胺、前列腺素等生物活性物质,因此髓样癌患者除颈前肿物外,还可伴有顽固性腹泻、乏力、头晕、面部潮红、血压下降等类癌综合征症状。癌肿切除后类癌综合征消失,复发转移时可重新出现。

甲状腺髓样癌一般可分为散发型和家族型两大类。散发型约占全部髓样癌的 80% 以上。家族型又可分为三种类型,多发性内分泌瘤 2A 型(MEN-2A)、MEN-2B 型及不伴内分泌症的家族型髓样癌。前两者属于多发性内分泌腺瘤病(MEN),该病是指在同一个患者身上同时或先后出现 2 个或 2 个以上的内分泌腺肿瘤或增生而产生的临床综合征,是一种常染色体显性遗传疾病。MEN-2A 型多合并嗜铬细胞瘤及甲状旁腺功能亢进症。MEN-2B 型为甲状腺髓样癌合并嗜铬细胞瘤及多发性神经节瘤综合征,后者包括舌背或眼结膜神经瘤、唇变厚、Marfanoid 体征及胃肠道多发性神经节瘤。临床上散发型常为单发,局限于一侧甲状腺,而家族型常为双侧多发。髓样癌易转移至颈淋巴结、上纵隔淋巴结等,也可血行转移至肺、骨或肝脏。血清降钙素是甲状腺髓样癌具有诊断意义的标志物,必要时可行五肽胃泌素激发试验,测定刺激后的血清降钙素值。基础或五肽胃泌素激发后血清降钙素升高提示可能存在甲状腺髓样癌。

(四)未分化癌

未分化癌的恶性程度高,常见于 $60\sim70$ 岁的老年人,占甲状腺癌的 $3\%\sim5\%$ 。短期内甲状腺肿块迅速增大,并发生广泛的局部浸润。肿块通常质地硬,边界不清,与周围组织粘连固定,有时伴有压痛。侵及气管、食管时可引起声音嘶哑、吞咽和呼吸困难。常转移至颈部淋巴结而导致淋巴结肿大,也易经血行向远处播散。

三、癌基因、抑癌基因与甲状腺癌

甲状腺癌的发生、发展与癌基因及抑癌基因有关。BRAF 基因突变对甲状腺乳头状癌具有很高的特异性,其中最常见的是 BRAFT1799A 突变,检测此基因突变对于诊断甲状腺乳头状癌具有重要价值。BRAF 是一种丝氨酸/苏氨酸激酶,是甲状腺滤泡上皮细胞上 RAF 的主要形式,该基因发生突变后可激活特异性信号转导通路,促进乳头状癌的形成和发展。RET/PTC重排基因也是甲状腺乳头状癌特异性的癌基因,目前发现的RET/PTC基因重排最常见的类型为RET/PTC1和RET/PTC3。RET是一种酪氨酸激酶受体,正常情况下在甲状腺滤泡上皮细胞上表达较低,当发生染色体内基因重排时,这种重排后的RET/PTC发生组成性激活,参与了复杂的信号通路,进一步引起肿瘤的发生。RAS基因突变在甲状腺滤泡状癌的发生率为20%～50%,在经典乳头状癌中不常见,可见于甲状腺滤泡型乳头状癌,除此之外,也发生在甲状腺滤泡性腺瘤以及分化差或未分化的甲状腺恶性肿瘤。H-ras、K-ras、N-ras等癌基因的突变形式已被发现于多种甲状腺肿瘤。P53是一种典型的抑癌基因。突变的P53不仅失去正常野生型P53的生长抑制作用,而且能刺激细胞生长,促进肿瘤形成。P53基因突变在晚期的DTC,未分化癌,以及浸润、转移的癌组织中阳性率较高,可能是甲状腺癌发生发展的晚期分子事件。RET基因突变与家族型甲状腺髓样癌有关,在家族成员中检测此基因突变,可以早期诊断甲状腺髓样癌。

四、治疗

(一)DTC 的治疗

1.手术治疗

DTC一经诊断,一般均需尽早手术治疗。DTC的甲状腺切除术式主要包括全/近全甲状腺切除术和甲状腺腺叶＋峡部切除术。全甲状腺切除术即切除所有甲状腺组织,无肉眼可见的甲状腺组织残存。近全甲状腺切除术即切除几乎所有肉眼可见的甲状腺组织(保留小于1g的非肿瘤性甲状腺组织,如喉返神经入喉处或甲状旁腺处的非肿瘤性甲状腺组织)。全/近全甲状腺切除术可为DTC患者带来下述益处:一次性治疗多灶性病变,利于术后监控肿瘤的复发和转移,利于术后[131]I治疗。减少肿瘤复发和再次手术的概率(特别是对中、高危DTC患者),从而避免再次手术导致的严重并发症发生率增加。准确评估患者的术后分期和危险度分层。但全/近全甲状腺切除术后将不可避免地发生永久性甲减。这种术式对外科医生专业技能的要求较高,甲状旁腺功能受损和(或)喉返神经损伤的概率可能增大。

美国甲状腺结节和分化型甲状腺癌诊治指南建议DTC的全/近全甲状腺切除术适应证包括:①童年期有头颈部放射线照射史或放射性尘埃接触史。②一级亲属中有甲状腺癌家族史。③原发灶最大直径>1cm。④年龄>45岁,原发灶最大直径<1～1.5cm。⑤多癌灶,尤其是双侧癌灶。⑥不良的病理亚型,如PTC的高细胞型、柱状细胞型、弥散硬化型等,FTC的广泛浸润型、低分化型甲状腺癌。⑦已有远处转移,需行术后[131]I治疗者。⑧伴有双侧颈部淋巴结转移。⑨伴有腺体外侵犯(如气管、食管、颈动脉或纵隔侵犯等)。手术的并发症包括出血、切口感染、呼吸道梗阻、甲状旁腺损伤(一过性或永久性低钙血症)、喉返神经损伤、喉上神经损伤和麻醉相关的并发症等。与全/近全甲状腺切除术相比,甲状腺腺叶＋峡部切除术更有利于保护甲状旁腺功能、减少对侧喉返神经损伤,也利于保留部分甲状腺功能。但这种术式可能遗漏对侧甲状腺内的微小病灶,不利于术后通过血清Tg测定和[131]I全身显像监控病情,如果术后经评估还需要[131]I治疗,则要进行再次手术切除残留的甲状腺。

颈部淋巴结转移是DTC患者生存率降低的危险因素。临床上已出现颈部淋巴结转移,而且原发灶可以切除时,一般主张行甲状腺原发病灶及转移病灶联合根治切除术。对于临床颈淋巴结阴性的患者,是否需要行颈淋巴结清扫术目前仍有争议。

2. 放射性碘治疗

^{131}I 治疗是 DTC 术后治疗的重要手段之一。一般在 ^{131}I 治疗前需先行全甲状腺切除术,以增强癌组织对碘的浓集。癌组织的吸碘能力与其病理类型有关,癌组织分化越好,浓集碘的能力越高,分化越差,吸碘越少。目前建议对 DTC 术后患者进行实时评估,根据 TNM 分期,选择性实施 ^{131}I 消融治疗。总体来说,除癌灶小于 1cm,且无腺外浸润、无淋巴结和远处转移的 DTC 外,均可考虑 ^{131}I 消融治疗。妊娠期、哺乳期、计划短期(6 个月)内妊娠者,禁忌进行 ^{131}I 消融治疗。^{131}I 消融治疗前评估发现有再次手术指征者,应先行手术治疗。仅在患者有再次手术的禁忌证或拒绝再次手术时,可考虑直接进行消融治疗。甲状腺滤泡上皮细胞和 DTC 细胞的胞膜上表达钠碘协同转运体,在 TSH 刺激下可充分摄取 ^{131}I。因此,消融治疗前需要升高血清 TSH 水平。血清 TSH＞30mU/L 后可显著增加 DTC 肿瘤组织对 ^{131}I 的摄取。升高 TSH 水平可通过两种方式实现:升高内源性 TSH 水平,全/近全甲状腺切除术后 4～6 周内暂不服用 L-T$_4$ 或(已开始 TSH 抑制治疗者)停用 L-T$_4$ 至少 2～3 周,使血清 TSH 水平升至 30mU/L 以上。使用重组人 TSH,在消融治疗前,每日肌内注射重组人 TSH,连续 2 日,无须停用 L-T$_4$。重组人 TSH 尤其适用于老年 DTC 患者、不能耐受甲减和停用 L-T$_4$ 后 TSH 升高不能达标者。随访过程中发现的无法手术切除、但具备摄碘功能的 DTC 转移灶(包括局部淋巴结转移和远处转移)可采用 ^{131}I 治疗。治疗 6 个月后,可进行疗效评估,如治疗有效(血清 Tg 持续下降,影像学检查显示转移灶缩小、减少),可重复 ^{131}I 治疗。若治疗后血清 Tg 仍持续升高,或影像学检查显示转移灶增大、增多,则提示治疗无明显效果,应考虑终止 ^{131}I 治疗。

治疗剂量的 ^{131}I 对 DTC 病灶、残留甲状腺组织、邻近组织和其他可摄碘的正常组织器官均有直接辐射损伤,可导致不同程度的放射性炎症反应。治疗后短期(1～15 天)内常见的不良反应包括乏力、颈部肿胀和咽部不适、口干甚至唾液腺肿痛、味觉改变、鼻泪管阻塞、上腹部不适甚至恶心、泌尿道损伤等。上述症状多出现于治疗后 1～5 天内,常自行缓解,无须特殊处置。^{131}I 治疗属于相对安全的治疗方法,但随 ^{131}I 治疗次数增多和 ^{131}I 累积剂量加大,辐射不良反应的风险也会增高。较常见的不良反应包括慢性唾液腺损伤、龋齿、鼻泪管阻塞或胃肠道反应等。^{131}I 治疗引起骨髓抑制、肾功能异常罕见,可通过治疗前后监测血常规和肾功能及时发现。^{131}I 治疗与继发性肿瘤的关系无一致结论,没有足够证据表明 ^{131}I 治疗对生殖系统有不良影响,但建议女性在治疗后 6～12 个月内避免妊娠。

3. TSH 抑制治疗

甲状腺激素可抑制垂体前叶 TSH 的分泌,从而对甲状腺组织的增生起到抑制作用。DTC 术后 TSH 抑制治疗是指手术后应用甲状腺激素将 TSH 抑制在正常低限或低限以下、甚至检测不到的程度。TSH 抑制治疗用药首选 L-T$_4$ 口服制剂,常用剂量为 100～150μg/d。干甲状腺片中 T$_3$/T$_4$ 的比例不稳定,可能带来 TSH 波动,因此不建议在长期抑制治疗中作为首选。TSH 抑制水平与 DTC 的复发、转移和癌症相关死亡的关系密切,特别在高危 DTC 患者中的关联性更强。高危 DTC 患者术后 TSH 抑制至＜0.1mU/L 时,肿瘤复发、转移显著降低。低危 DTC 患者术后 TSH 抑制于 0.1～0.5mU/L 即可使总体预后显著改善,而将 TSH 进一步抑制至＜0.1mU/L 时,可能并无额外收益。某些低分化 DTC 的生长、增殖并非依赖于 TSH 的作用,对此类患者,即便将 TSH 抑制到较低的水平,仍难以减缓病情进展。

长期使用超生理剂量的甲状腺激素,特别是 TSH 长期维持在较低水平(<0.1mU/L)时,可能加重心脏负荷和引起心肌缺血(老年者尤甚),引发或加重心律失常(特别是心房颤动),甚至导致患者心血管病相关事件住院和死亡风险增高。减少甲状腺素剂量后则上述诸多受损情况可逆转。TSH 长期抑制带来的另一个不良反应是增加绝经后妇女骨质疏松症的发生率,并可能导致其骨折风险增加。TSH 抑制治疗最佳目标值应满足:既能降低 DTC 的复发、转移率和相关病死率,又能减少外源性亚临床甲状腺功能亢进症导致的不良反应。基于 DTC 的复发危险度分层和 TSH 抑制治疗的不良反应风险分层,对 DTC 患者进行双风险评估,制订 DTC 患者术后 TSH 抑制治疗目标。

4. 其他治疗

侵袭性 DTC 经过手术和 ^{131}I 治疗后,外照射治疗降低复发率的作用尚不明确,不建议常规使用。DTC 对化学治疗药物不敏感,化学治疗仅作为姑息治疗或其他手段无效后的尝试治疗。肿瘤的靶向治疗药物包括细胞生长因子及其受体抑制剂、多靶点激酶抑制剂、抗血管内皮生长因子药物、表皮生长因子受体抑制剂、DNA 甲基化抑制剂、环氧化酶-2 抑制剂、NF-KB 路径靶向药物和细胞周期调控药物等多种类药物,在常规治疗无效且处于进展状态的晚期 DTC 患者中,可以考虑使用此类药物。

5. 肿瘤复发和转移的监测

尽管大多数的 DTC 患者预后良好、病死率较低,但是约 30% 的 DTC 患者会出现复发或转移,其中 2/3 发生于手术后的 10 年内,有术后复发并有远处转移者预后较差。对 DTC 患者应当进行长期随访。随访期间发现的复发或转移,可能是原先治疗后仍然残留的 DTC 病灶,也可能是曾治愈的 DTC 再次出现了新的病灶。局部复发或转移可累及甲状腺残留组织、颈部软组织和淋巴结,远处转移可累及肺、骨、脑和骨髓等。

对已清除全部甲状腺的 DTC 患者,应定期检测血清 Tg 水平,这是判别患者是否存在肿瘤残留或复发的重要手段。DTC 随访中的血清 Tg 测定包括基础 Tg 测定(TSH 抑制状态下)和 TSH 刺激后(TSH>30mU/L)的 Tg 测定。TSH 是正常甲状腺细胞或 DTC 细胞产生和释放 Tg 的最重要的刺激因子。TSH 抑制状态下,肿瘤细胞分泌 Tg 的能力也会受到抑制。为更准确地反映病情,可通过停用 L-T$_4$ 或应用重组人 TSH 的方法,使血清 TSH 水平升高至 >30mU/L,之后再行 Tg 检测,即 TSH 刺激后的 Tg 测定。

DTC 随访期间,手术或 ^{131}I 治疗后第 1 年内每 3～6 个月行颈部超声检查。此后,无病生存者每 6～12 个月一次。如发现可疑病灶,检查间隔应酌情缩短。DTC 患者在手术和 ^{131}I 消融治疗后,可根据复发危险度,在随访中选择性应用诊断性全身核素显像。如果患者在随访中发现 Tg 水平逐渐升高,或者疑有 DTC 复发,可行诊断性全身核素显像检查。当疑有 DTC 复发或转移时也可考虑施行 CT 和 MRI 检查,检查时应避免使用含碘造影剂。

(二)髓样癌的治疗

甲状腺髓样癌起源于甲状腺滤泡旁细胞,不参与碘代谢,无摄碘能力,故 ^{131}I 及内分泌治疗无效。对于原发病灶的处理,首选手术切除。髓样癌有较高的颈淋巴结转移率,故选择性颈淋巴结清扫术的指征应适当放宽。转移病灶直接切除或行外照射治疗。甲状腺髓样癌术后应定期监测降钙素,如降钙素升高表明肿瘤复发,应寻找转移灶并手术切除,不能切除者行外照射治疗。

(三)未分化癌的治疗

本病极难控制,目前尚无较为满意的治疗方法,大多数患者就诊时已经局部广泛浸润,难以彻底切除,如有压迫症状可姑息性手术治疗。病灶较小适宜手术切除的还应积极争取做根治性手术,术后辅以放疗和化疗,亦可取得一定的疗效。

五、预后

甲状腺乳头状癌预后好,复发率低,生存时间长,发现早、治疗及时大部分患者可治愈。滤泡状癌较易发生远处转移,较乳头状癌恶性程度高、侵袭力强,预后也较乳头状癌差。甲状腺髓样癌的恶性程度与滤泡状癌相似或略差,患者的 10 年生存率在 50% 以上。未分化癌恶性程度高,预后差,患者常在诊断后数月内死亡。

第四节　原发性甲状旁腺功能亢进症

一、甲状旁腺功能亢进症分类

甲状旁腺功能亢进症(简称甲旁亢)可分为原发性、继发性、三发性和假性四类。

(一)原发性甲旁亢

原发性甲旁亢是由于甲状旁腺本身病变引起的甲状旁腺激素(PTH)合成、分泌过多。

(二)继发性甲旁亢

继发性甲旁亢是由于各种原因所致的低钙血症,刺激甲状旁腺,使之增生肥大,分泌过多的 PTH 所致,见于肾功能不全、骨质软化症和小肠吸收不良或维生素 D 缺乏与羟化障碍等疾病。

(三)三发性甲旁亢

三发性甲旁亢是在继发性甲旁亢的基础上,由于腺体受到持久和强烈的刺激,部分增生组织转变为腺瘤伴功能亢进,自主地分泌过多的 PTH,常见于肾脏移植后。

(四)假性甲旁亢

假性甲旁亢是由于某些器官,如肺、肝、肾和卵巢等的恶性肿瘤,分泌 PTH 多肽物质,致血清钙增高。

二、病因及病理

原发性甲状旁腺功能亢进症(简称原发性甲旁亢)是由于甲状旁腺本身病变引起的甲状旁腺素合成、分泌过多,从而引起钙、磷和骨代谢紊乱的一种全身性疾病,表现为骨吸收增加的骨骼病变、泌尿系结石、高钙血症和低磷血症等。其病理表现如下所述。

(一)甲状旁腺腺瘤

甲状旁腺腺瘤大多单个腺体受累,少数有 2 个或 2 个以上腺瘤。2 个腺体异常,2 个腺体正常的情况不到 3%,多发性腺瘤为 1%～5%。病变腺体中会存在部分正常组织或第二枚腺体正常者,可诊断为腺瘤。腺瘤大小相差悬殊。偶尔病变腺体很大,但血清钙及 PTH 不高,这种腺体通常有囊性变。腺瘤常呈椭圆形、球形或卵圆形。色泽特点似鲜牛肉色,切除时呈棕黄色。

(二)甲状旁腺增生

原发性增生占 7%～15%。所有腺体都受累(不论数目多少),但可以某腺体增大为主。原发性增生有两种类型,即透明主细胞和主细胞增生。肉眼所见腺体呈暗棕色,形状常不规则,有伪足。镜下所见腺体主要由大量透明细胞组成,偶尔含主细胞。主细胞或水样透明细胞增生亦伴有间质脂肪、细胞内脂质增多,常保存小叶结构,手术至少要活检一个以上的腺体,若第二枚腺体也有病变,则能确立原发性增生的诊断;相反如第二枚腺体正常,则增大的腺体为腺瘤。本病并非四枚腺体都同样大小,某些腺体可明显增大,某些腺体可仅稍大于正常。仅根据大小来确定甲状旁腺是否正常并不可靠。

(三)甲状旁腺腺癌

甲状旁腺腺癌少见。细胞排列成小梁状并为厚的纤维索所分割,细胞核大,深染,有核分裂象,镜下可见有丝分裂及无细胞小梁,伴有大的多形性主细胞。甲状旁腺癌呈典型的灰白色,坚硬,可有包膜和血管的浸润或局部淋巴结和远处转移(以肺部最常见,其次为肝和骨骼)。手术时可见结节周围有明显的局部反应,喉返神经、食管及气管常遭侵犯。若怀疑癌肿者不得切开活检。偶见甲状旁腺癌有较强的侵袭性,在首次手术时已发现有远处转移。在癌肿中有丝分裂象的增多和腺体基质纤维化的增加可能比肿瘤的浸润表现得更为明显。

(四)骨骼病理

早期仅有骨量减少,以后骨吸收日渐加重,可出现畸形、骨囊性变和多发性病理性骨折,易累及颅骨、四肢长骨和锁骨等部位。镜下见骨内膜和骨外膜的骨吸收部位增多,破骨细胞数量增加,骨皮质哈佛管腔变大且不规则,骨皮质明显变薄。骨形成部位也增多,矿化骨体积减小,但矿化沉积速率仅轻度下降。病程长和(或)病情重者,在破坏的旧骨与膨大的新骨处形成囊肿状改变,囊腔中充满纤维细胞、钙化不良的新骨及大量毛细血管,巨大多核的破骨细胞衬于囊壁,形成纤维性囊性骨炎,较大的囊肿常有陈旧性出血并呈棕黄(棕色瘤)色。

三、临床表现

悲叹、呻吟、结石、骨病是本病的典型症状。以往的甲旁亢(PT)主要是骨骼和泌尿系病变,患者可有多种症状和体征,包括复发性肾石病、消化性溃疡、精神改变以及广泛的骨吸收。目前大多数患者在发现时没有症状或诉说的症状相当含糊。精神神经的症状较前多见(尤其在老年病例)。约 50%无症状 PT 患者只表现为血清钙、磷生化改变和血 PTH 升高。具有显著高钙血症的患者可表现出前述高钙血症的症状和体征。

临床症状可分为高血清钙、骨骼病变和泌尿系等三组,可单独出现或合并存在。一般进展缓慢,常数月或数年才引起患者的注意,甚至不能叙述明确的发病时间。在极少数情况下,该病可以突然发病,患者可有严重的并发症,如明显的脱水和昏迷(高钙血症性甲状旁腺危象)。

(一)高钙血症

在正常情况下,与正常的血清钙水平对应的是正常的 PTH 水平。并且,低血清钙常伴有 PTH 升高,而高血清钙常伴 PTH 降低。PT 时 PTH 升高,但血清钙亦高。血清钙增高所引起的症状可影响多个系统。中枢神经系统方面有淡漠、消沉、性格改变、反应迟钝、记忆力减退、烦躁、过敏、多疑多虑、失眠、情绪不稳定和衰老加速等。偶见明显的精神症状,如幻觉、狂躁甚至昏迷。某些患者在甲状旁腺切除后,神经精神表现可逆转。近端肌无力、易疲劳和肌萎缩亦可完全消失,一般无感觉异常。消化系统表现一般不明显,可有腹部不适及胃和胰腺功能紊乱。高血清钙致神经肌肉激惹性降低,胃肠道平滑肌张力降低,蠕动缓慢,引起食欲不振、腹胀、便秘,可有恶心、呕吐、反酸、上腹痛。高血清钙可刺激促胃液素分泌,胃酸增多,10%～24%患者有消化性溃疡,随着手术治疗后高血清钙症被纠正,高胃酸、高促胃液素血症和消化性溃疡亦缓解。钙离子易沉着有碱性胰液的胰管和胰腺内,激活胰蛋白酶原形成胰蛋白酶,5%～10%患者有急性或慢性胰腺炎发作。临床上慢性胰腺炎为甲旁亢的一个重要诊断线索,一般胰腺炎时血清钙降低,如患者血清钙正常或增高,应追查是否存在甲旁亢。高血清钙还可引起心血管症状,如心悸、气短、心律失常、心力衰竭以及眼部病变(如结合膜钙化颗粒、角膜钙化及带状角膜炎)等。

(二)骨骼系统表现

1.骨骼广泛脱钙

骨骼受累的主要表现为广泛的骨关节疼痛,伴明显压痛。绝大多数患者有脱钙,骨密度低。开始症状是腰腿痛,逐渐发展到全身骨及关节,活动受限,严重时不能起床,不能触碰,甚至在床上翻身也引起难以忍耐的全身性疼痛。轻微外力冲撞可引起多发性病理性骨折,牙齿松动脱落,重者有骨畸形,如胸廓塌陷变窄、椎体变形、骨盆畸形、四肢弯曲和身材变矮。有囊样改变的骨骼常呈局限性膨隆并有压痛,好发于颌骨、肋骨、锁骨外 1/3 端及长骨。易误诊为有巨细胞瘤,该处常易发生骨折。病程长、肿瘤体积大、发病后仍生长发育的儿童或妊娠哺乳者骨病变更为严重。骨髓被纤维结缔组织填充而出现继发性贫血和白细胞减少等。80%以骨骼病变表现为主或与泌尿系结石同时存在,但亦可以骨量减少和骨质疏松为主要表现,而纤维性囊性骨炎罕见。

2.骨质软化

骨质软化呈广泛性骨密度减低,程度不等,重者如软组织密度,骨皮质变薄、骨髓腔增大。骨小梁模糊不清,同时可合并长骨弯曲变形、三叶骨盆,双凹脊椎,胸部肋骨变形,致胸廓畸形,可有假骨折线形成。

3.骨膜下骨质吸收

常发生于双手短管状骨,表现为骨皮质外缘呈花边状或毛刺状,失去骨皮质缘的光滑锐利外观,严重者呈局限性骨缺损。骨皮质内缘亦可有类似改变,为骨内膜下骨质吸收的表现。骨膜下骨质吸收是甲旁亢的可靠征象,但要注意以下两点:①轻型或早期患者可无此表现。②继发性甲旁亢(特别是肾性骨营养不良症)可有此种表现,诊断时应加以排除。

骨质吸收亦可见于关节软骨下、锁骨近端或远端的软骨下骨、后肋上、下缘骨膜下及指(趾)末节丛状部等处。掌指骨骨膜下骨质吸收以摄放大像(小焦点 0.3mm)或普通照片用放大镜观察显示更清楚。

4.骨囊性病变

骨囊性病变包括破骨细胞瘤(或棕色瘤)和皮质囊肿。前者为较大的骨质密度减低区,圆形或不规则形,与正常骨分界清楚,可发生于骨盆骨,长骨、下颌骨、肋骨等处,直径为 $2\sim 8cm$,常为多发。手术切除甲状旁腺腺瘤后,此种病变可以消退,仅在原囊壁处残留条状高密度影。皮质囊肿为骨皮质膨起的多发小囊性改变。棕色瘤为甲旁亢的特异表现,具有较高的诊断价值,但常被误诊为骨巨细胞瘤、骨囊肿或骨纤维异常增生症。棕色瘤发生在骨软化的背景上,常呈分叶状,发生在长骨骨干,呈多发性,有时棕色瘤巨大,伴骨折。当甲旁亢的病因去除后,棕色瘤可消失。这些特点可与骨肿瘤或骨的肿瘤样病变相区别。

5.颅骨颗粒状改变

在骨密度减低的情况下,颅骨出现大小不等、界限不清的颗粒状高密度影,使颅骨呈现密度不均的斑点状,并夹杂小圆形低密度区,以额骨明显。颅骨外板模糊不清。

6.病理性骨折

骨折往往发生在骨棕色瘤部位,有时表现为明显弯曲变形,有如小儿的青枝骨折,常见为四肢长骨、肋骨、脊椎骨、锁骨、骨盆骨,常为反复多发骨折,骨折处有骨痂生成。

7.牙周硬板膜消失

牙周硬板膜为牙的骨衣,为高密度白线样结构围绕在牙根周围,甲旁亢患者此膜消失。此征象并非本病的特征性表现,畸形性骨炎佝偻病、维生素 D 缺乏症亦可有此表现。

(三)泌尿系统表现

长期高钙血症可影响肾小管的浓缩功能,同时尿钙和磷排量增多,因此,患者常有烦渴、多饮和多尿。可反复发生肾脏或输尿管结石,表现为肾绞痛或输尿管痉挛的症状,血尿或砂石尿等,也可有肾钙盐沉着症。结石一般由草酸钙或磷酸钙组成。结石反复发生或大结石形成可以引起尿路阻塞和感染,一般手术后可恢复正常,少数可发展为肾功能不全和尿毒症。肾钙质沉着也可引起肾功能下降和磷酸盐滞留。原发性甲旁亢患者肾石病的发生率国外为 $57\%\sim90\%$(国内为 $41\%\sim49\%$)。单纯肾石病而无骨病变的甲旁亢患者甚少见。

(四)软组织钙化(肌腱、软骨等处)

软组织钙化可引起非特异性关节痛,常先累及手指关节,有时主要在近端指间关节,皮肤钙盐沉积可引起皮肤瘙痒。新生儿出现低钙性手足抽搐应检查其母有无甲旁亢。软骨钙质沉着病和假痛风在原发性甲旁亢中较常见。对这些患者要仔细筛选。偶尔假痛风可以作为本病的首发表现。在老年人中常存在有其他疾病(如高血压、肾功能减退、抑郁症),选择手术治疗要慎重。

(五)特殊临床类型

1.急性型

少数甲旁亢发病急剧或病程凶险,血清钙迅速升高达 $4.25mmol/L(15\sim17mg/dL)$ 伴肾功能不全。患者食欲极差,顽固性恶心、呕吐、便秘、腹泻或腹痛、烦渴、多尿、脱水、氮质血症、虚弱无力、易激惹、嗜睡,最后高热、木僵、抽搐和昏迷,病死率达 60%。

2.无症状型

约 1/3 患者属此型,或仅有一些非本病特有的症状,经检查血清钙而发现本病。有些婴儿因低钙性搐搦症而发现为本病。

3.自发缓解型

甲状旁腺腺瘤发生梗死,PTH 分泌锐减,高血清钙症状消失或有暂时性甲旁减症状,血、尿的钙、磷水平恢复正常,但仍有纤维囊性骨炎表现。

4.儿童型

少见,多数为腺瘤。临床表现模糊,如乏力、生长延缓、反复恶心、呕吐、性格改变等。关节炎较多见,肾结石及消化性溃疡较多,血清钙水平较高。3/4 病例血清钙在 3.75mmol/L(15mg/dL)以上。

5.母亲型

原发性甲旁亢不影响妇女受孕,但妊娠对母亲和胎儿均不利。母亲高钙血症导致新生儿血清钙低的情况罕见。患有甲旁亢的母亲,其产儿有低钙血症。而有家族性良性高钙血症母亲的婴儿也有低钙血症的报道。新生儿的低钙血症是源自患无症状型甲状旁腺瘤的母亲所致,妊娠期的甲旁亢患者胎儿病死率达 17%(1/6),并可危及母亲的安全。妊娠的甲旁亢患者手术治疗时机应在孕 6 个月时较安全合适。对母亲和胎儿造成死亡危险的因素是严重的高钙血症。

在妊娠期间,高血清钙有所下降,给本病的诊断带来一定困难,但羊水中总钙和离子钙仍明显升高。其分娩的新生儿易发生低钙性搐搦症。如忽视妊娠期营养补充或合并有慢性腹泻、吸收不良等情况时,母亲易伴发维生素 D 缺乏症。另一方面,妊娠期遇有应激情况时,又极易加重甲旁亢病情甚至导致高血清钙危象的发生。

6.正常血清钙型

患者血清总钙正常,但离子钙升高。这些患者的病情多较轻,有些患者可能合并有佝偻病或骨软化症,故血清钙可正常。

7.多发性内分泌肿瘤综合征(MEN)

MEN-Ⅰ型中约有 4/5 患者,MEN-Ⅱ型中约有 1/3 患者伴有甲状旁腺腺瘤或增生。其临床表现以累及的内分泌腺而异。

8.青少年型

长骨的干骺端钙化过度,类骨质钙化不良,其表现与佝偻病类似,常发生四肢弯曲畸形和青枝骨折。本型的血、尿生化检查所见与一般原发性甲旁亢相同。

四、诊断

(一)基本诊断依据

原发性甲旁亢的诊断主要依靠临床和实验室资料。临床上遇有以下情况者,应视为本病的疑诊对象。

(1)屡发性、活动性泌尿系结石或肾钙盐沉积症者。

(2)原因未明的骨质疏松,尤其伴有骨膜下骨皮质吸收和(或)牙槽骨板吸收及骨囊肿形成者。

(3)长骨骨干、肋骨、颌骨或锁骨巨细胞瘤,特别是多发性者。

(4)原因未明的恶心呕吐,久治不愈的消化性溃疡,顽固性便秘和复发性胰腺炎者。

(5)无法解释的精神神经症状,尤其是伴有口渴、多尿和骨痛者。

（6）阳性家族史者以及新生儿手足搐搦症者的母亲。

（7）长期应用抗惊厥药或噻嗪类利尿剂而发生较明显的高血清钙症者。

（8）高尿钙伴或不伴高钙血症者。

（二）定位诊断

PT 的定位诊断对于 PT 的手术治疗非常重要。诊断方法包括 B 超、CT、MRI、数字减影血管造影和核素扫描等。对有经验的外科医师第一次手术探查的成功率可达 90%～95%。第一次颈部探查前的定位诊断主要是仔细的颈部扪诊，符合率约为 30%。高分辨 B 超可显示甲状旁腺腺瘤，其阳性率也较高。如第一次手术失败，则再次手术前的定位诊断尤其重要。

1. 颈部超声检查

B 超（10Hz）可显示较大的病变腺体，定位的敏感性达 89%，阳性正确率达 94%。假阴性的原因是位置太高或太低，或藏在超声暗区，腺体太小等。检查时，患者取仰卧位，颈部后伸，肩部垫枕，作纵切面及横切面检查，对每枚腺体作 3 个方位测定。有时颈部斜位、头转向左或右侧，可帮助显露腺体。

2. 放射性核素检查

（1）^{123}I 和 ^{99m}Tc-sestamibi 减影技术可发现 82% 的病变。

（2）^{99m}Tc 和 ^{201}TI 双重核素减影扫描（与手术符合率可达 92%）可检出直径＞1cm 的病变，对于甲状腺外病变也特别敏感，阳性率为 83%，敏感性为 75%。

3. 颈部和纵隔 CT 检查

颈部和纵隔 CT 能发现纵隔内病变，对位于前上纵隔腺瘤的诊断符合率为 67%。可检出直径＞1cm 的病变。对手术失败的病例，可利用高分辨 CT 检查以排除纵隔病变。

4. 选择性甲状腺静脉取血测免疫反应性甲状旁腺激素（iPTH）

血 iPTH 的峰值点反映病变甲状旁腺的位置，增生和位于纵隔的病变则双侧甲状腺上、中、下静脉血的 iPTH 值常无明显差异。虽为创伤性检查，但特异性强、操作较易，定位诊断率为 70%～90%。国内用此方法定位正确率为 83.3%。

5. 选择性甲状腺动脉造影

选择性甲状腺动脉造影对其肿瘤染色的定位诊断率为 50%～70%。动脉造影可能发生严重的并发症，主要为短暂的脊髓缺血或脊髓损伤的危险性，有报道发生偏瘫、失明。因此，这项检查应慎用，造影剂的剂量不可过大、浓度不可过高、注射速度不可过快。手术探查前 1 小时静脉滴注亚甲蓝 5mg/kg，可使腺体呈蓝色，有助于定位。再次探查的病例，亦可选择有创性检查方法：①静脉插管，在两侧不同水平抽血查 PTH。②动脉造影，可显示增大的腺体，有70%～85% 患者可定位。

（三）诊断标准

（1）具备以下第①～⑧项即可诊断。①血清钙经常＞2.5mmol/L，且血清蛋白无显著变化，伴有口渴、多饮、多尿、尿浓缩功能减退、食欲不振、恶心、呕吐等症状。②血清无机磷低下或正常下限（小于 1.13mmol/L）。③血氯上升或正常上限（＞106mmol/L）。④血 ALP 升高或正常上限。⑤尿钙排泄增加或正常上限（＞200mg/d）。⑥复发性两侧尿路结石，骨吸收加速（广泛的纤维囊性骨炎，骨膜下骨吸收，齿槽硬线消失，病理骨折，弥散性骨量减少）。⑦血

PTH 增高($>0.6\mu g/L$)或正常上限。⑧无恶性肿瘤。若偶然合并恶性肿瘤,则手术切除后上述症状依然存在。

（2）具备以下第①～③项及第④项中的 a 即可诊断,兼有第④项 b 及第⑤项可确诊,第⑥项可作为辅助诊断。①周身性骨质稀疏,以脊椎骨及扁平骨最为明显。②颅骨内外板模糊不清,板障增厚呈毛玻璃状或颗粒状改变。③纤维囊性骨炎样改变,可成网格状及囊状改变。④骨膜下骨吸收:a.皮质的外缘密度减低或不规则缺失,呈花边状或毛糙不整,失去原有清晰的边缘;b.指骨骨膜下骨吸收最为典型,尤常见中指中节骨皮质外面吸收,出现微细骨缺损区。⑤软骨下骨吸收,锁骨外端、耻骨联合等处。⑥常伴有异位钙化及泌尿系结石。

五、鉴别诊断

原发性甲状旁亢与下列疾病的诊断进行鉴别。

(一)高钙血症

1.多发性骨髓瘤

多发性骨髓瘤可有局部和全身性骨痛、骨质破坏及高钙血症。通常球蛋白、特异性免疫球蛋白增高、血沉增快,尿中本-周蛋白阳性,骨髓可见瘤细胞。血碱性磷酸酶（ALP）正常或轻度增高,血 PTH 正常或降低。

2.恶性肿瘤

（1）肺、肝、甲状腺、肾、肾上腺、前列腺、乳腺和卵巢肿瘤的溶骨性转移。骨骼受损部位很少在肘和膝部位以下,血磷正常,血 PTH 正常或降低,临床上有原发肿瘤的特征性表现。

（2）假性甲旁亢（包括异位性 PTH 综合征）,患者不存在溶骨性的骨转移癌,但肿瘤（非甲状旁腺）能分泌体液物质引起高血清钙。假性甲旁亢的病情进展快,症状严重,常有贫血。体液因素包括 PTH 类物质、前列腺素和破骨性细胞因子等。

3.结节病

结节病有高血清钙、高尿钙、低血磷和 ALP 增高,与甲旁亢颇相似,但无普遍性骨骼脱钙,血浆球蛋白升高,血 PTH 正常或降低。类固醇抑制试验有鉴别意义。

4.维生素 A 或 D 过量

有明确的病史可供鉴别,此症有轻度碱中毒,而甲旁亢有轻度酸中毒。皮质醇抑制试验有助鉴别。

5.甲状腺功能亢进症

由于过多的 T_3 使骨吸收增加,约 20% 的患者有高钙血症（轻度）,尿钙亦增多,伴有骨质疏松。鉴别时甲状腺功能亢进症临床表现容易辨认,PTH 多数降低、部分正常。如果血清钙持续增高,血 PTH 亦升高,应注意甲状腺功能亢进症合并甲旁亢的可能。

6.继发性甲旁亢

继发性甲旁亢原因很多,主要有以下几条。

（1）各种原因引起低血清钙和血磷高,皆可刺激甲状旁腺增生、肥大,分泌过多的 PTH。如慢性肾功能不全、维生素 D 缺乏,胃、肠道及肝胆、胰疾病,长期磷酸盐缺乏和低磷血症等。

（2）假性甲状旁腺功能减退（由于 PTH 效应器官细胞缺乏反应,血清钙过低、血磷过高）,刺激甲状旁腺,使 iPTH 增高。

（3）降钙素过多，如甲状腺髓样癌分泌降钙素过多。

（4）其他原因，如妊娠、哺乳、皮质醇增多症等。

7.三发性甲旁亢

三发性甲旁亢是在继发性甲旁亢的基础上，甲状旁腺相对持久而强烈的刺激反应过度，增生腺体中的一个或几个可转变为自主性腺瘤，引起高钙血症。本病仅在久病的肾衰竭患者中见到。

8.假性甲旁亢

假性甲旁亢是由全身各器官，特别是肺、肾、肝等恶性肿瘤引起血清钙升高，并非甲状旁腺本身病变，常有原发恶性肿瘤的临床表现，短期内体重明显下降、血清 iPTH 不增高。

9.良性家族性高钙血症

在年轻的无症状患者或血 PTH 仅轻度升高者，高钙血症很可能是家族性低尿钙性高钙血症而不是原发性甲旁亢。但该病较少见，为常染色体显性遗传，无症状，高血钙，低尿钙小于 2.5mmol/24 小时（100mg/24 小时），血 PTH 正常或降低。

（二）骨骼病变

1.骨质疏松症

血清钙、磷和 ALP 都正常，骨骼普遍性脱钙。牙硬板、头颅、手等 X 线无甲旁亢的特征性骨吸收增加的改变。

2.骨质软化症

血清钙、磷正常或降低，血 ALP 和 PTH 均可增高，尿钙和磷排量减少。骨 X 线有椎体双凹变形、假骨折等特征性表现。

3.肾性骨营养不良

骨骼病变有纤维性囊性骨炎、骨硬化、骨软化和骨质疏松四种。血清钙降低或正常，血清磷增高，尿钙排量减少或正常，有明显的肾功能损害。

4.骨纤维异常增生症（Albright 综合征）

骨 X 线平片似纤维性骨炎，但只有局部骨骼改变，其余骨骼相对正常，临床有性早熟及皮肤色素痣。

（三）正常血清钙型原发性甲旁亢

现认为没有真正的正常血清钙性甲旁亢，这种病例可能发生在下列诸种情况中。

1.早期或轻型甲旁亢

早期或轻型甲旁亢只有血清钙离子的升高，或者 PTH 呈间歇性分泌状态，故其血清钙表现为间歇性增高，只有多次化验检查，才能发现血清钙升高。

2.钙和（或）维生素 D 摄入不足

钙和（或）维生素 D 摄入不足并发佝偻病或成人骨质软化症，此时 X 线平片也很少发现纤维囊性骨炎的特点，造成 X 线平片上的诊断困难。

3.病程长而严重的代谢性骨病患者

骨钙储存量已很少，即使在大量 PTH 的动员作用下，也难以有足量矿物质释放出来。此时表现为血清钙水平正常，而血清磷很低，与肾小管疾病所致低磷酸盐血症难以鉴别。但 2 和

3 两种情况在补充足量的钙及维生素 D 后,仍可出现高钙血症。

(四)原发性甲旁亢伴外胚层来源器官畸形

马方综合征患者兼有四肢长、蜘蛛样指(趾)、颚弓高、晶体脱位、漏斗胸、躯干瘦长、驼背及脊柱侧弯等骨骼畸形。可伴发外胚层来源器官的组织增生或肿瘤,如结节性硬化症多发性神经纤维瘤等。

(五)原发性甲旁亢伴某些免疫紊乱疾病

如副蛋白血症、单克隆 γ 病等。有报道用原发性甲旁亢患者的血浆可使正常人的 B 细胞增多,手术切除甲状旁腺腺瘤后,此效应消失,可能是患者的甲状旁腺产生了一种物质,兴奋了淋巴细胞的免疫能力。

(六)肾石病

本病尚需与肾石病鉴别,结石多为一侧,通常是草酸钙或磷酸钙结石。尿酸结石或胱氨酸盐结石较少见而且 X 线不显影。原发性甲旁亢者的结石在双侧肾盂中常呈鹿角形,且反复发作。

六、治疗

(一)一般治疗

1.多饮水

限制食物中钙的摄入量,如忌饮牛奶、注意补充钠、钾和镁盐等,并禁用噻嗪类利尿剂、碱性药物和抗惊厥药物。慢性高血清钙者,可口服 H_2 受体拮抗剂,如西咪替丁(甲氰咪胍),0.2g,3 次/天;或肾上腺能阻滞剂,如普萘洛尔(心得安)10mg,3 次/天;必要时加用雌激素、孕激素或结合雌激素治疗。

2.降钙素

鲑鱼降钙素 4～8U/kg,肌内注射,6～12 小时 1 次,或酌情增减剂量。密钙息为人工合成的鲑鱼降钙素,50～100U/次,肌内注射,每日或隔日 1 次。依降钙素为合成的鳗鱼降钙素益钙宁,每支 20U,每周肌内注射一次既可以抑制骨吸收,与二磷酸盐共用时还可急速降低血清钙。

3.磷酸盐

磷酸盐常用制剂有多种,可根据需要选用,如磷酸钠或磷酸钾,1～2g/d。如血清钙升高较明显,宜用中性磷酸盐溶液治疗。中性磷酸盐溶液含磷酸氢二钠($Na_2HPO_4 \cdot 12H_2O$)和磷酸二氢钾($KH_2PO_4 \cdot 2H_2O$)。配制方法:磷酸氢二钠 96.3g,磷酸二氢钾 10.3g,混合后加水至 500mL(每 10mL 含元素磷 215mg),每日口服 30～60mL。近年来发现,二磷酸酯与内生焦磷酸盐的代谢关系密切,二磷酸酯与骨组织的亲和力大,并能抑制破骨细胞的功能,可望成为治疗本病的较佳磷酸盐类。其中应用较多的有羟乙二磷酸盐(EHDP)和双氯甲基二磷酸盐(Cl_2MDP)。据报道,其疗效和耐受性均优于中性磷酸盐。应用磷酸盐治疗期间,应注意肾功能变化和导致异位钙化的可能。

(二)高血清钙危象的治疗

1.高血清钙危象的临床特点

血清钙高于 3.75mmol/L(15mg/mL)时,可发生高血清钙危象,若抢救不及时,常出现突然死亡。如血清钙高于 3.75mmol/L，即使无症状或症状不明显，亦应按高血清钙危象处理。在高血清钙患者出现恶心、呕吐，应警惕发生危象可能。

2.高血清钙危象的诊断

诊断 PT 高血清钙危象要有 3 个条件：①存在 PT。②血清离子钙水平超过 1.87mmol/L[正常人血清离子钙水平为（1.18±0.05）mmol/L，甲旁亢血清离子钙水平大于或等于 1.28mmol/L]。③临床出现危象症状。

3.高血清钙危象的治疗

(1)输液：高血清钙危象者因畏食、恶心、呕吐常伴有脱水，加重高血清钙及肾功能不全，故迅速扩充血容量至关重要。恢复血容量、增加尿量和促使肾脏排钙，静脉输注生理盐水，补充钠盐，产生渗透性利尿作用，随着尿钠的排出，钙也伴随排出体外。需输注大量 5％葡萄糖生理盐水，输液量控制在每 4 小时 1000mL。第 1 日需输注生理盐水 4～8L，最初 6 小时输入总量的 1/2～1/3，小儿、老年人及心、肾、肺衰竭者应慎用，并将部分生理盐水用 5％葡萄糖液代替。

(2)利尿：血清钙过高，每日尿量过少者在补充血容量后予以利尿，使尿量保持在 100mL/h 以上。可选用呋塞米 20～40mg，3～4 次/天，或 40～100mg 静脉注射。呋塞米能提高大量输液的安全性，既可避免发生心力衰竭、肺水肿，又可抑制肾小管重吸收钙，有利于降低血清钙，利尿排钙。亦可选用其他利尿剂，如依他尼酸（利尿酸钠）50～200mg 静脉推注等，血清钙过高患者每 1～2 小时可以重复注射。但应避免使用噻嗪类利尿剂。利尿仅能暂时降低血清钙，故应与其他治疗措施结合使用。

(3)补充电解质：每日监测血、尿电解质，以决定钠、钾、镁的补充量。治疗期间应每 4～6 小时测定血清钙、镁、钠、钾，注意维持电解质平衡。一般情况下，每排尿 1000mL 需补充 20mmol 氯化钾和 500mmol 氯化钠。

(4)磷酸盐：每 6 小时口服 1 次，每次 20～30mL，可供 230～645mg 元素磷，使血清钙下降。如果急需降低血清钙，可静脉注射中性磷溶液，其配方为 Na_2HPO_4 0.081g 分子，KH_2PO_4 0.019g 分子，加蒸馏水到 1000mL，每升含磷元素 3.1g，常用量为每 6～8 小时静脉输入 500mL。血清磷高于 0.97mmol/L（3mg/dL）者慎用，静脉注射过量磷酸盐可引起严重低血清钙。口服磷酸盐时禁服抗酸剂，以防与磷酸盐结合而妨碍吸收。若降低血清钙的效果不佳，可改用磷酸盐灌肠或静脉滴注。应用期间要监测血清钙磷和肾功能，防止低钙血症和异位钙化的发生。

(5)依地酸二钠（EDTA 钠盐）：仅在严重高血清钙或一般治疗无效时应用，常用量 50mg/kg，加入 5％葡萄糖液 500mL 中静脉滴注，4～6 小时滴完。亦可用硫代硫酸钠 1.0g 加入生理盐水 100mL 中静脉滴注，紧急情况下可直接以 5％浓度静脉推注。输液过程中要监测血清钙。

(6)二氯甲酯（二磷酸酯）：可抑制破骨细胞活性，降低血清钙，对 PTH 或 cAMP 水平无影响，可口服或静脉注射，1600mg/d 或 1～5mg/kg。

(7)西咪替丁（甲氰米胍）：慢性 PT 高血清钙者可用西咪替丁治疗，用于急性原发性甲旁亢危象，西咪替丁 200mg 每 6 小时 1 次，可阻止 PTH 的合成和（或）释放，降低血清钙，也可作为甲旁亢患者手术前的准备,或不宜手术治疗的甲状旁腺增生患者,或甲状旁腺癌已转移或复发的患者。服用西咪替丁后血浆肌酐上升,故肾功能不全或肾病继发甲旁亢高血清钙患者要慎用。

(8)透析:首选血液透析,无条件时亦可采用腹膜透析,但必须采用无钙透析液。

(9)普卡霉素(光辉霉素):降低血清钙作用可能与减缓肠钙吸收、抑制 PTH 对骨骼的溶解作用,或与抗肿瘤作用有关。常用量 $10\sim25\mu g/kg$,用适量生理盐水稀释后静脉滴注,若 36小时后血清钙下降不明显,可再次应用。每周 $1\sim2$ 次,用药后 $2\sim5$ 天血清钙可降到正常水平。长期使用时,每周不得超过 2 次,必要时可与其他降血清钙药同用。应用期间,必须严密观察血清钙、磷变化和本药对骨髓、肝、肾等的毒性作用。此药为抗癌药,可抑制骨髓,对肝、肾毒性大,应慎用。

(10)糖皮质激素:病情允许时可口服,紧急情况下可用氢化可的松或地塞米松静脉滴注。

(11)降钙素:有助于降低血清钙,理论上 12 小时内可用 $400\sim1000U$。实际降钙素的剂量应根据病情、药源及经济情况,并结合患者对大量输液及利尿药的反应而定。

(12)急诊手术:甲状旁腺危象多数系腺瘤所致,且一般病程较晚,肿瘤体积较大,易定位,因而更趋向于作单侧探查。手术时机掌握在血清钙下降到相对安全的水平,或血清钙上升停止而开始下降,患者全身情况可以耐受手术时,施行急诊手术,一般效果良好。

(13)其他疗法:其他疗法有如下几种。①放射性保护有机磷制剂:WR-2721 具有迅速降低 PTH 分泌的作用,但有较明显的不良反应。②无升高血清钙的维生素 D 制剂:在慢性肾功能不全所致的甲旁亢中有较好的疗效,亦可用于 PT 的治疗。另一方面,PT 患者体内存在高PTH、低 25-(OH)D$_3$ 现象,提示 PT 患者伴有维生素 D 不足或缺乏。③二磷酸盐类:虽可迅速降低血清钙,但 3 个月后血清钙回升。④乙醇注射疗法:在 B 超引导下,将乙醇注入甲状旁腺腺瘤,在 36 小时或 24 小时内血清钙可以降到正常。每 24 小时可注射 $1\sim3$ 次,在高血清钙危象时更显有用,但长期疗效尚有待观察。⑤钙感受器激动剂:NPSR-568 已用于 PT 的治疗,但尚需进一步观察临床疗效。

第五节　继发性甲状旁腺功能亢进症

继发性甲状旁腺功能亢进症(SHPT)简称继发性甲旁亢,是指在慢性肾功能不全、肠吸收不良综合征、Fanconi 综合征和肾小管酸中毒、VD 缺乏或抵抗以及妊娠、哺乳等情况下,甲状旁腺长期受到低血钙、低血镁或高血磷的刺激而分泌过量的 PTH,以提高血钙、血镁和降低血磷的一种慢性代偿性临床综合征。伴有不同程度的甲状旁腺增生,但并非甲状旁腺本身疾病所致。

一、诊断

慢性肾衰竭及肌酐清除率低于 40mL/分钟者均有不同程度的 SHPT,一般诊断不难,肾衰竭患者有 PTH 增高时即可诊断。骨痛和病理性骨折是重症 SHPT 的主要表现,但 SHPT

的多数症状及体征仅见于晚期肾衰竭患者;而在肾衰竭早期就有 SHPT 的生化改变。慢性肾衰竭开始时血钙正常或稍低,而血磷增高;有时血磷可正常或降低,这取决于饮食中钙、磷的摄取。以后血磷及 ALP 升高,PTH 增高,钙升高,发生皮质下骨吸收及纤维囊性骨炎。

二、治疗

本病主要是针对原发病,并力图去除刺激 PTH 分泌的因素。治疗包括内科治疗和手术治疗,内科治疗的目的是纠正代谢紊乱,使血钙、磷和 PTH 浓度保持于正常范围内。一些人主张在发生严重的 SHPT 症状前,就给予适当治疗可使多数患者避免手术。一般慢性肾衰竭患者当肌酐清除率约 40mL/分钟时,即应开始预防继发性甲旁亢的发生。

(一)内科处理

1.一般治疗

原发病的处理要积极保护肾功能,去除诱发肾功能进一步损害的因素,避免应用对肾脏有毒性的药物,必要时采用血液透析及肾移植。治疗影响 VD 吸收的消化系统疾病。对卧床者,要增加户外活动。尽可能地减少糖皮质激素的用量,并缩短用药间期。

2.低磷饮食

每日磷摄取量保持在 0.6~0.9g。

3.补充钙和维生素 D 制剂

元素钙摄入量应达到 1.2~1.5g/d;对肾功能不全引起的继发性甲旁亢,宜选用骨化三醇 $[1,25-(OH)_2D_3]$,0.25~2.0μg/d。

(二)甲状旁腺切除术

SHPT 的病理基础是甲状旁腺增生,手术采取甲状旁腺次全切除,或全切除后自体移植。

第六节　假性甲状旁腺功能减退症

一、概述

假性甲状旁腺功能减退症(假性甲旁减)临床较少见,其特点在于甲状旁腺功能减退并非甲状旁腺激素(PTH)缺乏,而是靶器官(骨和肾)对 PTH 作用缺乏反应,或者是由于 PTH 前体转变为活性 PTH 过程发生障碍所致。有低血钙、高血磷、血中免疫活性 PTH(iPTH)水平高于正常。此症多为 X 染色体伴性显性遗传,也可能为常染色体显性或隐性遗传。临床可见有三种类型。

二、临床分型

假性甲状旁腺功能减退Ⅰ型、Ⅱ型和假性甲状旁腺功能减退伴亢进症。此三型均具有:①遗传缺陷所导致的体态异常,如身材矮粗、体胖脸圆、颈短斜视、桡骨弯曲、短指(趾)与掌骨(跖)畸形(多见于第 4、5 掌骨或跖骨)。还可有智力低下、软组织钙化、味觉与嗅觉不良等。②周围靶器官(骨和肾)对 PTH 完全或部分缺乏反应,导致甲状旁腺组织代偿性增生、肥大。③PTH 分泌增多,血中 iPTH 浓度增高。但三型的发生机理不完全相同,分述于下。

（一）假性甲旁减Ⅰ型

此型患者的缺陷主要为靶器官（骨和肾）细胞膜受体功能缺陷，不能产生 cAMP 致使对 PTH 完全无反应。此型具有与真性甲旁减相同的生化改变，即使滴注外源性 PTH 也不能提高血钙，不增加尿羟脯氨酸和尿磷排出。

（二）假性甲旁减Ⅱ型

此型更少见，患者的缺陷主要在于靶组织细胞对 cAMP 无反应。滴注外源性 PTH 时尿 cAMP 增加，但尿磷排出不增加或增加幅度很小，仅于滴注外源性 PTH 的同时滴注钙，才有尿磷排出增多的反应。

（三）假性甲旁减伴亢进症

此型又称假性甲旁减伴纤维囊性骨炎。此型的缺陷在于靶组织对 PTH 不完全性无反应，即肾脏无反应，而骨骼仍有反应。由于 PTH 不能引起肾脏排磷，故有高血磷、低血钙；而骨对 PTH 有反应，仍可发生纤维囊性骨炎。

三、治疗

假性甲旁减治疗的目的是纠正血生化异常，以减少代偿性 PTH 分泌增多。治疗措施与特发性甲旁减相同。

但所需钙剂及维生素 D 剂量都较小，大多数需加服维生素 D 10000～50000IU/d，部分病例单用钙剂即可。治疗后血、尿钙及磷正常的患者，血 iPTH 逐渐降低至正常。经长期治疗增生肥大的甲状旁腺也逐渐缩小。

第七节　甲状旁腺功能减退症

一、概述

甲状旁腺功能减退症（甲旁减）是由于血中甲状旁腺激素（PTH）缺乏或 PTH 不能充分发挥其生物效应所致。主要改变是骨吸收障碍，骨钙释放受阻，肾小管重吸收钙减少，因而尿钙排出增多；同时肠道吸收钙也减少，最终导致血钙降低。甲状旁腺至靶组织细胞之间任何一个环节的缺陷，均可引起甲状旁腺功能减退。根据病理生理分为血清免疫活性 PTH（iPTH）减少、正常和增多性甲状旁腺功能减退症。临床上也可分为继发性、特发性和假性甲状旁腺功能减退症，其中以继发性甲状旁腺功能减退症较为常见，最多见者为甲状腺手术时误伤甲状旁腺所致；也可因甲状旁腺增生，手术切除腺体过多引起本病；因甲状腺功能亢进而作放射性碘治疗，或恶性肿瘤转移至甲状旁腺而导致本病者较少见。特发性甲状旁腺功能减退症属自身免疫性疾病，可单独存在，也可与其他内分泌腺功能减退合并存在。假性甲状旁腺功能减退症少见。

二、诊断依据

（一）病史

（1）由甲状腺或甲状旁腺手术引起者，一般起病较急，常于术后数日内发病，少数也可于术后数月开始逐渐起病。

(2)特发性者以儿童常见,也可见于成人。

(3)症状的轻重取决于低血钙的程度与持续时间。①神经肌肉应激性增加的表现:早期可仅有感觉异常、四肢麻木、刺痛、手足僵硬。当血钙明显下降(血总钙<1.80mmol/L)时,常可出现典型的手足搐搦。发作时先有口周、四肢麻木、刺痛,继之手足僵硬,呈双侧对称性手腕及掌指关节屈曲,指间关节伸直,拇指内收,其余四指并拢呈鹰爪状;此时双足常呈强直性伸展,足背呈弓形;严重时可累及全身骨骼肌和平滑肌,发生喉痉挛、支气管痉挛,甚至呼吸困难、发绀及窒息等。如累及心肌可发生心动过速等。②患者发作时可表现为精神异常如兴奋、焦虑、恐惧、烦躁不安、幻想、妄想、定向力失常等。慢性发作的患者,常有记忆力及智力减退。③除以上典型的发作表现外,部分患者可表现为局灶性癫痫发作,或类似癫痫大发作,甚至也可发展为癫痫持续状态。也有部分患者表现为舞蹈症。④发作常因寒冷、过劳、情绪激动等因素而诱发,女性在月经前后也易发作。

(二)查体

(1)病程较长者,多可发现皮肤粗糙、色素沉着、毛发脱落、指(趾)甲脆裂等改变。仔细检查眼晶状体,可发现不同程度白内障。小儿患者多有牙齿钙化不全、牙釉质发育不良,生长发育障碍,贫血等。

(2)神经肌肉应激性增高,常用下述方法检查。①面神经叩击试验(佛斯特征 Chvostek征):检查者用中指弹击耳前面神经外表皮肤,可引起同侧口角、鼻翼抽动,重者同侧面肌亦可有抽动(弹击点应为自耳垂至同侧口角连线的外 1/3 与内 2/3 交界点)。②束臂加压试验(陶瑟征 Trousseau 征):将血压计袖带包绕于上臂,将血压计气囊充气,使血压维持在收缩压与舒张压之间 2~3 分钟,同侧出现手搐搦为阳性。

上述试验有助于发现隐性搐搦。

(三)实验室及辅助检查

(1)血清钙降低,总钙<1.8mmol/L,血清游离钙≤0.95mmol/L,可出现症状。

(2)多数患者血清无机磷增高,可达 1.94mmol/L,不典型的早期病例,血磷可以正常。

(3)血清碱性磷酸酶正常或稍低。

(4)血清免疫活性 PTH(iPTH)浓度,多数低于正常,也可在正常范围。

(5)尿钙、磷均下降。

(6)尿 cAMP 和羟脯氨酸减少。

(7)心电图:可呈现 QT 间期延长、T 波异常等低血钙表现。

(8)脑电图:表现为阵发性慢波,单个或多数极慢波。过度换气常可诱发异常脑电波。发作间歇期脑电图也可正常。

(9)X 线检查:头颅 X 线片或 CT,可见基底节钙化,骨质也较正常致密。骨骼 X 线片可见骨密度增加,牙周硬板加宽和长骨骨膜下新骨形成。

三、诊断及鉴别诊断

凡有反复发作手足搐搦伴低血钙者,均应疑及本病。甲状腺或甲状旁腺手术后发生者,诊断较易,特发性者,常由于起病缓慢,症状隐匿易被忽略,或被误诊为神经官能症、癫痫、脑风湿病、癔病、精神病及智力发育不全等。但如能多次测定血、尿钙及磷,则大多数可获确诊。

诊断的主要依据有以下几点。

(1)慢性反复发作的手足搐搦,且排除呼吸性或代谢性碱中毒、低血钾、低血镁及癔病。

(2)低血钙、高血磷。

(3)除低血钙的其他原因,如肾功能不全、慢性腹泻、低蛋白血症、维生素 D 缺乏及碱中毒等。

(4)除外佝偻病及软骨病。

(5)血清 iPTH 多数显著低于正常。

四、防治

(一)手术操作应仔细

当进行甲状腺、甲状旁腺或颈部其他手术时,应细致操作,避免切除或损伤甲状旁腺及血运,防治甲旁减的发生。

(二)搐搦发作时的处理

立即静脉注射 10％葡萄糖酸钙 10mL,每日 1～3 次。对有脑损伤、喉痉挛、惊厥的严重患者,可在静脉注射后采用 10％葡萄糖酸钙 60～70mL,加入 5％～10％葡萄糖液 500～1000mL 中,静脉滴注维持。如搐搦发作仍频繁,可辅以镇静剂、苯妥英钠等。

如属于术后暂时性甲旁减,一般在数日或 1～2 周内可渐恢复,只需补钙,不需过早补充维生素 D 制剂。如症状持续 1 月以上且血钙低,则考虑为永久性甲旁减,需补充维生素 D。

(三)间歇期的处理

1.饮食

高钙、低磷饮食。

2.钙剂应长期口服

以元素钙为标准,每日需 1.0～1.58μg,如葡萄糖酸钙、乳酸钙、氯化钙、碳酸钙中分别含元素钙 9％、13％、27％、40％。氯化钙对胃的刺激性大,应加水稀释后服。碳酸钙在小肠内转换为可溶性钙后方可吸收,易导致便秘。钙剂宜每日分 3～4 次咬碎后服下。

3.维生素 D 及其衍生物

维生素 D_2 5 万～10 万 IU/d 或维生素 D_3 30 万 IU 肌内注射,1/2～1 月注射一次;也可用双氢速甾醇(AT10),每毫升含 1.25mg 每日 1 次,口服,以后渐增,每周根据血、尿钙调整,当血钙达 2.0mmol/L 即不再增加。其作用较维生素 D_2 或 D_3 强,一般从小剂量开始,如 0.3mg/d。如效果仍不佳,血钙仍低可用 1,25$(OH)_2D_3$(罗钙全)0.25μg,每 2 日加 0.25μg,最大可用至 1.0μg/d。上述维生素 D 制剂过量,均可引起血钙过高症,导致结石及异位钙化,故在用药期间应每月或定期复查血钙、磷及尿钙,调整药量维持血钙在 2～2.5mmol/L 为宜。

4.氯噻酮

每日 50mg,口服,配合低盐饮食,可减少尿钙排出,提高血钙水平。

5.其他

血磷过高者,应辅以低磷饮食,或短期用氢氧化铝 1.0g,每日 3 次口服。少数患者经上述治疗后血钙正常,但仍有搐搦发作,应疑及同时有低镁血症的可能,经血镁测定证实后可肌内注射 25％硫酸镁 5mL,每日 2 次,必要时也可用 50％硫酸镁 10mL,加入 5％葡萄糖盐水 500mL 中,静脉滴注。需注意监测血镁,以防过量。

6.甲状旁腺移植

近年有报告采用同种异体或胎儿甲状旁腺移植治疗本症,并于近期取得一定疗效,但其远期疗效尚需进一步研究。

第八节　尿崩症

一、病因

(一)尿浓缩的三要素

1.抗利尿激素(ADH)

抗利尿激素即血管升压素。视上核和球旁核所分泌的 ADH,经垂体柄输送到垂体后叶储存。这种长途的神经路径受破坏,则出现中枢性尿崩症。

2.远曲小管的 ADH 受体

远曲小管的 ADH 受体的基因发生先天突变,则 ADH 不能发挥作用,即远曲小管细胞膜不能呈现水通透增强及相应的尿浓缩。

3.高渗肾髓质

肾髓质实现大量水的重吸收,即实现尿的浓缩。高渗状态的建立,使远曲小管液的水,经过通透性增高的远曲小管细胞,进入高渗肾髓质。

(二)3 种尿崩症

这 3 种病共同点是多尿和多饮、低比重尿、正常血钠。

1.中枢性尿崩症

对血渗透压升高不能出现相应的加压素(又名抗利尿激素 ADH)血水平上升。下丘脑分泌障碍为主,可为 ADH 传输、储存部位的病变。肾集合管内稀释的小球滤过液得不到水大量重吸收进入高渗髓质区的浓缩,因而排出大量尿液。这引起血渗透压上升刺激口渴中枢和继发性多饮。血浆 ADH 水平很低或测不到。

2.肾性尿崩症

肾性尿崩症是指其他诸功能均正常的肾脏对 ADH 不能起反应。血 ADH 水平升高,是代偿现象。V2 受体基因异常的家族性肾性尿崩症只见于纯合子病例(在一定位点上具有一对相同等位基因的个体),受累的男性从出生开始就出现严重多尿和脱水。

3.原发性多饮

原发性多饮是口渴中枢受刺激的疾病。大量饮水是原发异常(可为精神性)→血渗透压下降→抑制 ADH 分泌。由于缺乏 ADH 对肾的作用,则尿液不能浓缩、尿量大,所测血 ADH 水平降低。

(三)中枢性尿崩症病因

先天性少见,获得性多见。获得性成人中枢性尿崩症中包括以下几种。

1.特发性和自体免疫性者

缺乏直接证据,是排除法诊断。可占 30% 病例。凡诊断特发性中枢尿崩者,应定期随访,可每年作一次下丘脑 MRI,共 4 年,以便发现缓慢生长的颅内病变(良性肿瘤、慢性肉芽肿、慢性感染)。

2.头外伤

颅内手术可分别占 16% 和 20% 的中枢性尿崩症。

3.良性或恶性肿瘤

良性或恶性肿瘤可占 30% 病例。计有颅咽管瘤、松果体瘤、来自肺和乳腺的颅内转移癌。出现尿崩症后,可迟达 10 年才出现其他下丘脑表现。

一切中枢性尿崩症患者对外源性 ADH 药物(加压素、长效尿崩停、弥凝)反应良好:①尿量减少。②尿渗透压上升。这一点显然不同于家族性,肾性尿崩症所表现的对外源性 ADH 药无效。

(四)手术或外伤累及垂体或下丘脑所致尿崩症

有以下 3 型。

1.一过性尿崩症

在术后第一日内突然发病,几天内自然缓解。占手术后尿崩症的 50%~60%。

2.长期或永久性尿崩症

术后早期突然发病后,病情继续数周或永久不恢复。机理是损伤到下丘脑,或垂体柄、垂体后叶。

3.三期型

三期型包括急性期多尿(术后 0~4 天),中间期尿量正常(持续 5~7 天),第三期为永久多尿期,常在术后 10~14 天开始。开始多尿期的原因,可能是神经元休克,无活性 ADH 前体物质释放出来。第二期尿量正常是由于变性神经元漏出有活性的 ADH。

二、临床表现

(一)多尿状态

首先查尿比重,分为 2 类:①尿比重不降低者(尿比重高,或至少不低),溶质性利尿如糖尿病重症的多尿、高尿钙症的多尿、静脉滴注甘露醇或山梨醇的多尿,其他利尿剂。②尿比重明显降低的多尿状态,多次比重常达 1.005 以下,最有尿崩症的诊断意义,但可以间或比重升到 1.010。其中包括中枢性尿崩症(ADH 不足)、肾性尿崩症(先天性远曲肾小管 ADH 受体异常,后天性肾疾患所致肾髓质高渗状态的破坏),以及精神性多饮所致多尿状态。

(二)夜间多尿

几乎无例外的见于中枢性尿崩症;反之,原发性多饮(精神性尿崩症)夜间多尿则不常见。大多数中枢性尿崩症患者多尿多饮的发病突然。相反,肾保水功能损害者的多尿则缓慢起病。

(三)中枢性尿崩症临床特点

外伤性颅底骨折或手术创伤累及下丘脑和垂体后,突然出现低张性多尿症。即便特殊病因或特发性下丘脑尿崩症所致更隐袭发展的病例,多尿的发病也常相对突然,只不过几天而已。口渴与多尿在夜间持续。部分性中枢尿崩症者,在血渗透压正常时的 ADH 分泌能力明显减弱。中枢尿崩症时伴有甲减,伴有糖皮质激素减少时,对 ADH 需要量减少。给予考的松替代治疗或甲状腺素替代,则出现突然的大量排出低张尿。

(四)肾性尿崩症的临床特点

肾性尿崩症有四大特点:①肾小球滤过率正常,尿中溶质(糖、甘露醇、电解质等)正常。②尿渗透压低下。③血加压素水平正常或升高。④外源性加压素不能升高尿渗透压和减少尿量,即肾小管 ADH 受体先天性无反应,或后天性肾小管周围的肾髓质高渗不能建立,共同点是不能对加压素起良好反应。包括 2 类:①家族性:与基因相关。②获得性:多种类型。

(五)家族性肾性尿崩症的诊断

包括 4 项:①婴儿期发病。②阳性家族史。③口渴、多尿对外源性加压素无治疗反应。④血清加压素水平与血浆渗透压关系变化不定。

(六)获得性肾性尿崩症

呈现对加压素无反应的多尿症,给外源加压素后尿渗透压上升值小于 10%。药物所致(如锂、氟)、肾盂肾炎、间质性肾炎等,严重损害肾髓质高渗状态。某些肾脏疾病所引起尿不能浓缩和多尿,是继发于肾髓质血流的异常,或者继发于某些疾病损害高渗内髓区的高渗维持。肾盂肾炎、止痛药性肾病、多发性黑色素瘤、结节病、镰形细胞病等,可引起肾性尿崩症。

(七)原发性多饮

原发性多饮又名精神性尿崩症。大多数病例发病相当缓慢,病程更不规则。但某些病例是在下丘脑急性外伤后发生,病情严重,不缓解。饮水量可以大于下丘脑性尿崩症,比如可达 1 天饮水 20L,但仍然可以通夜睡眠而甚少中断睡眠。精神紧张时病情可加重。有时发现全家有饮水过多的习惯。某些病例因精神性疾病引起尿崩症。治疗精神病药物所致口干能引起多饮,继而多尿;药物可致肾性尿崩,药物可致口渴。

三、诊断

包括尿崩症的诊断和其病因诊断。

(一)实验室所见

1.尿崩症的标志

尿崩症的标志是持久性尿比重不超过 1.005,尿渗透浓度低于 200mmol/L。等张的尿渗透压易于排除尿崩症,而诊断高血糖、肾损害等。

2.血渗透浓度

随意测定的平均值>287mmol/L。血钠升高与血渗透压升高相联系。与此相反,原发性多饮患者的口渴机制不正常,不依赖于生理刺激而摄水,故摄水过多伴血钠轻度被稀释。中枢或肾性尿崩症若起病于儿童期可发生膀胱扩张、输尿管扩张甚至肾盂扩张。难点在鉴别加压素的部分或完全缺乏症和原发性多饮。提示强制性多饮的:①24 小时尿量超过 8L。②随意血渗透压低于 285mmol/L。③既往发作性多尿的病史。

(二)禁水和加压素试验

大多数门诊患者有多尿多饮和正常血钠者,应做此试验。它是经验最多、最易实行的实验。病轻者在夜间开始禁饮,病重者限水时间选择在白天以便严密观察病情。试验开始,同时测血和尿的渗透压,然后禁止一切水摄入,每小时测尿渗透压和体重。邻近的 2 次尿渗透浓度之差小于 30mmol/kg,或体重丢失达 3%～5% 时,皮下注射 5U 水剂加压素或垂体后叶素。60 分钟后测尿渗透压。须监视原发性多饮者:①继续秘密地饮水。②在注射加压素后发生水中毒、严重低血钠。

1.正常值

禁饮后达最大尿浓缩所需时间为 4～18 小时。正常人水剥夺后尿渗透压为血渗透压的 2～4 倍。更重要的是注射加压素后正常人尿渗透压进一步升高值低于 9%。

上述指标指的是诸疾病在禁水后尿渗透压(mOsm/kg)水平和加压素注射后尿渗透压升高反应。

2.原发性多饮者

因长期水利尿作用而致肾髓质高渗状态洗脱而降低,则出现:①水剥夺后仅出现轻度尿浓缩。②但因存在最大内源性加压素释放,故给外源加压素后尿渗透压的上升小于 9%。

3.完全性中枢性尿崩症

水剥夺后尿渗透压不能增加到高于血渗透压。但注射加压素后尿渗透压的增加>50%注射前值,可达 400% 增加。

4.部分性中枢性尿崩症

(1)于水剥夺后存在一定程度的尿浓缩,可达 300～600mmol/L。

(2)注射加压素后尿渗透压增加至少达 10%,至多可达 50%。

(3)可能在水剥夺后出现一个尿渗透压峰值(加压素储备突然排空),再继续禁水则尿渗透压降低(加压素排空后无后续加压素释放)。

5.肾性(先天性)尿崩症

(1)水剥夺后尿渗透压不能大于血渗透压。

(2)给外源加压素后尿渗透压也不能大于血渗透压(增加值小于 50%)。

水剥夺后尿浓缩的绝对值并无诊断意义,原因是最大浓缩能力取决于:①肾髓质高渗的程度。②存在足够量的加压素。③远曲小管细胞膜的加压素受体正常。随意选择的住院病例于水剥夺后最大尿渗透浓度为 764mmol/L,健康志愿者为 1067mmol/L,原因是住院患者肾髓质部间质高渗透压程度降低。

(三)中枢性尿崩症确诊

1.住院者

尿渗透压很低,伴血钠高所致血清渗透压升高。血浆加压素(ADH)水平很低或测不到。水剥夺和加压素试验符合中枢性尿崩症。

2.门诊患者中典型者

高血钠、低尿渗(尿比重低于 1.005),正常肾功能三者构成尿崩症(DI)诊断。只需应用加压素激动剂(比如服用弥凝每天 2 次,每次 1 片 0.1mg;或注射长效尿崩停 0.15mL),并证明肾脏反应是尿量明显减少和尿渗透压增加(尿比重达到 1.015 以上),则证明下丘脑尿崩症的诊断。

3.手术后水利尿

手术后水利尿是继发于手术期间的水潴留。可能误诊为尿崩症(DI)的情况是补液追赶排尿量,引起持久多尿者。此时应限制补液速度,观察尿量和血钠。确诊尿崩症的条件为限液后血钠上升到正常,伴尿仍然低张,给加压素激动剂后出现尿量减少和尿渗透压上升。

(四)部分性中枢尿崩症和原发性多饮的鉴别

难度较大,以下供参考。

1.二者于禁水后尿呈某种程度浓缩

尚不能达到正常人的最大浓缩。原因是尿量大,最终可以洗脱掉决定最大尿浓缩程度的肾髓质(高渗)的渗透压梯度。

2.对外源加压素注射

原发性多饮者的尿渗透压不出现进一步增高(但可以例外);部分性中枢性尿崩症者尿渗透压进一步增高(通常>10%),但有例外,这种差别不可靠。

3.血浆加压素水平

如果血浆加压素测定(水剥夺终末期)敏感、可靠,可较好鉴别原发性多饮(加压素正常)和部分性中枢性尿崩(血加压素降低)。

4.病程随访中鉴别二病

部分性中枢尿崩症患者应用加压素期内出现尿量减少和尿渗透压上升,但无低血钠。随访中原发性多饮者应用加压素则出现低血钠。

(五)中枢性尿崩症(加压素缺乏症)的病因鉴别

1.脑部磁共振检查

只是80%~90%加压素分泌细胞被破坏才出现尿崩症,而一对室旁核在第三脑室室壁的后上方,另一对视上核在视交叉的侧上方。因此,病变须破坏4个核团,就必须足够巨大;或病变须位于鞍隔上方、四群核团神经纤维进入垂体柄处。这种病变容易被脑部磁共振检查识别。

2.视上核垂体通道损伤后的尿崩症

呈3期反应:急性多尿→中间期尿量正常→永久性多尿。

3.正常人

80%人群的垂体后叶在MRI的T_1图上显示亮区,表示加压素或其前体的储备量足够。中枢性尿崩者失去这种亮点。

4.引起(中枢性)尿崩症的肿瘤

最常见的是良性颅内肿瘤,如颅咽管瘤、鞍上胚组织瘤、松果体瘤等。垂体前叶瘤只是达到鞍上侵犯时才引起尿崩症。

5.特发性中枢性尿崩症

可能是自体免疫疾病,难于证实。须每年磁共振检查特发性中枢性尿崩症患者,共4年,以便发现生长缓慢的颅内肿瘤。换句话说,病因不明的中枢性尿崩症,每年进行CT或MRI检查,共4年随访未发现肿瘤或浸润性病变者,才可拟诊特发性中枢性尿崩症。

四、治疗

目的减少多尿和多饮。避免过量加压素替代引起水潴留和低钠血症。

（一）常用药物

1. 最佳药物

精氨酸加压素激动剂或类似物,商品名叫 Desmopressin,它又称为 DDAVP,结构:1-脱氨,8-右旋。避免了加压效应,延长了作用时间。它作用于 V2(抗利尿)受体,对 V1 受体(加压作用)作用甚微。口服 Desmopressin(又称弥凝)的生物利用度低下,开始剂量为 0.05mg,每天 2 次,以后调整剂量。口服剂弥凝 0.1mg,每天 1～2 次。

2. 长效尿崩停(油剂鞣酸加压素)

0.1～0.3mL 注射,1～3 天注射 1 次。

3. 氯磺丙脲

可加强加压素对肾小管的作用,对部分性中枢尿崩症特别有用,须防止低血糖。每天 100～400mg。

4. 安妥明

可刺激释放内源性加压素,0.5g,每天 4 次。

5. 噻嗪类利尿剂

引起钠脱失和血容量收缩,由于小球滤过液在近曲小管重吸收量增加,从而减少尿量。应补钾,但不应补钠,以保证疗效。

6. 芬必得(布洛芬)

正常人前列腺素 E 可抑制加压素对肾小管的作用,芬必得可解除这种抑制。它可与其他药联用。

7. 尿崩症患者妊娠期的处理

可以用弥凝治疗,它不被加压素酶破坏,它对子宫的催产素受体几乎无作用。因为孕妇正常血渗透压降低 10mmol/kg(因为血钠低),应该用足量以维持血钠在此较低的水平。

（二）**高渗性脑细胞脱水的治疗**

应该使血钠每 2 小时下降 1mmol/L。

1. 高渗性脑(细胞脱水)病

中枢性尿崩症或肾性尿崩症均可因为多尿和饮水不足而发生高渗性脑(细胞脱水)病而需紧急治疗。目的是恢复体液渗透环境和补充细胞内脱水的水分。

2. 脑水肿

因为严重高血钠而接受快速输注低张溶液的患者中,可高达 40％患者发生抽搐。原因是细胞外液稀释太快→水进入细胞太快→脑水肿。

3. 应该血钠每 2 小时下降 1mmol/L 左右

较慢的补充水,则脑细胞可排除脱水过程中逐渐积累起来的细胞内溶质,渗透压逐渐平衡的结果是脑细胞不会发生水肿。液体补充速度是使血钠水平下降速度大约为每 2 小时 1mmol/L。

液体的选择取决于 3 个因素:①有无低血压和休克。②高血钠发生的速度。③高血钠的程度。液体选择的指征:①以下患者选择低张 NaCl 溶液或口服液体作为起始治疗者:血钠轻度上升(<160mmol/L),血容量收缩为中度(血压和尿量无明显异常)。②选择 5％葡萄糖溶

液的患者:急性高钠血症,不伴明显循环衰竭(休克),速度是输入的糖和糖代谢消失速度相平衡,而不致发生尿糖阳性以及相应失水。③以下患者选择生理(等张)盐水:高血钠更加严重,尤其是逐渐出现,已超过 24 小时,并且伴有循环衰竭。此时选择生理盐水理由有以下两点:①生理盐水相对于体液的高渗透压状态,仍为低渗性,可稀释体液,同时减少医源性脑水肿的危险。②生理盐水是提供血容量膨胀的有效方法,可治疗休克。

(三)中枢性尿崩症的激素替代治疗

1. 垂体后叶素

5～10U,皮下或肌内注射,作用持续 4～6 小时,用于诊断试验和外伤或手术后急症处理。

2. 鞣酸加压素油剂

1.5～5U,肌内注射,作用持续 24～72 小时。用于长期治疗。疗效不好可能是由于鞣酸加压素油剂用手加温和摇匀不充分,以致未能注射到加压素。不良反应包括腹部平滑肌痉挛性疼痛、呕吐、心绞痛。

3. 精氨酸加压素

2 个氨基酸改变结构而称为弥凝,优点是延长作用时间,消除平滑肌痉挛作用,不良反应甚少。大剂量可有头痛和面部潮红。弥凝 5～20μg 滴鼻或 10～40μg 鼻喷,均可维持药效达 12～24 小时,宁可选滴鼻制剂。1～4μg 皮下注射,药效持续 12～24 小时。0.1～0.8mg 口服,药效维持 12 小时。

(四)中枢性尿崩症的辅助治疗

1. 噻嗪类

如氢氯噻嗪 50～100mg/d,口服,药效持续 12～24 小时。亦用于肾性尿崩症。供钠则疗效差,应供钾。机制:①轻度钠脱失→等张的近曲小管液的吸收量增加。②钠脱失→到达集合管的尿液体积减小。

2. 氯磺丙脲

250～750mg/d,口服,药效持续 24～36 小时。只用于部分性中枢性尿崩症,加强精氨酸加压素(AVP)对肾小管的作用。低血糖并不少见。

3. 冠心平

250～500mg 每 6～8 小时一次口服,药效持续 6～8 小时。只用于部分性中枢性尿崩症,似可刺激 AVP 释放。可联合应用冠心平和氯磺丙脲。

(五)肾性尿崩症的治疗

适量饮水以防高血钠性脑病和休克,这点容易做到。

1. 噻嗪利尿剂和轻度钠盐限制摄入

有效治疗方法是诱导轻度血容量不足,从而减少尿量、减轻夜尿、减轻膀胱和输尿管扩张。最常用的方法是联合噻嗪类利尿剂和轻度钠盐限制摄入。随着血容量不足,近曲小管液体重吸收的百分比升高,结果是到达远曲小管的溶质和液体的量均减少。因此,尿量减少。噻嗪类联合保钾利尿剂氨苯蝶啶可减轻低血钾所致肾浓缩功能受损。

2. 非激素抗感染药(NSAIDS)

应用于儿童肾性尿崩症。最常应用的是消炎痛,可减少尿量。芬必得似乎不如消炎痛那样减少尿量有效。不能抑制肾脏前列腺素合成的药,不出现疗效。NSAIDS 的疗效似乎是由于到达远曲肾小管的溶质的量减少所致,不是由于加压素对肾小管作用的改善。

3. 加压素

无论是天然加压素或其类似物(Analogue 译为配体类似物,Agonist 译为受体激动物)赖氨酸加压素和弥凝对本病均无任何疗效。同样,刺激内源性加压素释放的药或增强加压素对肾小管作用的药(氯磺丙脲)对肾性尿崩症均无疗效。

第五章 神经系统疾病

第一节 偏头痛

偏头痛是一种常见的有家族发病倾向的慢性神经血管性疾病,临床表现为反复发作的搏动性头痛、自主神经功能障碍以及其他神经系统症状的不同组合,头痛发作时常伴有恶心呕吐及畏光,经过一段间歇期后可再次发作,患者在安静环境下休息或睡眠后头痛可以得到缓解。

一、病因和发病机制

偏头痛的病因仍不明确。约 50% 的患者有家族史,女性患者则倾向于在月经来潮前发病,有 15% 的女性患者仅在月经前后发生,即所谓"真性经期偏头痛",怀孕后发作减少,其中 75%～80% 在孕期停止发作,提示发病可能与内分泌或水潴留有关。精神紧张、过度劳累、气候骤变、强光刺激、烈日照射、低血糖或食用高酪胺食物(如巧克力、乳酪、柑橘)及酒精类饮料,均可诱发偏头痛发作。

偏头痛的发病机制也尚不清楚,大体上可分为血管源性学说和神经源性学说两大类:①20世纪 30 年代,Wolff 等提出了偏头痛的血管源性学说,他们发现,患者服用麦角胺后颞动脉的搏动幅度降低,同时偏头痛缓解,由此认为典型偏头痛先有颅内动脉收缩、局部血流减少,导致视觉改变、感觉异常或轻度偏瘫等先兆症状,继而颅内及颅外动脉扩张,出现偏头痛。②而神经源性学说认为,偏头痛的病变源于中枢神经系统,内分泌改变及血管舒缩障碍是一种继发现象,即偏头痛的血管性表现是继发于神经中枢的"释放"。偏头痛呈现的各种复杂症状是大脑皮质功能紊乱的结果,可能是原发于下丘脑/间脑水平的脑部阈值障碍。偏头痛患者多有遗传倾向,使发病阈值降低;在各种环境因素及诱发因素影响下,可导致脑部阈值进一步下降,通过一系列改变最终形成偏头痛发作。

颅脑血管主要由去甲肾上腺素及 5-羟色胺(5-HT)能神经支配,这些神经元的细胞体分别位于脑干的蓝斑及缝际核。脑中 5-HT 受体主要集中在缝际核,其中主要是 $5-HT_{1A}$ 受体,也有 $5-HT_{1D}$ 受体。给双氢麦角胺后,该药分布在缝际核内的浓度也最高,因此,该处也是药物作用的重要部位。精神紧张、焦虑不安、过度疲劳或其他环境因素的改变,均可导致脑干神经元兴奋,去甲肾上腺素、5-羟色胺等递质释放活动增强,导致颅脑血管的舒缩改变和脑缺血及血管的"无菌性炎症"。在实验动物中用电刺激缝际核附近的神经元也能造成偏头痛发作。与偏头痛发病关系密切的是 $5-HT_1$ 受体,其亚型 $5-HT_{1D}$ 受体的作用很重要,它主要分布于大脑脉络丛血管,能调节血流变化。临床研究发现,治疗偏头痛药物的效应主要和 $5-HT_{1D}$ 受体及 $5-HT_{1B}$ 受体有关。麦角胺类是最强的 $5-HT_{1A}$ 受体激动剂,而舒马普坦主要是 $5-HT_{1D}$ 受体激动剂,后者具有更高的特异性。

实验证明,硬脑膜小血管对各种刺激处于高敏状态是产生头痛的一个重要来源。脑膜血管周围分布有许多三叉神经发出的纤维(三叉－血管纤维),这些细小纤维被激活后能将 P 物质和其他肽类释放到血管壁内,使脑血管扩张并增加其通透性,从而引起搏动性头痛;各种病理改变刺激三叉神经末梢的伤害感受器,异常信号通过三叉神经中枢支传递到脑干、丘脑及大脑皮质,产生疼痛感及恶心、呕吐、出汗等症状。

二、分类及临床表现

根据国际头痛分类标准第二版(ICHD-2)的意见,常见的偏头痛类型如下。

(一)不伴先兆的偏头痛(普通型偏头痛)

普通型偏头痛最为常见,多为发作性中度到重度头痛,伴有恶心、呕吐或畏光、畏声,往往影响患者的日常活动。体力活动可使头痛加剧。发作开始时仅为轻到中度钝痛或不适感,数分钟到数小时后达到严重的搏动性痛或跳痛。约 2/3 的患者为单侧头痛,也可为双侧头痛,有时疼痛放射至上颈部及肩部。头痛一般持续 4～72 个小时,睡眠后常见缓解,发作间有明确的正常间歇期。部分女性患者偏头痛发作多和月经有关,通常为经期前 2～3 天之间发病,若 90% 的发作均与月经周期密切相关,称月经期偏头痛。上述发作至少出现 5 次,除外颅内外各种器质性疾病后方可做出诊断。

(二)伴有先兆的偏头痛(典型偏头痛)

1. 典型偏头痛发作

由前驱期、先兆期、头痛期和恢复期四部分组成,但许多偏头痛发作并不会经历以下全部四个过程。

(1)前驱期:在偏头痛发作前数小时或数天,一些患者会表现出某些前驱症状,包括精神认知症状、神经症状以及非特异性躯体不适症状等。疲乏、注意力不集中和颈部僵硬是最常见的前驱症状。

(2)先兆期:偏头痛先兆多在头痛前出现,头痛常在先兆症状开始后的 60 分钟内发生,先兆也可以在头痛的同时发生,极少数患者在头痛之后出现。先兆多表现为完全可逆的局灶性神经症状,视觉症状最为常见,如畏光,眼前闪光、火花或复杂视幻觉,继而出现视野缺损、暗点、偏盲或短暂失明。常为双眼症状。另外还可出现偏身麻木、轻偏瘫、语言障碍等的缺损或刺激症状。先兆大多持续 5～20 分钟,不同先兆可以接连出现。

(3)头痛期:典型的头痛多位于一侧,逐渐加重至中重度,常在先兆开始消退时出现。疼痛多始于一侧眶上、眶后部或额颞区,逐渐加重而扩展至半侧头部,甚至整个头颅及颈部。头痛为搏动性,呈跳痛或钻凿样,程度逐渐加重,发展成为持续性剧痛,常伴有恶心、呕吐、畏光、畏声。有的患者面部潮红、大量出汗、结膜充血;有的患者面色苍白、焦虑、乏力、易激惹、精神萎靡、出现厌食症状。一次发作可持续 1～3 日,通常睡觉后头痛可有明显缓解。

(4)恢复期:发作后,患者感觉疲乏,注意力下降,有情绪低落、焦虑等表现,也有患者欣快、神清气爽,部分患者仍会残留头皮触痛症状,有些觉得肌肉无力、疼痛、食欲下降或饥饿感,发作间歇期一切正常。

2. 上述典型偏头痛可分为几种亚型

(1)伴有典型先兆的偏头痛:包括眼型偏头痛、偏瘫型偏头痛、失语型偏头痛等,至少出现过 2 次上述典型偏头痛发作,排除器质性疾患后诊断方可成立。

（2）伴有延长先兆的偏头痛（复杂型偏头痛）：症状同（1）所述，先兆在头痛发作过程中仍持久存在，延续时间超过 1 小时而短于 1 周。神经影像学检查未发现有颅内器质性疾病。

（3）基底型偏头痛：患者有明确起源于脑干或双侧枕叶的先兆症状，如失明、双眼颞侧和鼻侧视野的视觉症状，构音障碍、眩晕、耳鸣、听力减退、复视、共济失调、双侧性感觉异常、双侧轻瘫或精神错乱等。多在数分钟至 1 小时内消失，继而出现双侧枕区搏动性头痛。间歇期一切正常。

（4）不伴头痛的偏头痛先兆：患者出现偏头痛发作的各种先兆症状，但有时并不随之出现头痛。随着患者年龄增加，头痛可完全消失而仅有发作先兆症状，但完全表现为先兆症状而无头痛者较少。40 岁后首次发病者需要做深入检查，除外血栓栓塞性 TIA。

（5）偏瘫型偏头痛：主要见于婴儿、儿童或成年人，表现为发作性头痛伴偏瘫，患者的先兆中出现肢体无力，且持续时间可长于头痛。家族中有常染色体显性遗传者，称为家族性偏瘫型偏头痛。此类型经连锁分析发现有 1/3 家庭的基因定位于第 19 号染色体，另一些家庭基因定位于第 1 号染色体；第 19 号染色体基因编码一种电压调控的 Ca^{2+} 通道蛋白，这提示偏头痛也可能有离子通道异常。其他称散发性偏瘫型偏头痛。此类型偏头痛可能是一些青年女性和中年人卒中的原因。

（6）眼肌麻痹型偏头痛：此类型极为少见，常有家族史，多见于儿童，起病年龄大多在 30 岁以下，有多年固定于一侧的偏头痛发作史，但很少有"闪光""暗点"等先兆症状。在一次较为剧烈的头痛（眼眶或眶后痛）发作后，出现同侧的眼肌麻痹，通常在头痛减轻或消退后出现眼肌麻痹，也有在头痛发作时出现，个别在头痛前发生。眼肌麻痹主要累及动眼神经支配的肌肉（约占 90%），尤其是以上睑下垂最多见。也可影响滑车神经、展神经及三叉神经。眼肌麻痹持续数日或数周后恢复，开始几次发病麻痹可完全恢复，但多次发作后可遗留部分眼肌麻痹，发作可持续十几年甚至几十年。至少要有 2 次上述发作，最后确诊必须经过长时间的观察，且神经影像学检查排除颅内器质性病损诊断才能成立。

（三）儿童期周期性综合征

可能为偏头痛的早期表现，或与偏头痛有关。儿童偏头痛也不少见，患病率为 3%～5%，多见于 5～10 岁年龄段，儿童可出现偏头痛的等位发作。

（1）儿童期良性发作性眩晕：常有偏头痛家族史，但儿童本人无头痛，表现为多次、短暂的发作性眩晕，也可出现发作性平衡失调焦虑，伴有眼球震颤或呕吐，数月或数年后眩晕自然停止。神经系统及脑电图检查正常，间歇期一切正常，部分儿童成年后可转为偏头痛。

（2）儿童交替性偏瘫：偏头痛在个别儿童中可能表现为交替性偏瘫，最后变为肌张力障碍。

（3）发作性单侧颈部疼痛：伴颈动脉部触痛，麦角胺和舒马普坦治疗有效，可能是偏头痛的变异型。

（4）腹型偏头痛和呕吐发作：20% 的偏头痛儿童倾向于出现发作性腹痛，认为属于偏头痛的一种等位症。

（四）偏头痛持续状态

偏头痛发作持续时间在 72 小时以上（其间可能有短于 4 小时的缓解期）；部分患者偏头痛在一段时间内（数周或数月）头痛发作频率显著增加，每周可发生 3～4 次，使头皮处于持续的触痛状态，严重者每天均有发作或不间断发作。一般为单侧搏动样剧痛，导致患者卧床不起、抱头拒食,这种情况即称为偏头痛持续状态。

三、诊断及鉴别诊断

典型的偏头痛发作诊断不难。按照国际头痛委员会推荐,下列标准可以借鉴。

(一)无先兆偏头痛

(1)至少有符合②～④的 5 次发作。

(2)每次头痛发作(指未经治疗或治疗无效的)持续 4～72 小时。

(3)至少有下列中的两项头痛特征:①单侧性;②搏动性;③中或重度疼痛;④日常体力活动(如走路或爬楼梯)会加重头痛或头痛时避免此类活动。

(4)头痛过程中至少伴随下列一项:①恶心和(或)呕吐;②畏光和畏声。

(5)不能归因于其他疾病。

(二)有先兆的偏头痛

(1)至少有符合(一)中标准(2)～(4)的 2 次发作。

(2)先兆至少有下列的一种表现,没有运动无力症状:①完全可逆的视觉症状,包括阳性症状(如闪烁的光、点、线)及(或)阴性症状(如视觉丧失);②完全可逆的感觉症状,包括阳性症状(如针刺感)及(或)阴性症状(麻木感);③完全可逆的语言功能障碍。

(3)至少满足下列两项:①同向视觉症及(或)单侧感觉症状;②至少一个先兆症状逐渐发展的过程≥5 分钟,和(或)不同先兆症状接连发生,过程≥5 分钟;③每个症状持续 5～60 分钟。

(4)在先兆症状同时或在先兆发生后 60 分钟内出现头痛,头痛符合(一)无先兆偏头痛诊断标准中的(2)～(4)项。

(5)不能归因于其他疾病。

一旦患者的先兆中出现肢体无力,即称为偏瘫型偏头痛;当先兆中有两项以上症状提示后颅窝受累且同时没有肢体无力表现时诊断为基底型偏头痛。

长期反复发作的偏头痛史,间歇期一切正常,体检正常及有偏头痛家族史者诊断并不困难。伴有局灶神经体征者需除外器质性疾病。眼肌麻痹可由动脉瘤引起,动静脉畸形也可伴发偏头痛,应作头颅影像学检查以明确诊断。枕叶或颞叶肿瘤初期,可出现视野缺损或其他视觉症状。老年人颞枕部头痛需除外巨细胞性动脉炎。其他疾病如脑膜炎、蛛网膜下隙出血、青光眼等,通过病史询问及体检是不难鉴别的。

四、治疗和预防

治疗的目的是解除急性头痛发作症状以外,还需要尽量防止或减少头痛的反复发作,应养成规律的生活方式,保持规律的睡眠、饮食并辅以适当的锻炼,避免各种诱发因素。药物治疗、心理治疗对部分患者有效。

(一)急性发作期的治疗

偏头痛发作期治疗的目的是止痛、消除伴随症状并恢复日常功能,部分患者在安静避光的室内休息或睡眠后头痛可缓解,无须特殊治疗。轻至中度患者服用解热镇痛药及(或)镇静药(如阿司匹林、对乙酰氨基酚等,若加用咖啡因及布洛芬等效果会更好)能够使症状减轻或消失。头痛伴有呕吐者可合并应用甲氧氯普胺或多潘立酮。对中到重度头痛患者,急性发作较有效的药物为麦角胺制剂及舒马普坦。

1.麦角胺制剂

它是 5-HT 受体的激动剂,也有直接收缩血管的作用。常用药物为麦角胺咖啡因片(每片含咖啡因 100mg 和麦角胺 1mg),在出现先兆时或开始隐痛时立即服用 1～2 片,为避免麦角中毒,单次发作用量不要超过 4 片,每周总量不超过 8 片。

2.甲磺酸双氢麦角胺

皮下或肌内注射能很快吸收,急性发作时可给予 1mg 皮下或肌内注射,若需要,在 30～60 分钟后再给 1mg,1 日内最高剂量为 3mg。麦角过量会出现恶心、呕吐、腹痛、肌痛及周围血管痉挛、缺血等不良反应,有严重心血管疾病、肝肾疾病者及孕妇禁用。对偏瘫型、眼肌麻痹型及基底型偏头痛也不适用。

3.舒马普坦

为 5-HT$_{1D}$ 受体激动剂,对脑血管有高度选择性作用,主要通过收缩头部血管、抑制三叉系统周围神经元及神经源性炎症、抑制经由三叉系统二级神经元的传递等机制,影响三叉神经疼痛传入系统的激活过程,从而达到控制头痛急性发作的目的。皮下注射 6mg,能使 71% 的患者头痛消失。成人口服 100mg,在 30 分钟后头痛开始缓解,4 小时后达到最佳疗效。皮下注射 6mg(成人量)起效快,若症状复发可在 24 小时内再次注射 6mg。不良反应较轻微,可出现一过性全身发热、口干、头部压迫感和关节酸痛,偶尔也出现胸闷、胸痛或心悸等情况。曲坦类药物在国内有舒马曲坦和佐米曲坦的口服剂型药物。

4.偏头痛持续状态或严重偏头痛发作

用地塞米松 5～10mg,加入 5%～10% 葡萄糖水中作静脉滴注,每日 1～2 次。3～5 天后改为口服泼尼松,每日 20～30mg,顿服。对发作持续时间较长的患者应注意全身状况,适当补液、纠正水及电解质紊乱。可口服或肌内注射氯丙嗪(1mg/kg),作为辅助治疗。

(二)预防性治疗

偏头痛是一种反复发作的慢性疾病,因此预防头痛的复发极为重要。预防性治疗的目的就是降低偏头痛的发作频率、缩短头痛发作的持续时间,减轻偏头痛发作的严重程度。患者平时应尽量避免各种诱发因素(如紧张、疲劳、某些饮食因素等),增强体质及心理调节能力。若患者每月 3 次或 3 次以上的中到重度的偏头痛发作,应考虑作药物预防性治疗。常用的偏头痛预防性治疗药物包括:①β-肾上腺素受体阻滞剂,如普萘洛尔;②5-HT 拮抗剂,如苯噻啶;③钙离子拮抗剂,如氟桂利嗪、尼莫地平等;④抗抑郁药,如阿米替林;⑤抗癫痫药物,如丙戊酸钠。上述药物需要每日服用,用药后至少 2 周才能见效。如若有效应当持续服用 6 个月,随后逐渐减量到停药。应用④、⑤类药物对部分转为慢性每日疼痛的患者疗效可能较好。

第二节　紧张型头痛

紧张型头痛(TTH)以前曾称为紧张性头痛、肌收缩性头痛、心因性肌源性头痛等。是头痛中最常见的一种,近年的流行病学资料显示,紧张型头痛的全球患病率是38%,终生患病率是46%,占头痛患者的70%～80%。约半数患者会发生影响日常活动的发作。

一、病因与发病机制

病因与发病机制尚未完全明确。既往多认为疼痛是由于头颈部肌肉不自主收缩和头皮动脉收缩导致缺血所致。但是,目前许多研究都不支持这种假说。当前多认为,紧张型头痛的发病涉及中枢神经系统、周围神经系统和环境中的多种因素,不同亚型的紧张型头痛中这些因素的作用不同。

肌筋膜触发点(TrPs)在紧张型头痛发病机制中具有重要作用。压迫或牵伸肌肉组织中的某些部位时,会诱发此部位疼痛和远隔部位的疼痛(牵涉痛),此部位即为触发点。牵涉痛的机制可能是头颈部的感觉传入信号都汇集在三叉神经颈复合体(TCC)同一个二级神经元区域。源自触发点的疼痛刺激,传递信号至TCC,可能导致此二级神经元的中枢性敏化,继而可能导致其上级神经元(丘脑、躯体感觉皮质等)敏化,投射至皮质产生疼痛感觉。当前,学者们多认为触发点及周围神经系统在复发性紧张型头痛(ETTH)、尤其是少发复发性紧张型头痛(IETTH)发病机制中占有主导地位;而慢性紧张型头痛(CTTH)发病机制中,则是中枢神经系统占主导地位;在频发复发性紧张型头痛(FETTH)发病机制中,中枢神经系统可能也占重要地位。

二、临床表现

男性与女性的患病率之比约为4:5。发病年龄高峰期在25～30岁,以后随年龄增长而稍有减少。疼痛部位通常为双侧性,枕项部、颞部或额部多见,也常为整个头顶部。疼痛感觉多为压迫感、紧束感、胀痛、要爆炸的感觉如钝痛、酸痛等,可一阵阵地加重,无持续搏动感、恶心(CTTH可有轻度恶心)、呕吐,不会同时伴有畏光和畏声。日常体力活动不导致疼痛加重,应激和精神紧张常加重病情。

疼痛多为轻至中度,一般不影响日常活动。起病多为渐进性,可持续数天,也可持续数周、数月,甚至数年。

根据ICHD-ⅡR1,判定是否伴颅骨膜压痛时,不要采用肌电图或压力痛觉计,只需手法触诊即可。用示指和中指两个手指紧压并做小范围旋转的动作,在额部、颞部、咬肌、翼状肌、胸锁乳突肌、夹肌、斜方肌等处触诊,如辅以压力控制设备精确控制触诊时的压力则更佳。触诊时还应观察是否有牵涉痛,无牵涉痛的压痛处称为压痛点,有牵涉痛之处则称为触发点。

根据发作频率和是否有颅骨膜压痛对紧张型头痛进行分类的方法,有助于病理生理机制的研究和临床上选用合适的药物。

三、诊断

根据病史及临床表现,并排除脑部、颈部疾病如颅内占位性病变、炎症、外伤以及颈椎病等,通常可确诊。确诊前仍应重视继发性头痛的各种征兆。诊断与分型应参照ICHD-ⅡR1。

(一)少发复发性紧张型头痛(IETTH)诊断标准

(1)符合下述第2～4项的发作至少10次,每月平均发作时间<1天,每年发作时间<12天。

(2)每次头痛发作持续30分钟～7天。

(3)头痛具有至少 2 项以下特征：①双侧性；②压迫感/紧束感（非搏动性）；③轻或中度疼痛；④常规体力活动（如：步行或上楼）不会加重头痛。

(4)以下两项均符合：①无恶心或呕吐（可有食欲不振）；②不会同时兼有畏光和畏声。

(5)不是由其他疾病所致。

(二)频发复发性紧张型头痛(FETTH)诊断标准

(1)符合下述第 2～4 项的发作至少 10 次，每月发作时间≥1 天，<15 天，持续至少 3 个月，每年发作时间≥12 天，<180 天。

(2)每次头痛发作持续 30 分钟～7 天。

(3)头痛具有至少 2 项以下特征：①双侧性；②压迫感/紧束感（非搏动性）；③轻或中度疼痛；④常规体力活动（如：步行或上楼）不会加重头痛。

(4)以下两项均符合：①无恶心或呕吐（可有食欲不振）；②不会同时兼有畏光和畏声。

(5)不是由其他疾病所致。

(三)慢性紧张型头痛(CTTH)诊断标准

(1)符合下述第 2～4 项的发作，每月平均发作时间为≥15 天，持续超过 3 个月，每年发作时间为≥180 天。

(2)每次头痛发作持续数小时，或长期持续。

(3)头痛具有至少 2 项以下特征：①双侧性；②压迫感/紧束感（非搏动性）；③轻或中度疼痛；④常规体力活动（如：步行或上楼）不会加重头痛。

(4)以下两项均符合：①畏光、畏声和轻度恶心三者中最多只有一项；②既无中度或重度恶心，也无呕吐。

(5)不是由其他疾病所致。

四、治疗与预防

(一)非药物治疗

当药物有禁忌证或不能耐受时，或是孕妇及哺乳者，应首先考虑非药物治疗。如松弛训练、认知行为治疗、控制疼痛训练等心理治疗可能有效，对于儿童和青春期 CTTH 患者。针灸、结缔组织手法、物理治疗等疗法也可以尝试。

(二)急性发作时的药物治疗

可选择对乙酰氨基酚（1000mg）、阿司匹林（500～1000mg）、双氯芬酸（50～100mg）或酮洛芬（25～50mg）、布洛芬（200～400mg）。有些研究显示，NSAIDs 可能比对乙酰氨基酚和阿司匹林疗效更佳。单种镇痛药每月使用不要超过 14 天，加有咖啡因的复合镇痛药制剂每月使用不要超过 9 天，以免导致反跳性头痛或药物过度使用性头痛（MOH）。如果短期用药难以缓解，应考虑加用非药物治疗和预防性用药。

(三)预防性用药

对于 CTTH、FETTH、伴有颅骨膜压痛或存在药物过度使用的患者，应考虑预防性用药。预防性用药的原则是：起始剂量小；缓慢加量（通常 1 周加 1 次剂量）至最小有效剂量；起效后维持 2～4 周；判定药物是否有效，应足量治疗至少 4～8 周；应同时治疗精神障碍等伴发疾病。最主要的预防性药物是三环类抗抑郁药，阿米替林是唯一被多项临床对照研究证实有效的药物,应作首选。睡前1～2小时服用1次以减少镇静药物的不良反应,起始剂量为10mg,每周加量10mg,最大日剂量为75mg,当日剂量大时可改为日服2次。其他三环类药物(去甲替林,12.5～50mg/d;氯米帕明,50～150mg/d;普罗替林,15～50mg/d)和四环类药物(马普替林,30～150mg/d;米安色林,20～60mg/d)也可选用。去甲肾上腺素再摄取抑制剂(SNRIs)也有研究证实可能有效,且其耐受性较三环类和四环类抗抑郁药更好,可作次选。米氮平,15～30mg/d;文拉法辛缓释剂,37.5～225mg/d。5-羟色胺再摄取抑制剂(SSRIs)也可选用,但其疗效尚未明确证实,不应常规使用。肌肉松弛药也可尝试,但其疗效也尚未明确证实,不应常规使用。预防性用药应每6～12个月尝试减少用量至停药。

五、预后

有研究显示,多种疗法并用,1年内可使ETTH患者发作频率减少50%、强度减少75%;CTTH患者则分别减少32%和30%。预后不佳的影响因素有:合并偏头痛、未婚、睡眠障碍和固定的生活方式。预后好的影响因素有:高龄患者和非CTTH患者。

第三节 丛集性头痛

丛集性头痛曾称Ho.ton头痛、偏头痛样神经痛(睫状神经痛),是原发性神经血管性头痛之一,为较罕见的头痛类型。其特点为密集(群集、丛集)短暂而成串的剧烈锐痛或爆炸样头痛发作,丛集期持续数周至数月。好发于男性、无家族遗传史。

一、发病机制

发病机制仍不清楚,可能与偏头痛相同,也属原发性神经血管性头痛。与偏头痛不同之处为丛集性头痛的病灶位于下丘脑灰质中,因其调控生物钟的神经元功能发生紊乱所致。

二、临床表观

发病年龄为20～50岁,平均年龄为30岁。主要见于男性,男女之比为(4～5):1。头痛常突发于凌晨或午睡时,先局限于一侧眶周、球后,可向额、颞、下颌放射,甚至扩展至枕、颈部,呈深部爆炸样剧痛。常伴有同侧眼结合膜充血、流泪、流涕、鼻塞,以及Horner综合征,无恶心、呕吐。一次发作持续15～180min(一般为30min左右)。发作频率不一,可隔日一次或一日数次。这种成串的头痛发作可连续几周至几个月(一般为2周至3个月)。在此丛集发作期内,头痛发作十分规律,如每次发作的部位、时间和持续时间几乎固定不变。

在丛集期后,可有较长的间歇期。其复发时间也十分规律,如有的患者会在每年的春季和(或)秋季发病。在丛集期,饮酒或血管扩张药可诱发头痛发作。间歇期二者均不会诱发头痛发作。

三、诊断

目前尚无一种仪器或实验室检查可作为诊断丛集性头痛的依据,故其诊断主要根据临床表现。按2004年国际头痛学会的头痛分类法,丛集性头痛必须符合下述标准,且须注意与偏头痛等进行鉴别。丛集型头痛有以下特征:

(1)至少有以下特点的发作 5 次。

(2)重度单侧眼眶、眶上及(或)颞部疼痛,若不治疗可持续 15～180min。

(3)头痛侧至少伴随以下症状之一:结合膜充血、流泪、鼻塞、流涕、前额及面部出汗、瞳孔缩小及(或)眼裂变窄、眼睑水肿。

(4)辗转不安或激动(因剧痛)。

(5)发作频度,隔日 1 次至每日 1～8 次。

四、治疗

因本病头痛发作时间十分短暂,一般药物治疗也难以奏效,所以多在丛集期之初期就应采用药物进行预防性治疗。一线预防药为盐酸维拉帕米(异搏定)缓释片(60～120mg 口服,每日一次)和碳酸锂(300～900mg/d,分 2 次口服),二线预防药为丙戊酸钠(500mg/d,分 2 次服)。在丛集期开始或在发作高峰期,可给予小剂量及短程皮质类固醇治疗,如地塞米松(2～4mg,每日 1～2 次)、泼尼松(20mg,每日 1～2 次)等。但均须注意其禁忌证和毒副作用的防治。此外,在间歇期不允许给予预防药物。

第四节 三叉神经痛

一、概述

三叉神经痛是指原因未明的三叉神经分布范围内的突发性、短暂性、反复性及刻板性的剧烈的疼痛。三叉神经痛常见于中年女性。该病的发病率为 5.7/10 万～8.1/10 万。患病率为 45.1/10 万。

二、病因及发病机制

三叉神经痛的病因及发病机制目前还不清楚。

(一)周围病变学说

有的学者根据手术、尸体解剖或 MRA 检查的资料,发现很多三叉神经痛的患者在三叉神经入脑桥的地方有异常的血管网压迫,刺激三叉神经根,从而产生疼痛。

(二)中枢性学说

患者的发作具有癫痫发作的特点,学者认为患者的病变是在中枢神经系统,是与面部疼痛有关的丘脑-皮质-三叉神经脊束核的刺激性病变所致。

(三)短路学说

三叉神经进入脑桥有一段无髓鞘区,由于受血管压迫等因素的作用,可以造成无髓鞘的神经纤维紧密地结合,在这些神经纤维之间形成假性“突触”,相邻神经纤维之间的传入、传出冲动之间发生“短路”(传入、传出的冲动由于“短路”,而都可以成为传入的信号)冲动的叠加,容易达到神经元的痛域,诱发疼痛。

三、病理

有关三叉神经痛的病理报道很少。有的研究发现,患者的三叉神经节细胞有变性,轴突有增生,其髓鞘有节段性的脱失等。

四、临床表现

1.发病情况

常见于50岁左右的女性患者,男女患者的比例为1:3。

2.疼痛部位

三叉神经一侧的下颌支疼痛最为常见,其次是上颌支、眼支。有部分患者可以累及两支(多为下颌支和上颌支)甚至三支(有的学者提出,如果疼痛区域在三叉神经第一支,尤其是单独影响三叉神经第一支的,诊断三叉神经痛要特别慎重)。

3.疼痛特点

疼痛具有突发性、短暂性、反复性及刻板性的特点。发作前没有先兆,突然发作,发作常常持续数秒,很少超过1~2min,每次发作的疼痛性质及部位固定,疼痛的程度剧烈,患者难以忍受,疼痛的性质常常为电击样、刀割样。

4.伴随症状

疼痛发作时可伴有面部潮红、流泪、结膜充血。

5.疼痛的扳机点

患者疼痛的发作常常可以由触摸、刺激(如说话、咀嚼、洗脸、刷牙)以下部位诱发:口角、面颊、鼻翼。

6.诱发因素

因吞咽动作能诱发疼痛,所以可摄取流食。与舌咽神经痛不同,因睡眠中吞咽动作不能诱发疼痛,故睡眠中不出现疼痛发作。温暖时不易疼痛发作,故入浴可预防疼痛发作,也有的患者愿在洗浴中进食。

7.体征

神经系统检查没有异常的神经系统体征(除刺激"扳机点"诱发疼痛)。

五、诊断及鉴别诊断

(一)诊断

三叉神经痛的诊断是根据患者的临床表现,尤其是其发作特点,诊断并不困难。但是要与继发性的三叉神经痛鉴别。继发性三叉神经痛有以下特点:①疼痛的程度常常不如原发性三叉神经痛剧烈,尤其是在起病的初期;②疼痛往往为持续性隐痛、阵痛,阵发性加剧;③有神经系统的阳性体征(尤其是角膜反射的改变、同侧面部的感觉障碍及三叉神经运动支的功能障碍)。常见的继发性三叉神经痛的病因有:鼻咽癌颅内转移、听神经瘤、胆脂瘤及多发性硬化等。

(二)鉴别诊断

三叉神经痛还应与以下几种疾病鉴别。

1.颞下颌关节综合征

常为一侧面部的疼痛,以颞下颌关节处为甚,颞下颌关节活动可以诱发、加重疼痛。患者张口受限,颞下颌关节有压痛。

2.牙痛

很多三叉神经痛的患者被误诊为牙痛,有的甚至拔了多颗牙。牙痛常为持续性,进食冷、热食品可以诱发、加重疼痛。

3.舌咽神经痛

该病的发作特点及疼痛的性质与三叉神经痛极其相似,但是疼痛的部位有很大的不同。舌咽神经痛的疼痛部位在舌后部及咽部,说话、吞咽及刺激咽部可以诱发疼痛,所以常有睡眠中疼痛发作。

4.颞动脉炎

常见于老年男性,疼痛为一侧颞部的持续性跳痛、胀痛,常常伴有低热、乏力、精神差等全身症状。查体可见患侧颞动脉僵硬,呈"竹筷"样改变。经激素治疗症状可以缓解、消失。

5.偏头痛

此病的发病率远较三叉神经痛的发病率高:常见于青年女性,疼痛发作前常常有前驱症状,主要表现为乏力、注意力不集中、精神差等。约65%的患者有先兆症状,主要有视觉的先兆,表现为闪光、暗点、视野的改变等。疼痛表现为一侧头部的跳痛,发作以后,疼痛的程度逐渐加重,持续数小时到72h。发作时患者常有自主神经功能障碍的表现。

六、治疗

(一)药物治疗

目前,三叉神经痛还没有有效的治疗方法。药物治疗控制疼痛的程度及发作的频率仍为首选的治疗方法。药物治疗的原则为:个体化原则,从小剂量开始用药,尽量单一用药并适时注意药物的不良反应。

常用的药物有以下几种。

1.卡马西平

由于卡马西平的半衰期为 $12\sim35h$,所以理论上可以每天只服2次。常常从小剂量开始:$0.1g$,2次/天,$3\sim5d$ 后根据患者症状控制的程度来决定加量。每次加 $0.1g$(早、晚各 $0.05g$),直到疼痛控制为止。卡马西平每日的用量不要超过 $1.2g$。

卡马西平常见的不良反应有:头昏、共济运动障碍,尤其是女性发生率更高。长期用药要注意检测血常规及肝功能的变化。此外,卡马西平可以引起过敏,导致剥脱性坏死性皮炎,所以,用药的初期一定要观察有无皮疹。孕妇忌用。

卡马西平是目前报道的治疗三叉神经痛的有效率最高的药物,其有效率据国内外的报道可达 $70\%\sim80\%$。

2.苯妥英钠

苯妥英钠也可以作为治疗三叉神经痛的药物,但是有效率远较卡马西平低。据国内外文献报道,其有效率为 $20\%\sim64\%$。剂量为 $0.1g$,口服,3次/天。效果不佳时可增加剂量,通常每日增加 $0.05g$。最大剂量不超过 $0.6g$。

苯妥英钠的常见不良反应有头昏、共济运动障碍、肝功能损害及牙龈增生等。

3.托吡酯

托吡酯是一种多重机制的新型抗癫痫药物。近年来,国内外有文献报道,在用以上两种经典的治疗三叉神经痛的药物治疗无效时,可以选用该药。通常可以从小剂量 $50mg$,2次/天开始,$3\sim5d$ 症状控制不明显可以加量,每日加 $25mg$,观察 $3\sim5d$,直到症状控制为止。每日的最大剂量不要超过 250～300mg。

托吡酯的不良反应极少。常见的不良反应有头昏、食欲下降及体重减轻。国内外还有报道,有的患者用药以后出现出汗障碍。

4.氯硝西泮(氯硝安定)

通常作为备用的药物。4～6mg/d。常见的不良反应为头昏、嗜睡、共济运动障碍,尤其在用药的前几天。

5.卡马西平

300mg/d,分 3 次餐前 30min 口服,无效时可增加到 600mg。该药不良反应发生率高,常见的不良反应有困倦、蹒跚、药疹和粒细胞减少等。有时可见肝功能损害。应用该药治疗应每 2 个月进行一次血液检查。

(二)非药物治疗

三叉神经痛的"标准(经典)"治疗为药物治疗,但以下情况时可以考虑非药物治疗。①经应用各种药物正规的治疗(足量、足疗程)无效;②患者不能耐受药物的不良反应;③患者坚决要求不用药物治疗。非药物治疗的方法很多,主要原理是破坏三叉神经的传导。

常用的方法有以下几种。

1.神经阻滞(封闭)治疗

该方法是用一些药物(如无水乙醇、甘油、酚等),选择性地注入三叉神经的某一支或三叉神经半月神经节内。现在由于影像技术的发展,在放射诱导下,可以较准确地将药物注射到三叉神经半月节,达到治疗的作用。由于甘油注射维持时间较长,所以目前多采用甘油半月神经节治疗。神经阻滞(封闭)治疗的方法,患者面部的感觉通常能保留,没有明显的并发症。但是复发率较高,尤其是 1 年以后。

2.其他方法的三叉神经半月神经节毁坏术

如用射频热凝、伽马刀治疗等。这些方法的远期疗效目前尚未明确。

3.手术治疗

(1)周围支切除术:通常只适用于三叉神经第一支疼痛的患者。

(2)显微的三叉神经血管减压术:这是目前正在被大家接受的一种手术治疗方法。该方法具有创伤小、安全、并发症少(尤其是对触觉及运动功能的保留)及有效率高的特点。

(3)三叉神经感觉神经根切断:该方法止痛疗效确切。

(4)三叉神经脊束切断术:目前射线(X 刀、伽马刀等)治疗在三叉神经痛的治疗中以其微创、安全、疗效好越来越受到大家的重视。

4.经皮穿刺微球囊压迫(PMC)

自 Mullan 等 1983 年首次报道使用经皮穿刺微球囊压迫治疗三叉神经痛的技术以来,至今已有大量学者报道他们采用该手段所取得的临床结果。一般认为,PMC 方法与当代使用的微血管减压手术,及射频热凝神经根切断术在成功率、并发症及复发率方面都有明显的可比性。其优点是操作简单、安全性高,尤其对于高龄或伴有严重疾病不能耐受较大手术者更是首选方法。其简要的方法:丙芬诱导气管内插管全身麻醉。在整个治疗过程中监测血压和心率。患者取仰卧位,使用 14 号穿刺针进行穿刺,皮肤进入点为口角外侧 2cm 及上方 0.5cm。在荧光屏指引下调正方向直至进入卵圆孔。应避免穿透卵圆孔。去除针芯，放入带细不锈钢针芯的 4 号 Fogarty Catheter 直至其尖端超过穿刺针尖 12～14cm。去除针芯，在侧位 X 线下用 Omnipaque 造影剂充盈球囊直至凸向颅后窝。参考周围的骨性标志（斜坡、蝶鞍、岩骨）检查和判断球囊的形状及位置；必要时排空球囊并重新调整导管位置，直至获得乳头凸向颅后窝的理想的梨形出现。球囊充盈容量为 0.4～1.0ml，压迫神经节 3～10min 后，排空球囊，撤除导管，手压穿刺点 5min。该法具有疗效确切、方法简单及不良反应少等优点。

第五节　面肌痉挛

面肌痉挛又称面肌抽搐。是以一侧面部肌肉阵发性不自主抽动为特点，无神经系统其他阳性体征的周围神经病。

一、病因与发病机制

病因未明。多数学者认为本病的发生与面神经通路受到机械性刺激或压迫有关，少部分见于面神经麻痹恢复不完全的患者。血管压迫报道较多，主要是小脑前下动脉、小脑后下动脉、小脑上动脉及静脉血管。桥小脑角区的肉芽肿、肿瘤及囊肿压迫面神经也可引起面肌痉挛。发病机制可能是面神经的异位兴奋或伪突触传导所致。

二、临床表现

多见于中老年人，女性多发。表现为阵发性、快速不规律的面肌抽动，多限于一侧，两侧受累及较少。起病从眼轮匝肌的轻微抽动开始，逐渐向口角、整个面肌扩展，重者眼轮匝肌抽动致使患者睁眼困难。每次抽动数秒至数分钟。精神紧张、疲劳和自主运动时加重，睡眠时消失，不伴有疼痛。神经系统检查除面肌阵发性抽动外，无其他阳性体征。晚期少数患者可有面肌轻度无力和萎缩。

三、辅助检查

肌电图检查显示肌纤维震颤和肌束震颤波。刺激面神经后患侧面肌可出现 10～65Hz 同步阵发性急促动作电位，痉挛抽动者可见 100～300Hz 的动作电位。

四、诊断与鉴别诊断

根据病史及面肌阵发性抽动特点，神经系统无其他阳性体征，肌电图可见肌纤维震颤及肌束震颤波，诊断并不困难。应与下述疾病鉴别。

(一)局灶性运动性癫痫

虽然有面肌局限性抽搐，但抽搐范围大，多波及头、颈、肢体，仅局限面肌者极少。脑电图可有癫痫波发放，如出现尖波、棘波、棘慢波等。

(二)习惯性面肌痉挛

常见于儿童及青壮年，为双侧眼睑强迫运动，可自主控制，肌电图正常。

(三)舞蹈病

可出现面肌抽动，但多为双侧，常伴有躯干、四肢的不自主运动。见于风湿性和遗传性舞蹈病,有该病的其他临床表现。

五、治疗

药物治疗可用卡马西平,0.3g/d,分次口服,症状开始改善后缓慢增量,部分患者发作可完全消失。但需注意不良反应如头晕、共济失调等。氯硝西泮每次 0.5～1mg,每日 3 次,口服,可使症状减轻。药物治疗效果不佳或症状加重时,可进行药物神经注射治疗。注射方法有面神经主干及分支注射。药物可用乙醇、山莨菪碱、维生素 B_2 及地西泮等。

近年来,国内外应用 A 型肉毒毒素在抽搐局部肌内注射收到较好的效果。上述治疗无效者可行面神经分支切断术,对血管压迫所致的面肌痉挛,采用微血管减压术效果较好。

第六节　特发性面神经炎

一、概述

特发性面神经炎是指原因未明的、茎乳突孔内面神经非化脓性炎症引起的、急性发病的面神经麻痹。发病率为(20～42.5)/10 万,患病率为 258/10 万。

二、病因与病理生理

病因未明。可能因受到风寒、病毒感染或自主神经功能障碍,局部血管痉挛致骨性面神经管内的面神经缺血、水肿、受压而发病。

三、诊断步骤

(一)病史采集要点

1. 起病情况

急性起病,数小时至 3～4 天达到高峰。

2. 主要临床表现

多数患者在洗漱时感到一侧面颊活动不灵活,口角漏水、面部歪斜,部分患者发病前有同侧耳后或乳突区疼痛。

3. 既往病史

病前常有受凉、感冒、疲劳的病史。

(二)体格检查要点

(1)一般情况良好。

(2)查体可见一侧周围性面瘫的表现:病侧额纹变浅或消失,不能皱额或蹙眉,眼裂变大,闭眼不全或不能闭眼,试闭目时眼球转向外上方,露出白色巩膜称贝耳现象;鼻唇沟变浅,口角下垂,示齿时口角歪向健侧,鼓腮漏气,不能吹口哨,食物常滞留于齿颊之间。

(3)鼓索神经近端病变,可有舌前 2/3 味觉减退或消失,唾液减少。

(4)镫骨肌神经病变,出现舌前 2/3 味觉减退或消失与听觉过敏。

(5)膝状神经节病变,除上述表现外还有乳突部疼痛,耳郭和外耳道感觉减退,外耳道或鼓膜出现疱疹,见于带状疱疹引起的膝状神经节炎,称 Hunt 综合征。

(三)门诊资料分析

根据急性起病、典型的周围性面瘫症状和体征,可以做出诊断。但是必须排除中枢性面神经麻痹、耳源性面神经麻痹、脑桥病变、吉兰-巴雷综合征等。

(四)进一步检查项目

(1)如果疾病演变过程或体征不符合特发性面神经炎时,可行颅脑 CT/MRI、腰穿脑脊液检查,以利于鉴别诊断。

(2)病程中的电生理检查可对预后做出估计。

四、诊断对策

(一)诊断要点

急性起病,出现一侧周围性面瘫的症状和体征可以诊断。

(二)鉴别诊断要点

1.中枢性面神经瘫

中枢性面神经瘫局限于下面部的表情肌瘫痪,而上面部的表情肌运动如闭目、皱眉等动作正常,且常伴有肢体瘫痪等症状,不难鉴别。

2.吉兰-巴雷综合征

吉兰-巴雷综合征可有周围性面瘫,但多为双侧性,可以很快出现其他颅神经损害,有对称性四肢弛缓性瘫痪、感觉和自主神经功能障碍,脑脊液呈蛋白-细胞分离。

3.耳源性面神经麻痹

耳源性面神经麻痹多并发于中耳炎、乳突炎、迷路炎等,有原发病的症状和体征,头颅或耳部 CT 或 X 线片有助于鉴别。

4.后颅窝病变

后颅窝病变如肿瘤、感染、血管性疾病等,起病相对较慢,有其他脑神经损害和原发病的表现,颅脑 MRI 对明确诊断有很大帮助。

5.莱姆病

莱姆病是由蜱传播的螺旋体感染性疾病,可有面神经和其他脑神经损害,可单侧或双侧,伴有多系统损害表现,如皮肤红斑、血管炎、心肌炎、脾大等。

6.其他

如结缔组织病、各种血管炎、多发性硬化、局灶性结核性脑膜炎等,可有面神经损害,伴有原发病的表现,要注意鉴别。

五、治疗对策

(一)治疗原则

减轻面神经水肿和压迫,改善局部循环,促进功能恢复。

(二)治疗计划

1.药物治疗

(1)皮质类固醇:起病早期 1～2 周内应用,有助于减轻水肿。泼尼松 30～60mg/d,连用5～7 天后逐渐减量。地塞米松 10～15mg/d,静脉滴注,1 周后改口服渐减量。

(2)神经营养药:维生素 B_{12}(500μg/次,隔天 1 次,肌内注射)、维生素 B_1(100mg/次,每天

1次,肌内注射)、地巴唑(30mg/d,口服)等可酌情选用。

(3)抗病毒治疗:对疑似病毒感染所致的面神经麻痹,应尽早使用无环鸟苷治疗(1～2g/d),连用10～14天。

2.辅助疗法

(1)保护眼睛:采用消炎性眼药水或眼药膏点眼,带眼罩等预防暴露性角膜炎。

(2)物理治疗:如红外线照射、超短波透热等治疗。

(3)运动治疗:可采用增强肌力训练、自我按摩等治疗。

(4)针灸和低脉冲电疗:一般在发病2～3周后应用,以促进神经功能恢复。

3.手术治疗

病后半年或1年以上仍不能恢复者,可酌情施行面－舌下神经或面－副神经吻合术。

(三)治疗方案的选择

对于药物治疗和辅助疗法,可以数种联用,以期促进神经功能恢复,针灸和低脉冲电疗应在水肿消退后再行选用。恢复不佳者可考虑手术治疗。

六、病程观察及处理

治疗期间定期复诊,记录体征的变化,调整激素等药物的使用。鼓励患者自我按摩,配合治疗,早日康复。

七、预后评估

70%的患者在1～2个月内可完全恢复,20%的患者基本恢复,10%的患者恢复不佳,再发者约占0.5%。少数患者可遗留有面肌痉挛、面肌联合运动、耳颞综合征和鳄泪综合征等后遗症状。

第七节　多发性周围神经病

一、概述

多发性周围神经病旧称末梢性神经炎,是肢体远端的多发性神经损害,主要表现为四肢末端对称性的感觉、运动和自主神经障碍。

二、病因

引起周围神经病的病因很多,有以下几种。

1.感染性

病毒、细菌、螺旋体感染等。

2.营养缺乏和代谢障碍

各种营养缺乏,如慢性酒精中毒、B族维生素缺乏、营养不良等;各种代谢障碍,如糖尿病、肝病、尿毒症、淀粉样变性、血卟啉病等。

3.毒物

如工业毒物、重金属中毒、药物等。

4.感染后或变态反应

血清注射或疫苗接种后。

5.结缔组织疾病

如系统性红斑狼疮、结节性多动脉炎、巨细胞性动脉炎、硬皮病、类风湿性关节炎等。

6.癌性

如淋巴瘤、肺癌、多发性骨髓瘤等。

三、病理

周围神经炎的主要病理过程是轴突变性和节段性髓鞘脱失。轴突变性可原发于轴突或细胞体的损害,并可引起继发的髓鞘崩解;恢复缓慢,常需数月至 1 年或更久。节段性髓鞘脱失可见于急性感染性多发性神经炎、白喉、铅中毒等,其原发损害神经膜细胞使髓鞘呈节段性破坏。恢复迅速,使原先裸露的轴突恢复功能。

四、诊断步骤

(一)病史采集要点

1.起病情况

根据病因的不同,病程可有急性、亚急性、慢性、复发性等,可发生于任何年龄。多数患者呈数周至数月的进展病程,进展时由肢体远端向近端发展,缓解时由近端向远端发展。

2.主要临床表现

大致相同,出现肢体远端对称性的感觉、运动和自主神经功能障碍。

3.既往病史

注意询问是否有可能致病的病因,如感染、营养缺乏、代谢性疾病、化学物质接触史、肿瘤病史、家族史等。

(二)体格检查要点

一般情况:尚可,可能有原发病的体征,如发热、多汗、消瘦等。高级神经活动无异常。

1.感觉障碍

四肢远端对称性深浅感觉障碍。肢体远端感觉异常,如刺痛、蚁走感、灼热感、触痛等。检查可发现四肢末梢有手套-袜套型的深浅感觉障碍,病变区皮肤可有触痛。

2.运动障碍

四肢远端对称性下运动神经元性瘫痪。肢体远端对称性无力,其程度可从轻瘫至全瘫,可有垂腕、垂足的表现。受累肢体肌张力减低,病程久可出现肌萎缩。上肢以骨间肌、蚓状肌、大小鱼际肌为明显,下肢以胫前肌、腓骨肌为明显。

3.反射异常

上下肢的健反射常见减低或消失。

4.自主神经功能障碍

自主神经功能障碍呈对称性异常,肢体末梢的皮肤菲薄、干燥、变冷、苍白或发绀,少汗或多汗,指(趾)甲粗糙、松脆等。

(三)门诊资料分析

从症状和体征即末梢型感觉障碍、下运动神经元性瘫痪和自主神经功能障碍等临床特点,可诊断为多发性周围神经病。根据详细的病史询问，了解相关的病因、病程、特殊症状等，以利于综合判断。

1. 药物性

呋喃类(如呋喃妥因)和异烟肼最常见，均为感觉-运动型。呋喃类可引起感觉、运动和自主神经联合受损，疼痛明显。大剂量或长期服用异烟肼干扰了 B 族维生素。代谢而致病，常见双下肢远端感觉异常或减退，浅感觉可达胸部，深感觉以震动觉改变最常见，合用 B 族维生素。(剂量为异烟肼的 1/10)可以预防。

2. 中毒性

如群体发病应考虑重金属或化学品中毒，需检测血、尿、头发、指甲等重金属含量。

3. 糖尿病性

表现为感觉、运动、自主神经或混合型，以混合型最常见，通常感觉障碍较重，早期出现主观感觉异常，损害主要累及小感觉神经纤维，以疼痛为主，夜间尤甚；累及大感觉纤维可引起感觉性共济失调，可发生无痛性溃疡和神经源性骨关节病。某些病例以自主神经损害为主，部分患者出现近端肌肉非对称性肌萎缩。

4. 尿毒症性

该类型约占透析患者的半数，典型症状与远端性轴索病相同，大多数为感觉运动型，初期多表现感觉障碍，下肢较上肢出现早且严重，夜间发生感觉异常及疼痛加重，透析后可好转。

5. 营养缺乏性

如贫血、烟酸、维生素 B_1 缺乏等，见于慢性酒精中毒、慢性胃肠道疾病、妊娠和手术后等。

6. 癌肿

可以是感觉型或感觉运动型，前者以四肢末端开始、上升性、感觉强烈不适及疼痛，伴深浅感觉减退或消失，运动障碍较轻；后者呈亚急性经过，恶化和缓解反复出现，可在癌原发症状前期或后期发病，约半数脑脊液蛋白增高。

7. 感染后

如 Guillain-Barre 综合征、疫苗接种后多发性神经病可能为变态反应。白喉性多发性神经病是白喉外毒素作用于血-神经屏障较差的后根神经节和脊神经根，见于病后 8～12 周，为感觉-运动性，数日或数周后可恢复。

麻风性多发性神经病潜伏期长，起病缓慢，周围神经增粗并可触及，可发生大疱、溃烂和指骨坏死等营养障碍。

8. POEMS 综合征

POEMS 综合征是一种累及周围神经的多系统病变，多见于中年以后起病，男性较多见，起病隐袭、进展慢。依照症状、体征可有如下表现，也是病名组成：①多发性神经病：呈慢性进行性感觉－运动性多神经病，脑脊液蛋白质含量增高；②脏器肿大：肝脾大，周围淋巴结肿大；③内分泌病：男性出现阳痿、女性化乳房，女性出现闭经、痛性乳房增大和溢乳，可合并糖尿病；④M 蛋白：血清蛋白电泳出现 M 蛋白，尿检可有本－周蛋白；⑤皮肤损害：因色素沉着变黑，并有皮肤增厚与多毛；⑥水肿：视盘水肿、胸腔积液、腹腔积液、下肢指凹性水肿；⑦骨骼改变：可在脊柱、骨盆、肋骨和肢体近端发现骨硬化性改变，为本病的影像学特征，也可有溶骨性病变，骨髓检查可见浆细胞增多或骨髓瘤。

9.遗传性疾病

如遗传性运动感觉性神经病(HMSN)、遗传性共济失调性多发性神经病(Refsum病)、遗传性淀粉样变性神经病等,起病隐袭,进展缓慢,周围神经对称性、进行性变性导致四肢无力,下肢重于上肢。远端重于近端,常出现运动和感觉障碍。

10.其他

某些疾病如动脉硬化、肢端动脉痉挛症、系统性红斑狼疮、结节性多动脉炎、硬皮病、风湿病等,可致神经营养血管闭塞,为感觉运动性表现,有时早期可有主观感觉异常。代谢性疾病如血卟啉病、巨球蛋白血症也影响周围神经,多为感觉运动性,血卟啉病以运动损害为主,双侧对称性近端为重的四肢瘫痪。1/3~1/2伴有末梢型感觉障碍。

(四)进一步检查项目

1.神经传导速度和肌电图

如果仅有轻度轴突变性,传导速度尚可正常;当有严重轴突变性及继发性髓鞘脱失时传导速度变慢,肌电图呈去神经性改变;节段性髓鞘脱失而轴突变性不显著时,传导速度变慢,肌电图可正常。

2.血生化检查

根据病情,可检测血糖水平、维生素 B_{12} 水平、尿素氮、肌酐、甲状腺功能、肝功能等。

3.免疫学检查

对疑似有免疫疾病者,可做免疫球蛋白、类风湿因子、抗核抗体、抗磷脂抗体等检测。

4.可疑中毒者

对可疑中毒,可根据病史做相关毒物、重金属、药物的血液浓度检测。

5.脑脊液检查

大多数无异常发现,少数患者可见脑脊液蛋白增高。

6.神经活检

对不能明确诊断或疑为遗传性的患者,可行腓神经活检。

五、诊断对策

(一)诊断要点

根据患者临床表现的特点,即以四肢远端为主的对称性下运动神经元性瘫痪、末梢型感觉障碍和自主神经功能障碍,可以临床诊断。注意临床工作时要认真询问病史,掌握不同病因所致的多发性周围神经病的特殊临床表现,有助于病因的诊断。肌电生理检查和神经肌肉活检对诊断很有帮助;神经传导速度测定,有助于亚临床型的早期诊断,并可区别轴索变性和节段性脱髓鞘改变。

(二)鉴别诊断要点

1.亚急性联合变性

早期表现类似于多发性周围神经病,随着病情进展逐渐出现双下肢软弱无力、步态不稳,双手动作笨拙;肌张力增高、腱反射亢进、锥体束征阳性和感觉性共济失调是其与多发性周围神经病的主要鉴别点。

2.周期性麻痹

为周期性发作短时期的肢体近端弛缓性瘫痪,无感觉障碍,发作时血清钾低于3.5mmol/L,心电图呈低钾改变,补钾后症状改善,不难鉴别。

3.脊髓灰质炎

肌力降低常为不对称性,多数仅累及一侧下肢的一个至数个肌群,呈节段性分布,无感觉障碍,肌萎缩出现早;肌电图可明了损害部位。

六、治疗对策

(一)治疗原则

去除病因,积极治疗原发病,改善周围神经的营养代谢,对症处理。

(二)治疗计划

1.去除病因

根据不同的病因采取针对性强的措施,以消除或阻止其病理性损害。重金属和化学品中毒应立即脱离中毒环境,避免继续接触有关毒物;急性中毒可大量补液,促使利尿、排汗和通便等,加速排出毒物。重金属如铅、汞、锑、砷中毒,可用二巯丙醇(BAL)、依地酸钙钠等结合剂;如砷中毒可用二巯丙醇 3mg/kg 肌内注射,4～6 小时 1 次,2～3 天后改为每天 2 次,连用 10天;铅中毒用二巯丁二酸钠 1g/d,加入 5% 葡萄糖液 500ml 静脉滴注,5～7 天为一个疗程,可重复 2～3 个疗程;或用依地酸钙钠 1g,稀释后静脉滴注,3～4 天为一个疗程,停用 2～4 天后重复应用,一般用 3～4 个疗程。

对各种疾病所致的多发性周围神经病,要积极治疗原发病。如糖尿病要控制好血糖;尿毒症行血液透析或肾移植;黏液水肿用甲状腺素;胶原性疾病、SLE、硬皮病、类风湿性关节病、血清注射或疫苗接种后、感染后神经病,可应用皮质类固醇治疗;麻风病用砜类药;肿瘤行手术切除,也可使多发性神经病缓解。

2.改善神经的营养代谢

营养缺乏和代谢障碍可能是病因,或在其发病机制中起重要作用,在治疗中必须予以重视并纠正。应用大剂量 B 族维生素有利于神经损伤的修复和再生,地巴唑、加兰他敏也有促进神经功能恢复的作用,还可使用神经生长因子、神经节苷脂等。

3.对症处理

急性期应卧床休息,疼痛可用止痛剂、卡马西平、苯妥英钠等;恢复期可用针灸、理疗和康复治疗,以促进肢体功能恢复;重症患者护理时要定期翻身,保持肢体功能位,防止肢体挛缩和畸形。

第八节 脑卒中

一、概述

脑卒中(stroke)又称脑血管意外(cerebral vascular accident,CVA),由于急性脑血管破裂

或闭塞,导致局部或全脑神经功能障碍所引起的神经功能缺损综合征,持续时间＞24 小时或死亡。脑卒中后一周的患者 73％～86％有偏瘫,71％～77％有行动困难,47％不能独坐,75％左右不同程度地丧失劳动能力,40％重度致残。在我国目前需要和正在进行康复的患者中,脑卒中患者占有相当大的比例。随着科学技术和医疗服务水平的不断提高,脑卒中的致死率呈现逐渐下降的趋势,同时由于发病率的逐年增高,导致脑卒中的致残率也呈现逐年增高的趋势,这样就造成了大量的需要进行康复的残疾人。脑卒中的康复开展得最早,也是目前研究最多的领域,早期康复介入已成为共识。

早期康复的意义:早期康复运动功能恢复 1 个月可提高 92.11％;2 个月可提高 56.67％;3 个月可提高 18.18％;3 个月后 96％手功能恢复可能性较小。

(一)流行病学

脑血管疾病的发病率、病死率和致残率很高,它与恶性肿瘤、心脏疾病是导致全球人口死亡的三大疾病。根据新近的流行病学资料,我国脑血管疾病在人口死因中位居第二位,仅次于恶性肿瘤,在不少城市中已占首位。我国脑卒中年发病率为 120/10 万～180/10 万,局部地区有逐渐上升的趋势,病死率为 60/10 万～120/10 万,据此估计我国脑卒中新发病例 150 万/年,死亡约 100 万/年,病后存活的 600 万患者中,致残率高达 75％。发病率、患病率和病死率随年龄增长而增长,45 岁后增长明显,65 岁以上人群增长更为显著,75 岁以上发病率是 45～54 岁组的 5～8 倍。此外,脑卒中发病率与环境、饮食习惯和气候(纬度)等因素有关,我国脑卒中总体分布呈北高南低、西高东低,纬度每增高 5 度,脑卒中发病率增加 64.0/10 万,病死率增加 6.6/10 万。

(二)病因

1.血管病变

动脉粥样硬化和高血压性动脉硬化最常见,其次为结核性、梅毒性、结缔组织病和钩端螺旋体等所致的动脉炎,先天性脑血管病如动脉瘤、血管畸形和先天性血管狭窄、外伤、颅脑手术、插入导管和穿刺所致的血管损伤,以及药物、毒物和恶性肿瘤等导致的血管病损。

2.心脏病和血流动力学改变

如高血压、低血压或血压急骤波动,心功能障碍、传导阻滞、风湿性或非风湿性瓣膜病、心肌病等,以及心律失常特别是心房纤颤。

3.血液成分和血液流变学改变

如高黏血症(见于脱水、红细胞增多症、高纤维蛋白血症和白血病等),凝血机制异常(应用抗凝剂、口服避孕药和弥散性血管内凝血等),血液病及血液流变学异常可导致血黏度增加和血栓前状态。

4.其他病因

包括空气、脂肪、癌细胞和寄生虫等栓塞,脑血管痉挛,受压和外伤等。部分脑卒中原因不明。

(三)促发因素

1.血流动力学因素

(1)血压过高或过低:瞬间高血压是出血性脑卒中的重要诱发因素,过性低血压可诱发缺血性脑卒中。

（2）血容量改变：血容量不足，血液浓缩可诱发缺血性脑血管病。

（3）心脏病：心功能不全，心律失常可诱发脑梗死。

2. 血液成分异常

（1）血黏度改变：红细胞增多症、异常球蛋白血症等引起异常高血黏度，可诱发脑梗死。

（2）血小板数量或功能异常：血小板减少常引起出血性脑卒中；增多时可引起脑梗死，但是血小板功能低下，也可致出血性脑卒中。

（3）凝血或纤溶系统功能障碍：如血友病、白血病可引起出血性或缺血性脑卒中。

（四）危险因素

危险因素是当前脑血管病研究的一个重大课题。脑卒中的危险因素可分为可干预和不可干预两类，其中可干预的有高血压、糖尿病、高脂血症、（冠心病）心脏病、高同型半胱氨酸血症、短暂性脑缺血性发作（TIA）或脑卒中史、肥胖、无症状性颈动脉狭窄、酗酒、吸烟、抗凝治疗、脑动脉炎等；不可干预的有年龄、性别、遗传、种族等因素。其中高血压是各类型脑卒中最重要的独立危险因素。

（五）分类

脑卒中分为三大类：蛛网膜下隙出血、脑出血和脑梗死。其中脑梗死又分为 7 类：动脉粥样硬化性血栓性脑梗死、脑栓塞、腔隙性梗死、出血性梗死、无症状性梗死、其他梗死和原因未明的脑梗死。

二、临床表现

（一）主要症状和体征

1. 起病突然

立即出现相应的症状和体征，是脑卒中的主要特点。

2. 全脑症状

头痛、恶心、呕吐和不同程度的意识障碍。这些症状轻重不等或不出现，主要与脑卒中类型和严重程度有关。

3. 局灶症状和体征

根据损害的部位不同而异。

（1）颈内动脉系统损害表现：主要由大脑半球深部或额、颞、顶叶病变所致，可表现为：①病灶对侧中枢性面、舌下神经瘫痪和肢体瘫痪；②对侧偏身感觉障碍；③优势半球损害时可有失语；④对侧同向偏盲。

（2）椎-基底动脉系统损害表现：主要由脑干、小脑或枕叶病变所致，可表现为：①眩晕伴恶心、呕吐；②复视；③构音、吞咽困难；④交叉性瘫痪或感觉障碍；⑤小脑共济失调；⑥皮质盲。

（3）脑膜刺激征：颅内压增高或病变波及脑膜时发生。表现为颈项强直、Kemig 征和 Brudzinski 征阳性。

（二）常见并发症

压疮、关节挛缩、肩关节半脱位、肩手综合征、失用综合征、误用综合征、骨折、肺炎等。

三、主要功能障碍

由于病变性质、部位、病变严重程度等的不同，患者可能单独发生某一种障碍或同时发生几种障碍。其中以运动功能障碍和感觉功能障碍最为常见。

(一)运动功能障碍

运动功能障碍是最常见的功能障碍之一,多表现为一侧肢体瘫痪,即偏瘫。脑卒中患者运动功能的恢复,一般经过弛缓期、痉挛期和恢复期3个阶段。

(二)感觉功能障碍

偏瘫侧感觉受损但很少缺失。据报道,65%的脑卒中患者有不同程度和不同类型的感觉障碍。主要表现为痛觉、温度觉、触觉、本体觉和视觉的减退或丧失。44%的脑卒中患者有明显的本体感觉障碍,并可影响整体残疾水平。

(三)共济障碍

共济障碍是指四肢协调动作和行走时的身体平衡发生障碍,又称共济失调。脑卒中患者常见的共济失调障碍有大脑性共济障碍、小脑性共济障碍。肢体或躯干的共济失调在小脑损害的患者中比较常见。常因小脑、基底核、反射异常、本体感觉丧失或运动无力、反射异常、肌张力过高、视野缺损等所致。

(四)言语障碍

脑卒中患者常发生言语障碍,发生率高达40%～50%。包括失语症和构音障碍。失语症是由于大脑半球优势侧(通常为左半球)语言区损伤所致,表现为听、说、读、写的能力障碍。构音障碍是由于脑损害引起发音器官的肌力减退、协调性不良或肌张力改变而导致语音形成的障碍。

(五)认知障碍

认知障碍主要包括意识障碍、智力障碍、失认症和失用症等高级神经功能障碍。

1.意识障碍

意识障碍是指大脑皮质的意识功能处于抑制状态,认识活动的完整性降低。脑卒中患者的意识障碍发生率约40%。

2.智力障碍

智力是个人行动有目的、思维合理、应付环境有效聚集的较全面的才能。思维能力包括推理、分析、综合、比较、抽象、概括等,特别是创造性思维是智力的核心。脑卒中可引起记忆力、计算力、定向力、注意力、思维能力等障碍。

3.失认症

失认症常因非优势侧半球(通常为右半球)损害,尤其是顶叶损害而导致的认知障碍。其病变部位多位于顶叶、枕叶、颞叶交界区。如视觉失认、听觉失认、触觉失认、躯体忽略、体像障碍等。

4.失用症

失用症是指在没有感觉和运动损害的情况下不能进行以前所学过的、有目的的运动。脑卒中常见的失用症有:意念性失用、结构性失用、意念运动性失用、步行失用等。

(六)ADL 能力障碍

日常生活活动是指一个人为独立生活,每天必须反复进行的、最基本的、一系列的身体动作或活动,即衣、食、住、行、个人卫生等基本动作和技巧。脑卒中患者,由于运动功能、感觉功能、认知功能等多种功能障碍并存,导致出现 ADL 能力障碍。

(七)继发性功能障碍

1.心理障碍

是指人的内心、思想、精神和感情等心理活动发生障碍。患者的行为也可因认知障碍而受影响,表现为易怒、顽固、挑剔、烦躁、冲动、任性、淡漠或过于依赖他人。这种行为使患者的社会适应性较差,甚至环境也可增加其孤独感和压力。

2.膀胱与直肠功能障碍

表现为尿失禁、二便潴留等。

3.肩部功能障碍

多因肩痛、半脱位和肩手综合征所致。肩关节疼痛多在脑卒中很长时间后发生,发生率约为 72%;肩关节半脱位在偏瘫患者中很常见,发生率为 81%。肩手综合征在脑卒中发病后 1~3 个月很常见,表现为肩痛、手肿、皮肤温度上升、关节畸形。

4.关节活动障碍

因丧失运动与制动导致关节活动度降低、痉挛与变形,相关组织弹性消失,肌肉失用性萎缩进而导致关节活动障碍。

5.面神经功能障碍

主要表现为额纹消失、口角㖞斜及鼻唇沟变浅等表情肌运动障碍。核上性面瘫表现为眼裂以下表情肌运动障碍,可影响发音和饮食。

6.疼痛丘脑

腹后外侧核受损的患者最初可表现为对侧偏身感觉丧失,数周或数月后感觉丧失将可能被一种严重的烧灼样疼痛所代替,称为丘脑综合征。疼痛可因刺激或触摸肢体而加重。疼痛的后果常使患者功能降低,注意力难以集中,发生抑郁并影响康复疗效。

7.骨质疏松

脑卒中后继发性骨质疏松是影响患者运动功能恢复和日常生活能力的一个重要因素。

8.失用综合征

长期卧床,活动量明显不足,可引起压疮、肺感染、尿路感染、直立性低血压、心肺功能下降、异位骨化等失用综合征。

9.误用综合征

病后治疗或护理方法不当可引起关节肌肉损伤、骨折、肩痛、痉挛加重、异常痉挛模式和异常步态、足内翻等。

10.吞咽功能障碍

吞咽困难是脑卒中后的常见并发症,脑卒中患者中有 29%~60.4% 伴有吞咽功能障碍。临床表现为进食呛咳、食物摄取困难、哽咽、喘鸣、食物通过受阻而由鼻腔反流;体征为口臭、流涎、声嘶、吸入性肺炎、营养不良、脱水和面部表情肌的不对称等。部分患者可能需要长期通过鼻饲管进食。

11.深静脉血栓形成

主要症状包括小腿疼痛或触痛、肿胀和变色。约 50% 的患者不出现典型的临床症状,但可通过静脉造影或其他一些非侵入性技术进行诊断。

四、康复评定

(一)脑损伤严重程度的评定

1.格拉斯哥昏迷量表(glasgow Coma Scale,GCS)

GCS是根据睁眼情况(1~4分)、肢体运动(1~6分)和语言表达(1~5分)来判定患者脑损伤的严重程度。GCS≤8分为重度脑损伤,呈昏迷状态;9~12分为中度脑损伤;13~15分为轻度脑损伤。

2.脑卒中患者临床神经功能缺损程度评分标准

评分为0~45分,0~15分为轻度神经功能缺损;16~30分为中度神经功能缺损;31~45分为重度神经功能缺损。

3.美国卫生研究院脑卒中评分表

NIHSS是国际上使用频率最高的脑卒中评分量表,有11项检测内容,得分低说明神经功能损害程度轻,得分高说明神经功能损害程度重。

(二)运动功能的评定

脑卒中后运动功能障碍多表现为偏侧肢体瘫痪,是致残的重要原因。评定常采用Bobath、上田敏、Fugl—Meyer评定等方法。运动功能评估主要是对运动模式、肌张力、肌肉协调能力进行评估。

肢体的运动功能障碍按照脑卒中后各期(软瘫期、痉挛期、相对恢复和后遗症期)的状况,采用Brunnstrom 6阶段评估法,可以简单分为:Ⅰ期——迟缓阶段;Ⅱ期——出现痉挛和联合反应阶段;Ⅲ期——连带运动达到高峰阶段;Ⅳ期——异常运动模式阶段;Ⅴ期——出现分离运动阶段;Ⅵ期——正常运动状态。

(三)感觉功能评估

感觉功能评估包括浅感觉、深感觉和复合感觉。评估患者的痛温觉、触觉、运动觉、位置觉、实体觉和图形觉是否减退或丧失。脑卒中感觉功能评定的目的在于了解感觉障碍的程度和部位,指导患者正确选用辅助用具及避免在日常生活活动中发生伤害事故。

(四)平衡功能评定

1.三级平衡检测法

三级平衡检测法在临床上经常使用。

Ⅰ级平衡是指在静态下不借助外力,患者可以保持坐位或站立位平衡;Ⅱ级平衡是指在支撑面不动(坐位或站立位),身体某个或几个部位运动时可以保持平衡;Ⅲ级平衡是指患者在外力作用或外来干扰下仍可以保持坐位或站立位平衡。

2.Berg平衡评定量表

Berg平衡评定量表是脑卒中康复临床与研究中最常用的量表,一共14项检测内容,包括:坐→站;无支撑站立;足着地,无支撑坐位;站→坐;床→椅转移;无支撑闭眼站立;双足并拢,无支撑站立;上肢向前伸;从地面拾物;转身向后看;转体360°;用足交替踏台阶;双足前后位,无支撑站立;单腿站立。每项评分0~4分,满分56分,得分高表明平衡功能好,得分低表明平衡功能差。

（五）认知功能评估

评估患者对事物的注意、识别、记忆、理解和思维有无出现障碍。例如：

1. 意识障碍

意识障碍是对外界环境刺激缺乏反应的一种精神状态。根据临床表现可分为嗜睡、昏睡、浅昏迷、深昏迷 4 个程度。临床上通过患者的语音反应，对针刺的痛觉反射、瞳孔对光的反射、吞咽反射、角膜反射等来判断意识障碍的程度。

2. 智力障碍

智力障碍主要表现为定向力、计算力、观察力等思维能力的减退。

记忆障碍可表现为短期记忆障碍或长期记忆障碍。

失用症常见的有结构性失用、意念运动性失用、运动性失用和步行失用。

失认症可表现为视觉失认、听觉失认、触觉失认、躯体忽略和体象障碍。

（六）言语功能评估

评估患者的发音情况及各种语言形式的表达能力，包括说、听、读、写和手势表达。脑卒中患者常有以下言语障碍表现：

1. 构音障碍

构音障碍是由于中枢神经系统损害引起言语运动控制障碍（无力、缓慢或不协调），主要表现为发音含糊不清，语调及速率、节奏异常，鼻音过重等言语听觉特性的改变。

2. 失语症

失语症是由于大脑皮质与语言功能有关的区域受损害所致，是优势大脑半球损害的重要症状之一。常见的失语类型有运动型失语、感觉性失语、传导性失语、命名性失语、经皮质运动性失语、经皮质感觉性失语、完全性失语等。

（七）摄食和吞咽功能评估

1. 临床评估

对患者吞咽障碍的描述：吞咽障碍发生的时间、频率；在吞咽过程发生的阶段；症状加重的因素（食物的性状，一口量等）；吞咽时的伴随症状（梗阻感、咽喉痛、鼻腔、反流、误吸等）。

2. 实验室评定

视频荧光造影检查：即吞钡试验，它可以精确地显示吞咽速度和误吸的存在，在了解吞咽过程中是否存在食物残留或误吸，并找出与误吸有关的潜在危险因素，帮助设计治疗饮食，确定安全进食体位。

3. 咽部敏感试验

用柔软纤维导管中的空气流刺激喉上神经支配区的黏膜，根据感受到的气流压力来确定感觉障碍的阈值和程度。脑卒中患者咽部感觉障碍程度与误吸有关。

（八）日常生活活动能力（ADL）评估

脑卒中患者由于运动功能、认知功能、感觉功能、言语功能等多种功能障碍并存，常导致衣、食、住、行、个人卫生等基本动作和技巧能力的下降或丧失。常采用改良 Barthel 指数或功能独立性评估法（FIM）。

(九)心理评估

评估患者的心理状态、人际关系与环境适应能力,了解有无抑郁、焦虑、恐惧等心理障碍,评估患者的社会支持系统是否健全有效。

(十)社会活动参与能力评估

采用社会活动与参与量表评定。该量表分为理解与交流、身体移动、生活自理、与人相处、生活活动、社会参与6个方面,共30个问题,每个问题的功能障碍程度分为"无、轻、中、重、极重度",相应分值为1、2、3、4、5分。

五、康复治疗

(一)康复目标

采用一切有效的措施,预防脑卒中后可能发生的残疾和并发症(如压疮、坠积性肺炎或吸入性肺炎、泌尿系感染、深静脉血栓形成等),改善受损的功能(如感觉、运动、语言、认知和心理等),提高患者的日常生活活动能力和适应社会生活的能力,即提高脑卒中患者的生活质量,使其重返家庭和工作岗位,最终成为社会独立的人。

(二)康复治疗

脑卒中的康复应从急性期开始,只要不妨碍治疗,康复训练开始得越早,功能恢复的可能性越大,预后越好。一般认为康复治疗开始的时间应为患者生命体征稳定,神经病学症状不再发展后的48小时可开始,应尽可能地减轻失用(包括健侧)。脑卒中康复治疗包括偏瘫肢体综合训练、平衡功能训练、手功能训练、言语功能训练、吞咽功能训练、作业治疗、理疗等。

(三)康复训练的原则

1.选择合适的早期康复时机。

2.康复治疗计划是建立在康复评定的基础上,由康复治疗小组共同制订,并在治疗方案实施过程中逐步加以修正和完善。

3.康复治疗始终贯穿于脑卒中治疗的全过程,做到循序渐进。

4.康复治疗要有患者的主动参与和家属的积极配合,并与日常生活和健康教育相结合。

5.采用综合康复治疗,包括物理治疗、作业治疗、言语治疗、心理治疗、传统康复治疗和康复工程等方法。

(四)软瘫期的康复训练

软瘫期是指发病1~3周内(脑出血2~3周,脑梗死1周左右),患者意识清楚或有轻度意识障碍,生命体征平稳,但患肢肌力、肌张力均很低,腱反射也低。康复护理措施应早期介入,以不影响临床抢救,不造成病情恶化为前提。目的是预防并发症以及继发性损害,同时为下一步功能训练做准备。一般每天2小时更换一次体位,保持抗痉挛体位,以预防压疮、肺部感染及痉挛模式的发生。

1.桥式运动

在床上进行翻身训练的同时,必须加强患侧伸髋屈膝肌的练习,这对避免患者今后行走时出现偏瘫步态十分重要。

(1)双侧桥式运动:帮助患者将两腿屈曲,双足在臀下平踏床面,让患者伸髋将臀抬离床面。如患髋外旋外展不能支持,则帮助将患膝稳定。

（2）单侧桥式运动：当患者能完成双侧桥式运动后，可让患者伸展健腿，患腿完成屈膝、伸髋、抬臀的动作。

（3）动态桥式运动：为了获得下肢内收、外展的控制能力，患者需仰卧屈膝，双足踏住床面，双膝平行并拢，健腿保持不动，患腿做交替的幅度较小的内收和外展动作，并学会控制动作的幅度和速度。然后患腿保持中立位，健腿做内收、外展练习。

3.软瘫期的被动活动

如病情较稳定，在病后第3～4日起患肢所有的关节都应做全方位的关节被动活动，以防止关节挛缩。每日2～3次，活动顺序从大关节到小关节循序渐进，缓慢进行，切忌粗暴。直到主动运动恢复。

（1）软瘫期的按摩：对患肢进行按摩可促进血液、淋巴回流，防止和减轻水肿，同时又是一种运动感觉刺激，有利于运动功能恢复。按摩要轻柔、缓慢、有节律地进行，不可用强刺激性手法。对肌张力高的肌群用安抚性质的推摩，对肌张力低的肌群则予以摩擦和揉捏。

（2）软瘫期的主动活动：软瘫期所有主动训练都是在床上进行的。主要原则是利用躯干肌的活动以及各种手段，促使肩胛带和骨盆带的功能恢复。

（3）翻身训练：尽早使患者学会向两侧翻身，以免长期固定于一种姿势，出现继发压疮及肺部感染等并发症。

1）向健侧翻身：患者呈仰卧位，双手交叉，患侧拇指置于健侧拇指之上（Bobath 式握手），屈膝，健腿插入患腿下方。交叉的双手伸直举向上方，做左右侧方摆动，借助摆动的惯性，让双上肢和躯干一起翻向健侧。康复护理人员可协助或帮助其转动骨盆或肩胛。

2）向患侧翻身：患者仰卧位，双手呈 Bobath 式握手，向上伸展上肢，健侧下肢屈曲。双上肢左右侧方摆动，当摆向患侧时，顺势将身体翻向患侧。

（五）痉挛期的康复训练

一般在软瘫期2～3周开始，肢体开始出现痉挛并逐渐加重。这是疾病发展的规律，一般持续3个月左右。此时期的康复目标是通过抗痉挛的姿势体位，来预防痉挛模式和控制异常的运动模式，从而促进分离运动的出现。

1.抗痉挛训练

大部分患者患侧上肢以屈肌痉挛占优势，下肢以伸肌痉挛占优势。表现为肩胛骨后缩，肩带下垂，肩内收、内旋，肘屈曲，前臂旋前，腕屈曲伴一定的尺侧偏，手指屈曲内收；骨盆旋后并上提，髋伸、内收、内旋，膝伸，足趾屈内翻。

（1）卧位抗痉挛训练：采用 Bobath 式握手上举上肢，使患侧肩胛骨向前，患肘伸直。仰卧位时双腿屈曲，Bobath 式握手抱住双膝，将头抬起，前后摆动使下肢更加屈曲。此外，还可以进行桥式运动，也有利于抑制下肢伸肌痉挛。

（2）被动活动肩关节和肩胛带：患者仰卧，以 Bobath 式握手用健手带动患手上举，伸直和加压患臂。可帮助上肢运动功能的恢复，也可预防肩痛和肩关节挛缩。

（3）下肢控制能力训练：卧床期间进行下肢训练可以改善下肢控制能力，为以后行走训练做准备。

1）髋、膝屈曲训练：患者呈仰卧位，护士用手握住其患足，使之背屈旋外，腿屈曲，并保持髋关节不外展、外旋。待对此动作阻力消失后再指导患者缓慢地伸展下肢,伸腿时应防止内收、内旋。在下肢完全伸展的过程中,患足始终不离开床面,保持屈膝而髋关节适度微屈。以后可将患肢摆放成屈髋、屈膝、足支撑在床上,并让患者保持这一体位。随着控制能力的改善,指导患者将患肢从健侧膝旁移开,并保持稳定。

2)踝背屈训练:当患者可以控制一定角度的屈膝动作后,以脚踏住支撑面,进行踝背屈训练。护士握住患者的踝部,自足跟向后、向下加压,另一只手抬起脚趾使之背屈且保持足外翻位,当被动踝背屈抵抗逐渐消失后,要求患者主动保持该姿势。随后指导患者进行主动踝背屈练习。

3)下肢内收、外展控制训练:方法见动态桥式运动。

2.坐位及坐位平衡训练

尽早让患者坐起,能防止肺部感染、静脉血栓形成、压疮等并发症,开阔视野,减少不良情绪。

(1)坐位耐力训练:对部分长期卧床患者为避免其突然坐起而引起直立性低血压,首先应进行坐位耐力训练。先从半坐位(约30°)开始,如患者能坚持30分钟并且无明显直立性低血压,则可逐渐增大角度(45°、60°、90°)、延长时间和增加次数。如患者能在90°坐位坐30分钟,则可进行从床边坐起训练。

(2)从卧位到床边坐起训练:患者先侧移至床边,将健腿插入患腿下,用健腿将患腿移于床边外,患膝自然屈曲。然后头向上抬,躯干向患侧旋转,健手横过身体,在患侧用手推床,把自己推至坐位,同时摆动健腿下床。必要时护士可以一手放在患者健侧肩部,另一手放于其臀部帮助坐起,注意千万不能拉患肩。

(六)恢复期康复训练

恢复期早期患侧肢体和躯干肌还没有足够的平衡能力,因此坐起后常不能保持良好的稳定状态。帮助患者坐稳的关键是先进行坐位耐力训练。

1.平衡训练

静态平衡为一级平衡;自动动态平衡为二级平衡;他动动态平衡为三级平衡。平衡训练包括左右和前后平衡训练。一般静态平衡完成后,进行自动动态平衡训练,即要求患者的躯干能做前后、左右、上下各方向不同摆幅的摆动运动。最后进行他动动态平衡训练,即在他人一定的外力推动下仍能保持平衡。

(1)坐位左右平衡训练:让患者取坐位,治疗师坐于其患侧,嘱其头部保持正直,将重心移向患侧,再逐渐将重心移向健侧,反复进行。

(2)坐位前后平衡训练:患者在护士的协助下身体向前或后倾斜,然后慢慢恢复中立位,反复训练。静态平衡(一级平衡)完成后,进行自动动态平衡(二级平衡)训练,即要求患者的躯干能做前后、左右、上下各方向不同摆幅的摆动运动。最后进行他动动态平衡(三级平衡)训练,即在他人一定的外力推动下仍能保持平衡。

(3)坐到站起平衡训练:指导患者双手交叉,让患者屈髋、身体前倾,重心移至双腿,然后做抬臀站起动作。患者负重能力加强后,可让患者独立做双手交叉、屈髋、身体前倾,然后自行站立。

（4）站立平衡训练：完成坐到站起动作后，可对患者依次进行扶站、平衡杠内站立、独自站立以及单足交替站立的三级平衡训练。尤其做好迈步向前向后和向左向右的重心转移的平衡训练。

2. 步行训练

学习平衡杠内患腿向前迈步时，要求患者躯干伸直，用健手扶栏杆；重心移至健腿，膝关节轻度屈曲。护士扶住其骨盆，帮助患侧骨盆向前下方运动，防止患腿在迈步时外旋。当健腿向前迈步时，患者躯干伸直，健手扶栏杆，重心前移，护士站在患者侧后方，一手放置于患腿膝部，防止患者健腿迈步时膝关节突然屈曲以及发生膝反张；另一手放置于患侧骨盆部，以防其后缩。健腿开始只迈至与患腿平齐位，随着患腿负重能力的提高，健腿可适当超过患腿。指导患者利用助行器和手杖等帮助练习。

3. 上下楼梯训练

原则为上楼时健足先上，患足后上；下楼时患足先下，健足后下。上楼时，健足先放在上级台阶，伸直健腿，把患腿抬到同一台阶；下楼时，患足先下到下一级台阶，然后健足迈下到同一级台阶。在进行训练前应给予充分的说明和示范，以消除患者的恐惧感。步态逐渐稳定后，指导患者用双手扶楼梯栏杆独自上下楼梯。

4. 上肢控制能力训练

上肢控制能力训练包括臂、肘、腕、手的训练。

（1）前臂的旋前、旋后训练：指导患者坐于桌前，用患手翻动桌上的扑克牌。也可在任何体位让患者转动手中的一件小物件。

（2）肘的控制训练：重点在于再伸展动作上。患者仰卧，患臂上举，尽量伸直肘关节，然后缓慢屈肘，用手触摸自己的口、对侧耳和肩。

（3）腕指伸展训练：双手交叉，手掌朝前，手背朝胸，然后伸肘，举手过头，掌面向上，返回胸前，再向左、右各方向伸肘。

5. 改善手功能训练

患手反复进行放开、抓物和取物品训练。纠正错误运动模式。

（1）作业性手功能训练：通过编织、绘画、陶瓷工艺、橡皮泥塑等训练两手协同操作能力。

（2）手的精细动作训练：通过打字、搭积木、拧螺丝、拾小钢珠等进行与日常生活动作有关的训练，加强和提高患者手的综合能力。

（七）认知功能障碍的康复训练

1. 认知功能障碍常常给患者的生活和治疗带来许多困难，所以认知训练对患者的全面康复起着极其重要的作用。训练要与患者的功能活动和解决实际问题的能力紧密配合。

2. 认知行为干预：根据认知过程影响情绪和行为的理论，通过认知和行为来改变患者的不良认知和功能失调性态度。首先评估患者认知能力及其与自我放松技巧的关系，以及接受新事物的能力，鼓励患者练习自我活动技巧，增加成就感；模仿正面形象，自我校正错误行为，提高患者对现实的认知能力。

（1）放松技巧：康复护理人员根据"代偿"和"升华"心理防御机制，符合患者心理的赞赏、鼓励和美好的语言劝导，巧妙转移患者的不良心境。教会其自我行为疗法，如转移注意力、想象力、重构、自我鼓励、放松训练等减压技巧,有助于减轻患者抑郁程度。

(2)音乐疗法:对脑卒中后抑郁患者有较好的疗效,其中感受式音乐疗法因其简便易行而常被作为首选方法。通过欣赏旋律优美、节奏舒适的轻音乐可引起患者的注意和兴趣,达到心理上的自我调整。

第九节　周围神经损伤

一、概述

周围神经疾病是指周围运动、感觉和自主神经的结构和功能障碍。周围神经疾病的表现多种多样,其分类依赖于解剖结构、病理和临床特征。常见的周围神经疾病有很多,常见的有Bell麻痹、三叉神经痛、Guillain-Barre综合征等。对周围神经病损进行康复治疗时,首先要明确诊断,了解病因,其次再根据症状的不同有针对性地进行护理干预。康复是周围神经疾病恢复期中的重要措施,有助于预防肌肉挛缩和关节畸形。

(一)病因

1.特发性

如急性和慢性炎症性脱髓鞘性多发神经病,可能为自身免疫性。

2.营养性及代谢性

慢性酒精中毒、慢性胃肠道疾病、妊娠或手术后等引起营养缺乏;代谢障碍性疾病,如糖尿病、尿毒症、血卟啉病、肝病、黏液性水肿、肢端肥大症、淀粉样变性继发营养障碍和B族维生素缺乏,以及恶病质。

3.药物及中毒

①药物如氯霉素、心律平、乙胺丁醇、甲硝唑等可诱发感觉性神经病,胺碘酮、氯喹、戒酒硫、引哚美辛、呋喃类、异烟肼、苯妥英、青霉胺、长春新碱可诱发运动性神经病;②酒精中毒;③有机农药和有机氯杀虫剂;④化学品:如二硫化碳、三氯乙烯、丙烯酰胺等;⑤重金属(锡、铅、铜、汞、金和白金);⑥白喉毒素等。

4.传染性及肉芽肿性

如艾滋病、麻风病、莱姆病、白喉和败血症等。

5.血管炎性

如结节性多动脉炎、系统性红斑狼疮、类风湿关节炎、硬皮病等。

6.肿瘤性及副蛋白血症性

如淋巴瘤、肺癌和多发性骨髓瘤等引起癌性远端轴索病、癌性感觉神经元病等,以及副肿瘤综合征、副蛋白血症(如Poems综合征)和淀粉样变性等。

7.遗传性

包括:①特发性:如遗传性运动感觉神经病、遗传性感觉神经病、Friedreich共济失调、家族性淀粉样变性等;②代谢性:如卟啉病、异染性脑白质营养不良、Krabbe病、无脂蛋白血症和遗传性共济失调性多发性神经病（Refsum 病）等。

（二）分类

Sedden 将周围神经病分为 3 类：

1. 神经失用

神经失用为暂时的神经功能传导阻滞，通常多见于机械压迫、牵拉伤等，一般在 6 周内神经功能可以恢复。

2. 轴索断裂

轴突在鞘内发生断裂，神经鞘膜保存完好，多见于严重的闭合性神经挤压伤，如肱骨干骨折所导致的桡神经损伤。轴索断伤时，损伤部位远端神经的感觉、运动和自主神经功能全部丧失，并发生沃勒变性。由于神经膜保存完好，轴突再生时一般不会发生迷路，其神经功能恢复接近正常，但在神经被牵拉的部位，尤其臂丛，可能由于扭转力的关系，被扭转的神经出现结构瓦解，轴突再生时出现轴索迷途，因而交叉支配会不可避免地发生。

3. 神经断裂

是指神经束或神经干的断裂，即除了轴索、髓鞘外，包括神经膜完全横断，必须经过神经缝合和（或）神经移植，否则功能不能恢复。

二、临床表现

（一）活动能力障碍

周围神经疾病表现为弛缓性瘫痪、肌张力降低、肌肉萎缩、抽搐。日常生活、工作中某些功能性活动能力障碍，如臂丛神经损伤者，由于上肢运动障碍可不同程度地影响进食、个人卫生、家务活动以及写字等精细动作，坐骨神经损伤者可出现异常步态或行走困难。

（二）感觉异常

1. 主观感觉异常

主观感觉异常是在没有任何外界刺激的情况下出现的感觉异常：①局部麻木、冷热感、潮湿感、震动感，以麻木感多见。②自发疼痛：有刺痛、跳痛、刀割痛、牵拉痛、灼痛、胀痛、触痛、撕裂痛、酸痛、钝痛等同时伴有一些情感症状。③幻痛：周围神经损伤伴有肢体缺损或截肢者时出现幻肢痛。

2. 客观感觉丧失

①感觉丧失，深浅感觉、复合觉、实体觉丧失。②感觉减退。③感觉过敏，即感觉阈值降低，小刺激出现强反应，以痛觉过敏最多见，其次是温度觉过敏。④感觉过度，少见。⑤感觉倒错，如将热的误认为是冷的，也较少见。

（三）反射均减弱或消失

周围神经病损后，其所支配区域的深浅反射均减弱或消失。

（四）自主神经功能表现

1. 皮肤发红、皮温升高、潮湿、角化过度及脱皮等。

2. 有破坏性病损时皮肤发绀、冰凉、干燥无汗或少汗，菲薄，皮下组织轻度肿胀，指甲（趾甲）粗糙变脆，毛发脱落，甚至发生营养性溃疡。

三、主要功能障碍

(一)运动障碍

迟缓性瘫痪、肌张力低、肌肉萎缩。

(二)感觉障碍

局部麻木、灼痛、刺痛、感觉过敏、实体感缺失等,包括:

(1)感觉缺失。

(2)感觉异常。

(3)疼痛。

(三)反射障碍

腱反射减弱或消失。

(四)自主神经功能障碍

局部皮肤光润、发红或发绀、无汗、少汗或多汗,指(趾)甲粗糙、脆裂等。

四、康复评定

(一)运动功能的评定

1.肌力评定

对耐力、速度、肌张力予以评价。

2.关节活动范围测定

注意对昏迷患者可进行瘫痪试验、坠落试验。

3.患肢周径的测量

观察畸形、肌肉萎缩、肿胀的程度及肿胀范围,必要时用尺测量或容积仪测量对比。

4.运动功能恢复等级评定

由英国医学研究会(BMRC)提出,将神经损伤后的运动功能恢复情况分为六级,简单易行,是评定运动功能恢复最常用的方法。

(二)感觉功能评定

由于传入纤维受损,表现为痛觉、温度觉及本体感觉减退、过敏或异常。感觉功能的测定,除了常见的用棉花或大头针测定触觉、痛觉外,还可做温度觉试验,Von Frey 单丝压觉试验,Weber 两点辨别觉试验,手指皮肤褶皱试验,皮肤定位觉、皮肤图形辨别觉、实体觉、运动觉和位置觉实验,Tinel 征检查等。

(三)反射检查

患者常表现为反射改变,深反射、浅反射减弱或消失,早起偶有深反射亢进。反射检查时需患者充分合作,并进行双侧对比检查。常用反射有肱二头肌反射、肱三头肌反射、桡骨骨膜反射、膝反射、踝反射等。

(四)自主神经检查

自主神经功能障碍,血管扩张,汗腺分泌减少、增强或停止分泌,表现为皮肤潮红、皮温升高或降低、色泽苍白、指甲粗糙脆裂等。常用发汗试验,包括 Minor 淀粉-碘试验、茚三酮试验。

(五)日常生活能力评定

周围神经病损后,会不同程度地出现 ADL 能力困难。ADL 评定对了解患者的能力,制订康复计划,评价治疗效果,安排重返家庭或就业都十分重要。

(六)电生理学评定

评定神经肌电图、直流－感应电检查,对周围神经病损做出客观、准确判断,指导康复并估计预后。常用的方法有:

1.直流感应电测定

应用间断直流电和感应电刺激神经、肌肉,根据阈值的变化和肌肉收缩状况来判断神经肌肉的功能状态。

2.强度－时间曲线

是一种神经肌肉兴奋性的电诊断方法。通过时值测定和曲线描记来判断肌肉为完全失神经支配及正常神经支配,并可反映神经有无再生。它可对神经损伤程度、恢复程度、损伤的部位、病因进行判断,对康复治疗有指导意义。

3.肌电图检查

肌电图检查对周围神经病损有重要的评定价值,可判断失神经的范围与程度以及神经再生的情况。由于神经损伤后的变性、坏死需要经过一定时间,失神经表现在伤后 3 周左右才出现,所以最好在伤后 3 周进行肌电图检查。

4.神经传导速度的测定

神经传导速度的测定对周围神经病损是最为有用的。可以确定传导速度、动作电位幅度和末梢潜伏时。既可用于感觉神经,也可用于运动神经的功能评定,以及用于确定受损部位。

5.体感诱发电位检查

体感诱发电位(SEP)是刺激从周围神经上行至脊髓、脑干和大脑皮质感觉区时在头皮记录电位,具有灵敏度高、对病变进行定量估计、对传导通路进行定位测定、重复性好等优点。对常规肌电图难以查出的病变,SEP 可做出诊断,如周围神经靠近中枢部位的损伤、在重度神经病变和吻合神经的初期,测定神经的传导速度等。

五、康复治疗

(一)康复治疗目标

早期防治各种并发症(炎症、水肿等);晚期促进受损神经再生,以促进运动功能和感觉功能的恢复,防止肢体发生挛缩畸形,最终改善患者的日常生活和工作能力,从而提高生活质量。康复治疗应早期介入,介入越早,效果越好。

治疗时根据病情的不同时期进行有针对性的处理,包括理疗、肌力训练、运动疗法、ADL能力训练、作业治疗、感觉训练、手术治疗等。

(二)康复治疗原则

1.闭合性神经损伤常为挫伤所致的神经震荡或轴突中断,多能自愈。应作短期观察,若 3个月后经肌电图检查仍无再生迹象方可手术探查。

2.开放性神经断裂,一般需手术治疗。手术时机及种类需外科医生决定。

3.神经功能恢复慢,应及早进行康复治疗,以促进周围神经修复,减缓肌肉萎缩和关节僵硬。

(三)康复治疗

1.早期康复

早期一般为发病后的5～10天。首先要针对致病因素去除病因,减少对神经的损害,预防关节挛缩的发生,为神经再生做好准备。

(1)受损肢体的主动、被动运动:由于受损肢体肿胀、疼痛等因素,周围神经损伤后常出现关节挛缩和畸形,受损肢体各关节早期应做各方向的被动运动,每天至少1～2次,保证受损各关节的活动范围。若受损范围较轻,要进行主动运动。

(2)受损肢体肿痛的护理:水肿与病损后血液循环障碍与组织液渗出增多有关。可抬高患肢、用弹力绷带包扎、做轻柔的向心方向按摩及被动运动或冷敷等。

(3)受损部位的保护:由于受损肢体的感觉缺失,易继发外伤,应注意对受损部位的保护,如戴手套、穿袜子等。若出现外伤,可选择适当的物理方法,如紫外线、超短波、微波等温热疗法。

(4)矫形器的应用:周围神经损伤早期使用夹板,可以防止挛缩畸形发生。如上肢腕、手指可使用夹板固定。足部肌力不平衡所致足内翻、外翻、足下垂,可用下肢短矫形器矫正,大腿肌群无力致膝关节支撑不稳、小腿外翻、屈曲-挛缩,可用下肢长矫形器矫正。

2.恢复期康复

急性期约5～10天,炎症水肿消退后,进入恢复期。早期的治疗护理措施仍可选择使用,此期的重点是促进神经再生、保证肌肉的质量、增强肌力、促进感觉功能。

(1)神经肌肉点刺激疗法:周围神经受损后,肌肉瘫痪,可采用神经肌肉点刺激疗法保护肌肉质量。应注意治疗局部皮肤的观察和护理,防治感染或烫伤。

(2)肌力训练:受损肌肉肌力为0～1级时辅助患者进行被动运动,应注意循序渐进。受损肌肉肌力为2～3级时,进行助力运动、主动运动及器械性运动,但应注意运动量不宜过大,以免肌肉疲劳。随肌力的逐渐增强,助力开始逐渐减小。受损肌肉肌力为3～4级时,可协助患者进行抗阻力练习,以争取肌力的最大恢复。同时进行速度、耐力、灵敏度、协调性与平衡性的专门练习。

(3)作业疗法:根据功能障碍的部位及程度、肌力及耐力情况进行相关的作业治疗,如进行木工、编织、打字、雕刻、缝纫、修理仪器等。注意要逐渐增加作业难度和时间,在肌力未充分恢复之前,用不加阻力的方法,防止由于感觉障碍引起摩擦性机械损伤。

(4)感觉功能训练:如果患者存在浅感觉障碍,可选择不同质地的旧毛巾、丝绸、石子,不同温度的物品分布刺激健侧及患侧皮肤,增加感觉输入。开始训练时让患者睁眼观察并体会,逐渐过渡到让患者闭眼体会与辨别。如存在深感觉障碍,在关节被动运动或肌力训练过程中,应强调局部的位置觉及运动觉训练,让患者在反复比较中逐渐体会。

(5)促进神经再生:可选用神经生长因子、维生素 B_1、维生素 B_6 等药物,以及超短波、微波、红外线等物理因子,有利于损伤神经的再生。

(6)手术治疗:对保守治疗无效而又有手术指征的周围神经损伤患者,应及时进行手术治疗。如神经探查术、神经松解术、神经移植术、神经缝合术。

第十节　帕金森病

一、概述

帕金森病(parkinson disease,PD)又称震颤麻痹(paralysis agitans),是一种老年人常见的运动障碍疾病,以黑质多巴胺(dopamine,DA)能神经元变性缺失和路易小体(lewy body)形成为病理特征,临床表现为静止性震颤、运动迟缓、肌强直和姿势步态异常等。65 岁以上的老年人群患病率为 1000/10 万,随年龄增高,男性多于女性。目前我国的帕金森病患者人数已超过 200 万。

(一)病因

病因和发病机制至今未明,经研究主要集中在以下三方面:

1.环境因素

流行病学研究发现 PD 的发病与乡村生活、农作方式、除草剂、农药及杀虫剂等的接触有关,长期饮用露天井水或食用坚果者发病数增多,吸烟者发病率降低或发病时间延迟,吸毒者易出现帕金森样临床症状。

2.遗传因素

有10%～15%的PD 患者有阳性家族史,多呈常染色体显性遗传。PD 的发病原因与多种基因突变有关,并不断有新的基因突变被发现。另外,PD 的发病与遗传易感性有关,这可能与黑质中线粒体复合物Ⅰ基因缺失有关。

3.其他因素

其他因素的研究,包括体内氧自由基和羟基自由基的产生增多导致脂质过氧化,兴奋性氨基酸的产生增多和细胞内的钙超载,这些改变在黑质－纹状体中 DA 能神经元的变性死亡中具有重要作用。

(二)分类

运动障碍疾病又称锥体外系疾病,主要表现为随意运动调节功能障碍,肌力、感觉及小脑功能不受影响。运动障碍疾病源于基底核功能紊乱,通常分为两大类。

1.肌张力增高－运动减少。

2.肌张力降低－运动过多。

前者以运动贫乏为特征,后者主要表现为异常不自主运动。

二、临床表现

(一)PD 的主要临床特点

PD 的主要临床特点包括震颤、强直、运动迟缓和姿势障碍等。

1.震颤

震颤是由于协调肌和拮抗肌有节律地交替性收缩所致,多数病例以震颤为首发症状,仅15%的病例在整个病程中不出现震颤。震颤常开始于一侧上肢或下肢,可累及头、下颌、舌和躯体的双侧。休息时明显,运动时减轻或消失,所以称静止性震颤。震颤的频率多为 4～6Hz,

情绪激动或精神紧张时加重,睡眠时消失。手的震颤常表现为搓丸样运动。当静止性震颤加剧或与原发性震颤并存时,可出现姿势性震颤。

2.强直

强直常开始于一侧肢体,通常上肢先于下肢,可累及四肢、躯干、颈部和面部,协调肌和拮抗肌的张力均增高,出现头向前倾、躯干和下肢屈曲的特殊姿势,与震颤合并者常出现齿轮样强直或铅管样强直。强直严重者可出现肢体疼痛。

3.运动困难

由于肌肉强直,患者常感肢体僵硬无力,动作缓慢,穿衣、翻身、进食、洗漱等日常活动难以完成,严重病例者可出现运动困难。面肌运动减少,形成面具脸;上肢和手部肌肉强直,出现书写困难或写字过小;由于协调运动障碍,行走时上肢的前后摆动减少或消失,步伐变小、变快并向前冲,形成特殊的慌张步态;口、舌、腭、咽部的肌肉运动障碍,常出现流涎或吞咽困难等。

4.其他表现

包括眼睑或眼球运动缓慢,可出现动眼危象、睡眠障碍(失眠和早醒)、情绪障碍(抑郁或焦虑)、不能静坐、疼痛、发凉、麻木等异常感觉,部分病例有皮脂腺分泌增加、口干、下肢水肿、尿频、尿急和认知功能障碍等。

(二)运动迟缓和姿势障碍

尽管有许多例外的情况,但是通常老年人的PD患者以步态障碍和不能运动为主,年轻人的病例则以震颤为主要表现,儿童和青春期发病者多表现为肌张力异常和帕金森综合征。

三、主要功能障碍

1.缓慢进行性病程障碍。

(1)静止性震颤。

(2)肌强直。

(3)运动障碍、运动迟缓。

(4)协调运动障碍。

(5)姿势步态障碍。

2.严重时丧失生活自理能力。

3.心理障碍。

四、康复评定

(一)PD主要功能障碍程度评定表

包括以下10方面内容:

1.运动过缓。

2.震颤。

3.僵直。

4.姿势。

5.步态。

6.从椅子上起立。

7.用手写字。

8.言语。

9.面部表情。

10.日常生活活动能力(ADL)。

PD 主要功能障碍程度评定表采用 5 级 4 分制评分,分值代表严重程度：

0～2 分——正常。

3～10 分——轻度功能障碍。

11～20 分——中度功能障碍。

21～30 分——重度功能障碍。

31～40 分——极重度功能障碍。

(二)辅助检查

1.检测到脑脊液和尿中 HVA 含量。

2.基因检测 DNA 印迹技术、PCR、DNA 序列分析。

3.功能显像检测采用 PET 或 SPECT 与特定的放射性核素检测。

五、康复治疗

1.药物治疗

药物治疗是主要的治疗手段,需要长期维持。药物治疗遵循的原则是:从小剂量开始,缓慢递增,尽量以较小剂量取得较满意疗效。治疗方案个体化,根据患者年龄、病情等选药:①抗胆碱药;②金刚烷胺;③左旋多巴。

2.外科治疗

目前常用的手术方法有苍白球、丘脑毁损术和深部脑刺激术(DBS)。

3.康复运动治疗

(1)有效的运动功能训练

1)松弛和呼吸训练:“变得僵硬”是帕金森病患者心理紧张的主要原因,松弛和腹式呼吸训练有助于减轻症状。可先宽衣,寻找安静的地方,放暗灯光,身体姿势尽可能地舒服,闭上眼睛,随后开始深而缓慢的呼吸,并将注意力集中在呼吸上。上腹部在吸气时鼓起,呼气时放松,应经鼻吸气,用口呼气,训练 5～15 分钟。

2)平衡功能训练:坐位和站立位较缓慢地重心转移训练,以提高患者机体的稳定性。患者身体站直,两足分开 25～30cm,向左、右、后移动重心取物,或坐位向前、左、右捡物,以训练平衡功能。

3)步态训练:训练时患者身体站直,两眼向前看,起步时足尖要尽量抬高;先脚跟着地,再脚尖着地,跨步要慢而大,在行走时两上肢做前后摆动。同时进行上下楼梯训练。患者起步和过门槛时容易出现肢体的“僵冻状态”,要先将足跟着地,待全身直立,获得平衡后再开始步行;原地踏步几次可帮助冻结足融解。

4)关节及肢体功能训练:加强患者的肌肉伸展活动范围,牵引缩短僵直的肌肉,增加关节功能稳定性。一日 3～5 次,每次 15～30 分钟,尽量保持关节的运动幅度。

5)手部精细动作训练:主要指导患者进行手的技巧性和四肢的精细性协调训练。将两手心放在桌面上,做手指分开和合并动作 10～20 次;同时左、右手做指屈、伸动作及握掌和屈伸动作。

（2）日常生活功能训练：日常生活能力训练能促进随意、协调、分离的正常运动模式的建立，为整体功能恢复训练创造有利条件。主要训练手的功能和日常生活能力，如通过指导如何自行进食、穿脱衣服、处理个人卫生、自解大小便、完成入浴等，以加强上肢活动及上下肢配合训练，不断完善生活自理能力，提高生活质量。

（3）语言训练：50％的帕金森病患者有语言障碍，说话声音单调、低沉，有时口吃。训练包括音量、音调、发音和语速等内容。训练时心情应放松，闭目站立，发音应尽量拉长，并反复训练。平时积极参与人与人之间的语言交流。

4.其他

细胞移植及基因治疗。

第十一节　偏瘫肩痛

一、概述

偏瘫肩痛（hemiplegia shoulder pain，HSP）是脑卒中常见并发症之一，发病率为 5％～84％。偏瘫肩痛不仅会增加患者的痛苦，而且会延缓和阻碍上肢运动功能恢复，降低日常生活活动能力，延长住院时间，还可以影响睡眠，甚至导致患者抑郁，对脑卒中患者生命质量产生严重的负面性影响。

二、发生的原因与机制

目前 HSP 的病因尚未明确，肩痛可能与许多因素有关。

(一)肩关节正常机制的破坏和处理不当

正常肩的活动机制：肩由 7 个关节组成，各关节之间相互协调，同步运动，保证了肩能够完全无痛地运动。

（1）当上肢外展时，肱骨运动和肩胛骨外旋的角度比为 2：1，即当上肢外展 90°时，盂肱关节外展 60°，肩胛骨外旋 30°；当上肢完全上举到 180°时，盂肱关节发生 120°的运动，肩胛骨外旋 60°。

（2）要完全外展上肢，肱骨还必须能外旋。

（3）肱骨头在关节盂内向下滑动必须伴有肱骨的外旋。

在偏瘫时，异常的肌张力或活动干扰了上述一个或全部的正常肩的活动机制，患者就会出现肩痛或丧失肩关节正常的活动范围。

1.肩胛骨肱骨节律的丧失

偏瘫患者上肢，屈曲痉挛模式占据优势，肩胛骨周围肌张力高于肩关节周围的肌张力，当患侧上肢从体侧外展时，肩胛骨的旋转落后于肱骨的外展，肩峰和肱骨头之间的结构受到两个坚硬骨质的机械性挤压，导致肩痛的发生。同样，当患肢被动抬起，而肩胛骨不能充分旋转，或是患者不正确地进行上肢自我辅助运动时，如肱骨前屈却没有充分的肩胛骨前伸和旋转时，也会发生同样的损伤导致肩痛。

2.肱骨外旋不充分

由于有力的肩内旋肌痉挛和短缩,患侧上肢不能外旋。当患侧上肢被动运动时,可引起肩痛;当上肢被强行外展时,则会引起旋肌袖破裂致肩痛的发生。

3.肱骨头在关节盂内向下滑行不充分

痉挛甚至粘连会阻碍肱骨头在关节盂内的正常向下运动,以致任何外展上肢的活动都会引起肩痛。

(二)常引起疼痛性创伤的活动

1.不伴有肩胛骨必要的移动和肱骨外旋的被动运动

不正确地抬起上肢远端,则软组织受到挤压会引起肩痛。

2.帮助患者做床椅转移时,牵拉其上肢

帮助患者转移(翻身、扶持步行)时,牵拉其上肢,使肩关节被动外展,极易导致肩的损伤。

3.不正确地抬起患者

当患者从轮椅中下滑时,帮助者往往站在患者身后,用双手置于患者腋下将其抬起,此举可引起肩关节被动外展而致损伤。

同样,从浴盆里将患者抬起时,也会发生相同的损伤。

4.护理活动中从远端抬起上肢

如测血压、洗腋窝、在床上帮助患者翻身、被动穿衣服等,都能导致肩痛的发生。

5.应用滑轮进行自助被动运动患侧上肢

如患者将患手固定在一侧把手上,以健侧上肢反复拉患侧上肢做手臂外展上举运动,这种滑轮训练不能使肩胛骨充分旋转和肱骨外旋,易引起肩周结构的损伤。

6.主动练习手臂上举时太剧烈

肩胛骨控制不充分的患者,反复练习主动抬举手臂,易导致骨平面之间的敏感结构受压,引起肩痛。

(三)肩手综合征

肩手综合征是脑卒中较常见的并发症,表现为患侧肩痛和手部疼痛、运动受限及肌肉肿胀和萎缩,直至挛缩畸形,最终导致上肢功能受限。

(四)肩关节半脱位

肩关节半脱位与偏瘫肩痛之间的关系目前仍存在争议。有研究认为,偏瘫肩痛与肩关节半脱位无关,肩关节半脱位本身并不疼痛,且半脱位程度也与肩痛无关。而另一些研究发现两者之间有相关性,研究发现肩关节半脱位与脑卒中后1～3个月的偏瘫肩痛显著相关,与脑卒中后6个月的偏瘫肩痛无相关性。脑卒中软瘫期,患者的运动控制受损,引起半脱位,半脱位进一步损害运动控制路径,增加软组织损伤和偏瘫肩痛的风险。研究发现偏瘫肩痛在肩关节半脱位的患者中发生率较高。

(五)骨科疾患

肩锁关节炎、盂肱关节炎、肱二头肌肌腱炎、三角肌滑囊炎,尤其是旋肌袖撕裂和粘连性关节囊炎也可能与偏瘫肩痛有关。臂丛神经或肩胛上神经损伤也可能是创伤性肩痛的一种原因。

(六)其他原因

1.痉挛

痉挛可能是肩痛产生的重要因素。有研究认为肩痛与肩关节运动丧失有关。

2.其他可能的原因

感觉障碍、忽略症、偏瘫侧丘脑性疼痛、神经痛性肌萎缩、异位骨化、年龄、骨质疏松以及糖尿病都与 HSP 密切相关。研究发现,年长者发生 HSP 的比例明显高于年轻患者,骨质疏松所造成的反射性骨痛也是偏瘫患者肩痛的原因之一,糖尿病也与 HSP 的发生率呈正相关。

三、临床表现与诊断

肩痛通常在脑卒中后较早发生,61%的患者偏瘫后发生肩痛,其中 2/3 在脑卒中后 4 周内出现肩痛,其余的在脑卒后的 2 个月内发生。肩痛也可以在很晚出现,甚至在数月后出现。

(一)临床表现

偏瘫肩痛一般呈现典型的进行性发展疼痛,有一些肩痛是由于意外损伤引起,通常表现为在治疗或检查时被动活动患者手臂(做上肢上举或肩外展)时,在关节活动度的终末段可能出现剧烈疼痛。患者能准确指出疼痛部位。如果引起疼痛的因素未及时解除,疼痛可能在一段时间内加重或很快加重,且做任何上肢活动都会引起疼痛。这种在上肢活动时出现的剧痛,无论是立即停止活动还是把上肢再放于体侧都无法缓解。有些患者可能仅在上肢处于某一特定姿势下疼痛或是夜间卧床时感到疼痛。

随着病情的发展,患者主诉疼痛扩散,逐渐涉及整个肩关节、三角肌,整个上肢甚至手部,也可向颈部扩散,患者越来越难以指出疼痛的确切位置。严重者不能忍受上肢任何被动活动,甚至昼夜疼痛。如未采取有效的治疗措施,最后肩关节可能挛缩固定。

(二)诊断

目前,对 HSP 的诊断尚无统一标准,主要通过详细询问病史、体格检查和相关的辅助检查来对 HSP 及其病因进行诊断。体格检查主要包括:观察外观是否对称、移位、畸形和皮肤红斑,触诊有无肌肉萎缩、异常肿块、感觉异常等,其中较为重要的是肩关节的活动度测量及相关的专科检查。辅助检查应首选 X 线,以确定是否有肩部骨折,同时站立位的 X 线片还可鉴别肩关节是否存在半脱位。推荐使用神经电生理、交感神经阻滞术、各种专科检查、影像学检查等相关技术从神经和机械两方面对 HSP 的病因加以鉴别诊断。肌电图检查对周围神经损伤有极好的敏感性和特异性,尤其适用于臂丛神经损伤导致的肩痛。而对于肩关节周围软组织的损伤,磁共振成像是金标准。超声检查可应用于肩部软组织损伤的诊断。

四、评定

临床上比较常用的有肩峰撞击诱发试验(acromionimpingementtest,即 Neer 征)、肩关节外展外旋动作中的手—后—颈(hand-behind-neck,HBN)动作等,对 HSP 的敏感性和阳性率高达 96.7%。肩峰撞击试验的具体检查方法为:检查者立于患者背后,一手固定肩胛骨,另一手保持肩关节内旋位,患者掌心向下,然后使患侧肩关节前屈外展做过顶动作,如诱发肩关节剧烈疼痛和外展抬举活动受限则为阳性。疼痛程度在临床上多采用视觉模拟评分法(visual analogue score,VAS)进行评定。还可采用 Fugl-Meyer 上肢运动功能评分(Fugl-Meyer asessment,FMA)评定、关节活动度评定、Barthel 指数等。

五、预防与康复治疗

(一)预防

肩痛不是脑卒中疾病的一部分或一种症状,发病时并不存在肩痛,而是由某些因素引起了肩痛。因此,若能早期有意识地避免肩痛的诱发因素,则肩痛是完全可以预防的。

1.正确摆放体位

尤其应注意患者卧床及坐轮椅的体位。正确地摆放肢体位置不但能使松弛的肩关节相对稳定,而且可以使肢体获得正确的本体刺激,从而调整患侧上肢肌肉张力的失衡,有利于患肢的功能恢复。

2.松动肩胛骨

在做所有的上肢被动运动之前,都应先进行肩胛骨的充分松动,具体方法是:患者取仰卧位,护理人员一只手放在患侧胸大肌部位,另一只手放在肩胛骨下角部位,然后双手夹紧,并上下左右活动肩胛骨;也可把一只手放在患侧肩前部,另一只手放在肩胛骨脊柱缘近下角部位,按住肩胛骨并用力向上、向侧方牵拉,使肩胛骨下降、内收、向下旋转。

3.支持肩胛骨

在运动上肢远端时,支持肩胛骨,使肩关节盂始终处于朝上、朝前的位置。避免牵拉患侧上肢来移动体位或进行搬动,防止肩关节过度被动外展。

4.适宜的刺激

对于偏瘫迟缓期的患者,可采用按摩、徒手叩击、拍打、电针特定穴位、电脑中频脉冲电治疗等,给予冈上肌、肱二头肌、三角肌适宜的刺激以促进肌肉收缩。在痉挛期,患者患侧上肢常表现为肩胛骨回缩的屈曲痉挛模式,可通过上肢伸肌的主动活动和抗阻训练来降低屈肌的张力,减轻挛缩。

5.预防和治疗其他肩部问题

肩痛是偏瘫后其他病症的产物,肩痛的病因较多。在考虑对肩痛实施有效护理的同时,更要考虑到对导致肩痛的病因实施有效的护理。

6.加强健康教育

医护人员应向患者及其家属说明预防肩痛的重要性,要引起他们足够的重视。

(二)康复治疗

正确进行肩关节的被动和主动运动。疼痛严重者,可应用消炎镇痛药物、类固醇药物、抗痉挛药物口服和局部注射,局部可采用冰敷、热敷、功能性电刺激以及短波、超短波等理疗。对后遗症期伴有严重挛缩且肩胛骨固定的肩痛患者可行手术松解治疗。此外,还有针灸、按摩、中药、外用膏药等中医康复治疗方法。

第六章　骨关节及骨系统疾病

第一节　颈椎病

一、概述

颈椎病是颈椎椎间盘组织退行性改变,及其继发病理改变累及周围组织结构(神经根、脊髓椎动脉、交感神经等),并出现相应的临床表现。颈椎病可诱发多种疾病,所侵害的部位可涉及脊髓、神经、血管等多种重要组织,进而诱发多种特异性表现。如颈交感神经受刺激损伤会出现胃肠功能异常,表现为食欲不振、恶心、呕吐、便稀或便秘等,此时极易与浅表性胃炎、胃溃疡等相混淆。又如第4颈椎压迫神经根,会出现心动过速、**冠脉供血**不足、心绞痛等症状,若仅给予心脏病药物治疗而不治疗颈椎,虽能暂时缓解症状,但易反复发作。另外,颈椎病还能引起呼吸不畅或吞咽困难、血压异常等许多似乎与颈椎病无关的症状。

(一)发病概况

颈、肩、腰腿痛以往是中老年人的常见病、多发病。临床统计表明,年龄大于50岁者,40%以上颈、腰椎有活动受限情况;其中60%会产生颈、腰椎病变,严重者压迫神经系统出现各种症状,甚至造成截瘫。近年来,颈、肩、腰腿痛的发病有年轻化趋势。

(二)病因

颈椎位于活动的头颅与相对固定的胸廓之间,由于处于特殊的位置,既要求有高度的灵活性,又要求有一定的稳定性。所以病因多样,病理过程复杂。

1.机体的衰老、颈椎慢性劳损。

2.外力伤害、不适当的运动。

3.先天性椎管狭窄、先天性颈椎畸形。

4.日常生活中,不良的生活习惯、工作姿势不当、睡眠体位欠佳等都是引发颈椎病的最直接原因,应引起足够的重视。

二、临床表现

(一)临床症状

颈椎病的典型症状为颈、肩、背、上肢疼痛,甚至四肢麻木,可伴有头痛头晕、耳鸣、耳聋、视物模糊不清等。依据病变的节段不同,表现各异。

(二)分型及表现

按照临床表现的不同,通常可将颈椎病分为以下类型:

1.神经根型

常有外伤、长时间从事伏案工作和睡眠姿势不当的病史。主要表现为颈部活动受限,颈、肩部疼痛。上颈椎病变,以颈椎疼痛,向枕部放射,枕部感觉障碍或皮肤麻木。下颈椎病变,颈肩部疼痛可向前臂放射,手指呈神经根性分布的麻木和疼痛。并伴有头痛、头晕、视物模糊、耳鸣等表现。检查可见颈部活动受限,棘突、棘突旁或沿肩胛骨内缘有压痛点。

2.脊髓型

脊髓型是由颈椎间盘的突出物刺激或压迫交感神经纤维,反射性地引起脊髓血管痉挛,因缺血而产生脊髓损害的症状。表现为颈肩痛并伴有四肢麻木、肌力减弱或步态异常。严重者发展至四肢瘫痪、尿潴留、卧床不起。体检可见颈部活动受限不明显,肢体远端常有不规则的感觉障碍、腱反射亢进、肌张力增高和病理反射。

3.椎动脉型

主要是头痛、头晕、眩晕,甚至猝倒。有时还有恶心、耳鸣、耳聋和视物不清。

4.交感型

多数有轻微的颈肩痛等交感神经的刺激症状。表现为头晕、头痛、头沉重感、偏头痛、视物模糊、耳鸣、耳聋、心律失常、肢体性麻木、面部区域性麻木、出汗异常等。

5.混合型

兼有上述两种以上类型的症状和体征。

6.颈型

仅有颈部酸困不适、疼痛、板滞甚至僵硬等症状。

三、主要功能障碍

(一)功能障碍

依据颈椎病的分型。

1.神经根型主要功能障碍为上肢、手的麻木、无力等上肢功能障碍,ADL 活动能力障碍,活动受限。

2.脊髓型主要功能障碍为四肢麻木、无力,步态异常,影响上、下肢功能,严重者可能截瘫。

3.椎动脉型头晕严重者也可影响 ADL 能力。交感型及颈型不影响四肢功能。

(二)对正常生活的影响

疼痛、头晕影响正常的生活、工作。

四、康复评定

颈椎病的评估可以从疼痛程度、颈椎活动范围进行单项评定,也可从症状体征以及影响 ADL 的程度进行综合性的评定。其中,针对疼痛程度,可以采用 VAS 画线法,针对颈椎活动范围,可以采用方盘量角器进行颈椎屈曲、伸展、侧弯以及旋转度的具体测量。综合性评定有多种量表可以选用,但应注意各种量表针对不同类型的适用范围。

五、康复治疗

(一)电、光、声磁等物理疗法

1.作用机制

物理治疗的主要作用是扩张血管,改善局部血液循环,解除肌肉功能,促进神经和肌肉功能恢复。

2.治疗方法

(1)超短波疗法:中号电极板两块,分别置于颈后与患肢前臂伸侧,无热量,每日一次,每次

12分钟或15分钟,10~15次为一疗程。适用于神经根型和脊髓型急性期。

(2)低频调制的中频电疗法

1)6cm×12cm 电极两块,分别置于颈后两侧,用感觉阈下,以调节交感神经。用于治疗椎动脉型与交感神经型颈椎病。

2)10cm×15cm 电极两块,分别置于颈后与患肢前臂伸侧,用感觉阈下。用于治疗以疼痛为主的神经根型颈椎病。

(3)超声波疗法

1)频率800kHz 或1000kHz 的超声波治疗机,声头与颈部皮肤密切接触,沿椎间隙与椎旁移动,强度用 $0.8\sim1.0W/cm^2$,可用氢化可的松霜做接触剂,每日一次,每次8分钟,20次为一疗程。用于治疗脊髓型颈椎病。

2)超声:频率同上,声头沿颈两侧与两冈上窝移动,强度 $0.8\sim1.5W/cm^2$,每次8~12分钟,20次为一疗程,用于治疗神经根型颈椎病。

(4)低频脉冲磁疗法:脉冲频率1Hz,内径9.5cm 的圆形磁环,中心感应磁强度5~7mT,输出强度100%。将3组磁环(每组2个)分别放置于颈后及颈两侧,颈后磁环的 N 极面贴近皮肤,颈两侧磁环的 S 极面贴近皮肤,每日一次,每次20~30分钟,15~20次为一疗程。用于治疗椎动脉型与交感神经型颈椎病。

(5)光疗

1)紫外线疗法:颈后上平发际下至胸椎2,红斑量(3~4生物量),隔日一次,3次为一疗程,配合超短波治疗神经根型急性期。

2)红外线疗法:各种红外线仪器均可,颈后照射,20~30分钟/次。用于治疗颈型颈椎病,或配合颈椎牵引治疗(颈椎牵引前先做红外线治疗)。

(6)其他疗法:蜡疗、激光穴位照射毫米波、微波等治疗也有一定效果。

(二)颈椎牵引疗法

主要作用是解除颈肩肌痉挛,增大椎间隙与椎间孔,减轻骨赘或突出椎间盘对神经根的压迫,减少椎间盘内压力,牵开被嵌顿的关节滑膜。通常用枕颌布带法,患者多取坐位(也可卧位),牵引角度按病变部位而定,上颈椎用0°~10°,颈椎5~6用15°;颈6至胸1用25°~30°。治疗时间15~30分钟。牵引重量由6kg 开始,每1~2次增加1~12kg 或15kg。年老体弱、颈椎不稳、脊髓型的患者要慎用。治疗过程中要经常了解患者感觉,如出现头晕、心悸、胸闷或原有症状加重者应立即停止治疗。

(三)手法治疗

手法治疗适用于颈型和神经根型颈椎病。手法治疗方法很多,有 NAGS、Cyriax、McKenzie 手法等。目前国内常用的是 Maitland 手法(即澳氏手法)。这种手法是通过操作者的手推压棘突、椎体的横突,加上牵拉旋转等手法达到改善椎间关节的活动功能、改善椎间盘的营养,拉开椎间隙,扩大椎间孔,减轻骨刺和突出椎间盘对神经根的刺激和压迫,改善血液循环。主要方法有:

1.自后向前推压棘突,使椎体自后向前水平滑动。

2.自前向后推压椎体一侧,使椎体该侧自前向后旋转。

3.推压椎体一侧的后关节突,使椎体自左向右旋转。

4.推压椎体棘突侧面,使椎体自推压侧向对侧移动。

5.用双手牵拉患者头部,使椎体向纵轴方向活动。

(四)运动疗法

各类型颈椎病症状缓解期或术后均可应用。主要作用是增强颈部与肩胛带肌力,增加颈部各韧带弹性,改善颈椎各关节功能,达到巩固疗效、防止复发的目的。运动疗法可借助各种器械,但最简便易行的是徒手操。脊髓型或术后卧床不起的患者应每日做四肢被动运动,下肢痉挛重者可借助拐杖练习行走,手无力者可捏圆形橡皮圈或用两个圆球在手心旋转,以练习手的功能。

(五)中医疗法

1.针灸

针灸有调节神经功能,解除肌肉和血管痉挛,改善血液循环有舒筋活血的作用。按不同类型的临床症状循经辨证取穴或局部对症取穴。

(1)颈型:取风府、大椎、百会、后溪、外关、列缺、昆仑等穴。

(2)神经根型:取风池、风府、大椎、翳风、曲池、外关、阳溪、合谷、后溪、天宗、天井。

(3)脊髓型:取承浆、悬钟、手三里、肩髎、支沟、太冲、风府、环跳、委阳、绝骨等穴。

(4)椎动脉型:取至阳、中渚、太阳、风池、头维、玉枕、合谷、关冲等穴。

(5)交感神经型:取风府、风池、曲池、足三里、三阴交、百会、内关、劳宫等穴。一般留针12～20分钟,每日一次,12～15次为一疗程。

2.按摩、推拿治疗

按摩、推拿有舒筋活血、解痉镇痛、松解粘连、调节神经、去除关节嵌顿的作用。对于脊髓型肢体不全瘫痪的患者,按摩可防止关节僵直减轻肌肉张力,防止肌肉萎缩的作用。常用的手法有推、拿、按、摩、擦、揉、攘、捏、提、搓、摇、颤、弹、拨等。按摩手法很多,应按病情选择,禁用暴力扳、旋、拉颈部,以免肌肉拉伤,小血管破裂,甚至椎间盘脱出,使症状加重。

(六)药物疗法

1.镇痛药

疼痛重者可口服布洛芬、双氯芬酸、阿司匹林等。镇痛药对胃肠系统有一定刺激作用,老年人慎用。吲哚美辛栓50mg每晚塞入肛门,同时口服艾司唑仑1mg,镇痛效果好,尤其适用于因痛影响睡眠的患者。

2.营养神经系统的药物

常用维生素 B_1 和维生素 B_{12} 肌内注射,也可口服,一般 20 天为一疗程。

3.扩张血管药

常用地巴唑、烟草酸、尼莫地平等。

第二节　肩关节周围炎

一、概述

肩关节周围炎简称肩周炎,临床表现以疼痛与功能障碍为主要特征,多见于中年人和老年人,50 岁左右易患肩周炎,因而有"五十肩"之称。如肩关节疼痛持续 3 个月以上仍无肩关节功能障碍,可排除肩周炎。本病有自愈趋势,但病程较长,一般可达 2 年。

(一)病因

肩周炎的确切病因至今尚不十分清楚,部分患者可有局部外伤史或某些诱因如慢性劳损、局部受湿受寒等,或继发于肩部软组织及全身性疾病。肩周炎的发病可能与某些代谢障碍或局部循环障碍有关,临床表现可分为三个阶段。

(二)临床分期

1. 第 Ⅰ 期

第 Ⅰ 期是肩周炎的急性发病阶段,由炎症、疼痛而引起反射性肌肉痉挛等为主要病理变化,而无软组织粘连等是不可逆转的病理改变。临床表现以疼痛和肩关节的功能障碍为主要特征,是肩周炎的初期阶段。

2. 第 Ⅱ 期

第 Ⅱ 期是肩周炎的急性发病过程迁延至慢性的发病阶段,此时肩疼痛的症状减轻。但由于关节周围软组织在炎症反应以后发生挛缩、增生、肥厚和粘连等,严重限制了肩关节活动,所以此期为软组织发生器质性病理改变的阶段。

3. 第 Ⅲ 期

第 Ⅲ 期是炎症过程自行消退(如果自然发展的话),病理停止发展。所有的症状得到缓解,如果能坚持锻炼,功能可逐渐得到一定恢复,否则功能往往不会自行恢复。

二、临床表现

1. 多见于中老年人,女性多于男性,左侧多于右侧,也可两侧先后发病。

2. 肩关节疼痛:逐渐出现肩部某一处痛,与动作、姿势有明显关系。随病程延长,疼痛范围扩大,并牵涉到上臂中段;同时伴肩关节活动受限。如要增大活动范围,则有剧烈锐痛发生。患者初期尚能指出疼痛点,后期范围扩大,感觉疼痛来自肱骨。

3. 关节活动受限:体检可见三角肌有轻度萎缩,斜方肌痉挛。冈上肌腱,肱二头肌长、短头肌腱及三角肌前、后缘均可有明显压痛。肩关节以外展、外旋、后伸受限最明显,少数人内收、内旋也受限,但前屈受限较小。

4. 年龄较大或病程较长者,X 线平片可见到肩部骨质疏松,或冈上肌腱、肩峰下滑囊钙化征。

三、主要功能障碍

1. 肩关节疼痛。

2. 肩关节活动障碍:前屈障碍、后伸障碍、外展障碍。

3. 关节周围软组织粘连,活动受限。

4. 冻结肩影响日常生活活动障碍。

四、康复评定

本病的评估主要侧重于疼痛的程度评估,可采用视觉类比法,以及肩关节的 ROM 测量法。此外,由于肩关节活动受限,因而经常严重影响日常生活活动,所以还可进行综合性评估,如 ADL 评定等。

五、康复治疗

康复治疗的目的是缓解疼痛和促进肩关节活动功能的恢复。宜采取综合治疗,早期以消炎止痛为目的,晚期则以恢复关节活动功能为主。

(一)运动疗法

用以改善肩部的血液循环及营养代谢,松解粘连,增强肌力,促进肩关节活动功能的恢复,防止肌萎缩。

1. 徒手操

立位进行。

(1)腰前屈,上肢自然下垂,做前后、左右摆动及画圈动作。

(2)面对墙,足尖距墙一定距离,将患侧上肢前屈上举触墙上移至最高处。

(3)患侧对墙,足距墙一定距离,将患侧上肢外展上举以指尖触墙上移至最高处。

(4)背靠墙,屈肘,将上臂及肘部靠拢体侧并贴紧墙面,以双拇指触墙,再反向触胸。

(5)双手体前相握,前屈上举过头顶,触枕部。

(6)双手背后相握,以健侧带动患侧内收,再以拇指沿腰椎棘突上移至最高处。

2. 器械操

立位进行。

(1)棍棒操

1)双手体前握棒,臂前屈上举左右摆动。

2)双手背后握棒,臂后伸左右摆动,屈肘上提。

3)双手背后握棒,以健手握棒上端,患手反握棒下端,斜背棒并向健侧外上方拉推。

(2)吊环操,双手握住吊环,通过滑轮,以健肢拉动患肢外展和以健肢拉动患肢前屈上举。

(3)肩关节回转训练,面对回转训练器,调整手柄在滑动杠上的位置,使患肢伸直做绕环回转动作。

(4)肩梯操,面对或侧对肩梯,前屈或外展患肢用手指勾住阶梯牵拉患肩。

(5)拉力操,面对、侧对或背对拉力器,患手握住拉力绳柄,拉动训练患肩的相关肌肉。

3. 手法治疗

对肩周炎的手法治疗可以改善肩部的血液循环及营养代谢,缓解疼痛等临床症状,促进肩关节活动功能的恢复。依功能障碍的具体状况,选择针对性的手法治疗,常用的手法有:

(1)前屈障碍

1)前后向推动肱骨头,表示符号为 A、P、↑。

2)被动前屈活动。

（2）后伸障碍

1）后前向推动肱骨头，表示符号为 P、A、↓。

2）被动后伸活动。

（3）外展障碍

1）头足向推动肱骨头。

2）被动外展活动：每次应用 2～3 种手法，每种手法 60～90 秒，重复 3 遍。

4. 按摩

按摩是中国传统医学治疗肩周炎的有效方法之一，现介绍常用手法如下：

（1）松肩：患者坐位，肩部放松。术者站于患侧身后，用拇指推、掌根揉、五指捏等手法沿各肌群走向按摩 5～10 分钟，手法由轻到重，由浅到深。

（2）通络：取肩井、肩架、肩贞、中府、天宗等穴，每穴按压 1 分钟，以患者有酸、麻、胀感为宜。

（3）弹筋拨络：体位同上，首先术者以拇指尖端垂直紧贴肱二头肌长头肌腱，在肱骨结节间沟内，沿肌腱走向横行拨络。其次再沿喙肱韧带拨络，用拇指和食指、中指相对捏拿肱二头肌短头、肱二头肌长头、胸大肌止点等处，最后用捏揉手法放松局部。

（4）动摇关节：体位同上，首先术者与患手相握，用力抖动，边抖边做肩关节展收、屈伸、旋转、环绕等各方向的活动。另一手置做肩作揉捏，幅度由小到大，注意每次推拿应对其中一两个方位的摆动幅度要超过当时的活动范围，在下一次推拿时再选另两个方位。

（5）用抖法、搓法结束治疗。

按摩治疗每日 1 次，10 次为 1 个疗程。

（二）物理疗法

理疗能够改善肩部的血液循环及营养代谢，促进充血的消散、水肿的吸收，缓解肌肉痉挛，减轻疼痛，松解粘连。与运动疗法综合应用为宜。常用的物理疗法为：

1. 超短波疗法

宜用于早期，以消炎止痛。取患肩对置，微热量，15～20 分钟。

2. 微波疗法

宜用于早期，置圆形或鞍形辐射器于肩部，50～100W，15 分钟。

3. 超声波疗法

用于松解粘连，肩部接触法，$1.0～1.5W/cm^2$，10～15 分钟。

4. 调制中频电疗法

患肩对置，电量适度，20 分钟。

5. 电磁疗

置磁头于肩前、后部，交变或断续 20 分钟。

6. 红外线疗

肩部照射，20～30 分钟。

7. 蜡疗

肩部盘法，20～30 分钟。

8.漩水浴

38℃～40℃,20～30 分钟。

各种理疗法的疗程,宜每日 1 次,20～30 次为一疗程。

(三)药物疗法

1.消炎止痛膏

对于疼痛剧烈者,可适当选择应用。

2.封闭

以 1%普鲁卡因 2～5ml 加醋酸泼尼松 0.5～1ml,或其他针剂局部封闭,每周 1 次,共 2～3 次。

3.中药

(1)活血化瘀、通经活络、散寒祛湿药对症治疗。

(2)中药包局部湿热敷。

(四)针灸

选择针灸肩井、肩髃、肩髎、肩贞等穴位。另外,中医小针刀治疗肩周炎也有明显疗效。

第三节　类风湿关节炎

一、概述

类风湿关节炎(rheumatoid arthritis,RA)是一种以慢性、对称性、多关节炎为主的全身性自身免疫性疾病,其特点是关节痛和肿胀反复发作逐渐导致关节破坏、强直和畸形,是全身结缔组织疾病的局部表现,是致残率较高的疾病,其特征性的病理变化为非异性的滑膜炎症。

(一)发病概况

世界各地患病率以非洲黑人较低(肯定 RA 为 0.1%,可能 RA 为 0.5%)。以色列居民患病率略高(男 0.5%～1.3%;女 1.2%～3.1%)。德国农村患病率男性 5.7%、女性 3.0%,其他各地患病率为 0.4%～1.0%。美国按 1952 年的诊断标准,患病率为 0.3%～1.5%。我国人群患病率约为 0.3%～0.5%,男女之比约为 1∶4,约 80%的患者发病年龄为 20～45 岁。

(二)病因

发病原因尚不完全明确,与发病有关的因素有:

1.感染

病灶与本病发病有关。

2.遗传

本病患者 HLA－DRwu 抗原检出率明显升高,提示发病与遗传有关。

3.免疫功能紊乱

目前大量实验资料支持类风湿关节炎是免疫系统调节功能紊乱所致的炎症反应性疾病。

二、临床表现

(一)全身症状

通常起病缓慢,有乏力、食欲不振、全身肌肉痛、体重减轻、低热和手足麻木、刺痛等。

(二)局部症状

首先患者常表现为对称性的多关节炎,手的小关节如近端指间关节及掌指关节、腕、膝、足关节最常受累,其次为肘、踝、肩、髋关节等,表现为关节肿胀、疼痛、僵硬及活动受限,关节肿时温度增加,但表皮很少发红。指关节呈梭形肿胀。关节僵硬以晨间起床后最为明显,活动后减轻,称为晨僵。晚期可强直和畸形。常见的有手指的鹅颈状畸形,掌指关节向尺侧半脱位和手指的尺侧偏斜,腕、肘、膝、髋等关节强直于屈曲位,严重影响患者的正常活动,甚至生活不能自理。除四肢关节外,颞下颌关节及颈椎也易累及。

三、主要功能障碍

(一)关节活动受限

急性期主要与关节炎性渗出、肿胀、疼痛有关,慢性期主要与关节周围软组织粘连、挛缩、关节僵硬甚至强直、关节破坏、承重能力下降有关。关节肿胀是由于不同程度的滑膜增生变厚和滑膜积液,以浮沉触诊法可区分两者的不同程度。

(二)肌肉萎缩、肌力下降

常见于严重关节炎后期,与活动减少引起的肌肉失用性萎缩及体质下降、营养不良有关。

(三)晨僵

主要与关节炎性渗出、关节周围组织水肿和肌炎引起的肌紧张有关。

(四)心理、情绪的变化

患者常表现为忧郁、焦虑、悲观失望、情绪低落等,主要原因是类风湿关节炎病程长,反复发作,后期活动不便,日常生活、工作受到影响,生活质量下降。

(五)生活自理能力下降

早期与关节疼痛、肿胀、肌痉挛、关节活动受限有关,中、晚期与关节僵硬、关节软骨破坏、关节变形、关节周围软组织粘连、挛缩、肌肉萎缩无力等因素有关。

四、康复评定

(一)实验室检查

血红蛋白减少,为正细胞正色素性贫血,白细胞计数一般正常或降低,但淋巴细胞计数增加。大约 70%～80% 的患者类风湿因子阳性,但其他结缔组织疾病也可为阳性,注意鉴别。

(二)X 线表现

早期可见关节周围软组织肿大阴影,关节间隙因积液而增宽,骨质疏松,正常骨小梁排列消失以后关节软骨下有囊腔形成,附近骨组织呈磨砂玻璃样改变,关节间隙因软骨面破坏而逐渐狭窄。晚期关节间隙渐消失,最终出现骨性强直。

(三)类风湿关节炎活动期和稳定期的评估

一旦作出诊断,对活动期和稳定期应作出评定,以利于康复治疗的进行。美国风湿病协会临床协作委员会所制定的疾病活动性标准被广泛采用。

（四）关节活动度的评估

类风湿关节炎患者关节活动常受限,早期 RA 因软组织的挛缩而导致关节活动范围减小,晚期关节活动范围的受限常因骨性或纤维性强直所致。一旦关节活动受限,应作 ROM 评估,主动式 ROM 是被评估者自己力量能达到的活动范围,由肌肉主动收缩完成,依靠外界力量达到的称之为被动式 ROM,两者应同时评估,正常时两者得数应相等。被动式 ROM 得数在关节活动受限时,预示关节所能恢复之数。

评定的目的在于了解关节活动范围,了解病变关节是否具备功能性运动的最低要求,是否已影响日常生活活动的完成,从而决定康复治疗内容为各关节功能性运动最低要求。

一般认为手指伸展活动明显丧失,不会严重影响手功能,远端指间关节屈曲活动丧失少有影响功能,掌指关节(特别是小指和环指)轻度丧失屈曲功能,即有明显功能限制,拇指关节应注意其稳定性,掌腕关节没有前臂 30°的内旋,正常的对掌不可能影响。

（五）肌力的评估

肌力是指肌肉能产生最大的力强度,评估的目的在于了解肌力对残疾的影响。类风湿关节炎患者常发生关节周围肌肉萎缩,使肌力减弱。一般采用徒手肌力检查法,检查时尤其要评估患者手的握力和手指的捏力。因类风湿关节炎关节肿胀、畸形、挛缩和疼痛等,用一般握力计误差较大,常采用汞柱式血压计测量(将袖带卷折充气形成内压为 30mmHg 的气囊,令患者双手分别在无依托情况下,紧握此气囊,水银柱上升读数减去 30mmHg,即为实测握力数),连测 3 次,取其均值,一般认为男性低于 192mmHg,女性低于 146mmHg 为握力低下。

同时应进一步了解关节的稳定性,因为它与关节囊的厚薄、松紧、关节韧带的强弱、关节周围肌群的肌力有关。认为骨骼和韧带对关节的静态稳定起主要作用,肌力和拉力对动态稳定起重要作用。

影响测定肌力的因素有:疼痛、关节挛缩、肌肉痉挛、关节畸形、疲劳及肌肉不能产生最大收缩。

（六）疼痛的评估

RA 患者关节疼痛为其主要表现方式,常见疼痛原因为局部炎症、组织的破坏、继发感染、局部缺血坏死、骨质疏松合并椎体病理性骨折、畸形导致结构变化、腕管综合征和其他嵌压性神经疾患、修复后关节松动、合并纤维肌痛综合征等。疼痛常是患者最主要的主诉,应评定患者疼痛的部位、时间、性质、程度、诱发因素等,目前国际上常采用视觉模拟评分法(VAS),数字评分法(NRS)、文字描述评分法(VDS)等。

（七）步态分析与评估

患者由于疼痛、肌力减弱、关节挛缩、畸形等原因而造成各种异常步态。

1. 两腿长度不等跛行

因肌腱挛缩、关节畸形等原因,两腿长短不一,如长短之差不足 3.75cm 时,健侧肩抬高,短腿侧下垂,骨盆下降。摆动期,长腿侧膝、踝过度屈曲。如长短之差超过 3.75cm,短腿侧取代偿性足尖行走。

2. 髋关节活动受限步态

此时腰段出现代偿运动。骨盆和躯干倾斜,腰椎和健侧髋关节出现过度活动。

3.膝关节活动受限步态

膝屈曲挛缩小于30°,快走时能显示。屈曲挛缩大于30°,慢走时呈短腿跛行。膝关节伸直位强直时,为了摆动患肢,健腿做环形运动,髋关节升高,踮足行走。站位因膝不能屈曲至15°,结果骨盆和重心升高。

4.马蹄足畸形步态

为跨阈步态。患者腿相对变长,摆动期髋、膝弯曲增加。由于跟骨的畸形有效影响后蹬动作。

5.减痛步态

目的在于减少或避免患肢的负重而减轻疼痛,表现为站立相(患侧)时间缩短,迅速转为健侧站立相,步幅变短。脊椎疼痛时,步态变慢而对称,避免足跟着地时所产生震动。散关节疼痛时,患肢负重时,同侧肩下降,躯干稍倾斜,患肢外旋屈曲,避免足跟着地。膝关节疼痛时,患膝微屈以足趾着地行走。

(八)日常生活活动能力评估

RA患者在日常生活活动中如穿脱衣服、洗漱、移动体位、如厕等能力常有不同程度障碍。因涉及躯体功能不涉及言语、记忆、解决问题等功能,特称为躯体性ADL,评定方法一般采用MBI。对患者的日常生活活动能力进行评估,有助于治疗师制订具体的康复计划。应关注患者存在的能力而不是丧失了的能力,这样有助于建立患者的自尊心和自信心。当患者在做某些活动有困难时,为了更全面、更准确地了解患者的障碍情况,应进行活动分析,弄清在什么情况下活动时的哪个具体动作有困难,以明确患者在日常生活中所需要的帮助,有针对性地为患者提供生活辅助工具。

(九)畸形的分析

RA致残率较高,常与各种畸形有关,应当进行分析,以避免或矫正畸形。

1.手的畸形

(1)手内在肌萎缩,引起手指活动障碍。

(2)掌指、掌腕关节尺位偏。

(3)天鹅颈畸形,近端指间关节过伸,远端指间关节屈曲。

(4)纽扣花畸形,近端指间关节屈曲,远端指间关节过伸。

(5)垂指,肌腱断裂所致。

(6)Z形指,拇指关节不稳定,即掌指关节过伸,指间关节屈曲畸形(天鹅颈畸形)。

(7)掌指关节、近端指间关节半脱位、脱位、角度畸形。

2.腕关节畸形

(1)桡尺关节半脱位。

(2)4、5指伸肌腱的损害,常见为断裂,引起垂指。

(3)腕管综合征:腕关节肿胀,正中神经受压,拇指和第2、3、4指桡侧掌面感觉障碍,拇指外展肌萎缩。

(4)垂腕或伸直位强直,是RA最易出现强制的关节。

3.肘的畸形

(1)屈曲,前臂旋前畸形。

(2)伸直位强直。

4.肩的畸形

内收、内旋、前屈畸形。

5.足的畸形

(1)跖趾关节半脱位约占 67%。

(2)拇指外翻占 70%。

(3)爪形趾、上翘趾。

(4)足内、外翻、足弓塌陷。

6.踝的畸形

外翻、马蹄足畸形。

7.膝的畸形

(1)伸直强直。

(2)屈曲挛缩畸形。

(3)膝内外翻。

(4)膝半脱位。

8.髋的畸形

(1)屈曲挛缩。

(2)内收、外展障碍。

(3)伸直强直。

9.颈椎的畸形

(1)寰枢关节横韧带松弛的各种半脱位。

(2)颈椎前屈短缩畸形。

(3)痉挛性斜颈。

(十)心理功能评估

RA 患者,躯体因素和心理因素相互作用,容易形成恶性循环,原发躯体因素进一步恶化和复杂化,使治疗更趋向困难。所以应对患者进行心理分析和评估,了解其焦虑、抑郁、情感冲突等心理及情绪障碍的情况,从而采取针对性的心理护理及治疗。

五、康复治疗

康复治疗的目的:控制疼痛,控制炎症,维持和改善肌力、耐力活动,防止和(或)矫正畸形,保持日常生活活动能力的独立性,帮助患者达到最大可能的正常生活。必须根据炎症的不同时期来选择康复治疗和护理的方法,急性期的治疗重点是要关节休息,避免关节负重,合理使用物理治疗;亚急性期主要是维持关节活动度的训练,包括主动、被动活动;慢性期的治疗在于预防和矫正畸形,可通过体力锻炼、增加关节活动度和增强肌力、耐力等手段来实现。

(一)药物治疗

RA 治疗的黄金时间为发病的最初两年,而完成传统的"金字塔"型治疗所需的时间为 5～

8 年,所以"金字塔"型治疗方案已被联合用药所取代。美国风湿病学会提出 RA 治疗指南,指南立足于早期治疗,即建立明确诊断后三个月即开始应用改变病情的药物,其中首选氨甲蝶呤,一般改变病情药物可单独用,用药时间为三个月,如无效即转入联合用药(2 种或 2 种以上用药)。一旦联合用药或多种用药无效时,出现关节结构性改变可以考虑外科手术治疗。

常用药物:

1. 非甾体抗感染药(NSAID)

阿司匹林、吲哚美辛、萘普生等。

2. 改变病情抗风湿药物

氨甲蝶呤、金制剂等。

3. 免疫抑制剂

环磷酰胺、来氟米特等。

4. 肾上腺皮质激素

慎用于关节内注射。

5. 中成药

雷公藤、白芍总苷(帕夫林)等

(二)运动疗法

RA 患者关节灵活性减小,肌肉萎缩,肌力减退,耐力减少和心肺功能低下,通过适宜的运动疗法能改善关节活动功能而不会加重关节固有炎症。

运动疗法的目的在于增加和保持肌力、耐力,增加受累关节的稳定性,减少生物力学的应力;维持关节活动范围;改善步态的效率和安全性;增加骨密度,防止骨质疏松;减轻疼痛和僵硬,防止出现畸形;改善 ADL 和健康,增强交往能力。

1. 手法按摩、牵伸

急性期过后,对关节及其周围软组织进行按摩,有助于改善血液循环,减轻炎症、肿胀、疼痛,放松肌肉,解除组织粘连,提高关节活动能力。对水肿的关节或肢体可从远端向近端推按、轻揉、摩擦;对病变时间长的关节,应在关节周围寻找痛点或硬结,有重点地进行按揉,但应避免直接在关节表面上大力按压或使两关节面间用力摩擦;有关节僵硬、周围软组织粘连、挛缩时,在按摩后给予关节牵引,对关节周围软组织进行牵伸,可采用徒手牵伸,也可利用自身重量、滑轮或棍棒等牵伸。应注意:对有明显积液、关节不稳定、生物力学紊乱的关节应避免用力牵伸,晚期患者如过度牵伸会引起关节囊的破坏。

2. 肌力训练

在急性期或关节固定期,虽然关节不宜做运动,但为保持肌力,可进行等长收缩练习,以保护炎症性关节病变患者的肌力,可使肌肉产生最大张力而对关节的应力最小,每日只要有数次的最大等长收缩就能保持或增加肌力和耐力,对类风湿关节炎患者也是简便、安全、可行的方法。如仰卧时一侧下肢伸直上抬约 $10°$ 或在踝关节处加上 $1\sim2kg$ 重物再上抬,以训练臀大肌和臀中肌,每次持续用力 5 秒左右,然后稍休息一下,反复进行 $10\sim20$ 次。

恢复期或慢性期,可在关节耐受的情况下,加强关节主动运动,适当进行等张练习或抗阻练习。游泳池内或水中均是等张运动的良好环境,由于浮力使作用于关节的应力减少,一定的水温更有助于关节周围肌肉等软组织松弛,所以水中等张运动很适宜于类风湿关节炎患者,也可指导患者用滑轮、弹簧、沙袋等进行肌力训练。

3.关节体操练习

关节体操是在关节本身的活动方向及活动范围内所进行的活动,如关节的屈伸、旋转等,可以是在外力作用下的被动运动或自身用力的主动运动,也可以配合肌力训练,在负重的情况下进行运动。关节体操可有效地预防关节僵硬,改善关节活动能力,恢复关节活动范围。在做操前先对受累关节进行轻柔的按摩或热疗,可防止损伤,提高疗效。做操时用力应缓慢,切忌粗暴,应尽量达到关节最大的活动范围,但以不引起关节明显疼痛为度。如有条件在温水中练习关节体操,则既舒适效果也会更好。

(1)手指关节体操

1)用力握拳→张开手指。

2)各指分开→并拢。

3)各指尖轮流与拇指对指。

(2)腕关节体操

1)手指伸直,腕关节上、下摆动做屈伸练习。

2)手指平放,掌心向下,手向桡尺侧往返摆动。

3)手做环绕活动。

4)双手胸前合掌,两腕轮流背屈。

(3)肘关节体操

1)屈肘,手触肩→复原。

2)两臂自然靠在身旁,轮流屈、伸肘。

(4)前臂旋转体操

1)肘屈呈90°,做前臂旋前、旋后练习。

2)双手拧毛巾练习。

(5)肩关节体操

1)两臂伸直,向正前方平举→上举→放下。

2)两臂伸直,侧平举→上举→放下。

3)坐位或立位,两臂在背后伸直后引,躯干挺直。

4)直臂绕环或在屈肘的姿势下绕环。

(6)趾关节体操:足趾向上曲起→复原→向下卷曲→复原。

(7)踝关节体操

1)坐位或仰卧位,足背屈起→向下。

2)坐位或仰卧位,足向内摆(内收)→向外摆(外展)。

3)足踝绕环运动。

(8)膝关节体操

1)卧位,屈膝关节使足跟尽量靠近臀部,然后伸直。

2)坐位(膝屈位),伸展膝关节至最大范围,然后放下。

(9)髋关节体操

1)仰卧位,两腿轮流屈髋屈膝→伸直。

2)仰卧位(腿伸直),髋关节内收→外展。

3)仰卧位(膝伸直),髋关节内旋→外旋。

4)立位(膝保持伸直),直腿前踢(屈髋)→直腿后伸(伸髋)。

4.全身运动

类风湿关节炎会造成身体的慢性消耗,加之患者活动减少,因此可引起体质下降,身体虚弱,应适当进行全身活动,以保持整个身体处于良好状态。最好能进行适量的耐力运动,它对锻炼心肺功能,改善糖及脂肪代谢具有突出作用。常用的项目有行走、跑步、自行车、游泳等,应用时应根据关节炎情况和心肺功能确定强度。全身运动常用于类风湿关节炎恢复中后期,增强心血管功能,提高体质。

5.训练顺序及训练量

(1)当软组织紧张所致关节活动受限,首先应当先进行被动的关节牵张,再用主动关节活动范围训练;如无关节活动受限,用保持关节活动范围的主动训练;当关节生物力学状态良好时,先用等长收缩,继之用等张收缩以加强肌力训练。

(2)避免训练过量,训练后疼痛超过2个小时,出现过度疲劳,虚弱无力现象加重,原有关节活动度减少,关节肿胀增加均视为运动量过度,应当进行适当调整,运动后疼痛如经夜间休息能恢复,表明运动量是合适的。每次运动后,必须有适量的休息。

(三)其他物理因子治疗

1.冷疗

常用于关节急性炎症期肿痛明显时,具有镇痛、降低肌张力、解除痉挛、减少炎症渗出、抑制滑膜的胶原酶的作用,可使急性关节炎的破坏受到遏制。有条件的可采用冷疗设备,一般可用冰块、冰袋、冰水等,每天1~2次,每次15~20分钟。患有发作性寒冷性血红蛋白尿、冷球蛋白血症和雷诺病(现象)患者禁用。

2.热疗

热作用于神经末梢和肌梭γ纤维,具有镇静、止痛作用,还能增加胶原黏弹性,减少肌痉挛,增加肌肉及关节周围组织柔韧性,改善局部血液循环,减轻水肿,有助于增大关节的活动范围。一般除关节急性炎症期及发热患者外均可使用,单独热疗法产生短时间疼痛缓解,与主动训练相结合则疼痛缓解明显且持久,肌力和功能得到改善,僵硬减轻。

(1)透热疗法:有短波、微波、超声波等。短波透热对浅表肌肉加热最好,用于解除肌痉挛;微波用于加热浅表和较深层肌肉,此两种透热形式在有金属植入物时不宜使用。超声波其热的穿透比短波或微波深,可深入皮下5cm左右,选择性为骨所吸收,是加热关节和关节周围组织较好的方式。值得注意的是关节的透热疗法能使关节腔内的温度升高,而RA关节腔温度由30.5℃升至36℃,来源于滑膜的胶原酶溶解软骨的活性增加4倍。在类风湿关节炎的治疗时,如使用不当能加速病变关节的破坏,所以透热疗法在RA的应用宜慎重,一般选用无热量。

(2)浅表热疗法:所产生热深入组织不超过3~4cm,不会引起关节腔温度升高,在大关节反射性使关节腔温度降低。有人认为长时间的应用于关节,也能使关节腔温度升高,特别是小关节。所以治疗时间以不超过 20 分钟为宜。浅表热主要用于训练和牵引前的松弛组织、减轻疼痛、增加 ROM,但有循环障碍或感觉障碍者禁用,可选用红外线、蜡疗、热敷、水疗等,如结合中草药热洗或热敷,效果会更好。

3. 药物导入治疗

可采用直流电导入疗法或超声导入疗法,后者效果更好。

4. 低中频脉冲电疗法

具有镇痛、促进局部血液循环和消炎的作用。间动电流疗法常用于镇痛和促进局部血液循环,适用于类风湿关节炎继发纤维肌痛症者。经皮电刺激疗法对受累软组织镇痛效果较好。干扰电流疗法在受累关节交叉处对置,对关节深部消炎、消肿、镇痛效果好。音频电疗法有较好的松解粘连作用,对关节囊肥厚或关节粘连者可用。

5. 水疗法

利用水的静压、温度、浮力及所含成分,以不同方式作用于人体来防治疾病和促进康复的方法,十分适宜 RA 患者,水温 38～40℃,最佳治疗时间为 20 分钟。

(1)水作为一种安全而有效的介质为许多风湿性疾病患者所采用。水中运动能缓解疼痛和肌肉痉挛,通过主动或被动运动可增加肌力,保持或增加关节活动范围,改善活动功能。

(2)矿泉很适宜于 RA 患者的康复治疗,其中以硫化氢泉和氧泉效果最佳。矿泉具有抗变态反应、消炎的作用,能激活结缔组织细胞,活跃垂体、肾上腺皮质和性腺功能,还能调节自主神经功能,改善末梢循环、纠正异常代谢、防止关节强直、恢复肌肉功能,此外还具有水疗的其他作用,但患者如有明显全身症状如疲劳、发热、血沉、C 反应蛋白升高,局部炎症明显及有关节外表现,如心包炎、心肌炎、血管炎等,应暂停矿泉治疗。

6. 其他

如弱激光、磁疗等也较常用于类风湿关节炎的治疗。

(四)作业疗法

1. 日常生活活动训练和自助具的应用

日常生活活动训练的目的在于训练患者在病残范围内从事日常家庭生活、工作和娱乐活动,得以发挥出最好的功能。应根据患者的病情、功能情况等选择针对性的作业活动,以提高患者的实际功能及日常生活能力。RA 患者 ADL 能力训练以行走、修饰、穿脱衣、进食等动作作为前提,通过训练让患者自身来完成,必要时需要借助支具或自助器以使患者独立完成日常生活所需的动作。日常生活活动训练应循序渐进,消除依赖心理,提高熟练度和技巧度。

2. 助行器具

RA 患者有时需要一定辅助步行的用具以支持身体重量和保持平衡,确实难以完成站立、无法步行的只能使用轮椅。

拐杖、手杖的选择:实质上,这些是一种上肢伸长的替代形式。用以弥补患肢所失去的支撑、平衡和负重功能。使用手杖要求上肢及肩的肌力正常,平衡状态良好。使用拐杖要求患者的上肢肌力及体力处于良好状态。如肘关节稳定性差,用前臂支持金属片的拐杖。肘关节不能伸时用月台形拐杖,前臂可依托在平台上,手握住平台上突出的扶手。腕关节伸肌肌力减弱,腕部稳定性不佳用有腕关节固定带的拐杖。一般来说手杖能承受体重的 20%～25%。单侧前臂拐杖最大承受的体重为45%。双腋拐能承受体重的80%。

3.矫形器的应用

RA患者除了合理应用运动疗法外,还应采用矫形器,通过力的作用防治畸形。矫形器具有稳定、支持、助动、矫正、保护等功能。夹板功能与矫形器相似,目的在于减少炎症,使肢体处于最佳功能位,保护术后关节的组合,对紧张肌腱和韧带提供牵引并增加其功能。RA患者以手、足畸形为多见,常用矫形器。

(1)上肢常用矫形器

1)制动夹板:制动手和腕,宜于活动期RA患者夜间使用,也用于腕管综合征或伸肌肌腱炎。

2)功能性腕夹板:夹板伸至掌中纹,允许手指活动,防止腕关节屈曲,用于腕关节炎症期。

上述两种夹板的应用,在早期RA患者有可能延缓尺位偏的发生,减轻疼痛,减轻滑膜的炎症和水肿。

3)功能性拇指柱式夹板:用来缓解腕掌疼痛和骨关节炎的指间关节疼痛。

4)功能性腕上翘夹板:缓解腕管综合征的疼痛。

5)小环状夹板:减轻天鹅颈和纽扣花畸形。

(2)下肢常用矫形器

1)用于前足病:所穿的鞋应宽而深,便于容纳瞬趾外翻、上翘趾、爪形趾。鞋底松软,避免跖骨头及形成的胼胝受压。鞋跟要低,不可超过15cm,为了减少跖骨头受压还可采用:

A.鞋底摇杆:由硬质材料制成,置于鞋底相当跖骨头连线近心端,与此线平行,中间厚约0.5～1.0cm,前后较薄。行走时因摇杆出现滚动,将跖骨头处压力转移至跖骨体,保护病变部位不再受压。

B.跖骨杆:直式或弧式,由硬质皮革制成。作用类似鞋底摇杆,但行走时不产生滚动。

2)用于后足病:首先应作生物力学评估,确信病变和脚本身有关,而不是近心端。

A.鞋底楔块:用皮革制成,置鞋底内或外侧,厚约0.2～0.5cm,矫正功能性内外翻及固定性内外翻,改善足的承重能力。

B.软跟矫正鞋:用柔软的橡皮海绵块置入鞋内外底间,减少行走时对足跟、踝关节产生震动。用于跟骨骨刺、踝关节炎。

C.鞋跟突出:向跟部内外侧突出,增加跟及距下关节稳定,限制后足内外翻,也可以加固后帮,防止足内外翻。

D.托马斯及反托马斯鞋跟:托马斯跟在鞋跟内缘高出0.3～0.5cm,向前延至舟骨下方,增加对足弓的支持,用于平足。反托马斯跟是在鞋跟外侧加厚延长,用于轻度足内翻。

E.短肢矫正鞋:一侧下肢短缩≥2.5cm时,应同时垫高鞋底和鞋跟。如垫高较多时,为便于迈步,垫高侧仍应较健侧稍低。

(五)传统中医康复

中医对RA患者的治疗,以祛风、通络、散寒、止痛、除湿为原则,同时辅以推拿疗法、针灸疗法、传统运动疗法、火罐疗法、中药疗法等。

第四节 脊髓损伤

一、概述

脊髓损伤(spinal cord injury,SCI)是由于各种致病因素引起脊髓结构和功能损害,造成损伤水平以下脊髓功能障碍,包括感觉和运动功能障碍,反射异常及大、小便失禁等相应的病理改变,也就是常见的四肢瘫(颈段脊髓损伤)、截瘫(胸、腰段脊髓损伤),是一种严重致残性损伤。脊髓损伤是一种引起患者生活方式变化的严重疾病,很多患者因此生活不能自理,需要有人照料,如护理不当,还会发生压疮、泌尿系统感染、呼吸系统感染等严重并发症。现代医学在脊髓损伤的药物治疗、手术治疗、康复治疗方面有重大进展。在脊柱脊髓损伤患者的诊治过程中,脊髓损伤康复就显得尤为重要,脊髓损伤康复能够使患者在尽可能短的时间内,用较少的治疗费用,得到最大限度的功能恢复,以提高患者的生活质量,减轻家庭、社会负担,为患者回归社会奠定基础。

(一)病因

脊髓损伤的原因依时代、地区、国情或文化习惯的不同而异,过去以战伤、煤矿事故为多,近年来交通事故、工农业劳动灾害事故急剧增加,而运动外伤与日常生活中的损伤也引起了人们的注意。

概括起来有:①外伤(交通事故、坠落、跌倒等)有时伴有脊柱骨折脱位,有时不伴有脊柱损伤而单纯脊髓损伤;②脊柱、脊髓发生的肿瘤及血管畸形;③分布到脊髓的血管阻塞;④脊髓的炎症;⑤脊髓被压迫:韧带骨化、椎间盘突出、变形性、退行性脊柱疾患等;⑥其他疾病:先、后天畸形,脱髓性变性疾病,代谢性疾病,脊柱结核等。

(二)构建新型康复服务模式

脊髓损伤者治疗困难,伤后障碍多,并发症多,是残疾人中最为困难的一个群体。目前,我国有脊髓损伤者超过 120 多万人,并以每年约 1 万人的速度递增。为了改善脊髓损伤者的生活质量,我国正在积极构建立足社区的新型康复服务模式"中途之家"。

从 2009 年起,中国肢残人协会在上海、浙江、河南、广西等省区市的 12 个单位开展了脊髓损伤者"中途之家"试点工作。借鉴国外和我国台湾地区的康复模式,立足社区,利用现有社会政策和康复资源,实现了机构训练和社区训练相结合、专业指导与病友互助相结合、集中训练与自主训练相结合的新型康复模式。在上海召开的"中途之家"试点工作总结大会上,中国残疾人联合会主席张海迪表示,目前脊髓损伤在世界范围内都是一个医学难题,还没有最好的医疗方法。但试验和实践表明,正确的康复训练可以帮助患者重建功能,提高生活自理能力。"中途之家"成为脊髓损伤者从病床回归到社会途中的"家",许多脊髓损伤者通过积极的治疗和训练,重新回归社会,潜能得到了发挥,精神也获得了解放。

(三)分类

1.按损伤的部位分

(1)四肢瘫:指由于脊髓腔内脊髓神经组织的损伤造成颈段运动、感觉功能的损害和丧失。

四肢瘫引起上肢、躯干、大腿及盆腔脏器的功能损害,不包括臂丛病变或椎管外周围神经的损伤。

(2)截瘫:指椎管内神经组织的损伤造成脊髓胸、腰或骶段的运动、感觉功能损害或丧失,其上肢功能完好,不包括腰髓丛病变或椎管外周围神经的损伤。

2.按损伤的程度分

(1)不完全性损伤:如果发现神经损伤平面以下包括最低位骶段保留部分感觉或运动功能,这种损伤为不完全性损伤。骶部感觉包括肛门黏膜皮肤连接处和深部肛门的感觉,运动功能检查是用手指肛检确定肛门外括约肌的自主收缩。

(2)完全性损伤:是指骶段感觉、运动功能完全消失。

二、临床表现

(一)运动障碍表现

表现为肌力、肌张力、反射的改变。

1.肌力改变

主要表现为脊髓损伤平面以下肌力减退或消失,造成自主运动功能障碍。颈段脊髓中央管周围神经组织的损伤导致的运动、感觉功能损伤和丧失称四肢瘫,表现为上肢、躯干、大腿及盆腔脏器的功能障碍。椎管内神经组织的损伤造成脊髓胸、腰的运动、感觉功能损害或丧失称截瘫,截瘫不涉及上肢功能。

2.肌张力改变

主要表现为脊髓损伤平面以下肌张力的增强或降低,影响运动功能。

3.反射功能的改变

主要表现为脊髓损伤平面以下反射消失、减弱或亢进,出现病理反射。

(二)感觉障碍表现

主要表现为脊髓损伤平面以下感觉(痛温觉、触压觉及本体觉)的减退、消失或感觉异常。

1.不完全性损伤

感觉障碍呈不完全性丧失,病变范围和部位差异明显;损伤部位在前,表现为痛、温觉障碍;损伤部位在后,表现为触觉及本体觉障碍;损伤部位在一侧,表现为对侧浅感觉障碍、同侧触觉及深部感觉障碍。

2.完全性损伤

损伤平面以上可有痛觉过敏,损伤平面以下感觉完全丧失,包括肛门周围的黏膜也丧失。

(三)括约肌功能障碍表现

主要表现为膀胱括约肌和肛门括约肌功能障碍,如尿潴留、尿失禁和排便障碍。脊髓损伤早期膀胱无充盈感,呈无张力性、神经源性膀胱,膀胱充盈过度时出现尿失禁。排便功能障碍是因结肠反射缺乏,肠蠕动减慢,导致排便困难,称神经源性大肠功能障碍。如排便反射破坏,发生大便失禁,称弛缓性大肠。

(四)自主神经功能障碍表现

表现为排汗功能和血管运动功能障碍,出现高热及 Guttmann 征,张口呼吸,鼻黏膜血管扩张、水肿而发生鼻塞,心动过缓,直立性低血压,皮肤脱屑及水肿,指甲松脆和角化过度等。

（五）临床综合征

1. 中央综合征

病变几乎只发生于颈段，尚存骶部感觉，上肢肌力减弱重于下肢。

2. 布朗—塞卡尔氏综合征

病变造成较为明显的同侧本体感觉和运动的丧失，对侧的痛温觉丧失。

3. 前柱综合征

病变造成不同程度的运动和痛温觉丧失，而本体感觉存在。

4. 圆锥综合征

脊髓的圆锥损伤和锥管内的腰神经根损伤，常可引起膀胱、肠道和下肢反射消失。

5. 马尾综合征

椎管内的腰骶神经根损伤引起膀胱、肠道及下肢反射消失。

（六）临床并发症表现

呼吸系统并发症、深静脉血栓形成、疼痛、异位骨化、压疮、关节挛缩等。

三、主要功能障碍

1. 运动障碍

表现为肌力、肌张力、反射的改变。

2. 感觉障碍

主要表现为脊髓损伤平面以下感觉（痛温觉、触压觉及本体觉）的减退、消失或感觉异常。

3. 括约肌功能障碍

主要表现为膀胱括约肌和肛门括约肌功能障碍，如尿潴留、尿失禁和排便障碍。

4. 自主神经功能障碍

表现为排汗功能和血管运动功能障碍。

5. 颈段脊髓损伤

四肢瘫；胸、腰段脊髓损伤——截瘫。

6. 日常生活活动能力障碍

严重影响生活质量。

四、康复评定

评定的内容：首先掌握患者的全身状态及心理状态，其次以各种方法判明患者的残疾程度，即残存的恢复能力，并判明妨碍恢复的因素，计算两者之差，即可正确判明其恢复潜力。把一个动作从各个角度分析，使脊髓损伤患者能够完成这些动作并进行训练。

（一）肌力测定

肌力测定通常使用：0 级，不能动；1 级，能动；2 级，良；3 级，优；4 级，正常。5～6 级分级采用徒手肌力检查法。徒手肌力分级评定标准见康复评定章节。

（二）关节活动度测定

不让关节活动，可使肌肉及肌腱短缩，关节周围软组织的柔软性减少或消失，导致关节挛缩，活动范围减少。关节活动范围受限将成为生活动作的极大障碍。使用关节活动度测定仪测定并记录。

(三)感觉测定

感觉评定用于确定感觉平面。大致分为浅部感觉测定、深部感觉测定和固有感觉测定等使用器械或徒手检查并记录。

(四)呼吸测定

脊髓损伤患者(特别是颈髓损伤患者)中,由于贮备肺活量低下而引起咳痰能力及耐久性低下,这对功能训练的内容或质量将产生较大的影响。对呼吸型和咳嗽的力量进行评定,对最大呼气及吸气时,胸廓扩张以及肺活量进行测定。

(五)功能独立性测定

为了反映脊髓损伤对个体患者的影响,评估患者功能恢复的变化和通过治疗所取得的进步,必须要有一个标准的日常生活能力的测定,即功能独立性测定(functional independence measure,FIM),包括评价入院时、住院中、出院时6个方面的内容、18个项目。每一项按完成情况评为7个等级,最高为7级,最低为1级,最后计算FIM总分。FIM基本反映了患者的生活能力及需要借助依赖的程度,体现出脊髓损伤后主要的功能障碍在患者生活能力方面的表现。

(六)平衡测定

脊髓损伤的完全麻痹区,因感觉消失,不能辨认位置。平衡测定,大致分为伸腿坐位评定和轮椅上评定。伸腿坐位的评定分为六个阶段来观察姿势保持能力,所以主要评定保持时间的长短和徒手抵抗。

(七)其他评定和测定

反射的检查、痉挛的检查、制作支具及轮椅时的评定、住宅构造评定等。

(八)心理、社会状况评估

脊髓损伤患者因有不同程度的功能障碍,患者会产生严重的心理负担及社会压力,对疾病康复有直接影响。要评估患者及家属对疾病及康复的认知程度、心理状态、家庭及社会的支持程度。

五、康复治疗

(一)脊髓损伤康复目标

每个患者的康复目标都有所不同。最有效的康复路线取决于:损伤的类型(疾病或创伤——颈段、胸段或腰段);患者的现有功能水平;患者的需求和个体化目标;患者的社会经济和环境状态。

1.完全性脊髓损伤患者的康复目标为维持残存功能,并学会如何在以后的生活中防止并发症(意即如何适应新的生活方式)。这类患者需要有足够的心理支持,还要对其房屋进行适应性修改,并提供相应的支具或其他永久性辅助器具以帮助行走、吃饭、写字等。

2.不完全性损伤患者康复目标的设定则需针对其想要重获的功能,因为对他们而言,部分功能的恢复更有可能。

3.短期目标应根据患者的现有情况每周制定一次。长期目标的制定则需参照评定结束后患者的主观愿望,每两周评定一次,如果没有达到目标,就要继续治疗或调整原定目标。

4.如果能在正确评定的基础上进行有效的训练,最大限度地发挥残存功能,使患者早日回归家庭并重返社会。脊髓损伤后,通过患者及康复工作者的共同努力,依其损伤平面及轻重程度,其恢复程度只能达到如下的目标:完全性损伤及不完全性损伤的功能预后大不相同,在制定康复目标时要注意损伤水平(平面)以功能最大限度水平(平面)为准。

(二)脊髓损伤外科治疗

外科治疗的主要目标是:①对骨折脱位进行复位,纠正畸形;②椎管减压,有利于脊髓功能恢复;③坚强内固定重建脊柱稳定性;④有利于开展早期康复。颈脊髓完全性损伤存在脊髓受压者减压后还可促进颈脊神经根性恢复,从而改善上肢功能,为进一步提高患者康复水平创造了条件。手术仅是脊柱脊髓损伤治疗的重要环节,而非全部,其主要目的是重建脊柱的稳定性、椎管减压以促进脊髓功能的恢复,为早期康复训练创造条件。在正确及时的急救处理、外科治疗和药物治疗的同时,开展早期康复可以最大限度地减少脊髓损伤并发症,并促进神经功能恢复。如果术后不及早开展康复治疗,外科治疗就失去了其重要意义,这对完全性脊髓损伤患者尤其重要。

(三)脊髓损伤功能训练

1.训练计划

动作训练应尽早开始。伤后如果不能来训练室时,应在床边开始进行动作训练。动作训练要达到的目标,在伤后与回归社会之前的内容有所不同。一般将伤后脊柱骨折脱位治疗的卧床期称为急性期,身边的活动能自理时的训练为离床期,设计好出院后的生活而进行训练为社会回归准备期。

2.关节活动范围(ROM)的训练

(1)急性期关节活动范围的训练:急性期以维持伤前正常的关节活动范围为目标,此时瘫痪为弛缓性,所以暴力操作易引起软组织的损伤,有可能形成异位骨化。须缓慢活动关节。

(2)离床期关节活动范围的训练:离床期为经内固定及治疗脊柱骨折部位已经稳定,允许坐起的时期。急性期由治疗者被动进行,而离床期则由患者自己动作以扩大关节的活动范围。关节活动范围训练的目的在于动作训练能够顺利地进行,如有关节挛缩阻碍动作训练时则应由康复治疗师积极采取对策。

(3)社会回归准备期关节活动范围的训练:此期的患者即将出院,出院后的健康管理则由患者自己去完成,与排泄及皮肤管理的方法相同,有必要指导患者自己去进行关节活动范围的训练。

3.肌力增强训练

肌力增强训练如同关节活动范围训练,按照各个时期进行。

(1)急性期肌力增强训练:此时的训练在于预防卧床期间产生的肌力下降。训练时以不引起疼痛为准,进行等长运动及左右对称性运动。

(2)离床期肌力增强训练:离床期要积极进行肌力强化训练,目的是有助于获得各种动作,尤其是脊髓损伤者,要想达到用上肢支撑体重,需要有足够的肌力来达到肩及肘关节的稳定。方法有:胸腰髓损伤者用铁哑铃等逐渐增强训练,颈髓损伤者用重锤、滑轮、橡皮带,或康复治疗师的徒手阻力法,坐位训练及支撑动作,或驾驶增加负荷的轮椅,反复地进行动作训练,以达到肌力的增强。

(3)回归社会准备期的肌力增强训练:此期患者身边动作已能自理,乘坐轮椅的时间已增长,所以与入院初期相比已大不相同。训练内容有一对一动作训练及由各种运动而提高肌力及耐力,应积极参与集体训练并与其他患者进行竞争。

4.翻身、支撑、起坐、坐位移动训练

(1)翻身动作训练

1)为易于完成翻身动作,许多患者利用上肢的反作用来加大上半身的旋转运动量,抓住床栏和床单而使上半身强力旋转。

2)翻身的训练:不抓物品的翻身方法,交叉两下肢施行肘伸展,双上肢向翻身相反方向水平旋转肘伸展,双下肢努力向翻身方向摆动,旋转一继上身而旋转骨盆,完成翻身。变俯卧位时,先旋转上身,用双肘撑住,然后再旋转骨盆及下肢,完成到腹卧位的翻身动作。

(2)支撑动作训练

1)支撑动作的必要条件:上肢要有充分的肌力,尤其肩胛带周围的肌力是必需的。四肢瘫者中,斜方肌在使躯干上提时起重要作用,支撑使躯干前倾则三角肌等肩关节屈肌群起重要作用。四肢瘫臀部不能向后上方抬起。腘绳肌的紧张对增加坐位姿势的稳定性是必要的,支撑动作是预防压疮和自己变换姿势和位置的基本动作。

2)截瘫者支撑动作训练:手撑在大粗隆的侧方,肘伸展,肩胛带下牵,抬起臀部。开始训练时用支撑台,由此便有效使上肢长度加长,易于完成上提动作。然而在抬起状态下,臀部向左右前后活动,在抬臀训练动作练习中,在足跟与垫子之间铺上易滑动板而减轻摩擦,由康复治疗师帮助完成。臀部能高抬后练习向高处转移,此时为保护臀部皮肤,要把垫子铺在台上。膝手位(即匍匐爬位)进行骨盆控制的练习,有助于上肢肌力及平衡能力的改善。

3)四肢瘫者的训练:四肢瘫者中,将失去的姿势予以恢复的能力很重要。为此,运动开始时仅能做些残存能力小的动作,为提高姿势复原的能力,在垫上、轮椅上向前后、左右破坏平衡,然后做恢复姿势的训练。四肢瘫者不能充分抬起臀部时,可在屈膝状态下练习抬起动作。

(3)起坐动作训练

1)截瘫患者起坐动作的训练:为完成起坐动作需要力量将接近水平的躯干训练移到接近于坐位的姿势,起坐后再训练返回水平位的姿势,逐渐减少倾斜的角度。用肘的起坐方法:①仰卧位将头抬起;②头颈部屈曲的同时肩部伸展与内收使肘呈支撑位;③用单侧肘移动体重并伸展对侧肘;④手撑在后方承重,另一侧肘也伸展,用两手支撑。

翻身起坐的方法:截瘫者的翻身起坐训练:①利用反作用进行动作,准备向翻身相反方向摆动上肢。②上肢用大力气向翻身侧摆动并翻身。③用翻身侧的肘支撑体重,然后在躯体转动时以对侧的手支撑。

2)四肢瘫痪者的坐位训练:颈髓损伤者坐位训练开始的早期多出现直立性低血压症状,此时用站立斜台慢慢增加直立性低血压的耐受。从将头抬起30°开始,如有不适就立即回到仰卧位。轮椅坐位训练为得到稳定性,为应对直立性低血压,多使用高靠背轮椅。坐位稳定、低血压症状减少后再由高靠背轮椅换至普通轮椅。

3)四肢瘫者起坐训练:四肢瘫者起坐动作的方法有数种,根据瘫痪水平、残存肌力、关节活动范围等来选择合适的方法进行训练。为了能够在任何情况下都能坐起,要学会多种方法。

①抓住几根绳的起坐方法:利用右前臂将绳子卷起,拉起躯干的同时,左肘靠近躯干并拉起身体,手移向躯干近处,上半身拉成直角;放下绳子,手撑于床面,双手支撑躯干。②抓住床栏的起坐方法:翻向右侧的前臂要事先拉住床栏,翻身到半侧卧位,左手背屈勾住床栏,用双上肢用力拉起上身,屈伸头颈部,利用反作用将右肘的位置慢慢地移蹭向下肢侧。

（4）移动与转移动作训练

1）截瘫者的训练:坐位移动（支撑动作中的移动）:在支撑状态下上抬臀部,向前、后、左、右移动,也可用此方法上下阶梯。

2）轮椅与床间的转移:①轮椅与床斜对着放,不使用扶手,向轮椅垫的前方移动,在轮椅座位上横向移动。②臀部旋转向床上移动,康复治疗师站在患者的前方辅助及指导。

3）轮椅与垫子及地面间的转移:①从轮椅转移到地面的方法:轮椅与垫子成直角,尽可能接近,转移动作中,重量加于前方而后轮浮起,双手放在扶手上,或单手及肘放在垫上,向前方移动下降,足板为帆布时,用它来下降,完成从轮椅转移到地面。②从垫子上到轮椅的方法:利用上肢及背肌肌力,臀部向后上方抬起,与轮椅成向后并稍斜向接近。尽可能把扶手压在垫子下,臀部上抬并转移,也有先乘坐到帆布上再坐的方法。

4）四肢瘫者的训练:肱三头肌残存者臀部上提的动作不充分时,如同截瘫者将轮椅斜向接近,也可指导在下肢屈曲位完成转移动作。

（5）坐位平衡训练:截瘫者在无靠背的情况下能保持轮椅的坐位,由背阔肌及残存的骶棘肌的作用,躯干从前倾位回到站立位,则动作易于完成,所以有效使用上肢肌力,可大旋转扶手轮（扶轮）。四肢瘫者,躯干的动态平衡难以维持,因而对四肢瘫者要调整轮椅坐垫及靠背的角度与高度,以得到稳定姿势的坐位。由于对轮椅的改善而在某种程度上补充了四肢瘫者平衡能力的不足。

5.步行训练

步行训练、站立:站立对于心理、生理、职业、休闲等均有益。站立可使心脏得到强化,改善周身循环,站立使内脏得到适当的位置关系,改善呼吸及消化功能,有利于尿从膀胱排出,有利于尿路感染的预防,站立使下肢及背部肌肉伸展而减少坐位时承重部位的压力。站立训练首先是由斜台站立开始,逐渐使之达到站立位,这样即可避免直立性低血压引起的眩晕或昏厥。站立在心理上也居重要地位,利用站立轮椅则可与其他人在同一高度相接触或接近环境。站立可增加社交、休闲和劳动的机会,回到原工作岗位,并提高了在家庭环境内的活动性。

（四）辅助器具康复训练

1.颈髓损伤

根据患者功能情况选配高靠背轮椅或普通轮椅,上颈髓损伤可选配电动轮椅。早期活动时可佩戴颈托,对需要的患者可配制手功能位矫形器、踝足矫形器（AFO）等,多数患者需要进食、穿衣、打电话、书写等自助具,坐便器、洗澡椅可根据情况选用。

2.胸1～4脊髓损伤

常规配制普通轮椅、坐便器、洗澡椅、拾物器。符合条件者可配备截瘫步行矫形器（RGO等）或髋膝踝足矫形器（HKAFO）,配合助行架、拐杖、腰围等进行治疗性站立和步行。多数患者夜间需要踝足矫形器（AFO）维持足部功能位。

3.胸 5~腰 2 脊髓损伤

大部分患者可通过截瘫步行矫形器(RGO)或膝踝足矫形器(KAFO)配合步行架、拐杖、腰围等进行功能性步行,夜间使用踝足矫形器(AFO)维持足部功能位。常规配制普通轮椅、坐便器、洗澡椅可根据情况选用。

4.腰 3 及以下脊髓损伤

多数应用踝足矫形器(AFO)、四脚拐或手杖等可独立步行,但部分患者仍需要轮椅、坐便器、洗澡椅。

第七章　传染病防治

第一节　艾滋病

一、概论

艾滋病是获得性免疫缺陷综合征（acquired immunodeficiency syndrome，AIDS）的简称，是由人免疫缺陷病毒（human immunodeficiency virus，HIV）感染引起的慢性传染病。主要经性接触、血液和母婴传播。HIV 主要破坏 $CD4^+$ T 淋巴细胞，导致机体细胞免疫功能受损或缺陷，继而发生各种机会性感染或肿瘤，临床表现多种多样。

二、病原学及发病机制

(一)病原学

(1)HIV 为单链 RNA 病毒，属于反转录病毒科，慢病毒属中的人类慢病毒组。

(2)HIV 为直径 $100\sim120nm$ 的球形颗粒，由核心和最外层的包膜两部分组成。核心包括两条单股 RNA 链、核心结构蛋白和病毒复制所必需的酶类（反转录酶、整合酶、蛋白酶）。核心外面为病毒衣壳蛋白(P24、P17)。

(3)HIV 基因组全长约 9.2kb，含有 gag、pol、env3 个结构基因，2 个调节基因(tat 反式激活因子、rev 毒粒蛋白表达调节子)和 4 个辅助基因(nef 负调控因子、vpr 病毒 r 蛋白、vpu 病毒 u 蛋白和 vif 病毒感染因子)。

(4)HIIV 可分为 HIV-1 型和 HIV-2 型，HIV-1 可分为不同的亚型，包括 M 亚型组（主要亚型组）、O 亚型组和 N 亚型组，其中 M 组有 A、B、C、D、E、F、G、H、I、J 和 K 11 个亚型。目前全球流行的主要是 HIV-1。HIV-2 的生物学特性与 HIV-1 相似，但 HIV 变异性很强，以 env 基因变异率最高。

(5)HIV-2 传染性和致病性均较低。

(6)HIV 在外界环境中的生存能力较弱，对热敏感，$56℃$ 处理 30min 可使 HIV 在体外对人的 T 淋巴细胞失去感染性，但不能完全灭活血清中的 HIV；$100℃$ 20min 可将 HIV 完全灭活。一般消毒剂如 75% 的乙醇、碘酊、过氧乙酸、戊二醛、次氯酸钠等对 HIV 有良好的灭活作用，但紫外线和 γ 射线不能灭活 HIV。

(二)发病机制

HIV 主要侵犯人体免疫系统，包括 $CD4^+$ T 淋巴细胞、巨噬细胞和树突状细胞，表现为 $CD4^+$ T 淋巴细胞数量不断减少，导致免疫功能缺陷，引起各种机会性感染和肿瘤的发生。

1.病毒动力学

HIV 进入人体后，24~48 小时内到达局部淋巴结，5 天左右在外周血中可以检测到病毒成分。

2.HIV 感染与复制

HIV 需借助于易感细胞表面的受体进入细胞,包括第一受体(CD4,主要受体)和第二受体(CCR5 和 CXCR4 等辅助受体)。根据 HIV 对辅助受体利用的特性可将 HIV 分为 X4 和 R5 毒株。HIV 在人体细胞内的感染过程包括如下。

1)吸附及穿入:HIV-1 感染人体后,选择性地吸附于靶细胞的 CD4 受体上,在辅助受体的帮助下进入宿主细胞。

2)环化及整合:病毒 RNA 在反转录酶作用下,形成 cDNA,在 DNA 聚合酶作用下形成双股 DNA,在整合酶的作用下,新形成的非共价结合的双股 DNA 整合入宿主细胞染色体 DNA 中,这种整合的病毒双股 DNA 即前病毒。

3)转录及翻译:前病毒被活化而进行自身转录时,病毒 DNA 转录形成 RNA,一些 RNA 经加帽加尾成为病毒的子代基因组 RNA;另一些 RNA 经拼接成为病毒 mRNA,在细胞核蛋白体上转译成病毒的结构蛋白和非结构蛋白,合成的病毒蛋白在内质网核糖体进行糖化和加工,在蛋白酶作用下裂解,产生子代病毒的蛋白和酶类。

4)装配、成熟及出芽:Gag 蛋白与病毒 RNA 结合装配成核壳体,通过芽生从细胞质膜释放时获得病毒体的包膜,形成成熟的病毒颗粒。

3.CD4$^+$T 淋巴细胞数量减少和功能障碍

(1)直接损伤:HIV 对受感染细胞的溶解破坏和诱导细胞凋亡。

(2)间接损伤:gp120 与 CD4$^+$T 细胞结合使之成为靶细胞,受到 CD8$^+$ 细胞毒性 T 细胞(CTL)介导的细胞毒作用及抗体依赖性细胞毒(ADCC)作用而造成免疫损伤破坏,导致 CD4$^+$T 细胞减少。

(3)生成减少:HIV 感染骨髓干细胞,使 CD4$^+$T 细胞生成减少。

4.单核吞噬细胞功能异常

(1)单核吞噬细胞被 HIV 感染后,部分细胞功能异常,抗 HIV 和其他病原体感染能力下降。

(2)诱导产生一种与 NF-κB 核因子抗原性相结合因子,防止细胞凋亡,使 HIV 在单核吞噬细胞中持续复制,成为病毒贮藏场所,并可携带 HIV 透过血-脑屏障,引起中枢神经感染。

5.B 细胞功能异常

B 细胞表面低水平表达 CD4 分子,可被 HIV 感染,导致 B 细胞功能异常,出现多克隆化,循环免疫复合物和外周血 B 细胞增高,对新抗原刺激反应降低等。

6.自然杀伤细胞(natural killer cell;NK cell)异常

HIV 感染者 NK 细胞数量减少,监视功能受抑,使 HIV 感染者容易出现肿瘤。

7.异常免疫激活

HIV 感染后,免疫系统可出现异常激活,并与 HIV 血浆病毒载量有相关性,随疾病进展,免疫活化水平也不断升高。

三、流行病学

(一)传染源

HIV 感染者和艾滋病患者是本病的传染源。

(二)传播途径

HIV 主要存在于感染者和患者的血液、精液、阴道分泌物、乳汁中,目前公认的传播途径主要有:①性接触传播(包括同性、异性和双性性接触);②经血液及血制品传播(包括共用针具静脉吸毒、介入性医疗操作等);③母婴传播(包括产前、产中和产后);④其他接受 HIV 感染者的器官移植、人工授精或污染的器械等,医务人员被 HIV 污染的针头刺伤或破损皮肤受污染等职业暴露。

(三)人群易感性

人群普遍易感。男性同性恋者、静脉药物依赖者、性乱者、多次接受输血及血制品者如血友患者都属于高危人群。

(四)流行特征

艾滋病自发现至今在全球肆虐,截至 2014 年年底,全球估计共有 3600 万名 HIV 感染者。新发感染者总体呈下降趋势,2014 年全球新增感染者 200 万,撒哈拉非洲地区仍是全球感染者最多的地区,感染者占全球 HIV 感染者总数的 63%。

我国 HIV 总体感染率维持在低水平,估计为 0.06%。截至 2015 年 10 月,全国报告存活的 HIV 感染者和艾滋病患者共计 57.5 万例,死亡 17.7 万例。传播途径以性接触传播为主,其次为注射吸毒,经性接触途径感染 HIV 的人数明显增加,疫情正从高危人群向一般人群扩散。2015 年 1～10 月新增病例 9.7 万。感染者中,93.8% 经性接触途径感染(66.6% 异性、27.2% 同性),6.2% 经注射使用毒品、受污染血液及母婴传播感染。

四、临床表现

(一)临床分期

从感染 HIV 到终末期是一个较为漫长的过程,不同阶段 HIV 相关的临床表现也是多种多样。目前参照我国 HIV 相关诊疗指南,将艾滋病分为急性期、无症状期和艾滋病期。

1. 急性期

(1)通常在初次感染 HIV 后 2～4 周。

(2)症状轻,以发热最为常见,可伴有咽痛、盗汗、恶心、呕吐、腹泻、皮疹、关节痛、淋巴结肿大及神经系统症状。

(3)持续 1～3 周后缓解。

(4)此期血中可检出 HIV－RNA 和 P24 抗原,而 HIV 抗体则在感染后数周才出现。

(5)CD4$^+$T 淋巴细胞计数一过性减少,同时 CD4/CD8 比值也可倒置。

2. 无症状期

(1)可由急性期进入此期,或无明显的急性期症状而直接进入无症状期。

(2)此期持续时间一般为 6～8 年。其时间长短与病毒的数量、型别、感染途径、机体免疫状况、营养条件及生活习惯等因素有关。

(3)CD4$^+$T 淋巴细胞计数逐渐下降,同时具有传染性。

3. 艾滋病期

(1)感染 HIV 后的最终阶段。

(2)CD4$^+$T 淋巴细胞计数明显下降,多<0.2×10^9/L(200/mm^3)。

（3）HIV 血浆病毒载量明显升高。

（4）主要临床表现为 HIV 相关症状、各种机会性感染及肿瘤等。

HIV 相关症状包括：持续 1 个月以上的发热、盗汗、腹泻；体重减轻 10% 以上；部分患者表现为神经精神症状，如记忆力减退、精神淡漠、性格改变、头痛、癫痫及痴呆等。

持续性全身性淋巴结肿大包括如下。

1）除腹股沟以外有两个或两个以上部位的淋巴结肿大。

2）淋巴结直径≥1cm，无压痛，无粘连。

3）持续时间 3 个月以上。

常见的机会性感染及肿瘤包括如下。

1）呼吸系统：卡氏肺孢子虫肺炎（PCP），肺结核，复发性细菌、真菌性肺炎。

2）中枢神经系统：隐球菌脑膜炎、结核性脑膜炎、弓形虫脑病、各种病毒性脑膜脑炎。

3）消化系统：白念珠菌食管炎，巨细胞病毒性食管炎、肠炎，沙门菌、痢疾杆菌、空肠弯曲菌及隐孢子虫性肠炎。

4）口腔：鹅口疮、舌毛状白斑、复发性口腔溃疡、牙龈炎等。

5）皮肤：带状疱疹、传染性软疣、尖锐湿疣、真菌性皮炎和甲癣。

6）眼部：巨细胞病毒性及弓形虫性视网膜炎。

7）肿瘤：恶性淋巴瘤、卡波西肉瘤等。

（二）实验室检查

1.血常规

白细胞、血红蛋白及血小板减少。无特异性。

2.免疫学检查

$CD4^+$ T 淋巴细胞进行性减少，$CD4^+/CD8^+$ 比值倒置。流式细胞仪可检测 $CD4^+$ T 淋巴细胞绝对值。

3.病毒及特异性抗原和抗体检测

（1）抗体检测：是 HIV 感染诊断的金标准。经初筛试验（采用 ELISA、化学发光法或免疫荧光法）和蛋白质印迹法（Western blot，WB）两步。

（2）抗原检测：ELISA 法检测血清 HIV p24 抗原，有助于窗口期及新生儿早期感染的诊断。

（3）病毒载量检测常用方法：反转录 PCR、核酸序列依赖性扩增、分支链 DNA 信号放大系统和实时荧光定量 PCR 扩增。病毒载量测定为了解疾病进展，提供抗病毒治疗依据，评价疗效，指导调整治疗方案为早期诊断提供参考。

（4）耐药检测：通过测定 HIV 基因型和表型的变异了解药物变异情况。

4.其他检查

根据患者的临床症状，可以选择相应的病原学检测，痰、血、脑脊液、粪等培养/涂片；X 线检测；头颅 CT/MRI；组织活检等。

五、诊断

诊断原则：HIV/AIDS 的诊断需对流行病学史（包括不安全性生活史、静脉注射毒品史、输入未经抗 HIV 抗体检测的血液或血液制品、HIV 抗体阳性者所生子女或职业暴露史等)、临床表现和实验室检查等进行综合分析,慎重作出诊断。

诊断 HIV/AIDS 必须是 HIV 抗体阳性(经确认试验证实),而 HIV RNA 和 P24 抗原的检测有助于 HIV/AIDS 的诊断,尤其是能缩短抗体窗口期和帮助早期诊断新生儿的 HIV 感染。

(一)急性期

诊断标准:患者近期内有流行病学史和临床表现,结合实验室 HIV 抗体由阴性转为阳性即可诊断,或仅实验室检查 HIV 抗体由阴性转为阳性即可诊断。

(二)无症状期

诊断标准:有流行病学史,结合 HIV 抗体阳性即可诊断,或仅实验室检查 HIV 抗体阳性即可诊断。

(三)艾滋病期

(1)原因不明的持续不规则发热 38℃以上,>1 个月。

(2)慢性腹泻次数多于 3 次/日,>1 个月。

(3)6 个月之内体重下降 10% 以上。

(4)反复发作的口腔白念珠菌感染。

(5)反复发作的单纯疱疹病毒感染或带状疱疹病毒感染。

(6)肺孢子虫肺炎(PCP)。

(7)反复发生的细菌性肺炎。

(8)活动性结核或非结核分枝杆菌病。

(9)深部真菌感染。

(10)中枢神经系统占位性病变。

(11)中青年人出现痴呆。

(12)活动性巨细胞病毒感染。

(13)弓形虫脑病。

(14)青霉菌感染。

(15)反复发生的败血症。

(16)皮肤黏膜或内脏的卡波西肉瘤、淋巴瘤。

诊断标准:有流行病学史、实验室检查 HIV 抗体阳性,加上述各项中的任何一项,即可诊断为艾滋病。HIV 抗体阳性,而 $CD4^+$ T 淋巴细胞数 $<0.2×10^9/L(200/mm^3)$,也可诊断为艾滋病。

六、鉴别诊断

(一)原发性 $CD4^+$ 淋巴细胞减少症

少数原发性 $CD4^+$ 淋巴细胞减少症患者可以并发严重机会性感染,与 AIDS 相似,但无 HIV 感染流行病学资料,HIV-1 和 HIV-2 病原学检查阴性可与 AIDS 鉴别。

(二)继发性 $CD4^+$ 淋巴细胞减少症

多见于放化疗或免疫抑制剂治疗后的肿瘤及自身免疫性疾病患者,根据病史可区别。

七、治疗

(一)高效抗逆转录病毒治疗(highly active anti—retroviral therapy,HAART)

1. 治疗目标

最大限度地抑制病毒的复制,保存和恢复免疫功能,降低病死率和 HIV 相关性疾病的发病率,提高患者的生活质量,减少艾滋病的传播。

2. 开始抗逆转录病毒治疗的指征和时机

(1)成人及青少年开始抗逆转录病毒治疗的指征和时机:在开始进行抗逆转录病毒治疗前,如果患者存在严重的机会性感染,应控制感染后,再开始治疗。

如果无法检测 CD4$^+$ 细胞数并且出现临床症状的时候,淋巴细胞总数≤$1.2×10^9$/L($1200/mm^3$)时可以开始 HAART。

以下情况建议治疗:高病毒载量($>10^5$copies/ml);CD4$^+$ 细胞每年下降$>0.1×10^9$/L($100/mm^3$);心血管疾病高风险;合并活动性 HBV、HCV 感染;HIV 相关肾病;妊娠。

(2)婴幼儿和儿童开始 HAART 的指征和时机:婴幼儿期,对于<18 个月的婴儿,其体内有来自母体的抗 HIV 抗体,应首先用 PCR 法检测 HIV RNA,阳性可早期诊断 HIV 感染;也可用 PCR 法两次检测 HIV RNA 阳性也可诊断 HIV 感染。

无临床症状,CD4$^+$ T 淋巴细胞的百分>25%,建议延迟治疗、定期随访,监测临床表现、免疫学及病毒学指标的变化。

3. 目前国内现有抗逆转录病毒(antiretrovirus,ARV)药物介绍

分为四类,即核苷类逆转录酶抑制剂(nucleoside/nucleotide analogues,NRTIs)、非核苷类逆转录酶抑制剂(non—nucleoside reverse transcriptase inhibitors,NNRTIs)、蛋白酶抑制剂(protease inhibitors,PIs)和整合酶抑制剂(integrase inhibitors)。

4. 成人及青少年几种推荐用药方案

根据目前国际上已有的 ARV 药物可以组成以 2NRTIs 为骨架的联合 NNRTI 或 PI 方案,或 3NRTIs 方案等,需要提出的是,每种方案都有其优缺点,如毒性、耐药性对以后治疗产生的影响、实用性和可行性等,需根据患者的具体情况来掌握。现以我国已有药物为基础推荐以下几种组合方案:

(1)一线推荐方案:TDF(或 AZT)+3TC+EFV(或 NVP)。

(2)替代方案:①AZT+3TC+LPV/r;②TDF+3TC+LPV/r。

5. 特殊人群的抗病毒治疗

(1)儿童:①一线治疗方案:ABC+3TC+EFV,适用于 3 岁以上或体重>10kg 能够吞服胶囊的儿童;3 岁以下或体重<10kg 儿童可选用:ABC/AZT+3TC+LPV/r。②替代方案:<3 岁:ABC/AZT+3TC+NVP;3~10 岁:AZT/TDF+3TC+NVP/EFV/LPV/r;>10 岁:TDF/AZT+3TC+NVP/EFV/LPV/r。

(2)孕妇:孕妇与成人开始抗病毒治疗的时机相同,一般原则是孕前已应用 HAART 的,不建议停用治疗;原方案中无 AZT,在可能的情况下,应加入 AZT;未开始治疗的孕妇在怀孕的前 3 个月一般不推荐治疗。不主张应用含 d4T 的方案。怀孕的前 3 个月应避免应用 EFV。①推荐一线方案:AZT+3TC+LPV/r。②替换方案:TDF/AZT+3TC+NVP(NVP 仅用于

CD4$<0.25\times10^9$/L 的孕妇)。

(3)合并结核分枝杆菌感染:避免同时开始 HAART 和抗结核治疗。目前倾向于抗结核治疗 2 周后,尽快开始 HAART 治疗。

4)合并乙型肝炎病毒感染:治疗方案中应至少包含 2 种对 HBV 有抑制作用的药物,推荐 3TC 联合 TDF。单独治疗 HBV 时选择对 HIV 无作用的药物,如干扰素等。避免单独使用拉米夫定,以免 HIV 产生耐药。

5)合并丙型肝炎病毒感染:CD4$^+$T 细胞$>0.35\times10^9$/L(350/mm^3)时,可先抗 HCV 治疗;CD4$^+$T 细胞$<0.2\times10^9$/L(200/mm^3)时,考虑先抗 HIV 治疗,待免疫功能有所恢复时再进行抗 HCV 治疗。但若有肝炎活动,则可考虑先行抗 HCV 治疗。

6)静脉药物依赖者:治疗原则与普通患者相同,但需注意抗病毒药物与美沙酮之间的相互作用及患者依从性。

7)疗效的评估:疗效主要通过 3 个方面进行评估:病毒学指标、免疫学指标和临床症状,病毒学改变是最重要的指标。①病毒学指标:应用 HAART 方案治疗的患者,大多数患者血浆中病毒载量的水平 4 周内应下降 1 个 log 以上,在治疗后的 3～6 个月,病毒载量即可达到检测不到的水平。②免疫学指标:经 HAART 治疗 3 个月后,CD4$^+$T 淋巴细胞计数与治疗前相比增加了 30% 即提示治疗有效,或在治疗一年后 CD4$^+$T 淋巴细胞计数增长 0.1×10^9/L(100/mm^3),提示治疗有效。③临床症状:治疗有效时,临床症状得到缓解,机会性感染的发病率和艾滋病的死亡率大大降低。

(二)常见机会性感染的诊治与预防

1.肺孢子虫肺炎

(1)诊断:①起病隐匿或亚急性,干咳,气短在活动后加重,可有发热、发绀,严重者发生呼吸窘迫;②肺部阳性体征少,或可闻及少量散在的干湿啰音;③胸部 X 线检查可见双肺从肺门开始的弥漫性网状结节样间质浸润,有时呈毛玻璃状阴影;④血气分析低氧血症,严重病例动脉血氧分压(PaO$_2$)明显降低,常在 60mmHg 以下;⑤血乳酸脱氢酶常升高;⑥确诊依靠病原学检查发现肺孢子虫的包囊或滋养体,如痰液或支气管肺泡灌洗/肺组织活检等。

(2)治疗

1)对症治疗:包括卧床休息,吸氧,注意水和电解质平衡;如进行性呼吸困难明显,可人工辅助呼吸。中重度患者(PaO$_2$<70mmHg 或肺泡-动脉血氧分压差>35mmHg),可用激素对症治疗。具体用法:泼尼松 40mg 每日 2 次口服 5 天,改 20mg 每日 2 次口服 5 天,20mg 每日 1 次口服至抗 PCP 结束;如静脉用甲泼尼龙,用量为上述泼尼松的 75%。

2)病原治疗:首选复方磺胺甲噁唑 9～12 片/日(TMP 每日 15mg/kg,SMZ 每日 100mg/kg),口服,每日 3～4 次,疗程 2～3 周。复方磺胺甲噁唑针剂(剂量同上),每 6～8 小时一次,静滴。

3)替代治疗:方案一:氨苯砜+甲氧苄啶。氨苯砜 100mg,口服,每日 1 次;甲氧苄啶 200～400mg,口服,每日 2～3 次,疗程 2～3 周。方案二:克林霉素+伯氨喹。克林霉素 600～900mg,静注,每 6 小时 1 次,或 450mg 口服,每 6 小时 1 次;伯氨喹 15～30mg,口服,每日 1 次,疗程 2～3 周。方案三:喷他脒 3～4mg/kg,每日 1 次,缓慢静滴(60 分钟以上),疗程 2～

3周。

（3）预防

1）预防指征：CD4$^+$ T 淋巴细胞计数＜0.2×10^9/L（200/mm^3）的成人和青少年，包括孕妇及接受 HAART 治疗者。

2）药物选择：首选复方磺胺甲噁唑，体重≥60kg 者，2 片/日，体重＜60kg 者，1 片/日。替代药品有氨苯砜和 TMP。

3）患 PCP 的患者经 HAART 治疗使 CD4$^+$ T 淋巴细胞增加到＞0.2×10^9/L（200/mm^3）并持续≥6 个月时，可停止预防用药。如果 CD4$^+$ T 淋巴细胞计数又降低到＜0.2×10^9/L（200/mm^3）时，应重新开始预防用药。

2.结核病

（1）诊断：艾滋病合并结核病的诊断需要结合临床表现、辅助检查、病理学检查，以及影像学检查结果来进行综合判断，尤其要注意发生于 HIV 感染者的结核病在临床表现以及诊断方面有其自身特点，不能将一般结核病的诊断方法简单地套用于艾滋病合并结核病的诊断中，在进行诊断时应注意患者的免疫功能状态。

（2）治疗：HIV 患者合并结核病，治疗原则与常规抗结核治疗方法相同，但疗程应适当延长。抗结核药物使用时应注意与抗病毒药物之间存在相互作用及配伍禁忌。

1）治疗药物：异烟肼（H）、阿米卡星（A）、利福平（R）、利福喷汀（L）、乙胺丁醇（E）、对氨基水杨酸钠（PAS）、吡嗪酰胺（Z）及链霉素（S）。

2）化疗方案[列举 2 个初治常见化疗方案如下，更多治疗方案见《中国结核病防治规划实施工作指南》（2008 年版）]：2HRZE/4HR：强化期：2 个月，H、R、Z、E 每日 1 次；继续期：4 个月，H、R 每日 1 次。2H3R3Z3E3/4H3R3：强化期：2 个月，H、R、Z、E 隔日 1 次；继续期：4 个月，H、R 隔日 1 次。

（3）预防：患者的 CD4$^+$ T 淋巴细胞计数＜0.2×10^9/L（200/mm^3）时，可进行预防性化疗，其方案是：①异烟肼＋利福喷汀，连续服用 4～6 个月；②异烟肼，连续服用 12 个月。

需注意：不是必须对艾滋病患者进行结核病的药物预防。

3.分枝杆菌感染

（1）诊断：临床症状类似活动性结核病，但全身播散性病变更为常见。确诊：血培养、痰培养、支气管肺组织活检、痰支气管冲洗物培养为非结核分枝杆菌。

（2）治疗：治疗同结核病的治疗。鸟分枝杆菌（mycobacterium avium，MAC）治疗。

1）首选方案：克拉霉素每次 500mg，2 次/日（阿奇霉素 600mg/d）＋乙胺丁醇 15mg/kg 每日（分次服）；重症患者可同时联合应用利福布汀（300～600mg/d）或阿米卡星（10mg/kg 每次肌内注射，1 次/日），疗程 6 个月。

2）替代方案：利福布汀（300～600mg/d）＋阿米卡星（10mg/kg 每次，肌内注射，1 次/日）＋环丙沙星（每次 750mg，2 次/日），疗程 6 个月。

（3）预防

1）非结核分枝杆菌病的预防不是必需的。

2）当艾滋病患者 CD4$^+$ T 淋巴细胞＜0.05×10^9/L（50/mm^3）时，可预防性治疗，以减少发生播散性 MAC 的概率。

3)预防方案:克拉霉素每次 500mg,2 次/日;或阿奇霉素,1200mg/周。

4)如患者经 HAART 治疗使 CD4$^+$T 淋巴细胞增加到>0.1×10^9/L(100/mm^3)并持续≥6 个月时,可停止预防用药。

4.巨细胞病毒视网膜脉络膜炎

(1)诊断:临床常见的表现为快速视力下降,常常先一侧发病,后逐渐累及另一侧。确诊有赖于眼底镜检查。

(2)治疗

方案一:更昔洛韦 5mg/kg 每天,分为 2 次静滴,2~3 周后改为 5mg/kg 每天,每日 1 次,静滴,终身维持。病情危重或单一药物治疗无效时可联用膦甲酸钠 90mg/kg 静滴,每日 2 次。若为视网膜炎也可球后注射更昔洛韦。药物副作用:可引起白细胞减少、血小板减少和肾功能不全。

方案二:膦甲酸钠 90mg/kg 静滴,每日 2 次,应用 2~3 周后改为长期 90mg/kg 静滴,每日 1 次。可导致肾功能不全,恶心及电解质紊乱,若肌酐清除率异常,则需调整剂量。

(3)预防

1)CD4$^+$T 淋巴细胞计数<0.2×10^9/L(200/mm^3)的 AIDS 的患者,应定期检查眼底。一旦出现巨细胞包涵体病(cytomegalic inclusion disease,CID),应积极治疗。

2)对于 CD4$^+$T 淋巴细胞计数<0.05×10^9/L(50/mm^3)的 AIDS 的患者应常规给予预防服药(更昔洛韦口服)。

3)经 HAART 治疗有效的患者,若 CD4$^+$T 淋巴细胞计数>0.1×10^9/L(100/mm^3)且持续≥6 个月时可以考虑停止预防给药。

5.弓形虫脑病

(1)诊断

1)弓形虫脑病常发生在 CD4$^+$T 淋巴细胞计数<0.1×10^9/L(100/mm^3)的患者。

2)临床表现为局灶性或弥漫性中枢神经系统损害,有头痛、低热、嗜睡、躁动和昏睡,局灶症状包括癫痫和脑卒中。其他症状包括:复视、偏盲、失明、步态不稳、肌阵挛、颤动、人格改变、幻觉和晕厥。

3)脑膜炎不常见。

4)影像学检查:头颅 CT 为一个或多个低密度病灶,扫描呈环状或结节样增强。头颅 MRI 较 CT 更敏感,典型的 MRI 表现为颅内多发长 T1 和长 T2 信号。

5)确诊依靠脑活检。

(2)治疗

1)首选治疗:乙胺嘧啶(负荷量 100mg,口服,2 次/日,此后 50~75mg/d 维持)+磺胺嘧啶(1~1.5g,口服,4 次/日),疗程一般为 3 周,重症患者和临床、影像学改善不满意患者疗程可延长至 6 周以上。

2)不能耐受者和磺胺过敏者可以选用克林霉素每次 600mg,静脉给药,每 6 小时给药一次,联合乙胺嘧啶。为减少血液系统的不良反应,合用甲酰四氢叶酸 10~20mg/d。

（3）预防

1）对 CD4$^+$T 细胞计数＜0.1×10^9/L(100/mm^3)且弓形虫体抗体 IgG 阳性的患者应常规用复方磺胺甲噁唑 2 片/日预防。

2）对既往患过弓形虫脑病的患者要长期用乙胺嘧啶(25～50mg/d)＋联合磺胺嘧啶(2～4g/日)预防。

3）患者经 HAART 治疗使 CD4$^+$T 细胞增加到＞0.2×10^9/L(200/mm^3)并持续≥3～6 个月时，可停止预防用药。

4）对弓形虫抗体阴性，CD4$^+$T 细胞计数＜0.1×10^9/L(100/mm^3)的患者应避免弓形虫感染。具体措施包括：肉类食物应在－20℃冷藏；肉类食物要煮熟(至少 60℃以上)以杀灭组织中的包囊；蔬菜水果要清洗干净；不养宠物。

6.真菌感染

（1）诊断：临床诊断为真菌感染，常见的是念珠菌感染和新型隐球菌感染。

（2）治疗

1）念珠菌感染：口腔念珠菌感染的首选治疗是制霉菌素局部涂抹加碳酸氢钠漱口水漱口，如果对上述治疗无反应，可以给予如下治疗：氟康唑：每次 50～100mg，口服，1 次/日，疗程 1～2 周；食管念珠菌感染：氟康唑首剂 200mg/d，后改为每次 100mg，1 次/日，应用 1～2 周，重症患者氟康唑可增加剂量和延长疗程；对复发性念珠菌感染建议氟康唑 100mg/d，长期服用。

2）新型隐球菌脑膜炎：诱导治疗：经典方案为两性霉素 B＋氟胞嘧啶。两性霉素 B 从每天 0.02～0.1mg/kg 开始，逐渐增加剂量至 0.5～0.75mg/kg，最高剂量不超过 50mg/d。氟胞嘧啶每日 100～150mg/kg，分 3～4 次口服。两性霉素 B 不良反应较大，不能耐受者可用两性霉素 B 脂质体。诱导治疗期至少 2 周，在脑脊髓液培养转阴后进行巩固期治疗。替代方案为氟康唑 400mg/d＋氟胞嘧啶。

巩固治疗：至少 8 周，氟康唑 400mg/d 口服。

维持治疗：至少 1 年，氟康唑 200mg/d 口服，至患者通过 HAART 治疗 CD4$^+$T 淋巴细胞＞0.2×10^9/L(200/mm^3)后，持续≥6 个月可停药。

降颅压治疗首选甘露醇，颅压不易控制者可行腰椎穿刺术帮助降低颅压，重症者可行侧脑室外引流或脑脊髓液脑室腹腔分流术。

3）肺隐球菌感染：推荐使用氟康唑，400mg/d 口服或静脉滴注，疗程 6～12 个月，如抗病毒治疗后 CD4$^+$T 淋巴细胞＞0.1×10^9/L(100/mm^3)在治疗 1 年后停止氟康唑维持治疗。

（3）预防

1）一般不推荐一级预防。

2）如患者反复出现假丝酵母菌感染或感染的程度较重，可考虑预防用药，首选氟康唑每次 200mg，1 次/天口服。

3）对于曾患隐球菌感染的患者需长期维持治疗以防止复发，首选氟康唑每次 200mg，1 次/天口服，也可使用同剂量的伊曲康唑替代。

4）患者 CD4$^+$T 淋巴细胞＞0.2×10^9/L(200/mm^3)并持续≥6 个月时，可停止预防用药。

5）当 CD4$^+$T 淋巴细胞＜0.2×10^9/L(200/mm^3)时，需再次给予预防性治疗。

（三）HIV 职业暴露后处理

HIV 职业暴露是指卫生保健人员在职业工作中与 HIV 感染者的血液、组织或其他体液等接触而具有感染 HIV 的危险。

1. 暴露危险度评估

（1）确定具有传染性的暴露源，包括血液、体液、精液和阴道分泌物。脑脊髓液、关节液、胸腔积液、腹水、心包积液、羊水也具有传染性，但其引起感染的危险程度尚不明确。

（2）暴露源危险度的分级

1）低传染性：病毒载量水平低、无症状或高 CD4 水平。

2）高传染性：病毒载量水平高、AIDS 晚期、原发 HIV 感染、低 CD4 水平。

3）暴露源情况不明：暴露源所处的病程阶段不明、暴露源是否为 HIV 感染，以及污染的器械或物品所带的病毒载量不明。

（3）发生职业暴露的途径：暴露源损伤皮肤（刺伤或割伤等）和暴露源沾染不完整皮肤或黏膜。如暴露源为 HIV 感染者的血液，那么经皮肤损伤暴露感染 HIV 的危险性为 0.3％，经黏膜暴露为 0.09％，经不完整皮肤暴露的危险度尚不明确，一般认为比黏膜暴露低。

2. HIV 职业暴露后的处理原则

（1）用肥皂液和流动的清水清洗被污染局部。

（2）污染眼部等黏膜时，应用大量等渗盐水反复对黏膜进行冲洗。

（3）存在伤口时，应轻柔挤压伤处，尽可能挤出损伤处血液，再用肥皂液和流动清水冲洗伤口。

（4）用 75％的乙醇或 0.5％的碘伏对伤口局部进行消毒，并包扎处理。

3. HIV 职业暴露后预防性抗逆转录病毒治疗

（1）治疗方案

1）基本用药方案：AZT＋3TC 为首选组合，替代方案为：d4T＋3TC，TDF＋FTC。

2）强化用药方案：基本用药方案＋LPV/r，基本用药方案＋EFV。妊娠妇女发生职业暴露，如处于孕期前 3 个月应避免使用依非韦伦，因其具有致畸形作用。

（2）开始治疗的时间及疗程：在发生 HIV 暴露后尽可能在 2 小时内进行预防性用药，最好不超过 24 小时，即使超过 24 小时，也建议实施预防性用药。

八、预防

（一）管理传染源

高危人群普查 HIV 感染，加强国境检疫。

（二）切断传播途径

（1）加强艾滋病防治知识宣传教育。

（2）高危人群用安全套。

（3）严格筛查血液及血制品，使用一次性注射器，严格消毒医疗器械。

（4）对 HIV 感染孕妇采取干预措施，进行母婴阻断，降低新生儿感染率。

（三）保护易感人群

目前疫苗正在研制中，尚无 HIV 有效疫苗。

第二节　淋病

一、概论

淋病(gonorrhea)是淋病奈瑟菌(简称淋球菌)感染所引起,其最常见的表现是泌尿生殖系统的化脓性炎症。在临床上,淋病包括有症状的、无症状的泌尿生殖系统的淋球菌感染,眼、咽、皮肤、直肠、盆腔等部位的感染,以及血行播散性感染。淋病是性传播疾病的主要病种之一,其潜伏期短、传染性强,如不及时治疗,可出现严重的并发症和后遗症,导致感染者生理上和心理上的不良后果。

二、病原学及致病机制

(一)病原学

淋病的病原体即淋病奈瑟菌,1879 年由 Neisseria 首次分离出。属奈瑟球菌科,奈瑟球菌属。淋球菌呈肾形,两个凹面相对,大小一致,长约 $0.7\mu m$,宽 $0.5\mu m$。它是嗜二氧化碳的需氧菌,革兰染色阴性,最适宜在潮湿、温度为 35℃、含 5％二氧化碳的环境中生长。常存在多形核白细胞内,椭圆或球形,常成双排列,无鞭毛、无荚膜、不形成芽孢,对外界理化条件的抵抗力差,最怕干燥,在干燥环境中 1～2 小时即可死亡。在高温或低温条件下都易致死。对各种化学消毒剂的抵抗力也很弱。

(二)致病机制

淋球菌感染涉及不同的阶段,包括黏附、侵入、细胞内生存及诱导宿主反应等。体外组织及器官培养研究表明,淋球菌通过多种黏附素黏附于非纤毛上皮细胞,通过一种涉及肌动蛋白微丝和微管的内在化作用进入上皮细胞,经穿胞和胞吐作用通过基底层进入上皮下层。淋球菌通常定居于上皮下层,诱发炎症反应,偶尔细菌进入血流引起播散性感染。

三、流行病学

(一)传染源

人体对淋球菌有易感性,是其唯一的天然宿主。淋球菌感染者为淋病的传染源。

(二)传播途径

(1)直接接触感染。

(2)间接接触感染:通过一次性接触感染淋球菌的传播概率从已感染的男性向未感染的女性传播为 50％～60％,从已感染的女性向男性传播为 20％。

(三)易感人群

主要是性活跃的青年人,尤其是有多个性伴侣的人。

四、临床表现

(一)无并发症的淋病

1.男性无并发症淋病

潜伏期一般为 2～10 天,平均 3～5 天。尿痛、尿急或尿道灼热、不适感。尿道分泌物,开始为黏液性,以后出现脓性或脓血性分泌物。出现包皮龟头炎者,龟头表面和包皮内板红肿,有渗出物,局部破溃。可并发包皮嵌顿。严重者腹股沟淋巴结红肿疼痛。少数可发生尿道瘘管,瘘管包皮外开口处有脓性分泌物流出。少数患者可出现后尿道炎,尿频明显,会阴部轻度坠胀,夜间常有痛性阴茎勃起。部分患者症状不典型,仅有少量稀薄的脓性分泌物。有明显症状和体征的患者,即使未经治疗,一般在10～14天后逐渐减轻,1个月后症状基本消失,但并未痊愈,可继续向后尿道或上生殖道扩散,甚至发生并发症。

2.女性无并发症淋病

常因病情隐匿而难以确定潜伏期。

(1)宫颈炎:白带增多、呈脓性,宫颈充血、红肿,宫颈口有黏液脓性分泌物,可有外阴刺痒和烧灼感。

(2)尿道炎、尿道旁腺炎:尿频、尿急,排尿时有烧灼感。尿道口充血,有触痛及少量脓性分泌物。挤压尿道旁腺时尿道口有脓性分泌物渗出。

(3)前庭大腺炎:多为单侧,大阴唇部位红、肿、热、痛,严重时形成脓肿,局部剧痛,有全身症状和发热等。

(4)肛周炎:肛周红、肿、瘙痒,表面有脓性渗出物,局部可破溃。

(二)有并发症的淋病

1.男性有并发症淋病

(1)附睾炎:常为单侧,伴发热,患侧阴囊肿大,表面潮红,疼痛明显,触痛剧烈,同侧腹股沟和下腹部有反射性抽痛。

(2)精囊炎:急性期可伴发热,有尿频、尿急、尿痛、终末尿浑浊带血,也可有血精,有时可有下腹痛。慢性时自觉症状不明显。

(3)前列腺炎:会阴部不适、坠胀感、放射性疼痛等。

(4)系带旁腺(Tyson腺)或尿道旁腺炎和脓肿,少见(<1%),系带的一侧或两侧疼痛性肿胀,脓液通过腺管排出。

(5)尿道球腺(Cowper腺)炎和脓肿,少见,会阴部跳痛、排便痛、急性尿潴留,直肠指检扪及有触痛的肿块。

(6)尿道周围蜂窝织炎和脓肿,罕见,脓肿侧疼痛、肿胀,破裂产生瘘管。体检可扪及有触痛的波动性肿块。常见于舟状窝和球部。

(7)尿道狭窄,少见,因尿道周围蜂窝织炎、脓肿或瘘管形成而致尿道狭窄。出现尿路梗阻(排尿无力、困难、淋漓不尽)和尿频、尿潴留等。

2.女性有并发症淋病

多为淋菌性宫颈炎未及时治疗,淋球菌上行感染而致,表现为淋菌性盆腔炎,包括子宫内膜炎、输卵管炎、输卵管卵巢脓肿、盆腔腹膜炎、盆腔脓肿等。其表现为:月经后发作;突发高热,体温常高于38℃,伴有寒战、头痛、食欲减退、恶心、呕吐等;脓性白带增多;双下腹痛,以一侧为重,咳嗽或打喷嚏时疼痛加剧;可有腹膜刺激症状,肠鸣音减弱,双侧附件增厚、压痛;双合诊检查可在附件处子宫后凹陷扪及肿物,有波动感,欠活动。

(三)儿童淋病

男性儿童多发生前尿道炎和包皮龟头炎,龟头疼痛,包皮红肿,龟头和尿道口潮红,尿道脓性分泌物。幼女表现为外阴阴道炎,阴道脓性分泌物较多,外阴红肿,可有尿频、尿急、尿痛和排尿困难。

(四)其他部位淋病

1.淋菌性眼炎

常为急性化脓性结膜炎,于感染后2～21天出现症状。新生儿淋菌性眼炎多为双侧感染,成人多为单侧。表现为眼睑红肿,眼结膜充血水肿,有较多脓性分泌物;巩膜充血,呈片状充血性红斑;角膜浑浊,呈雾状,严重时发生溃疡,引起穿孔。

2.淋菌性直肠炎

主要见于肛交者,女性可由阴道分泌物污染引起。表现肛门瘙痒、疼痛和直肠充盈坠胀感。肛口有黏液性或脓性分泌物。重者有里急后重感。检查可见直肠黏膜充血、水肿、糜烂。

3.淋菌性咽炎

见于口－生殖器接触者,通常无明显症状,有症状者大多数只有轻度咽炎,表现为咽干、咽痛和咽部不适。咽部可见潮红充血,咽后壁可有黏液样或脓性分泌物。

4.播散性淋病

(1)成人播散性淋病:全身不适、食欲减退、高热、寒战等。开始时以指、趾等小关节红肿为著,其后局限于膝、肘、腕、踝、肩等大关节,关节外周肿胀,关节腔内积液,活动受限。

(2)淋菌性败血症:病情重,可发生淋菌性心内膜炎、心包炎、脑膜炎、肺炎、肝炎等。

(五)新生儿播散性淋病及淋球菌性头皮脓肿

少见,可发生败血症,关节炎,脑膜炎等。头皮脓肿是由于使用头皮电极探头导致。

(六)实验室检查

(1)显微镜检查取男性尿道分泌物涂片做革兰染色,镜检见多形核白细胞内革兰阴性双球菌为阳性。适用于男性急性尿道感染病例的诊断,不推荐用于口咽、直肠部位感染和女性淋菌性宫颈炎的诊断。

(2)培养法为淋病的确诊试验。适用于男、女性及各种临床标本的淋球菌检查。

(3)核酸检测:聚合酶链反应(PCR)法等检测淋球菌核酸阳性。

(七)并发症

1.男性淋病并发症

(1)淋病性龟头包皮炎:由淋病的脓性分泌物刺激龟头及包皮内叶所致。开始时局部烧灼、有瘙痒感、微痛、包皮水肿、糜烂。龟头潮红及轻度糜烂,重症者包皮显著水肿,不能上翻,龟头红肿,可继发炎性包茎。

(2)淋病性尿道狭窄:淋病如长期不愈,经过数月或数年后,可引起尿道狭窄,最初患者毫无感觉,逐渐排尿不畅,尿意频数,尿丝细弱无力,不能直射,至排不出或仅滴出。

(3)淋病性前列腺炎:分为急性与慢性两种。急性前列腺炎,发病较急,尿意频数、尿痛,尤其排尿后加剧疼痛,会阴部及肛门附近有钝痛,大便时疼痛。肛诊前列腺肿胀,表面不平,压之疼痛,尿道常有脓性分泌物流出。慢性前列腺炎,急性前列腺炎如未彻底治疗,易转为慢性前列腺炎。表现为会阴部有坠感、压痛、尿意频数,常有腰痛。肛诊前列腺肥大,多处有硬结,触之有压痛,按摩时可有异常分泌物,检查白细胞计数增加。

(4)淋病性附睾炎:系淋菌经过射精管侵入附睾所致。表现为附睾肿胀,触及表面有坚硬结节,常有放射状疼痛,伴有发热、全身不适。

(5)淋病性精囊炎:淋菌经射精管、输精管或淋巴道侵入。会阴部有坠胀感,排尿排便时加剧,疼痛向输精管及睾丸放射,尿液澄清。

2.女性淋病并发症

女性淋病特别是子宫颈有淋球菌感染时,可合并上生殖系统的感染,造成较为严重的后果,如淋菌性盆腔炎,包括子宫内膜炎、输卵管炎、输卵管卵巢囊肿、盆腔脓肿、腹膜炎等。

(1)子宫内膜炎患者有白带增多、下腹痛、子宫体肿大疼痛,急性者体温升高。

(2)输卵管炎患者有发热、畏寒、全身不适、呕吐、下腹部和腰部有阵痛,可放射到会阴部。白带多而带脓血,触诊时下腹两侧有触痛,可摸到有压痛的小肿块,子宫也有压痛。若治疗不及时、不彻底会成为慢性输卵管炎,可引起异位妊娠(宫外孕),输卵管发炎后可致粘连、积水或积脓,可导致不孕。

五、诊断

(一)流行病学史

患者有婚外性行为或嫖娼史,配偶有感染史,与淋病患者(尤其家中淋病患者)共用物品史,新生儿母亲有淋病史。

(二)临床表现

淋病的主要症状有尿频尿急、尿痛、尿道口流脓或宫颈口、阴道口有脓性分泌物等。或有淋菌性结膜炎、直肠炎、咽炎等表现,或有播散性淋病症状。

(三)实验室检查

男性急性淋菌性尿道炎涂片检查有诊断意义,但对于女性应进行淋球菌培养。有条件的地方可采用基因诊断(聚合酶链反应)方法确诊。

六、鉴别诊断

(一)无并发症淋病

1.男性淋菌性尿道炎

需与生殖道沙眼衣原体感染和其他原因引起的尿道炎相鉴别。

2.女性淋菌性宫颈炎

应与生殖道沙眼衣原体感染、生殖器念珠菌病、念珠菌性阴道炎、阴道滴虫病、滴虫性阴道炎及细菌性阴道病等相鉴别。

(二)有并发症淋病

1.淋菌性前列腺炎、精囊炎、附睾炎

需与急、慢性细菌性前列腺炎、精囊炎、附睾炎及由沙眼衣原体引起的前列腺炎、精囊炎、附睾炎相鉴别。淋菌性附睾炎还要与睾丸癌、附睾结核等相鉴别。

2.淋菌性盆腔炎

需与急性阑尾炎、子宫内膜异位症、异位妊娠、卵巢囊肿蒂扭转或破溃等加以鉴别。

(三)其他部位淋病

1.淋菌性眼炎

需与细菌性眼结膜炎、沙眼衣原体性眼结膜炎相鉴别。

2.淋菌性直肠炎

需与细菌性痢疾、阿米巴痢疾、直肠息肉等加以鉴别。

3.淋菌性咽炎

需与慢性咽炎、扁桃体炎、梅毒性咽黏膜斑相鉴别。

(四)播散性淋病

1.淋菌性关节炎

需与急性细菌性关节炎、急性风湿性关节炎、类风湿性关节炎、性病性反应性关节炎相鉴别。

2.淋菌性败血症

需与各种菌血症、流行性脑膜炎球菌引起的脑膜炎、乙型脑炎、急性心肌炎、急性肝炎等加以鉴别。

七、治疗

(一)治疗原则

1.尽早确诊,及时治疗

患病后应尽早确立诊断,在确诊前不应随意治疗,确诊后应立即治疗。

2.明确临床类型判断是否合并并发症

明确临床分型对正确地指导治疗极其重要。

3.明确有无耐药

明确是否耐青霉素、四环素等,有助于正确地指导治疗。

4.明确是否合并衣原体或支原体感染

若合并衣原体或支原体感染时,应拟订联合药物治疗方案。

5.正确、足量、规则、全面治疗

应选择对淋球菌最敏感的药物进行治疗。药量要充足,疗程要正规,用药方法要正确。

6.严格考核疗效并追踪观察

应当严格掌握治愈标准,坚持疗效考核。只有达到治愈标准后,才能判断为痊愈,以防复发。治愈者应坚持定期复查。

7.同时检查、治疗其性伴侣

患者夫妻或性伴侣双方应同时接受检查和治疗。

(二)一般注意事项

未治愈前禁止性行为。注意休息,有并发症者须维持水、电解质、碳水化合物的平衡。注意阴部局部卫生。

(三)全身疗法

1.无并发症淋病(如淋菌性尿道炎、宫颈炎、直肠炎)

给予头孢曲松 250mg,肌注,单次给药;或大观霉素 2g(宫颈炎 4g),肌注,单次给药;或头孢噻肟钠 1g,肌注,单次给药。次选方案头孢克肟 400mg,口服,单次给药;或其他第三代头孢菌素类,如已证明其疗效较好,也可选作替代药物。如果沙眼衣原体感染不能排除,加上抗沙眼衣原体感染药物。

根据近年来我国淋球菌耐药监测的资料,我国淋球菌分离株对青霉素及四环素的染色体耐药性较为普遍,青霉素类和四环素类目前已不作为治疗淋病的推荐药物。此外,耐氟喹诺酮淋球菌已在我国较为普遍,且耐药菌株比率逐年增高,部分地区淋球菌分离株对该类药的耐药率达 75%～99%,在临床上也常可见到喹诺酮类药物治疗淋病失败的病例。因此,不推荐使用氟喹诺酮类药物治疗淋病。

2.儿童淋病

体重大于 45kg 按成人方案治疗,体重小于 45kg 儿童按如下方案:年龄小于 8 岁者禁用四环素类药物,推荐使用头孢曲松 125mg,肌注,单次给药;或大观霉素 40mg/kg,肌注,单次给药,如果衣原体感染不能排除,加上抗沙眼衣原体感染药物。

3.淋菌性附睾炎、精囊炎、前列腺炎,附睾炎

推荐用头孢曲松 250mg,肌注,每天 1 次,共 10 天;或大观霉素 2g,肌注,每天 1 次,共 10 天;或头孢噻肟钠 1g,肌注,每天 1 次,共 10 天。替代方案:头孢克肟 400mg,口服,每天 1 次,共 10 天。如果沙眼衣原体感染不能排除,加上抗沙眼衣原体感染药物。

4.其他部位淋病

(1)淋菌性眼炎:推荐方案:新生儿:头孢曲松 25～50mg/kg(总量不超过 125mg),单剂静脉或肌内注射,每天 1 次,连续 7 天。或大观霉素 40mg/kg,单剂肌内注射,每天 1 次,连续 7 天。成人:头孢曲松 1g,单剂肌内注射,每天 1 次,连续 7 天。或大观霉素 2g,单剂肌内注射,每天 1 次,连续 7 天。同时应用生理盐水冲洗眼部,每小时 1 次。新生儿的母亲如患有淋病,应同时治疗。新生儿如合并衣原体感染,应给予抗沙眼衣原体药物治疗。

(2)淋菌性咽炎:推荐方案:头孢曲松 250mg,肌注,单剂次肌内注射给药;或头孢噻肟钠 1g,肌注,单剂肌内注射给药。如果沙眼衣原体感染不能排除,加上抗沙眼衣原体感染药物。大观霉素对淋菌性咽炎的疗效差,因此不推荐使用。

5.播散性淋病

(1)新生儿播散性淋病及淋球菌性头皮脓肿:推荐方案:头孢曲松 25～50mg/kg 每天,静脉注射或肌注,每天 1 次,共 7 天;如有脑膜炎疗程为 14 天;或头孢噻肟钠 25mg/kg,静脉注射或肌注,每天 1 次,共 7 天;如有脑膜炎疗程为 14 天。

(2)儿童淋菌性菌血症或关节炎:推荐方案:体重小于 45kg 的儿童:头孢曲松 50mg/kg(最大剂量 1g),肌注或静脉注射,每天 1 次,共 7 天;或大观霉素 40mg/kg,肌内注射,每天 1 次,共 7 天。体重大于 45kg 的儿童:头孢曲松 50mg/kg,肌注或静脉注射,每天 1 次,共 7 天;或大观霉素 2g,肌内注射,每天 2 次,共 7 天。

(3)成人播散性淋病:推荐住院治疗。需检查有无心内膜炎或脑膜炎。如果衣原体感染不能排除,应加上抗沙眼衣原体感染药物。推荐方案:头孢曲松 1g,肌注或静脉注射,每天 1 次,共 10 天以上。替代方案:大观霉素 2g,肌内注射,每天 2 次,共 10 天以上;或头孢噻肟钠 1g,静脉注射,每天 3 次,共 10 天以上。

八、预防

1.进行健康教育,避免非婚性行为。

2.提倡安全性行为,推广使用安全套。

3.注意隔离消毒,防止交叉感染。

4.认真做好患者性伴侣的随访工作,及时进行检查和治疗。

5.执行对孕妇的性病检查和新生儿预防性滴眼制度,防止新生儿淋菌性眼炎。

6.对高危人群定期检查,以发现感染者和患者,消除隐匿的传染源。

第三节　梅毒

一、概论

梅毒(syphilis)是由苍白(梅毒)螺旋体引起的慢性及全身性典型的性传播疾病,可侵犯全身各器官,并产生多种多样的症状和体征,梅毒有可能很多年无症状而呈潜伏状态。梅毒可分为后天获得性梅毒和胎传梅毒(先天梅毒)。获得性梅毒又分为早期和晚期梅毒。早期梅毒病程在2年以内,包括一期、二期和早期潜伏梅毒。晚期梅毒病程在2年以上,包括晚期良性梅毒、心血管和神经梅毒、晚期潜伏梅毒等。胎传梅毒又分为早期(出生后2年内发病)和晚期(出生2年后发病)胎传梅毒。梅毒主要通过性交传染,也可以通过胎盘传染给下一代而发生先天梅毒。

二、病原学及发病机制

(一)病原学

苍白螺旋体(treponemiapallidum,TP),1905年被发现。在分类学上属螺旋体目(spirochaetales),密螺旋体科(treponemataceae),密螺旋体属(genus treponema)。菌体细长,带均匀排列的6~12个螺旋,长5~20μm,平均长6~10μm,横径0.15μm上下,运动较缓慢而且有规律,实验室常用染料不易着色,可用暗视野显微镜或相差显微镜观察菌体。体外人工培养较难,接种家兔睾丸可获得螺旋体。

(二)发病机制

梅毒侵入人体后,经过2~3周潜伏期(称第一潜伏期),即发生皮肤损害(典型损害为硬下疳)这是一期梅毒。发生皮肤损害后,机体产生抗体。此时,梅毒螺旋体见于硬下疳中的上皮细胞间隙中,以及位于上皮细胞的内陷或吞噬体内,或成纤维细胞、浆细胞、小的毛细血管内皮细胞之间及淋巴管和局部淋巴结中。由于免疫的作用,使梅毒螺旋体迅速地从病灶中消除,在感染的第24天后,免疫荧光检测未发现梅毒螺旋体的存在。螺旋体大部分被杀死,硬下疳自然消失,进入无症状的潜伏期,此期即一期潜伏梅毒。

未被杀灭的螺旋体仍在机体内繁殖,经过6~8周,大量螺旋体进入血液循环,向全身播散。引起二期早发梅毒,表现为皮肤黏膜、骨骼、眼等器官及神经系统受损。二期梅毒的螺旋体在许多组织中可以见到,如皮疹内、淋巴结、眼球的房水和脑脊液中,随着机体免疫应答反应的建立，产生大量的抗体，螺旋体又绝大部分被杀死，二期早发梅毒也自然消失，然后进入潜伏状态，此时称为二期潜伏梅毒。这时临床虽无症状，但残存的螺旋体可却机会再繁殖，当机体抵抗力下降时，螺旋体再次进入血液循环，发生二期复发梅毒。在抗生素问世之前，可以经历一次或多次全身或局部的皮肤黏膜复发，且 90％的复发是在发病后第一年中。以后随着机体免疫力的消长，病情活动与潜伏交替。当机体免疫力增强时，则使螺旋体变为颗粒形或球形。当机体免疫力下降时，螺旋体又侵犯体内一些部位而复发，如此不断反复，2 年后有 30％～40％患者进入晚期梅毒。

在晚期梅毒中，出现典型的树胶样肿，如无任何症状，胸部，心血管透视检查和脑脊液检查阴性，而仅有梅毒血清试验阳性，此时 PCR 检测也呈阳性，则称为晚期潜伏梅毒。晚期梅毒常常侵犯皮肤黏膜、骨骼、心血管、神经系统。也有部分患者梅毒血清滴度下降，最后转阴，PCR检测阴性，而自然痊愈。

三、流行病学

梅毒在全世界流行，据 WHO 估计，全球每年约有 1200 万例新发病例，主要集中在南亚、东南亚和次撒哈拉非洲。近年来，梅毒在我国增长迅速，已成为报告病例数最多的性病。所报告的梅毒中，潜伏梅毒占多数，一期、二期梅毒也较为常见，先天梅毒报告病例数也在增加。

（一）传染源

梅毒是人类独有的疾病，显性和隐性梅毒患者是传染源，感染梅毒的人的皮损及分泌物、血液中含有梅毒螺旋体。感染后的头 2 年最具传染性，而在 4 年后性传播的传染性大为下降。梅毒螺旋体可通过胎盘传染给胎儿，早期梅毒的孕妇传染给胎儿的危险性很大。

（二）传播途径

性接触是梅毒的主要传播途径，占 95％以上。梅毒的早期传染性最强。随着病期的延长传染性越来越小，一般认为感染 4 年以上性接触的传染性十分微弱。患有梅毒的孕妇可通过胎盘传染给胎儿，引起胎儿宫内感染，可导致流产、早产、死胎或分娩胎传梅毒儿。如果一期、二期和早期潜伏梅毒的孕妇，传染给胎儿的概率相当高。梅毒患者的皮肤、黏膜中含梅毒螺旋体，未患病者在与梅毒患者的性接触中，皮肤或黏膜若有细微破损则可得病。极少数可通过输血途径传染。获得性梅毒（后天）早期梅毒患者是传染源，95％以上是通过危险的或无保护的性行为传染，少数通过亲吻、输血、接触污染的衣物等传染。

四、临床表现

（一）一期梅毒

1.硬下疳

潜伏期一般为 2～4 周。一般为单发，但也可多发：直径约 1～2cm，圆形或椭圆形潜在性溃疡，界限清楚、边缘略隆起，疮面清洁；触诊基底坚实、浸润明显，呈软骨样的硬度；无明显疼痛或触痛。多见于外生殖器部位。

2.腹股沟或患处近卫淋巴结肿大

可为单侧或双侧，无痛，相互孤立而不粘连，质硬，不化脓破溃，其表面皮肤无红、肿、热。

（二）二期梅毒

可有一期梅毒史，病期在 2 年以内。

(1)皮损呈多形性,包括斑疹、斑丘疹、丘疹、鳞屑性皮损、毛囊疹及脓疱疹等,常泛发对称。掌跖部易见暗红斑及脱屑性斑丘疹。外阴及肛周皮损多为湿丘疹及扁平湿疣。皮损一般无自觉症状,可有瘙痒。口腔可发生黏膜斑。可发生虫蚀样脱发。二期复发梅毒,皮损局限而不对称,数目较少,皮损形态奇特,常呈环状、弓形或弧形。

(2)全身浅表淋巴结肿大。

(3)可出现梅毒性骨关节、眼、内脏及神经系统损害等。

(三)三期梅毒

可有一期或二期梅毒史,病期 2 年以上。

1.皮肤黏膜损害

头面部及四肢伸侧的结节性梅毒疹,大关节附近的近关节结节、皮肤、口腔、舌咽的树胶肿,上腭及鼻中隔黏膜树胶肿可导致上腭及鼻中隔穿孔和马鞍鼻。

2.骨梅毒,眼梅毒,其他内脏梅毒

累及呼吸道、消化道、肝脾、泌尿生殖系、内分泌腺及骨骼肌等。

3.神经梅毒

可发生梅毒性脑膜炎、脑血管梅毒、麻痹性痴呆、脊髓痨等。

4.心血管梅毒

可发生单纯性主动脉炎、主动脉瓣闭锁不全、主动脉瘤等。

(四)神经梅毒

部分早期梅毒患者可发生无症状神经梅毒,脑脊液性病研究实验室实验(VDRL)阳性。三期梅毒患者约 10% 在感染后 15~20 年发生有症状的神经梅毒。

1.无症状神经梅毒

无任何神经系统症状和体征,梅毒血清学试验阳性,脑脊液有异常变化。

2.脑膜神经梅毒

主要表现为梅毒性脑膜炎,如头痛、颈项强直和视盘水肿等。

3.脑膜血管梅毒

主要表现为闭塞性脑血管综合征,如偏瘫、失语、癫痫发作、阿一罗瞳孔等。

4.脑实质梅毒

出现麻痹性痴呆和脊髓痨的各种临床表现。

(五)隐性梅毒(潜伏梅毒)

无论早期或晚期隐性梅毒,均无任何梅毒的临床表现症状和体征。

1.早期隐性梅毒

病期在 2 年内,根据下列标准来判断

(1)在过去 2 年内,有明确记载的,非梅毒螺旋体抗原试验由阴转阳,或其滴度较原先升高达 4 倍或更高。

(2)在过去 2 年内,有符合一期或二期梅毒的临床表现。

(3)在过去 2 年内,有与疑似或确诊的一期或二期梅毒,或与疑似早期隐性,梅毒的性伴侣发生性接触史。

2. 晚期隐性梅毒

病期在 2 年以上。无证据表明在既往 2 年中获得感染。无法判断病期者也视为晚期隐性梅毒处理。

(六)先天梅毒(胎传梅毒)

1. 早期先天梅毒(胎传梅毒)

一般在 2 岁以内发病,类似于获得性二期梅毒,发育不良,皮损常为红斑、水疱－大疱、丘疹、扁平湿疣;梅毒性鼻炎及喉炎;骨髓炎、骨软骨炎及骨膜炎;可有全身淋巴结肿大、肝脾肿大、贫血等。

2. 晚期先天梅毒(胎传梅毒)

一般在 2 岁以后发病,类似于获得性三期梅毒。出现炎症性损害(间质性角膜炎、神经性耳聋、鼻或腭树胶肿、克勒顿关节、胫骨骨膜炎等)或标记性损害(前额圆凸、马鞍鼻、佩刀胫、胸锁关节骨质肥厚、赫秦生齿、腔口周围皮肤放射状瘢裂等)。

3. 隐性先天梅毒(胎传梅毒)

即先天梅毒胎传梅毒未经治疗,无临床症状,梅毒血清学试验阳性,脑脊液检查正常,年龄小于 2 岁者为早期隐性先天梅毒,大于 2 岁者为晚期隐性先天梅毒。

(七)并发症

(1)梅毒孕妇可传染胎儿,引起死胎、流产、早产,导致婴儿的先天梅毒等,严重危害妇女儿童的健康。

(2)梅毒螺旋体侵犯中枢神经系统,可引发脑膜血管病变、脊髓痨、麻痹性痴呆。侵犯心血管系统,可导致主动脉炎、主动脉瓣闭锁不全、主动脉瘤等。严重者可致死。

(3)梅毒螺旋体损害骨骼、眼、呼吸道、消化道等系统,引起组织和器官破坏,功能丧失,严重者导致残疾或其他不良后果。梅毒的流行严重影响社会风气。因患病导致劳动能力丧失,社会负担加重。梅毒还可影响家庭的稳定。

五、诊断

(一)流行病学史

有不安全的性接触史;孕产妇梅毒感染史;输注血液史。

(二)临床表现

有各期梅毒相应的临床表现。如为潜伏梅毒则无明显临床表现。

(三)实验室检查

1. 暗视野显微镜检查

取患者的可疑皮损(如硬下疳、扁平湿疣、湿丘疹等)做涂片,在暗视野显微镜下检查,见到可运动的梅毒螺旋体,可作为梅毒的确诊依据。

2. 梅毒血清学试验

梅毒血清学试验方法很多,有非螺旋体抗原(心磷脂抗原)和梅毒螺旋体特异性抗原两类。前者有快速血浆反应素环状卡片试验(RPR)、甲苯胺红不加热血清学试验(TRUST)等,可做定量试验,用于判断疗效、病情活动程度。后者有梅毒螺旋体颗粒凝集试验(TPPA)、梅毒螺旋体酶联免疫吸附试验(TP－ELISA)等,特异性强,用于 TP 感染的确证。

梅毒螺旋体 IgM 抗体检测：感染梅毒后，首先出现 IgM 抗体，随着疾病发展，IgG 抗体随后才出现并慢慢上升。经有效治疗后 IgM 抗体消失，IgG 抗体则持续存在。TP－IgM 抗体不能通过胎盘，如果婴儿 TP－IgM 阳性则表示婴儿已被感染，因此，TP－IgM 抗体检测对诊断婴儿的胎传梅毒意义很大。

非螺旋体试验存在假阳性，见于多种与梅毒无关的临床状态，包括自身免疫状况、高龄以及注射毒品者。非螺旋体试验滴度可用于评价治疗效果。同一实验室同一方法检测相差 2 倍比稀释度(4 倍)有意义。

3.脑脊液检查

梅毒患者出现神经症状者，或者经过驱梅治疗无效者，应做脑脊液检查。这一检查对神经梅毒的诊断、治疗及预后的判断均有帮助。检查项目应包括：脑脊液细胞计数(白细胞)、总蛋白测定异常、RPR 及 TPPA 试验等。

六、鉴别诊断

1.一期梅毒硬下疳应与软下疳、固定性药疹、生殖器疱疹等鉴别。

2.一期梅毒近卫淋巴结肿大应与软下疳、性病性淋巴肉芽肿引起的淋巴结肿大相鉴别。

3.二期梅毒的皮疹应与玫瑰糠疹、多形红斑、花斑癣、银屑病、体癣等鉴别。扁平湿疣应与尖锐湿疣相鉴别。

七、治疗

(一)一般原则

(1)及早发现，及时治疗。早期梅毒经充分足量的治疗，大约 90％以上的早期患者可以达到根治的目的，而且越早治疗效果越好。

(2)剂量足够，疗程规则。不规则治疗可增多复发及促使晚期损害提前发生。

(3)治疗后要经过足够时间的追踪观察。

(4)对所有传染源及性伴侣应同时进行检查和治疗。

(二)治疗目的与要求

(1)早期梅毒要求症状消失，尽快消除传染性，争取血清阴转，预防复发和发生晚期梅毒。

(2)晚期皮肤黏膜、骨、关节梅毒，要求损害愈合及预防新的损害发生，不一定要求血清阴转。要求损害愈合及预防新的损害发生，不一定要求血清阴转。

(3)早期胎传梅毒，要求症状消失，争取血清阴转。当患儿内脏损害多而严重时，首先要立足于挽救患儿的生命，小心谨慎地进行治疗，避免发生严重的吉海反应。

(4)晚期胎传梅毒，要求损害愈合及预防新的损害发生，不一定要求血清阴转。

(5)潜伏病毒主要为预防各种复发，防止病情进展和发生晚期梅毒，早期潜伏梅毒争取血清阴转，而对晚期潜伏梅毒不要求血清阴转。

(6)心血管梅毒、神经梅毒与各种内脏梅毒：在用青霉素治疗前最好结合有关专科进行处理，并慎重地进行抗梅治疗，切忌在短时期内用大量抗梅药物进行急速治疗，以免发生瘢痕收缩所引起的重要脏器的严重功能障碍。

(三)治疗方案

1.早期梅毒(包括一期、二期梅毒及早期潜伏梅毒)

(1)青霉素疗法:苄星青霉素(长效西林),分两侧臀部肌注,每周 1 次,共 2～3 次。普鲁卡因青霉素 G,肌注,连续 10～15 天,总量 800 万～1200 万 U。替代疗法:头孢曲松 125～500mg,每日 1 次,肌内注射或静脉给药,连续 10 天。

(2)对青霉素过敏者:盐酸四环素 500mg 每日 4 次连服 15 天(肝、肾功能不全者禁用),或红霉素 500mg 每日 4 次连服 15 天,或多西环素 100mg 每日 2 次连服 15 天,或米诺环素 100mg 每日 2 次连服 15 天。

2.晚期梅毒(包括三期皮肤、黏膜、骨骼梅毒、晚期潜伏梅毒)及二期复发梅毒

(1)青霉素:苄星青霉素 240U,1 次/周,肌注,共 3 次。普鲁卡因青霉素 G 80U,肌注,1 次/日,连续 20 天。可间隔 2 周后重复治疗 1 次。

(2)对青霉素过敏者:盐酸四环素 500mg 每日 4 次连服 30 天(肝、肾功能不全者禁用),或红霉素 500mg 每日 4 次连服 30 天,或多西环素 100mg 每日 2 次连服 30 天,或米诺环素 100mg 每日 2 次连服 30 天。

(四)神经梅毒

神经梅毒应住院治疗,为避免治疗中产生吉海反应,在注射青霉素前一天口服泼尼松,1 次/日,连续 3 天。

(1)水剂青霉素 G 静脉点滴,连续 14 天。

(2)普鲁卡因青霉素 G 肌内注射,同时口服丙磺舒,共 10～14 天。

上述治疗后,再接用苄星青霉素,1 次/周,肌注,连续 3 周。

(五)妊娠期梅毒

在妊娠早期,治疗是为了使胎儿不受感染;在妊娠晚期,治疗是为了使受感染的胎儿在分娩前治愈,同时也治疗孕妇。对曾分娩过早期胎传梅毒儿的母亲,虽无临床体征,血清反应也呈阴性,仍需进行适当的治疗。治疗原则与非妊娠患者相同,但禁用四环素及多西环素。

(1)普鲁卡因青霉素 G:80 万 U/d,肌内注射,连续 15 天或苄星青霉素 240 万 U,分为二侧臀部肌内注射,每周 1 次,共 3 次。

(2)对青霉素过敏者,用红霉素治疗(禁用四环素)。服法及剂量与非妊娠患者相同,但其所生婴儿应该用青霉素再治疗,因红霉素不能通过胎盘。或用头孢曲松 250～500mg,肌内注射,每天 1 次,连用 10 天。

上述方案在妊娠最初 3 个月内,应用 1 个疗程;妊娠末 3 个月应用 1 个疗程。治疗后每月做一次定量 USR 或 RPR 试验,观察有无复发及再感染。

(六)先天梅毒(胎传梅毒)

1.早期先天梅毒(2 岁以内)

(1)脑脊液异常者:水剂青霉素 G,10 万～15 万 U/kg 每天,出生后 7 天以内的新生儿,以每次 5 万 U/kg,静脉注射每 12 小时 1 次;出生 7 天以后的婴儿每 8 小时 1 次,直至总疗程 10～14 天。或普鲁卡因青霉素 G,5 万 U/kg 每天,肌注,每日 1 次,疗程 10～14 天。

(2)脑脊液正常者:苄星青霉素,5 万 U/kg,1 次注射(分两侧臀肌)。如无条件检查脑脊

液者,可按脑脊液异常者治疗。

2.晚期先天梅毒(2 岁以上)

(1)普鲁卡因青霉素 G:每日 5 万 U/kg,肌内注射,连续 10 天为 1 疗程(对较大儿童的青霉素用量,不应超过成人同期患者的治疗量)。

(2)对青霉素过敏者:可用红霉素治疗,每日 7.5~12.5mg/kg,分 4 次口服,连服 30 天。8 岁以下的儿童禁用四环素。

(七)青霉素

青霉素是所有类型梅毒的首选药物和最有效治疗药物,梅毒螺旋体极少对青霉素耐药。只有在青霉素过敏的情况下,才考虑使用其他抗生素。各期梅毒的治疗需选择合适的青霉素剂型,早期梅毒和晚期树胶肿梅毒选用苄星青霉素、普鲁卡因青霉素 G,神经梅毒及心血管梅毒选用水剂青霉素 G。文献报告,应用苄星青霉素治疗孕妇、免疫正常者及合并 HIV 感染者的梅毒患者,其失败率高于普鲁卡因青霉素 G。

四环素、多西环素、红霉素作为替代治疗药物,其疗效不及青霉素。因需要多次用药,患者的依从性是治疗成功与否的关键。红霉素的半衰期短,对脑**脊液**的渗透性差,且有梅毒螺旋体耐药的报告。应用这些药物治疗早期梅毒均有治疗失败的报道。

头孢曲松治疗梅毒有效,阿奇霉素对部分梅毒有效,但关于这些药物的现有资料及临床经验有限,其远期疗效不明确。已有报告发现梅毒螺旋体对阿奇霉素耐药的突变株,值得关注。

(八)吉海反应

梅毒治疗后可发生吉海(Jarisch—Herxheimer)反应,又称治疗后剧增反应,常发生于首剂抗梅毒药物治疗后数小时,并在 24 小时内消退。全身反应似流感样,包括发热、怕冷、全身不适、头痛、肌肉骨骼痛、恶心、心悸等。此反应常见于早期梅毒,反应时硬下疳可肿胀,二期梅毒疹可加重。在晚期梅毒中发生率虽不高,但反应较严重,特别是在心血管梅毒和神经梅毒患者中可危及生命。为减轻此反应,可于治疗前口服泼尼松,每日 30~40mg,分次给药,抗梅治疗后 2~4 天逐渐停用。此反应还可致孕妇早产或胎儿宫内窒息,应给予必要的医疗监护和处理,但不应就此不治疗或延迟治疗。

八、预防

首先应加强健康教育和宣传,避免不安全的性行为,其次应采取以下预防措施和注意事项。

1.追踪患者的性伴侣,查找患者的所有性接触者,进行预防检查,追踪观察并进行必要的治疗,未治愈前禁止性行为。

2.对可疑患者均应进行预防检查,做梅毒血清试验,以便早期发现患者并及时治疗。

3.对患梅毒的孕妇,应及时给予有效治疗,以防止将梅毒感染给胎儿。未婚的感染梅毒者,最好治愈后再结婚。

4.如需献血,要去正规采血点,在献血前需做全面的血液检查,预防感染。如需输血,则需要输血单位出示所输血液的检查证明,以防止不必要的麻烦发生。

5.梅毒患者应注意劳逸结合,进行必要的功能锻炼,保持良好的心态,以利于康复。

6.注意生活细节,防止传染他人:早期梅毒患者有较强的传染性,晚期梅毒患者虽然传染性逐渐减小,但也要小心进行防护。自己的内裤、毛巾及时单独清洗,煮沸消毒,不与他人同盆而浴。发生硬下疳或外阴、肛周扁平湿疣时,可以使用清热解毒、除湿杀虫的中草药煎水熏洗坐浴。

7.梅毒患者在未治愈前应禁止性行为,如有发生则必须使用安全套。

第四节　麻疹

一、概论

麻疹(measles)是由麻疹病毒引起的急性呼吸道传染病。临床特点为发热、上呼吸道和眼结膜炎症、口腔麻疹黏膜斑及全身性皮肤斑丘疹,重者可并发肺炎、心肌炎及脑炎等。

二、病原学及发病机制

(一)病原学

1.麻疹病毒属副黏病毒科,麻疹病毒属,球形或丝状。

2.直径 100～250nm,核心含单股负链 RNA 与核心蛋白组成的核衣壳,囊膜上有血凝素(HA)及溶血素(HL),但无神经氨酸酶。

3.麻疹病毒只有一个血清型,抗原性较稳定。

4.在细胞培养中,被感染细胞相互融合形成多核巨细胞,胞核内与胞质内含嗜酸性包涵体。

5.抵抗力不强,热、紫外线和常用消毒剂能灭活,耐干燥和寒冷。

(二)发病机制

麻疹病毒侵入上呼吸道和眼睑膜上皮细胞内复制繁殖,通过局部淋巴组织进入血循环引起初次病毒血症,病毒被单核-吞噬细胞系统吞噬,在该处广泛繁殖,大量病毒再侵入血循环,造成第二次病毒血症,出现高热和出疹。病毒血症持续至出疹后第二日。目前认为麻疹的发病机制,一方面是由于麻疹病毒侵入细胞直接引起细胞病变,另一方面是由于全身性迟发型超敏性细胞免疫反应。麻疹病毒在全身淋巴样组织和器官中增殖时致敏 T、B 淋巴细胞,致敏 T 细胞与受麻疹病毒感染的血管内皮细胞和其他组织的上皮细胞相互作用,引起迟发型变态反应,造成细胞损害及局部炎症。

三、流行病学

(一)传染源

患者为唯一传染源。鼻、咽、气管和眼分泌物含病毒,发病前 2 天(潜伏期末)至出疹后 5 天均有传染性,以前驱期传染性最强,尿中也可排出病毒且持续数日。

(二)传播途径

1.飞沫传播,传染性分泌物通过咳嗽及喷嚏形成含麻疹病毒气溶胶,到达易感者的呼吸道或眼结膜而致感染。

2.密切接触传播。

3.通过衣物、用具、玩具等间接途径传播的可能性小。

(三)人群易感性

1.普遍易感,易感者感染后 90%以上发病。

2.麻疹病治疗后免疫力持久,二次发病者极少见。

3.成人多在儿童时患过麻疹,而获免疫力。6～8 个月婴儿因自母体获得抗体所以很少患病。

(四)流行特征

全球分布。发病季节以冬春季为多,但全年均可有病例发生。发病年龄以 6 个月到 5 岁发病率最高。近些年,由于麻疹疫苗普遍接种,麻疹流行强度减弱,平均发病年龄后移。

四、临床表现

(一)典型麻疹

麻疹潜伏期约为 10 天(6～18 天),曾接受被动或主动免疫者可延至 3～4 周,典型麻疹的临床经过可分为以下三期。

1.前驱期

从发热到出疹一般为 3～4 天,主要表现:①发热(38～39℃)、不适及全身症状;②眼部症状:畏光、流泪、眼结合膜充血、眼睑水肿、眼分泌物增多;③上呼吸道症状:鼻塞、流涕、喷嚏、咽部充血、不适及咳嗽;④少数患者在病初 1～2 天内在颈、胸部出现类似玫瑰疹、风疹或猩红热样皮疹,数小时即消失,称麻疹前驱疹;⑤麻疹黏膜斑(Koplik spot)。时间:发热第 2～3 天出现,持续 2～3 天。部位:双侧近第一磨牙的颊黏膜上,1～2 天内迅速增加,相互融合,可见于颊、唇、龈黏膜。形态:0.5～1mm 针尖大小灰白色斑点,微隆起,周围有红晕。

2.出疹期

(1)时间:第 3～4 日,少数患者第 2～7 日出疹。

(2)顺序:耳后及发际—额、面、颈部—躯干及四肢—手掌、足底,2～5 天出齐。

(3)特点:初为淡红色斑丘疹,大小不等,高出皮肤,皮疹压之褪色,疹间皮肤正常,疹数逐渐增多、融合,呈暗红色,少数呈出血性皮疹。

(4)全身毒血症状加重,体温高达 40℃,眼部及呼吸道症状加剧。

(5)全身浅表淋巴结及肝脾轻度肿大,肺部可闻及湿性啰音。

(6)胸部 X 线检查:轻重不等弥漫性肺部浸润改变或肺纹理增多。

3.恢复期

出疹 3～5 天后,体温下降,全身症状减轻、消失,皮疹按出疹顺序消退,留浅褐色色素斑,伴糠麸样脱屑,持续 1～2 周。成人麻疹全身症状多,且较小儿症状重,但并发症较少。

(二)其他类型麻疹

1.轻症麻疹

毒力减低型麻疹病毒感染,多见于在潜伏期内接受过丙种球蛋白注射者,或小于 8 个月的体内尚有母亲抗体的婴儿。发热低,上呼吸道症状较轻。麻疹黏膜斑不明显,皮疹稀疏。病程约 1 周,无并发症。

2.重症麻疹

可分为中毒性、休克性、出血性。发热高达 40℃ 以上，中毒症状重，伴惊厥，昏迷。皮疹融合呈紫蓝色者，常有黏膜出血，如鼻出血、呕血、咯血、血尿、血小板减少等。此型患儿死亡率高。

3.异型麻疹

此为非典型麻疹，接种灭活疫苗后引起。表现为高热、头痛、肌痛，无口腔黏膜斑。出疹顺序：皮疹从四肢远端开始延及躯干、面部，呈多形性；常伴水肿及肺炎。国内不用麻疹灭活疫苗，所以此类型少见。

4.成人麻疹

近 40 年来，由于全国广泛开展对麻疹易感儿童实施麻疹减毒活疫苗接种，儿童麻疹发病率显著降低，而成人麻疹呈上升趋势。麻疹病毒人类普遍易感，其免疫失败说明人体内麻疹抗体水平随着时间延长而逐渐下降，提示麻疹疫苗接种非终生免疫，成人也为麻疹的易感人群。与小儿麻疹不同，成人麻疹的特点如下。

(1)皮疹多且密集，分布眼面部及躯干部，融合成片，部分病例可有出血性皮疹。

(2)呼吸道及全身中毒症状较重，高热且持续时间较长。

(3)退疹时间长，恢复慢，治疗时间长。

(4)消化道症状较严重。

(5)多数并发支气管炎、肺炎和肝炎。体内抗体的水平降低，无效接种或漏种，致使机体未能产生有效的免疫力是成人麻疹的主要原因。

(三)并发症

1.支气管肺炎

以出疹期一周内常见，占麻疹患儿死因的 90% 以上。多见于 5 岁以下小儿，由麻疹病毒引起的肺炎一般不严重，主要为继发肺部感染，病原有金黄色葡萄球菌、肺炎球菌、流感杆菌等，也可为多种菌混合感染。

2.心肌炎

多见于 2 岁以下患重型麻疹或并发肺炎和营养不良的小儿，致心肌缺氧、心力衰竭。麻疹合并小儿心力衰竭比较常见，据血流动力学及病理生理改变可将引起小儿心力衰竭的病因分为三大类如下。

(1)前负荷增加：室间隔缺损、动脉导管未闭、主动脉反流、二尖瓣反流、复杂心脏畸形等心脏结构发育异常的先天性心脏病，以及贫血和脓毒症等疾病可导致心脏前负荷增加而出现心力衰竭。

(2)后负荷增加：主动脉瓣狭窄、肺动脉瓣狭窄、主动脉缩窄等心脏结构发育异常的先天性心脏病，以及高血压等疾病可导致心脏后负荷增加而出现心力衰竭。

(3)心肌收缩力下降：心肌炎、扩张性心肌病、营养不良、心脏局部缺血等疾病可导致心肌收缩力下降而出现心力衰竭。

小儿心衰的临床诊断依据：①安静时心率增快，婴儿 >180 次/分，幼儿 >160 次/分，不能用发热或缺氧解释；②呼吸困难，青紫突然加重，安静时呼吸达 60 次/分以上；③肝大达肋下

3cm 以上，或在密切观察下短时间内较前增大，而不能以横膈下移等原因解释；④心音明显低钝，或出现奔马律；⑤突然烦躁不安，面色苍白或发灰，而不能用原有疾病解释；⑥尿少、下肢水肿，营养不良除外，肾炎、维生素 B_1 缺乏等原因所造成者。

3.喉炎

并发率为 1%～4%。2～3 岁小儿多见，因小儿喉腔狭小，并发细菌感染时喉部组织水肿，分泌物增多，极易造成喉梗阻，如不及时抢救可因窒息致死。

4.脑炎及亚急性硬化性全脑炎

(1)脑炎发生率为 0.1%～0.2%，多发生在出疹后 2～6 天，也可发生于出疹后 3 周内。与麻疹病情轻重无关。临床表现与其他病毒性脑炎相似。病死率约为 15%，多数经 1～5 周恢复。部分患者有智力减退，强直性瘫痪、癫痫等后遗症。

(2)亚急性硬化性全脑炎是麻疹病毒所致远期并发症，属亚急性进行性脑炎，少见，发病率约为(1～4)/100 万。病理变化主要为脑组织退行性病变。患者多患过麻疹，其潜伏期约为 2～17 年。表现为进行性智力减退，性格改变，肌痉挛，视听障碍，脑脊液麻疹抗体持续强阳性，最后因昏迷、强直性瘫痪死亡。

五、诊断

(一)诊断依据

1.流行病学史

在出疹前 6～21 天与麻疹患者有接触史。

2.临床症状

(1)发热体温≥38℃。

(2)全身皮肤出现红色斑丘疹。

(3)咳嗽、流涕、喷嚏等上呼吸道卡他症状，并有畏光、流泪、结膜炎症状。

(4)皮疹自耳后、面部开始，自上而下向全身扩展，3～5 天内波及全身。

(5)起病早期(一般于病程第 2～3 天)在口腔颊黏膜见到麻疹黏膜斑。

3.实验室诊断

(1)8 天～6 周内未接种过麻疹减毒活疫苗而在血清中查到麻疹 IgM 抗体。

(2)恢复期患者血清中麻疹 IgG 抗体滴度比急性期有 4 倍或 4 倍以上升高，或急性期抗体呈阴性而恢复期抗体阳转。

(3)从鼻咽标本或尿液中分离到麻疹病毒，或检测到麻疹病毒核酸。

(二)诊断原则

典型麻疹病例可依据临床表现并结合流行病学做出诊断，轻型麻疹病例须依据血清麻疹抗体的检测结果或麻疹病毒分离阳性或麻疹特异性基因检测结果做出诊断。

(三)诊断

1.疑似病例

具备临床症状(1)、(2)，同时伴有临床症状(3)者。

2.临床诊断病例

符合以下任何一项者：

（1）疑似病例与实验室确诊病例没有流行病学联系者。

（2）疑似病例未进行流行病学调查者。

（3）疑似病例在完成调查前失访/死亡者。

（4）疑似病例无实验室诊断结果且不能明确诊断为其他疾病者。

3.流行病学诊断病例

疑似病例无标本实验室诊断结果为阴性，并同时具备流行病学史者。

4.实验室确诊病例

疑似病例同时具备实验室诊断中任何一项者。

5.排除病例

符合以下任何一项者

（1）麻疹疑似病例采集了合格血标本，经合格实验室检测麻疹 IgM 阴性，并与实验室确诊病例无流行病学联系。

（2）经实验室检测证实为其他疾病（如风疹等）。

（3）能明确是由其他原因引起发热出疹的病例（如药物性过敏性皮疹等）。

六、鉴别诊断

（一）风疹

多见于幼儿，中毒症状及呼吸道卡他症状轻，起病 1～2 天即出疹，为细小稀疏淡红色斑丘疹，1～2 天退疹，无色素沉着及脱屑。耳后、枕后、颈部淋巴结肿大是其显著特点。

（二）幼儿急疹

多见于 2 岁以内婴幼儿，骤发高热，上呼吸道症状轻微，患儿精神好，高热持续 3～5 天骤退，热退时或退后出疹，无色素沉着，也不脱屑，是本病的特征。

（三）猩红热

前驱期发热，咽痛，起病 1～2 天内出疹，皮疹为针头大小，红色斑点状斑疹或粟粒疹，疹间皮肤充血，皮肤呈弥漫性潮红，压之褪色，退疹时脱屑脱皮，有口周苍白圈、草莓舌等。白细胞总数及中性粒细胞明显升高。

（四）肠道病毒感染

柯萨奇病毒及埃可病毒感染时常发生皮疹。多见于夏秋季，出疹前有发热、咳嗽、腹泻，偶见黏膜斑，常伴全身淋巴结肿大，皮疹形态不一，可反复出现，疹退不脱屑，无色素沉着。

（五）其他

应与败血症、斑疹伤寒、药物疹、传染性单核细胞增多症相鉴别。

七、治疗

（一）一般治疗

1.呼吸道隔离至疹后 5 天。

2.卧床休息，多饮水。

3.保持空气流通，温度适宜。

4.进食易消化和营养丰富的食物。

5.保持皮肤及五官的清洁。

(二)对症治疗

1.高热酌用退热药,忌急骤退热、冰水或酒精擦浴。

2.咳嗽用祛痰止咳药,烦躁不安用镇静药。

3.全身中毒症状重短期应用皮质激素。

4.体弱病重者可用丙种球蛋白。

5.重型患者有出血倾向者可输入新鲜血液或血浆。

6.中医中药治疗。

(三)并发症治疗

1.支气管肺炎

常见病原菌为肺炎链球菌,可首选青霉素 G,每天 3～5 万 U/kg 静脉注射或肌注。再参考痰菌药敏选用抗菌药物。青霉素过敏的患儿可用红霉素或头孢拉定等。

2.心肌炎、心力衰竭

(1)一般治疗:采取适宜的体位、镇静、吸氧、维持水电解质平衡及营养的支持。

(2)病因治疗:纠正感染、贫血、高热、心律失常等,给予果糖、磷酸肌酸钠等营养心肌治疗。另外还应注意患儿有无先天性心脏病。

(3)针对心衰药物治疗:毛花苷丙日总负荷量＞2 岁患者 0.03～0.04mg/kg,＜2 岁 0.02～0.03mg/kg。首剂为负荷量 1/2,余量再分 2 次,每次间隔 6～8 小时。负荷量后 12 小时开始给予维持量,每次为负荷量 1/10～1/8,每天 2 次间隔 12 小时。磷酸二酯酶抑制剂,如米力农具有正性肌力作用兼有外周血管舒张作用,常用量为 50μg/kg,10 分钟内给予。以后持续静脉点滴每千克体重应用 0.25～0.5μg/min。血管扩张剂可使用硝酸甘油、硝普钠、多巴胺、酚妥拉明等。有水负荷过重患儿还可使用利尿剂,常用的有呋塞米、螺内酯等。

3.高热惊厥抽搐患儿的治疗

(1)控制惊厥:立即按压人中穴位,抗惊厥药物首选地西泮 0.3～0.5mg/kg 缓慢静脉注射,也可使用苯巴比妥钠 5～10mg/kg 肌注,或 10% 水合氯醛与等量盐水混合后保留灌肠 0.4～0.6ml/kg 每次,每次最大量不超过 10ml。如惊厥次数较多,脑缺氧脑水肿者,给予 20% 甘露醇 0.5～1g/kg 每次,快速静点,每 6～8 小时一次。

(2)针对病因,控制感染,如上所述。

(3)高热的治疗,可用物理降温,如无效用药物降温。头部给予冰帽或冰袋,降低脑组织代谢,温盐水灌肠或温水擦浴。口服药可使用对乙酰氨基酚混悬液、布洛芬等。

4.急性喉炎

应尽量使患儿安静,蒸汽吸入稀释痰液,选用抗菌药物,重症者用肾上腺皮质激素以缓解喉部水肿。出现喉梗阻者应尽早行气管切开或气管插管。

5.脑炎

可参考病毒性脑膜炎及流行性乙型脑炎治疗方案。

八、预防

(一)管理传染源

及时隔离治疗患者,应隔离至出疹后 5 天,合并肺炎者延长至出疹后 10 天。接触者检疫

3周,曾做被动免疫者应延长至4周。患者住过的房间加强开窗通风,必要时可用过氧乙酸熏蒸或紫外线照射。

(二)切断传播途径

流行发病期间减少出入公共场所或探亲访友。

(三)保护易感人群

接种麻疹疫苗,提高人体免疫力。对体弱多病的易感者、接触麻疹者,可实施被动免疫,采用丙种球蛋白肌注。

第五节 风疹

一、概论

风疹(rubella)是由风疹病毒(rubella virus,RV)引起的急性呼吸道传染病,呈世界性分布,在我国归属于法定丙类传染病,一年四季均可发生,以冬春季发病为多。风疹在临床上以前驱期短、低热、皮疹和耳后、枕部淋巴结肿大为特征,临床症状轻微,一般病情较轻,病程短,预后良好。但孕妇妊娠早期初次感染风疹病毒后,病毒可通过血胎屏障进入胎儿,将会导致胎儿严重损害,引起先天性风疹综合征(CRS)。

二、病原学及发病机制

(一)病原学

风疹病毒是单正链RNA病毒,属于披膜病毒科,是限于人类的病毒。风疹病毒的抗原结构相当稳定,现知只有一种抗原型。风疹病毒可在胎盘或胎儿体内(以及出生后数月甚至数年)生存增殖,产生长期,多系统的慢性进行性感染。本病毒可在兔肾、乳田鼠肾、绿猴肾、兔角膜等细胞培养中生长,能凝集家禽、飞禽和人"O"型红细胞。病毒在体外的生活力弱,对紫外线、乙醚、氯化铯、去氧胆酸等均敏感,pH<3.0可将其灭活,本病毒不耐热。

(二)发病机制

患者感染风疹后,风疹病毒首先在上呼吸道黏膜及颈淋巴结生长增殖,其次进入血循环引起病毒血症,播散至全身淋巴组织引起淋巴结肿大,病毒直接损害血管内皮细胞发生皮疹。目前多认为皮疹是由于风疹病毒引起的抗原抗体复合物造成真皮上层的毛细血管炎症所致。风疹病情比较轻,病理发现不多,皮肤和淋巴结呈急性、慢性非特异性炎症。风疹病毒可引起脑炎、脑组织水肿,非特异性血管周围浸润、神经细胞变性及轻度脑膜反应,也可感染数10年后由于慢性持续性病变而导致慢性全脑炎。

三、流行病学

(一)传染源

患者是风疹唯一的传染源,包括亚临床型或隐型感染者,其实际数目比发病者高,因此是易被忽略的重要传染源。传染期在发病前5~7天和发病后3~5天,起病当天和前一天传染性最强。患者口、鼻、咽部分泌物以及血液、大小便等均可分离出病毒。

(二)传播途径

一般儿童与成人风疹主要由飞沫经呼吸道传播,人与人之间密切接触也可经接触传染。胎内被感染的新生儿,特别是咽部可排病毒数周、数月甚至1年以上,因此通过污染的奶瓶、奶嘴、衣被尿布及直接接触等感染缺乏抗体的医务、家庭成员,或引起婴儿室中传播。胎儿被感染后可引起流产、死胎、早产或有多种先天畸形的先天性风疹。

(三)易感人群

风疹一般多见于5~9岁的儿童,流行期中青年、成人和老人中发病也不少见。

(四)流行特征

风疹较多见于冬、春季。近年来,春夏季发病较多,可流行于幼儿园、学校、军队等聚集群体中,有散发和暴发流行。

四、临床表现

风疹临床上可分为获得性风疹和先天性风疹综合征,前者最为常见。

(一)获得性风疹

1.潜伏期

14~21天。

2.前驱期

1~2天,幼儿患者前驱期症状常较轻微,或无前驱期症状;青少年和成人患者则较显著,可持续5~6天,表现有低热或中度发热、头痛、食欲减退、疲倦、乏力及咳嗽、打喷嚏、流涕、咽痛、结膜充血等轻微上呼吸道症状,偶有呕吐、腹泻、鼻出血、齿龈肿胀等,部分患者咽部及软腭可见玫瑰色或出血性斑疹,但无颊黏膜粗糙、充血及黏膜斑等。

3.出疹期

通常于发热1~2天后出现皮疹,皮疹初见于面颈部,迅速扩展至躯干四肢,1天内布满全身,但手掌、足底大都无疹。皮疹初起呈细点状淡红色斑疹、斑丘疹或丘疹,直径2~3mm。面部、四肢远端皮疹较稀疏,部分融合类似麻疹。躯干尤其背部皮疹密集,融合成片,又类似猩红热。皮疹一般持续3天(1~4天)消退,也称"三日麻疹"。面部有疹为风疹之特征,个别患者出疹呈出血性,伴全身出血,主要由于血小板减少和毛细血管通透性增高所致。出疹期常有低热、轻度上呼吸道炎、脾肿大及全身浅表淋巴结肿大,尤以耳后、枕部、颈后淋巴结肿大最为明显。

肿大的淋巴结有轻度压痛,不融合,不化脓。有时风疹患者脾脏及淋巴结肿大可在出疹前4~10天已发生肿大,消退较慢,常持续3~4周。疹退不留色素,无脱屑。仅少数重症患者可有细小糠麸样脱屑,大块脱皮则极少见。疹退时体温下降,上呼吸道症状消退,肿大的淋巴结也逐渐恢复,但完全恢复正常需数周后。

4.无疹性风疹

风疹患者只有发热、上呼吸道炎、淋巴结肿痛而无皮疹;也可在感染风疹病毒后没有任何症状、体征,血清学检查风疹抗体为阳性,即所谓隐性感染或亚临床型患者。显性感染患者和无皮疹或隐性感染患者的比例为1:9~1:6。

（二）先天性风疹综合征（CRS）

母体在孕期前 3 个月感染 RV 可导致胎儿发生多系统的出生缺陷，即 CRS，感染发生越早，对胎儿损伤越严重。胎儿被感染后，重者可导致死胎、流产、早产；轻者可导致胎儿发育迟缓，甚至累及全身各系统，出现多种畸形。

新生儿先天畸形多为先天性风疹所致。多数先天性患者于出生时即具有临床症状，也可于生后数月至数年才出现进行性症状和新的畸形。

（三）实验室检查

1. 血常规

白细胞总数减少，淋巴细胞增多，并出现异形淋巴细胞及浆细胞。

2. 病毒分离

风疹患者取鼻咽分泌物，先天性风疹患者取尿、脑脊液、血液、骨髓等培养于兔肾细胞系（RK－13）、非洲绿猴肾异倍体细胞系（vero cells）或正常兔角膜异倍体细胞系（SIRC cells）等传代细胞，可分离出风疹病毒，再用免疫荧光法鉴定。

3. 血清抗体测定

如红细胞凝集抑制试验、中和试验、补体结合试验和免疫荧光法实验，双份血清抗体效价增高 4 倍以上为阳性。血凝抑制试验最适用，具有快速、简便、可靠的优点。风疹特异性抗体 IgM 和 IgG 在出疹时即出现，1～2 周迅速上升，4～12 个月后降至开始时的水平，并可维持终生。局部分泌型 IgA 抗体于鼻咽部分泌物可查得，有助于诊断。也有用斑点杂交法检测风疹病毒 RNA。风疹视网膜炎往往为诊断先天性风疹的重要体征。视网膜上常出现棕褐色或黑褐色的大小不一的点状或斑纹状色素斑点，重症患者除斑点粗大外还伴有黄色晶状体。视网膜血管常较正常窄细。

五、诊断

典型病例可根据临床表现并结合流行病学作出临床诊断，不典型病例需根据血清风疹抗体的检测或风疹病毒的分离阳性予以确诊。

（一）获得性风疹

1. 流行病学史

与确诊的风疹患者在 14～21 天内有接触史。

2. 临床症状

（1）发热。

（2）全身皮肤在起病 1～2 天内出现红色斑丘疹。

（3）耳后、枕后、颈部淋巴结肿大、结膜炎或伴有关节痛（或关节炎）。

3. 实验室诊断

（1）咽拭子标本分离到风疹病毒，或检测到风疹病毒核酸。

（2）1 个月内未接种过风疹减毒活疫苗而在血清中查到风疹 IgM 抗体。

（3）恢复期患者血清风疹 IgG 抗体滴度较急性期有 4 倍或 4 倍以上升高，或急性期抗体阴性而恢复期抗体阳转。

4.诊断

(1)疑似病例:具备临床症状(1),同时伴临床症状(1)或临床表现(2)。

(2)临床诊断病例:疑似病例加流行病学史。

(3)确诊病例:疑似病例加实验室诊断(1)或(2)或(3)。

(二)先天性风疹综合征

1.临床表现

(1)新生儿白内障/先天性青光眼,先天性心脏病,听力缺损,色素性视网膜病,唇裂腭裂,头小畸形,X线片骨质异常。

(2)紫癜、脾肿大、黄疸、精神性迟缓、脑膜、脑炎。

2.实验室确诊

患儿母亲在妊娠早期有风疹病毒感染史。

3.实验室诊断

(1)婴儿血清风疹 IgM 抗体阳性。

(2)婴儿风疹 IgG 抗体水平持续存在,并超过母体被动获得的抗体水平(4 倍以上)。

(3)婴儿咽拭子、血、尿、脑脊液或脏器活检标本分离到风疹病毒或检测到风疹病毒 RNA。

4.诊断

(1)疑似病例:具备临床表现(1)任一条或可伴(2)任一表现。

(2)临床诊断病例:具备临床表现(1)任一条或可伴(2)任一表现,同时伴实验室确诊。

(3)确诊病例:临床诊断病例加实验室诊断任意一条。

六、鉴别诊断

风疹患者的皮疹形态介于麻疹与猩红热之间,因此应着重对此三种常见的发热出疹性疾病进行鉴别诊断。此外,风疹尚需与幼儿急疹、药物疹、传染性单核细胞增多症、肠道病毒感染,如柯萨奇病毒 A 组中 2、4、9、16 型及 B 组中 1、3、5 型,埃可病毒 4、9、16 型感染相鉴别。先天性风疹综合征还需与宫内感染的弓形虫病、巨细胞病毒感染、单纯疱疹病毒感染相鉴别。此三种胎内感染与先天性风疹有相类似的症状。

七、治疗

(一)一般对症疗法

风疹患者一般症状轻微,不需要特殊治疗,主要为对症治疗。症状较显著者,应卧床休息,流质或半流质饮食。对高热、头痛、咳嗽、结膜炎者可予对症处理。

(二)并发症治疗

高热、嗜睡、昏迷、惊厥者,应按流行性乙型脑炎的原则治疗。出血倾向严重者,可用肾上腺皮质激素治疗,必要时输新鲜全血。

(三)先天性风疹

无症状感染者无须特别处理,但应随访观察,以期及时发现迟发性缺陷。有严重症状者应相应处理:有明显出血者可考虑静脉免疫球蛋白,必要时输血;肺炎、呼吸窘迫、黄疸、心瓣膜畸形、视网膜病等处理原则同其他新生儿;充血性心衰和青光眼者需积极处理,白内障治疗最好延至 1 岁以后;早期和定期进行听觉脑干诱发电位检查,以早期诊断耳聋而及时干预。

八、预防

1.妊娠早期避免感冒,特别是避免与风疹患者接触。

2.被动免疫:肌注血清免疫球蛋白。

3.主动免疫:接种风疹减毒活疫苗,一般可终身免疫;这一点非常重要,建议将育龄妇女风疹疫苗接种纳入免疫程序,以控制风疹发生与流行后的潜在危险,并作为减少和预防先天性风疹综合征的有效措施。

第六节　麻风病

一、概论

麻风病(leprosy)是由麻风杆菌引起的一种慢性传染病,主要病变在皮肤和周围神经。临床表现为麻木性皮肤损害、神经粗大,严重者甚至肢端残疾。由麻风分枝杆菌感染引起,从染色特性而论,麻风菌和结核杆菌一样,是一种抗酸菌。

二、病原学及发病机制

(一)病原学

病原学是麻风杆菌。在光学显微镜下完整的杆菌为直棒状或稍有弯曲,长 $2\sim6\mu m$,宽 $0.2\sim0.6\mu m$,无鞭毛、芽孢或荚膜。非完整者可见短棒状、双球状、念珠状、颗粒状等。麻风杆菌抗酸染色为红色,革兰氏染色为阳性。离体后的麻风杆菌,在夏季阳光照射 $2\sim3$ 小时即丧失其繁殖力,在 $60℃$ 处理 1 小时或紫外线照射 2 小时,可丧失其活力。一般应用煮沸、高压蒸气、紫外线照射等处理即可杀死。

(二)发病机制

麻风杆菌侵入体内后,先潜伏于周围神经的鞘膜细胞或组织内的巨噬细胞内,受染后是否发病以及发展为何种病理类型,取决于机体的免疫力。对麻风杆菌的免疫反应以细胞免疫为主,患者虽也有特异性抗体的产生,但抗体对抑制和杀灭麻风杆菌不起重要作用。在细胞免疫力强的状态下,麻风杆菌将被巨噬细胞消灭而不发病,反之,麻风杆菌得以繁殖,引起病变。本病的潜伏期长达 $2\sim4$ 年,但也有在感染数月后发病者。

三、流行病学

(一)传染源

麻风患者是本病的唯一传染源,其中瘤型和界线类患者传染性最强。

(二)传播途径

首先是直接接触传染,其次是间接接触传染。

(1)直接接触传染:这种方式是健康者与传染性麻风患者的直接接触,传染是通过含有麻风杆菌的皮肤或黏膜损害与有破损的健康人皮肤或黏膜的接触所致。

(2)间接接触传染:这种方式是健康者与传染性麻风患者经过一定的传播媒介而受到传染。

（3）近来有人强调呼吸道的传染方式，认为鼻黏膜是麻风菌的主要排出途径，但并没有定论。

（三）人群易感性

人类对麻风杆菌的易感性很不一致，一般儿童较成人易感，而病例多为 20 岁以上的成人，男性病例多于女性病例。

（四）流行特征

本病在世界范围内流行甚广，据估计全世界现有麻风患者约 1000 万人左右，主要分布于亚洲、非洲及拉丁美洲。中国则流行于广东、广西、四川、云南以及青海等省、自治区。新中国成立后由于积极防治，本病已得到有效的控制，发病率显著下降。

四、临床表现

麻风病按五级分类法分为：结核样型麻风（TT）、界线类偏结核样型麻风（BT）、中间界线类麻风（BB）、界线类偏瘤型麻风（BL）、瘤型麻风（LL）。各类麻风病的早期阶段为未定类麻风（I）。

（一）结核样型麻风（TT）

临床上本型较多见，损害常局限于外周神经和皮肤。皮损为红色斑疹、红色或暗红色斑块，呈圆形或不规则形，边缘清，表面干燥无毛，有时有鳞屑，局部感觉障碍出现早且明显。

（二）界线类偏结核样型麻风（BT）

常见皮损为斑疹、斑块和浸润性损害，基本特点似结核样型，但损害多发。典型皮损中央有明显的"空白区"，周围常有小的卫星状损害，周围神经损害多发，皮损感觉障碍明显。

（三）中间界线类麻风（BB）

典型皮损为斑疹与浸润性的双型损害，基本皮损呈多形性和多色性。可见有特征性的倒碟状、靶状或卫星状损害。面部皮损呈蝙蝠状者，称"双型面孔"。皮损大小不一，数量较多；神经损害多发，但不对称。皮肤与神经的损害和功能障碍介于结核样型和瘤型之间。中间界线类麻风可向结核样型或瘤型麻风转化。

（四）界线类偏瘤型麻风（BL）

皮损有斑疹、斑块、结节和弥漫性浸润等，分布广泛，不完全对称，少数皮损边缘可见。有的弥漫性浸润中央可见空白区。浅神经肿大，多发但不对称。晚期患者皮损融合成片，面部深在性浸润可形成"狮面"，鼻中隔溃疡或鞍鼻。病变还可以侵犯内脏。

（五）瘤型麻风（LL）

早期瘤型皮损多为斑疹，呈淡红色或浅色，边缘模糊，形小数多，分布对称。无明显感觉障碍和闭汗，可有痒和蚁行感等感觉异常。病程长者可出现温觉、痛觉迟钝。

（六）未定类麻风（I）

为麻风病的早期阶段，常见少量斑疹，多为浅色，少数淡红色，边缘清楚或不清楚，有不同程度的浅感觉障碍。

（七）麻风反应

在麻风病的慢性过程中，麻风患者可突发症状活跃，出现新皮损，伴恶寒、发热等急性或亚急性症状，这种变态反应性现象称为麻风反应。本期持续 2 周～4 月，平均 1 个月。

五、诊断

(一)病史询问

必须着重了解与麻风病有关的项目,如是否来自流行区、家族、亲友和邻居有无同样的患者,有无接触史等。

(二)体格检查

要系统全面,在自然光线下检查全身皮肤、神经和淋巴结等。

1.主观感觉检查法

皮肤感觉障碍的顺序,一般首先失温觉(冷热觉),其次失痛觉,最后失触觉。

2.客观试验方法

(1)组胺试验:用1/1000的磷酸组胺水溶液0.1ml,分别注入健康皮肤和皮损处皮内,经过20秒左右,正常是局部先出现一个直径10mm的红斑,再经40秒,又在原红斑的周围出现一个直径30～40mm的红斑,红斑的边缘弥漫不整,称为继发性红斑,最后在红斑的中央形成一个风团,如不出现继发性红斑即为异常,此法用于浅色斑和白色斑的检查。

(2)毛果芸香碱试验(出汗试验):选择正常皮肤和皮损,分别涂上碘酒,待干后,在两处皮内注射1/1000毛果芸香碱液0.1ml,立即在上面撒上薄层淀粉,经3～5分钟后,正常皮肤出汗,淀粉立即变为蓝紫色,如不出汗,淀粉不变色。

(3)立毛肌功能试验:用1:100000的苦味酸烟碱液0.1ml,分别注射于皮损及健康皮肤的皮内,如神经末梢正常,则立毛肌收缩出现鸡皮现象,否则,不出现鸡皮现象。

3.运动功能障碍检查

检查时让患者做抬额、皱眉、鼓腮、吹哨、露齿等动作,观察面部神经是否麻痹。让患者做屈伸手腕,内外展指、对指、握掌等动作,观察上肢的神经功能。让患者做足的背伸、跖屈、内翻、外翻等动作,观察腓神经是否麻痹。

(三)麻风菌素试验

麻风菌素试验是一种简易的测定机体对麻风杆菌抵抗力的方法,它可部分地反映机体对麻风杆菌细胞免疫反应的强弱和有无。麻风菌素的种类有粗制麻风菌素、纯杆菌麻风菌素和纯蛋白麻风菌素,目前通用者为粗制麻风菌素(又称完整麻风菌素)。

1.试验方法和结果判断

在前臂屈侧皮内注射粗制麻风菌素0.1ml,形成一个直径约6～8mm的白色隆起,观察反应结果。早期反应:注射后48小时观察判断结果,注射处有浸润性红斑,直径大于20mm者为强阳性(＋＋＋),15～20mm者为中等阳性(＋＋),10～15mm者为弱阳性(＋),5～10mm者为可疑性(±),5mm以下或无反应者为阴性(－);晚期反应:注射21天观察判断结果,注射处发生红色浸润性结节并有破溃者为强阳性(＋＋＋),结节浸润直径大于5mm者为中等阳性,结节浸润直径3～5mm者为弱阳性(＋),轻度结节浸润直径在3mm以下者为可疑性(±),局部无反应者为阴性(－)。

2.临床意义

早期反应表示机体对麻风杆菌的敏感性。晚期反应阳性表示机体对麻风杆菌的特异性细胞免疫反应的能力强,具有免疫力;晚期反应阴性说明机体对麻风杆菌的细胞免疫反应受到抑制,缺乏免疫力。麻风菌素晚期反应的强度与机体对麻风菌抵抗力的强度成正比。因此,麻风菌素试验对麻风病的分型、判断预后或机体抵抗力具有实际应用的价值。

六、鉴别诊断

(一)需要鉴别的皮肤病

瘤型麻风应与皮肤黑热病、神经纤维瘤、斑秃、结节性黄色瘤、鱼鳞病、酒渣鼻、脂溢性皮炎、结节性红斑、皮肌炎等鉴别;结核样型麻风应与肉样瘤、环状红斑、持久隆起性红斑、皮肤黑热病浅色斑型、环状肉芽肿、寻常性狼疮、体癣、远心性红斑等鉴别;未定类麻风应与白癜风、贫血痣、皮肤黑热病浅色斑型和花斑癣等鉴别;界线类麻风应与红斑性狼疮、皮肤黑热病、蕈样肉芽肿(浸润期)等鉴别。

(二)需要鉴别的神经病

如脊髓空洞症,其他原因引起的多发性神经炎、外伤性周围神经损伤、进行性脊髓性肌萎缩、进行性增殖性间质性神经炎、进行性肌营养不良、股外侧皮神经炎、面神经麻痹等。

七、治疗

(一)化学药物

1.氨苯砜(DDS)

氨苯砜为首选药物。开始剂量每天50mg,4周每天100mg,连续服用。每周服药6天,停药1天,连服3个月后停药2周。副作用有贫血、药疹、粒性白细胞减少及肝肾功能障碍等。近年来,由于耐氨苯砜麻风菌株的出现,多主张采用联合疗法。

2.氯法齐明(B633)

不但可抑制麻风杆菌,且可抗Ⅱ型麻风反应。100～200mg/d,口服。每周服药6天,停药1天。长期服用可出现皮肤红染及色素沉着。

3.利福平(RFP)

对麻风杆菌有快速杀灭作用。450～600mg/d,口服。

(二)免疫疗法

正在研究的活卡介苗加死麻风杆菌的特异免疫治疗可与联合化疗同时进行。其他如转移因子、左旋咪唑等可作为辅助治疗。

(三)麻风反应的治疗

酌情选用沙利度胺(反应停)、皮质类固醇激素、氯法齐明、雷公藤静脉封闭及抗组胺类药物等。

(四)并发症的处理

足底慢性溃疡者,注意局部清洁,防止感染,适当休息,必要时须扩创或进行矫形手术。

八、预防

要控制和消灭麻风病,必须坚持以"预防为主"的方针,贯彻"积极防治,控制传染"的原则,执行"边调查、边隔离、边治疗"的做法。发现和控制传染病源,切断传染途径,给予规则的药物治疗,同时提高周围自然人群的免疫力,才能有效地控制传染、消灭麻风病。

鉴于目前对麻风病的预防,缺少有效的预防疫苗和理想的预防药物。因此,在防治方法上要应用各种方法早期发现患者,对发现的患者,应及时给予规则的联合化学药物治疗。对流行地区的儿童、患者家属,以及麻风菌素及结核菌素反应均为阴性的密切接触者,可给予卡介苗接种,或给予有效的化学药物进行预防性治疗。

第七节　水痘

水痘(varicella,chicken pox)是由水痘带状疱疹病毒(VZV)所引起的急性传染病,以较轻的全身症状和皮肤黏膜上分批出现的斑疹、丘疹、水疱和结痂为特征,本病90%以上发生于10岁以下儿童。热带、亚热带国家成年人患本病的概率较高于气候温和国家。

一、病原学

水痘－带状疱疹病毒属疱疹病毒,为双链的脱氧核糖核酸病毒。该病毒在外界环境中生存力很弱,不耐酸和热,能被乙醚灭活。

该病毒在感染的细胞核内增殖,且仅对人有传染性,存在于患者疱疹的疱浆、血液和口腔分泌物中,传染性强,接种于人胚羊膜等组织培养,可产生特异性细胞病变,在细胞核内有嗜酸性包涵体形成。

二、流行病学

(一)传染源

患者是唯一的传染源,自发病前1~2d至皮疹干燥结痂为止,均有传染性。易患者在室内环境持续暴露于水痘后,几乎均可受感染。所以水痘常常在幼托机构、小学或者其他儿童集中场所形成流行。

同时水痘也是儿科诊室发生医院感染的重要疾病之一。发病者在接触水痘后10~20d出现症状。水痘传染性极强,而带状疱疹患者传染性相对较小。

(二)传播途径

主要通过空气飞沫传播,直接接触水痘疱疹液或其污染的用具也可传播。此外,处于潜伏期的供血者可通过输血传播,孕妇在分娩前4d患水痘可传染给胎儿。

(三)易患性

任何年龄均可感染,婴幼儿和学龄前儿童发病较多,6个月以下的婴儿较少见,但新生儿也可患病。孕妇患水痘时,胎儿可被感染甚至形成先天性水痘综合征。偶见成人患者。一次患病后,可获得持久免疫,再次得病者极少。

(四)流行季节

本病全年均可发生,以冬、春两季较多,流行的高峰期在3月份。

三、发病机制

病毒增殖发生于病毒感染后2~4d的上呼吸道淋巴结管部位,随后在病毒感染的4~6d初次发生病毒血症;第2轮的病毒复制发生于机体的内脏器官,尤其在肝脏和脾脏,随后在病毒感染的14~16d再次发生病毒血症。这第2轮病毒血症的典型表现为病毒播散入毛细血管内皮细胞及上皮。VZV感染生发层的细胞,引起胞内和胞间水肿,从而导致出现典型的小水疱。

病毒糖蛋白共分5类(gPⅠ、gPⅡ、gPⅢ、gPⅣ和gPⅤ),其中gPⅠ、gPⅡ和gPⅢ抗体具有中和病毒作用。近年对其血清型、亚型及其糖蛋白Ⅰ、Ⅱ、Ⅲ抗体有进一步的研究,有助于了解其免疫作用。

四、临床表现

(一)潜伏期

10～24d,一般为13～17d。

(二)前驱期

成人于皮疹出现前1～2d可先有发热、头痛、咽痛、四肢酸痛、恶心、呕吐、腹痛等症状。小儿则无前驱期症状,皮疹和全身症状多同时出现。

(三)发疹期

皮疹先见于躯干、头部,逐渐延及面部,最后到达四肢。皮疹分布以躯干为多,面部及四肢较少,呈向心性分布。开始为粉红色针帽大的斑疹,数小时内变为丘疹,再经数小时变为水疱,从斑疹→丘疹→水疱→结痂共4个阶段,短者仅6～8h,皮疹发展快是本病特征之一。水疱稍呈椭圆形,2～5mm大小,水疱基部有一圈红晕,疱疹之间皮肤正常,当水疱开始干时红晕也消退,皮疹往往很痒。水疱初期呈清澈水珠状,以后稍浑浊,疱疹壁较薄易破。水痘皮损表浅,按之无坚实感,数日后从水疱中心开始干结,最后成痂,经1～2周脱落。无继发感染者脱痂后不留瘢痕,痂才脱落时留有浅粉色凹陷,而后成为白色。

因皮疹分批出现,放在病程中可见各种皮疹同时存在。口腔、咽部或外阴等也常见黏膜疹,早期为红色小丘疹,迅速变为水疱,随之破裂成小溃疡。有时眼结膜、喉部也有同样皮疹。

以上为典型水痘,皮疹不多,全身症状也轻。皮疹重者密布全身甚至累及内脏(如肺部),全身症状也重,热度高,热程长。成人水痘常属重型。

(四)不典型水痘

少见,可有以下类型:

1. 出血性、进行性(病程长达2周以上)和播散性水痘

主要见于应用糖皮质激素或其他免疫抑制药物治疗的患者,疱疹内有血性渗出,或正常皮肤上有瘀点、瘀斑。

2. 先天性水痘综合征和新生儿水痘

如母亲于产前4d以内患水痘,新生儿出生后5～10d时发病者,易形成播散性水痘,甚至因此引起死亡。先天性水痘综合征表现为出生体重低、瘢痕性皮肤病变、肢体萎缩、视神经萎缩、白内障、智力低下等,易患继发性细菌性感染。

3. 大疱性水痘

疱疹融合成为大疱。皮疹处皮肤及皮下组织坏死而形成坏疽型水痘。

4. 原发性水痘性肺炎

患者多系成年人,原发性水痘性肺炎出现于病程第1～6d,病情轻重不一,轻者无明显症状;重者可有高热、咳嗽、胸痛、咯血、呼吸困难及发绀等。胸部体征不明显,或者有少量干啰音、湿啰音及哮鸣音,X线胸片可见双肺部弥漫性结节阴影,肺门及肺底处较显著。水痘肺炎的病理过程大体上与皮疹同步,常常随皮疹消退好转;也有少数重症水痘性肺炎患者临床症状

消失后,X 线胸片阴影仍可持续存在 2～3 个月方能消散。

5.水痘性脑炎

较少见,患者在出疹后 3～8d 出现脑炎的症状,也有少数见于出疹前 2 周至出疹后 3 周。一般为 5～7 岁幼儿,男多于女。临床表现和脑脊液检查特点与其他病毒性脑炎相似。病后可有精神异常、智力迟钝及癫痫发作等后遗症。水痘脑炎病程为 1～3 周,病死率为 5％～25％。

五、实验室检查

(一)血常规

大多数正常,偶有白细胞轻度增加。

(二)病原学检查

(1)取新鲜疱疹内液体做电镜检查,可见到疱疹病毒颗粒。能快速和天花病毒相鉴别。

(2)病毒分离,起病 3d 内,取疱疹内液体接种人胚羊膜组织,病毒分离阳性率较高。

(3)血清学检测,常用补体结合试验。水痘患者于出疹后 1～4d 血清中即出现补体结合抗体,2～6 周达高峰,6～12 个月后逐渐下降。也可用间接荧光素标记抗体法检测。

(4)PCR 方法检测鼻咽部分泌物、呼吸道上皮细胞和外周血白细胞 VZV－DNA,为敏感和快速的早期诊断手段。

六、诊断依据

依据低热、头痛等前驱症状,皮损分批出现及向心性分布,黏膜也可受累及等特点,诊断即成立。一般病例的临床症状典型,诊断多无困难。必要时可做实验室检查。

七、鉴别诊断

重症患者及并发细菌感染时,需和下列疾病鉴别。

(一)脓疱疮

好发于鼻唇周围或四肢暴露部位,初视为疱疹,继成脓疱,然后结痂,无分批出现的特点,不见于黏膜处,多无全身症状。

(二)丘疹性荨麻疹

系梭形水肿性红色丘疹,如花生米大小,中心有针尖或粟粒大小丘疱疹或水疱,触之较硬,甚痒。分布于四肢或躯干,不累及头部或口腔。

(三)带状疱疹

疱疹沿一定的神经干径路分布,不对称,不超过躯干的中线,局部有显著的灼痛。

(四)天花

天花全身反应重,开始即 39～40℃高热,热度下降后发疹,皮损中央有明显的脐凹,皮疹呈离心分布,以头部、四肢等暴露部位为多,身体上部较下部为多,腋下及腰部皮疹稀少或者无疹,愈后遗留凹陷性瘢痕。

八、治疗

主要是对症处理。患者应隔离。患儿应早期隔离,直到全部皮疹结痂为止。与水痘接触过的儿童,应隔离观察 3 周。轻症者一般不需要用药,加强护理即可。发热期应卧床休息,给予易消化的饮食和充足的水分。勤换衣被,保持皮肤清洁。

（一）全身治疗

主要是加强护理,预防继发感染和并发症的发生。发热期应卧床休息,给予足够的营养支持与水分的供应。临床对症以用药为主。热度高者可给予退热药;瘙痒较显著者可口服抗组胺药物,也可外用炉甘石洗剂止痒。水疱破溃者可涂以 2% 甲紫液,有继发感染时,可外涂 1% 新霉素软膏,或莫匹罗星霜,若有弥漫性脓疱病、疏松结缔组织炎或急性淋巴结炎等并发症时,则需使用广谱抗生素。重症患者,可肌注丙种球蛋白。

一般情况下,水痘患者禁用糖皮质激素,以防止水痘泛发和加重;但对水痘所致的重症喉炎、水痘肺炎、水痘脑炎等危重型患者等,可考虑在强效抗病毒药物应用的同时,酌情适量加用。

对免疫低下的播散性水痘患者、新生儿水痘或水痘性肺炎、脑炎等严重病例,应及早采用抗病毒药物治疗。可用 Ara－A 10～15mg/(kg·d),静脉滴注,或 ACV 5～10mg/kg,1 次/8h,静脉注射,疗程 7～10d,或加用 α－干扰素,100 万～300 万 U 肌注,1 次/d;以抑制病毒复制,防止病毒扩散,促进皮损愈合,加速病情恢复,降低病死率。对新生儿水痘肺炎,应首选 ACV 治疗。

（二）中医中药

1.银翘散加减

金银花 30g,连翘 30g,桔梗 18g,薄荷 18g,竹叶 12g,荆芥穗 12g,牛蒡子 18g,大青叶 12g,紫花地丁 12g,生甘草 15g。水煎服。

2.清营汤加减

犀角(代)9g,生地黄 15g,苦参 9g,竹叶心 3g,金银花 9g,连翘 6g,黄连 4.5g,丹参 6g,麦冬 9g,黄芩 12g,苦参 15g,紫花地丁 15g。水煎服。热重者可用羚羊角粉 0.5～1g 冲服。

3.龙胆泻肝丸(或汤)

疗效较肯定,成人每次 9g,3 次/d,儿童剂量酌减。

九、预防

（一）隔离

应呼吸道隔离至全部疱疹干燥结痂或出疹后 7d 为止。在集体机构中,对接触患者的易患者应留验 3 周(可自接触后第 11 天起观察)。被患者呼吸道分泌物或皮疹内容物污染的空气、被服和用具,应利用通风、紫外线照射、暴晒、煮沸等方法消毒。

（二）被动免疫

在接触后 72h 内用高效价水痘－带状疱疹免疫球蛋白(VZIG)5mL 肌内注射,对水痘有预防效果。

（三）主动免疫

近年来,试用水痘－带状疱疹灭活疫苗和减毒活疫苗,有一定的预防效果,保护力可持续10 年以上,主要用于水痘高危易患者。

第八节　带状疱疹

带状疱疹是由水痘－带状疱疹病毒引起的疱疹性皮肤病。初次感染表现为水痘或隐伏感染,此后病毒潜伏于脊髓后神经根中,在某些诱发因素或机体免疫力下降的情况下病毒被激活而发病。

一、诊断要点

(一)好发年龄

患者以老年人居多,儿童和青少年少见。部分发生于长期应用糖皮质激素或免疫抑制剂者。

(二)好发部位

主要发生于肋间神经支配区域的皮肤,其次为三叉神经支配区域,发生于腰段、颈段者临床也不少见。

(三)前驱症状

皮疹出现前可有低热、全身不适、食欲不振等症状,局部常有刺痛、灼热、神经痛或皮肤感觉过敏,一般持续 2～5 天出现皮疹。部分病例尤其是儿童患者在出疹前可无任何自觉症状。

(四)典型损害

皮损发生于身体一侧,沿周围神经分布区排列,不超过或略微超过身体中线。基本损害为红斑基础上群集粟粒至绿豆大中央凹陷的水疱,一簇或多簇,簇间皮肤一般正常,疱壁紧张,疱内容物初期清澈或呈淡黄色,不久即变浑浊,病情严重时疱液可为血性,破溃后形成糜烂面,表面结痂。

由于皮疹可同时或先后发生,在同一患者可同时见到红斑、丘疹、丘疱疹、水疱、糜烂、痂皮等不同时期的损害。最后患处逐渐干燥结痂,痂皮脱落后留暂时性色素沉着而愈,若无继发感染一般不留瘢痕。

(五)特殊类型

临床可见到具有神经痛而无皮损的无疱型带状疱疹、局部组织坏死的坏死型带状疱疹、只有红斑而无水疱的顿挫型带状疱疹、水疱较大的大疱型带状疱疹、水疱为血性的出血型带状疱疹、多神经或双侧发疹的多发型带状疱疹、发生于角膜的眼带状疱疹、带状疱疹性脑膜炎,以及伴有面瘫、耳聋、耳鸣的耳带状疱疹等特殊类型,但均较为少见。

(六)自觉症状

患处有不同程度的疼痛,年龄越大疼痛越为明显,甚至疼痛剧烈难以忍受。疼痛可发生于皮疹出现前或与皮疹出现的同时,轻微牵拉或外物刺激即可诱发或加重疼痛。

通常疼痛持续至皮损完全消退,若皮损消退 1 个月后仍有神经痛,称为带状疱疹后遗神经痛,多发生于 50 岁以上年老体弱者。

(七)病程

一般 1～2 周,偶可复发,复发率小于 0.2%。局部组织坏死严重、泛发型带状疱疹、免疫缺陷及有潜在恶性病的患者,病程可延长,甚至反复发作。带状疱疹后遗神经痛一般 1～3 月可自行缓解或消失,少数患者的疼痛可持续 1 年以上。

(八)实验室检查

半数患者在发疹后外周血白细胞总数低于 $5.0\times10^9/L$,病情好转或痊愈后恢复至发病前水平。部分患者在发疹期血沉可增快。疱液或创面刮取物涂片镜检可查到多核巨细胞,PCR 病毒检出率高达 97%,直接免疫荧光抗体试验阳性检出率(适用于既往感染 HSV 者,不适用于急性感染者)也较高。

二、治疗

(一)一般治疗

发病后注意休息,避免食用辛辣刺激性食品,保持消化道通畅:加强创面保护和护理,避免衣物摩擦和刺激,以防止继发感染和疼痛加剧:发病后及时合理诊治,避免带状疱疹后遗神经痛的发生。

(二)全身治疗

1. 抗病毒药

可给予阿昔洛韦 2～4g/d、伐昔洛韦 600mg/d 或泛昔洛韦 1.5g/d,分次口服:或阿昔洛韦 5～10mg/kg,每 8 小时 1 次,静脉滴注:或阿糖胞苷 10mg/kg·d 配成浓度为 0.5mg/mL 的溶液,静脉滴注 12 小时以上,一般疗程为 7～10 天。

2. 干扰素

急性发疹期可给予基因工程干扰素 α－1b 10～30μg、基因工程干扰素－γ 100 万 U 或基因干扰素 β－1a200 万 U,每日 1 次,肌肉注射,连续 5～7 天。

3. 免疫调节剂

麻疹减毒活疫苗 2mg/次,肌肉注射,可减轻症状。免疫力低下的患者,可酌情给予转移因子 2～4mL/d、胸腺肽 10～20mg,2～3 次/周、静脉注射人免疫球蛋白 200～400mg/kg·d 等。

4. 糖皮质激素

早期与抗病毒药物联合应用可有效控制炎症反应、减轻神经节的炎症后纤维化、降低后遗神经痛的发生率,适用于病情严重、年老体健、无严重糖皮质激素禁忌者,但免疫功能低下或免疫缺陷者应用后有导致病毒扩散的危险,需慎重。临床一般选用醋酸泼尼松 30～60mg/d,分次口服,疗程为 7～10 天。

5. 消炎止痛剂

疼痛明显者可给予阿司匹林 0.9～1.8g/d、萘普生(首剂 0.5g,以后 1 次 0.25g,每 6～8 小时 1 次)、盐酸曲马多 200～400mg/d、布洛芬 1.2～1.8g/d、卡马西平 0.6～1.2g/d、吲哚美辛 50～100mg/d,分次口服。

6. 抗生素

继发细菌感染者可给予罗红霉素 150～300mg/d、阿奇霉素 500mg/d、阿莫西林 2～4g/d、头孢氨苄 1～4g/d 或阿莫西林－克拉维酸钾 0.75g/d(按阿莫西林计算),分次口服。

(三)局部治疗

1.无继发感染的皮损处可涂搽 5％阿昔洛韦霜、3％酞丁胺霜、1％喷昔洛韦软膏、3％膦甲酸钠软膏、0.5％疱疹净软膏、2％龙胆紫、1％达克罗宁、马妥氧化锌油膏或泥膏、0.9％利多卡因软膏、0.025％～0.075％辣椒素软膏、炉甘石洗剂或 1％樟脑炉甘石洗剂等,每日 3～5 次。

眼带状疱疹可选用 0.1％阿昔洛韦滴眼液、3％阿昔洛韦软膏、0.1％病毒唑滴眼液、0.1％疱疹净滴眼液、0.1％酞丁胺滴眼液或含 10μg/mL 基因工程干扰素 α－1b 滴眼液,每日 5～7次,直至症状完全消退,可与抗生素滴眼液交替使用防止继发感染。角膜形成溃疡者禁用糖皮质激素外用制剂。

2.急性发疹期或疱疹破溃初期,可涂搽基因工程干扰素 α－1b 软膏(25 万 U/5g),每日 3次,直至皮损消退。

3.有继发感染或渗液较多者,患处可用 0.1％依沙吖啶溶液或 0.5％新霉素溶液湿敷后,涂搽 2％龙胆紫溶液、1％红霉素软膏、黄连素软膏、0.1％新霉素软膏、林可霉素利多卡因凝胶、1％诺氟沙星软膏或 2％莫匹罗星软膏,每日 3～5 次。

(四)封闭治疗

急性期发疹期炎症剧烈者,可选用基因工程干扰素 β－1a 200 万～300 万 U/次,病灶基底部放射状注射,每日 1 次,连续 5 次;若患处疼痛剧烈,在有效抗病毒药物应用前提下,可选用甲泼尼龙醋酸酯混悬液 20mg 或复方倍他米松混悬液 7mg,与 1％利多卡因溶液 5mL 混匀后,行皮下浸润注射或神经节阻滞封闭,一般 1 次即可。

(五)物理疗法

局部照射紫外光、CO_2 激光扩束、微波照射、TDP 频谱,以及高频电疗、低频电磁、针灸、穴位照射等,均具有较好消炎止痛和缩短病程的作用。

(六)带状疱疹后遗神经痛的治疗

1.止痛药

可口服可待因 60mg/d、布洛芬 1.2～1.8g/d 或尼美舒利 100～200mg/d,分次口服,或盐酸曲马多 50～100mg,4～6 小时 1 次,口服或肌注,可重复使用,累计剂量不超过 800mg/d。

2.抗抑郁药

长期剧烈疼痛影响睡眠者,可给予阿米替林,初始剂量为 25mg/d,逐渐递增至 150～250mg/d,最大剂量不超过 300mg/d,维持剂量为 50～150mg/d,分次口服;或多塞平 25～75mg/d、去甲替林 50mg/d 或氯米帕明 75mg/d,分次口服。此外,氟奋乃静、帕罗西汀等也可酌情选用。

3.抗惊厥药

能缓解神经痛,尤其是三叉神经痛,可选用卡马西平 100mg,每日 3 次,口服;或苯妥英钠200～400mg/d,分次服用。

4.局部封闭

2％利多卡因 3～5mL,加用或不加用糖皮质激素在皮肤疼痛处浸润注射和行神经阻滞封闭,3 天 1 次。

三、预防

疫苗:该疫苗需接种2剂,接种间隔为2个月,接种后可以达到90%以上的保护率。

第九节　皮肤结核病

皮肤结核病(huberculosis cutis)是由结核杆菌引起的慢性皮肤病。由于结核杆菌的数量与毒性、感染机体的部位、方式,以及机体的免疫状况、对结核菌素的敏感性不同,可出现不同的临床表现,可分为以下许多不同的类型。

一、病因

结核杆菌(Mycobacterium tuberculosis)属分枝杆菌属,是引起结核病(包括皮肤结核)的病原菌。此菌需氧、无鞭毛、无芽孢、无运动力,菌体细长,长 $2.5\sim4\mu m$,宽 $0.3\sim0.6\mu m$,略带弯曲、且不易着色,着色后可抵抗乙酸脱色,所以称抗酸杆菌(acid-fast bacil-lus)。分人型、牛型、鸟型、鼠型、冷血动物型以及非洲型结核杆菌,对人有致病性的主要是人型、牛型和非洲型结核杆菌。牛型比人型粗短,常聚集成团。陈旧培养物中或受抗结核药物作用后,可出现多形性,呈球形、串球状或丝状,偶见分支状。齐-尼(Ziehl-Neel sen)染色,菌体呈红色,一般菌及细胞、渗出物等呈蓝色。用荧光染料0.1%金胺石炭酸染色,在荧光显微镜下观察菌体呈橙黄色荧光。

结核杆菌专性需氧。营养要求较特殊,生长缓慢。从患者或感染动物体内分离培养结核杆菌时,需用含血清、卵黄、马铃薯、甘油及某些无机盐的培养基才能生长。最适温度为37℃。在常用的Lowenstein-Jensen培养基上孵育 $10\sim30d$,形成花菜状粗糙型菌落。有毒的结核杆菌呈中性红试验阳性,耐热触酶试验阴性。对外界抵抗力强,能在潮湿处生存20周以上;烈日暴晒2h、5%~12%来苏接触 $2\sim12h$、70%乙醇接触2min、煮沸1min能被灭活。但耐酸及耐碱。

结核杆菌不产生内、外毒素,也无荚膜或侵袭性酶:其致病性可能与细菌在体内大量繁殖引起的炎症、菌体成分(如脂质、蛋白质、聚糖、分枝杆菌生长素等),及其代谢产物的毒性,以及菌体成分对机体产生的免疫损伤有关。

结核杆菌能刺激机体产生抗体,但无保护作用。其抗感染免疫主要是细胞免疫。对结核杆菌激发机体产生的免疫和变态反应间的关系,看法尚未取得一致。可能是不同抗原组分激活不同T淋巴细胞亚群,产生两种不同免疫分子所致。一方面为巨噬细胞移动抑制因子,对OT可产生变态反应性炎症;另一方面为结核杆菌生长抑制因子,通过巨噬细胞特异地抑制细胞内结核杆菌的繁殖而获得免疫。在自然感染过程中,完整的结核杆菌可刺激并同时产生上述两种免疫因子。

二、流行病学

本病呈世界流行,发展中国家发病率相对较高。总体来讲,皮肤结核病的发生率显著低于其他各脏器结核。据报道,皮肤结核病占全部结核病的1%~2%,也有报道少于1%。尽管如此,由于结核病病发患者数众多,相应地,皮肤结核病发病的绝对人数也不可忽视。

(一)传染源

长期大量排菌的结核患者(特别是肺结核患者)及其污染物是主要传染源,正规化疗 2～4 周后,随着排菌量的减少而传染性降低。我国少数民族地区牛型结核分枝杆菌分离率较高,这可能与牛奶消毒不严有关。

(二)传播途径

可以是患者飞沫,也可以是接触污染物中的结核杆菌经伤口感染。皮肤在正常情况下能抵抗外来细菌的侵入,但外伤情况下可侵入,尤其是结核菌素阴性者的皮肤若受外伤,从事结核菌培养和病理解剖者皮肤的外伤处结核菌均有可能侵入。

(三)易感人群

普遍易感,婴幼儿、青春后期及老年人发病率较高。免疫力低下、过度劳累、妊娠、艾滋病、糖尿病、器官移植后及恶性肿瘤患者易发皮肤结核。

(四)流行特征

20 世纪 60 年代曾预测结核病将于 2000 年消灭,但由于对结核病忽视控制、人口流动增加、耐药结核增多及结核杆菌与艾滋病合并感染等原因,近 10 年来结核病又反复增多,呈高感染率、高患病率、高病死率及高耐药率等特点。皮肤结核病的消长与内脏结核病几乎是同步的,值得重新高度关注。

三、临床表现

皮肤结核病分外源性和内源性两大类。各类型皮肤结核病的共性为病程漫长,可迁延数年甚至数 10 年,病情发展缓慢。自觉症状轻,如无继发感染,通常无痛痒或全身性症状。破坏性大,如发生在面部,可致毁容。

(一)原发性皮肤结核(primary tuberculosis of the skin)

原发性皮肤结核指结核杆菌直接接种于未感染过结核杆菌的患者所发生的皮肤损害,或为内脏结核病患者在全身抵抗力降低的情况下,结核杆菌经血行播散全身而引起的皮肤结核。

1. 原发性综合性皮肤结核(primary complex of cutaneous tubercu－losis)

原发性综合性皮肤结核又称结核性下疳(tuberculous chancre)。结核杆菌首次侵入无特异性免疫力的机体,巨噬细胞不能抑制或杀死结核杆菌,致病菌被携带至局部淋巴结,形成原发综合征。1～2 周后,机体产生以细胞免疫为主的特异性免疫。原发灶内病菌停止繁殖,肿大淋巴结逐渐缩小钙化。同时出现变态反应,引起干酪样坏死、结核结节等病变。原发感染绝大多数经纤维化、钙化可不治自愈。

原发性综合性皮肤结核很少见。好发于睑面及四肢,约有 1/3 患者发生于黏膜。感染部位起初为——红褐色丘疹,以后发展成结节或斑块。继而破溃形成表浅溃疡,基底呈颗粒状,暗红色,易出血,边缘呈潜行性,表面覆有痂皮,无自觉症状,此时结核菌素试验阴性。经 3～6 周或数月,附近淋巴结肿大,发生干酪样坏死和脓疡,破溃形成瘘管,结核菌素试验呈阳性。原发部位溃疡渐愈,遗留暗红色疤痕,但其四周可出现寻常狼疮或疣状皮肤结核样损害。在皮肤损害及淋巴结溃疡处可以找到结核杆菌。

2.全身性粟粒性皮肤结核(generalized military tuberculosis of the skin)

全身性粟粒性皮肤结核又名播散性粟粒性皮肤结核(tuberculosis cutis miliaris dissemi-
nata)。为少见而严重的结核杆菌感染,患者抵抗力低下,结核杆菌随血行播散全身而引起的
皮肤病变。患者常伴有肺、淋巴结或脑膜等处的体内粟粒性结核。本病主要见于儿童,常在患
麻疹或猩红热等急性传染病后发生。

皮肤损害为淡红色至暗红色的斑疹、丘疹、紫癜、水疱或脓疱,针头大至米粒大小,全身散
在性广泛分布。以后有的可以消退,有的则发展成狼疮结节或不整形溃疡,表面覆以痂皮,分
泌物中可查到结核杆菌。结核菌素试验早期为阴性,晚期可呈阳性。患者可有发热等全身症
状,预后不良,常因粟粒性肺结核或结核性脑膜炎而死亡。病理上早期为非特异性炎症。真皮
内有中性粒细胞浸润,小血管发炎、栓塞及坏死,有大量结核杆菌;晚期呈结核性浸润。

(二)再感染性皮肤结核(reinfection tuberculosis of the skin)

曾经感染过结核杆菌,由于原发性感染获得的免疫力,可维持几年,在此之后可能发生结
核菌的再感染,称为再感染性结核。再感染性结核常限发于一个器官。

寻常狼疮患者中只有10%～20%伴有其他器官的结核,特别是肺结核、淋巴结核及骨结
核等。在再感染性皮肤结核中,由于患者抵抗力的不同,而发生不同类型的皮肤结核:寻常狼
疮出现轻度坏死;疣状皮肤结核为中度坏死;瘰疬性皮肤结核和溃疡性皮肤结核则出现重度
坏死。

1.寻常狼疮(lupus vulgaris;tuberculosis cutis luposa)

本病为发生于已感染过结核,且已致敏者的一种继发性皮肤结核,患者对结核菌素纯蛋白
衍化物的敏感性很高。结核杆菌可经皮肤损伤处侵入皮肤,也可由破溃的淋巴结结核、骨关节
结核病灶直接或经淋巴管蔓延至皮肤,也可由内脏结核病灶经血流播散至皮肤。极少数为接
种卡介苗后在接种处发病。

(1)皮肤损害:基本损害为粟粒至豌豆大的狼疮结节,呈红褐色至棕褐色,呈半透明状,触
之质软,微隆起于皮面,结节表面薄嫩,用探针探查时,稍用力即可刺入(探针贯通现象)。如用
玻片压诊,使局部充血减少后,结节更明显,呈淡黄色或黄褐色,如苹果酱颜色(苹果酱结节),
有时多数结节融合成大片红褐色浸润性斑片,直径可达10～20cm,表面高低不平,触之柔软,
覆有大片叶状鳞屑。

狼疮结节可以自行结疤而愈,也可破溃形成溃疡,溃疡多浅表,表面为红褐色肉芽组织,有
少量稀薄脓液和污褐色厚痂,溃疡大小不一,形状和边缘不整,质柔软,色暗红,边缘呈潜行性。
在漫长病程中溃疡的中央或一侧结疤治愈,而周边及另一侧不断向外扩展,形成环状、弧形或
蛇行性外观,在已愈的疤痕上又可出现新结节,是本病的特征。

损害在病理上可见典型的结核结节,并伴有少许干酪样坏死。浸润中可见淋巴细胞、上皮
样细胞、朗汉斯巨细胞或多核巨细胞。浸润灶内无血管,有胶原纤维变性,陈旧损害中弹力纤
维也变性破坏,难于找到结核杆菌。

(2)特殊型狼疮:由于机体反应性不同,寻常狼疮还可有以下特殊临床类型:

1)扁平寻常狼疮(lupus planus):损害表面扁平,有少许鳞屑,为一片状的浸润斑片,其上
有多数狼疮结节,愈后呈较扁平的萎缩性疤痕。

2)增殖性寻常狼疮(lupus vegetans):包括结节性狼疮(lupus tuberosus)、瘤样狼疮(lupus tumidus)、疣状狼疮(lupus verrucosus)、乳头状狼疮(lupus papillaris)等。狼疮结节常密集而互相融合,损害明显高出正常皮面,呈浸润性斑块状或大小不等的乳头状增殖。

3)溃疡性狼疮(lupus exulcerans):由于狼疮结节破溃而形成较大范围的溃疡,也可继发于皮下淋巴结、骨骼或其他部位的结核性病灶。

4)播散性狼疮(lupus disseminatus):多系结核菌经血行播散至皮肤所致。皮肤上突然出现大量、散在性由狼疮结节构成的小斑片,互不融合。

(3)好发部位:主为面部,其次为四肢、臀部及颈部等处。面部寻常狼疮常致组织破坏而毁容,如鼻软骨及鼻翼破坏,鼻孔显露呈鸟状鼻;若整个鼻部毁坏,可使鼻中隔后部及鼻甲部暴露;耳壳破坏可只留耳孔;颊部及眼睑皮肤毁坏再加疤痕收缩可出现眼睑外翻、兔眼等,由此导致结膜炎、角膜溃疡甚至失明;四肢及颈部损害可因疤痕收缩而挛缩畸形;肌肉、肌腱或骨骼可毁坏,重者指趾脱落。

寻常狼疮也常侵犯黏膜,黏膜损害可为原发性,或由皮肤狼疮扩展而来。鼻黏膜及口唇部较为多见,鼻黏膜损害可沿鼻泪管侵及泪囊甚至眼结膜,也可向后伸延至鼻咽部,并可经腭前孔而至硬腭前端。咽部损害可经耳咽管蔓延至中耳。整个口腔黏膜及口唇均可发生黏膜狼疮,由于黏膜潮湿及其他细菌的污染,黏膜狼疮可呈一片微高起的肉芽状斑片,灰白色,表面不平而呈颗粒状,有时伴有微小溃疡,表面结痂。齿龈可出现肿胀及溃疡,牙齿也可脱落。偶侵犯舌部发生舌乳头肥大或疼痛的裂纹。口腔黏膜损害可致饮食障碍,使患者营养不良。

(4)自觉症状:无明显自觉症状,寻常狼疮在有继发感染时可有疼痛,如不伴发其他部位结核病,全身症状轻微。此类再感染性结核病,一般不累及局部淋巴结。

(5)病程:寻常狼疮往往由儿童或少年时期开始发病,半数以上患者在 10 岁以前发病,20 岁以前发病者约占 80%。

(6)寻常狼疮的并发症

1)继发性感染:寻常狼疮患者常并发化脓性感染,如脓疱疮、疖及丹毒。

2)象皮病:肢体寻常狼疮可并发淋巴管炎或淋巴结炎,反复发作后可使其破坏,淋巴液回流障碍,肢体可发生象皮肿。

3)其他结核病:寻常狼疮患者据统计约 1/4 并发活动性肺结核,约 1/3 合并骨结核等。

4)细胞癌:寻常狼疮损害长期不愈者,可并发鳞状细胞癌。

2. 疣状皮肤结核(tuberculosis cutis verrucosa)

本病属于接种性皮肤结核,是结核菌感染了有较高免疫力患者的皮肤而发生。结核杆菌侵入已感染过结核菌患者的破伤皮肤后,经 1 周左右即可发病,好发部位以手指、手背等外露部位为主,均因这些部位易受结核杆菌污染所致。

(1)皮肤损害:损害初发为数个皮下结节,黄豆至蚕豆大小,质硬而无痛,游动于皮下,结节表面皮肤无颜色改变。数月后,皮下结节增多变大,可互相融合成块,高出皮面。

此时结节可与附近皮肤粘连,皮肤表面变为青红色,有少许鳞屑。以后结节发生干酪样坏死,中心软化,表面皮肤呈深红色,变薄、破溃、形成瘘管,从中不断排出稀薄脓液及干酪样物质。附近淋巴结先后不断受累,并形成弯的瘘管。瘘管开口往往不大,可在皮下互相沟通,进而形成皮下溃疡,若表面皮肤坏死则形成较大的开放性溃疡,溃疡边缘呈紫红色,形态不规则,具有潜行性,质软,触痛明显。溃疡基底为淡红色肉芽组织,高低不平,有稀薄脓液渗出,有时混有少许血液。溃疡愈合后留有条索状凹凸不平的疤痕,由于疤痕挛缩,可使局部活动受限。

(2)病理变化:真皮中部可见结核浸润灶,由上皮样细胞、淋巴细胞、巨细胞及干酪样坏死所组成。表皮可见疣状增生或假上皮瘤样增生。在真皮浅部或假上皮瘤性表皮突内可有小脓疡形成。

(3)病程:慢性,往往多年不愈,患者一般健康情况欠佳,但无全身症状。结核菌素试验常为阳性。

(4)异型

1)瘰疬性树胶肿(scrofulous gumma):为散在性的皮下结核性硬结,甚似瘰疬性皮肤结核,但不一定能证实患者有淋巴结核、骨或关节结核等病灶。有人认为是结核杆菌直接接种所致。本病好发于机体抵抗力低的人,特别是儿童。结节常发生于四肢,可破溃成难治的溃疡,溃疡呈紫红色,边缘柔软,呈潜行性,表面有脓性分泌物及坏死组织,从中可查到结核杆菌。病程慢性。

2)结核性淋巴管炎(tuberculous lymphangitis):多发于成人。发病前常先有手足部结核杆菌感染史,随后在前臂或下腿发生结核性淋巴管炎,淋巴管粗硬,并沿受累淋巴管发生成串结节,可达蚕豆至鸽蛋大,结节表面皮肤呈紫红色。以后结节软化、破溃形成溃疡,从中排出含干酪样物质的脓液,脓中可查到结核杆菌。愈后遗留色素沉着和疤痕。也有因淋巴管被破坏而发生象皮肿者。

3)瘘管性皮下结核(tuberculosis subcutanea fistulosa):为发生于30~50岁成年人肛门周围的慢性瘘管。多数患者可累及直肠或阴囊,后期可致肛门狭窄。据认为本病与瘰疬性皮肤结核有关,且用异烟肼治疗有效。

(3)溃疡性皮肤结核(tuberculosis cutis ulcerosa):又名腔口部皮肤结核(tuberculosis cutis orificialis)、溃疡性粟粒结核病(tuberculosis miliaris ulcerosa)。

内脏有活动性结核病,同时患者对结核菌抵抗力弱,结核杆菌随机体排泄物排出,接种于腔口部位所致。活动性肺炎或喉结核患者可发生口腔黏膜溃疡性结核,吞咽含菌的痰或肠结核病可引起肛门周围结核性溃疡,肾或膀胱结核病可引起尿道口或外阴部溃疡性结核病。

初起时为红色丘疹,以后发展为一群小溃疡,短期内融合成黄豆至蚕豆大的溃疡,卵圆形或不整形,边缘呈潜行性,基底为苍白色肉芽组织,并可见黄色小颗粒(结核结节),表面有脓性分泌物或脓苔,可查到结核杆菌。有时溃疡附近的黏膜上可有新发丘疹。上腭部损害有时呈半透明的、红黄色肿胀斑块,质软易破,可伴有下颌淋巴结肿大。舌部损害可呈丘疹、疣状斑块或浅溃疡状。病程慢性,有自发痛及触痛。偶伴发热等全身症状。结核菌素试验常为弱阳性或阴性。

(三)血行性皮肤结核或结核疹

结核疹一词系 Darier(1896 年)首先提出。Lever 认为结核疹应该具备:①结核菌素试验阳性;②同时有结核病存在;③抗结核治疗效果佳。目前一般认为此类皮肤结核是结核杆菌从病灶经血行播散至皮肤且在皮肤迅速被消灭所致。事实上多数病例不能发现活动性结核病

灶,而且对抗结核治疗无明显效果,有自然消退的倾向,因此对某些结核疹是否属于结核病尚有异议。较为公认的结核疹有:

1. 瘰疬性苔藓(lichen scrofulosorum)

瘰疬性苔藓好发于儿童或青少年,患者常有淋巴结、骨、关节或其他皮肤结核病史,且有的发生于患麻疹或其他传染病后,在皮疹中找不到结核杆菌,结核菌素试验阳性,所以认为是一种结核疹。

损害初为针头至粟粒大小的毛囊性小丘疹,呈正常皮肤色或略带淡红色,也可呈红褐色,圆形,表面略尖或扁平,有时有角质小棘,常有少许糠状鳞屑。丘疹开始时稀疏,以后逐步密集成片状苔藓样损害。

损害往往对称性的分布于躯干或四肢伸侧,尤似肩部、腰部、臀部较为多见。无任何自觉症状,偶有轻微瘙痒。本病经过是慢性,可达数月或数年之久,丘疹可自然消退,消退后不留痕迹,或有暂时性色素沉着。本病可以再发,少数患者可伴有疱疹性结膜炎。

2. 丘疹坏死性结核疹(papulonecrotic tuberculide)

丘疹坏死性结核疹又名丘疹坏死性结核(papulonecrotic tuberculosi)。本病以青年人多见,春秋季节开始发病,患者常伴有肺结核或其他内脏结核病灶,或并发其他皮肤结核病。结核菌素试验呈强阳性。但在皮肤损害中找不到结核杆菌。一般认为本病系体内结核杆菌经血行播散至皮肤,并在皮肤迅速被消灭所致,所以认为本病系结核疹之一。

初发损害为散在性丘疹,粟粒大至绿豆大小,质硬,常发生在毛囊处呈红褐色或紫红色,周围绕以狭窄的红晕,境界清楚,数个或数10个不等。经数周后丘疹可逐渐消退,遗留暂时性色素沉着而愈;但大多数丘疹在1～2周后,顶端发生针头大小的脓疱,并逐渐增大,组织坏死而形成小脓疡,干涸后表面覆有黏着性的褐色厚痂;去除痂后,出现一中心凹陷的小溃疡,如火山口状。呈圆形或椭圆形,米粒大至黄豆大,不痛不痒,经过慢性。有时附近几个坏死性丘疹合并成一个较大的不成形溃疡。经过数周或数月后,坏死性丘疹或溃疡可逐渐自愈,遗留凹陷性萎缩性疤痕及色素沉着。但原有损害消退后,新的损害又继之而起,皮疹分批出现,以致丘疹、结痂、溃疡、疤痕同时并存,所以病程迁延,经久不愈。

本病好发于四肢伸侧,特别在肘、膝关节附近为多,可延及手背、足背,也可见于面部及躯干。损害对称分布,散在或群集。

丘疹坏死性结核疹的异型:

(1)痤疮炎(acnitis)为发生于面部的异型结核疹。损害为暗红色顶端有脓疱和坏死的丘疹,散发于颞部、鼻唇沟、前额及耳轮等处,常被误诊为痤疮。损害较难治,长期不愈,愈后留有凹陷性疤痕,伴有色素沉着。

(2)毛囊疹(olliclis)是一种浅表型的结核疹,在手背、足背、前臂及踝部发生丘疱疹,以后可变为脓疱或结节,质硬无自觉症状。

(3)阴茎结核疹(penis tuberculide)为发生于龟头或包皮的坏死性丘疹,轻度浸润,溃破后形成浅溃疡,表面结痂,经过慢性,约经数月至数年留萎缩性疤痕而治愈。好发于青年,无自觉症状,常伴发其他结核病。

(4)腺病性痤疮(acne scrofulosorum)为发生于小腿及臀部的痤疮样损害,可发生丘疹、坏死、结痂、疤痕等损害,经过慢性。

3. 硬红斑(erythema induratum)

硬红斑可分为 Bazin 硬红斑和 Whitfield 硬红斑,前者为结核疹,后者是一种血管炎。

(1)Bazin 硬红斑又名 Bazin 病(Bazin's disease)、硬结性皮肤结核(tuberculosis cutis indurativa)。本病与患者的年龄、性别、寒冷及血液循环状态有关,患者常为女性青年,好发于冬季,可伴有手足发绀。并伴有肺、淋巴结或其他部位的结核病灶,但局部找不到结核杆菌,结核菌素试验强阳性,所以被认为属于结核疹。

损害开始时常在小腿屈侧皮肤深部发生豌豆到指头大的硬结,数个至数 10 个不等。因深藏皮下,只能触知,损害表面皮肤正常。数周后结节增大与皮肤粘连,炎症波及皮肤,结节上皮肤略微高起,呈暗红色至紫蓝色的斑块,境界不清,固定而硬。患者一般无全身症状,局部可有轻重不等的触痛、胀痛及烧灼感,尤其走路时更觉两小腿胀痛。结节可自行消退,并遗留红褐色色素沉着。有时结节互相融合而形成较大的斑块。

有些结节可软化破溃而成边缘不整齐的深溃疡,溃疡边缘呈峭壁状或潜行性,质软,周围有炎症性浸润,溃疡基底为柔软的暗红色肉芽组织,有稀薄脓性分泌物,溃疡持久难愈,愈后遗留萎缩性疤痕。

病程慢性,皮疹往往此起彼伏,硬结、溃疡、疤痕同时并存。即使治愈,仍常复发,尤其寒冷季节更易复发。好发部位主要为小腿屈侧、足背及踝关节附近,可致足踝肿胀。对称分布。偶有发于上肢或其他部位者。

(2)Whitfield 硬红斑:一般认为本病属于结节性血管炎,系 Whitfield(1901 年)提出。他认为本病不同于 Bazin 硬红斑之处在于,好发于中年妇女的下腿,多有循环不良,且有疼痛,卧床休息后好转。因此认为静脉瘀滞对本病的发生可能有重要作用,其他如感染、外伤及过敏等也可能有一定的作用。

小本病并不少见,虽好发于妇女,也偶见于患有深静脉栓塞的男性。在夜晚时下腿疼痛及踝部水肿,两下肢成批出现痛性结节,且不破溃,有时因寒冷或全身感染而诱发。部分患者可有倦怠、全身不适、忧郁等症状。

4. 结节性结核性静脉炎(phlebitis tuberculosa nodosa)

本病由日本土肥和桥本提出,认为是结核性血管炎,欧美则归之于 Bazin 硬红斑。

发疹前可先有发热、倦怠、不适等全身症状。皮疹初为黄豆至豌豆大的结节,稍高出于皮面,表面皮肤颜色正常或轻度潮红,沿浅静脉走向排列,可自行吸收,经过慢性。好发于下腿、足缘、足底、足背及腕部等处,轻度压痛。结核菌素试验阳性。常与其他型皮肤结核并发。

(四)结核样疾病

某些疾病仅有结核样的皮肤损害,而无结核病的特征性改变,所以不归入结核病,而称之为结核样病。

1. 颜面粟粒性狼疮(lupus miliaris faciei)

又名颜面播散性粟粒性狼疮(lupus miliaris disseminatus feciei)、毛囊性粟粒性狼疮(lupus miliaris fllicularis)、粟粒狼疮样结核病(tuberculosis luposamiliaris)或颜面播散性粟粒性结核病(tuberculosis miliaris disseminatus feciei)。

过去认为本病系血行播散性皮肤结核的一种,或为寻常狼疮的一种变型,或为结核疹,虽然病理上有结核样改变,但无确切的结核证据,结核菌素试验为阴性。病程有自限性,有自然痊愈倾向,常不伴有其他结核病。

病理上见真皮中下部有境界清楚的结核性团块,中心为干酪样坏死。浸润灶内有胶原纤维和弹力纤维变性或消失,血管内有血栓形成和阻塞现象,病损中找不到结核杆菌。抗结核治疗无效,所以近年来认为本病与结核无关。有人认为是毛囊虫感染所致,应用甲硝唑治疗有效,真正病因尚未确定,某些细胞免疫指标有异常。

损害为粟粒至绿豆大小的结节,对称性分布于睑面,特别是眼睑、颊部及鼻两侧等处,少数病例偶可发生于颈、肩及四肢。结节略高出于皮面而形成半球形或略带扁平,质柔软,呈淡红色至淡褐色,时久呈红褐色或略带紫红色。结节表面光滑呈半透明状,用玻片压诊可呈苹果酱色。结节分批出现,孤立散在,有的集簇发生,数目不定,可达数 10 个之多。有的两三个互相融合,无任何自觉症状。少数结节可以破溃而覆以痂皮。病程慢性,结节经数月或数年才渐渐消失,遗留萎缩性疤痕。

发生于颈部的结节,可发展到黄豆至樱桃大小,表面呈正常皮色或淡黄色,类似多发性脂囊瘤。

2.酒渣鼻样结核疹(rosacea-like tuberculide)

酒渣鼻样结核疹又名狼疮样酒渣鼻(lupoid rosacea)、肉芽肿性酒渣鼻(granulomatous rosacea)。Lewandowsky(1917 年)根据本病病理上有结核样浸润、结核菌素试验阳性等特点而认为属结核病,将之与酒渣鼻分开。近来发现酒渣鼻损害也可有结核样结构,且本病患者结核菌素试验结果不定,病损中也找不到结核杆菌,所以认为本病是一种结核疹样细小丘疹型酒渣鼻。

损害为淡红色或黄褐色丘疹,对称性分布于面部,尤以颊部、颧部、前额及下颌为著,有的发生于毛囊口处。为针头至米粒大的丘疹,用玻片压诊,丘疹呈苹果酱色。丘疹密集或散在分布,伴有不同程度的红斑、脓疱、鳞屑及毛细血管扩张,一般无自觉症状。

3.苔藓样结核疹(lichenoid tuberculide)

本病是 Ockuly 和 Montgomery(1950 年)首先描述,比较少见。Ockuly 等根据本病急剧发疹,对称分布,病理上有结核样结构,且曾发现有抗酸杆菌而认为是一种血行播散性结核。但本病结核杆菌接种阴性,结核菌素试验阴性,多数患者不伴有其他部位的结核病,因而又有人认为是一种结核病样反应。

发病突然,皮损为豌豆大小的棕紫色扁平丘疹,主要发生于四肢,呈对称性,有时皮疹顶端有细小的脱屑,有时排列成环状或集簇状。皮疹消退后留有棕色色素沉着,不形成疤痕。

四、实验室检查

(一)组织病理

各型皮肤结核病理改变有所不同,典型者为结核结节。结核性肉芽肿反应是诊断皮肤结核病的重要线索,可不伴或伴有不同程度干酪样坏死,后者反映机体对结核感染免疫力强弱。也可以呈非特异性炎症反应,尤其是病变形成的早期,见于结核性初疮、丘疹坏死性结核疹等。

(二)血液检查

患者 ESR 可增快,但无特异性。ESR 正常不能活动性皮肤结核除外。急性粟粒性皮肤结核患者可出现末梢血 WBC 减少或类白血病反应。

(三)细菌学检查

细菌学检查是诊断皮肤结核病的金标准。组织切片或分泌物可查到抗酸杆菌。因直接镜检或细菌培养阳性率低,或感染组织中结核杆菌数量少或缺乏活菌,限制其临床应用价值。荧光显微技术可检测组织切片和分泌物中的分枝杆菌,培养与接种试验亦可应用,PCR 可检测结核杆菌 DNA,提高灵敏性,但要注意假阳性。

局部取材行涂片抗酸染色或培养以检查结核杆菌,如为阳性是确诊的重要依据,但检查皮肤标本的可靠性不如内脏结核病的痰液、胸腹水等标本。厚涂片可提高检测阳性率。荧光染色检查不需油镜,视野范围广,敏感性高于抗酸染色。

(四)分子生物学检测

聚合酶链反应(PCR)技术用于结核杆菌 DNA 检测,具有灵敏、特异和快速等优点,然而目前方法尚不够成熟,假阳(阴)性问题有待克服,而且无法区别活菌和死菌,所以不能用于治疗效果评估。

(五)结核菌抗原和抗体检测

利用 ELISA 法测定患者血清中抗结核杆菌抗体,其敏感性和特异性尚待进一步提高。采用 PPD 作为抗原检测结核菌 IgG,敏感性和特异性分别为 60%～80% 和 90%。

(六)结核菌素试验(PPD)

强阳性者有结核杆菌感染。准确评价结核菌素试验及抗体检测在诊断皮肤结核病中的价值。结核菌素试验是判定结核杆菌感染及免疫力状况的重要手段,通常用纯化蛋白衍生物(PPD)代替结核菌素做检测,所以又称 PPD 试验。

PPD 试验于感染后 2～10 周时出现阳性反应,可持续数年,并随着时间延长而反应减弱。不同人群,其阳性反应程度及其临床诊断价值不一,通常在 HIV 感染者、其他免疫功能缺陷者,或长期使用免疫抑制药者,即使注射处硬结为 5mm,也可视为阳性反应。对结核高发区人群、静脉吸毒、低收入者及易感染结核的医护人员,硬结大于 10mm 则视为阳性反应。如果硬结直径≥15mm,则所有人群均考虑为阳性反应。卡介菌(BCG)接种可以使儿童 PPD 呈阳性反应,但通常这种反应持续时间少于 10 年。

因此,儿童 PPD 阳性反应其诊断价值小于成年人。应该指出的是,PPD 阴性不能排除结核病,特别是机体免疫力低下的人群和一些多菌型结核者,PPD 可能与其他非结核分枝杆菌感染交叉反应,但一般比较弱,分析时要注意。至于血清中特异性抗体检查,其灵敏性和特异性较差,对临床诊断指导价值有限。

目前所用结核菌素(抗原)并非高度特异,与其他分枝杆菌、诺卡菌和棒状杆菌等有共同的细胞壁抗原。许多因素可以影响反应结果,如急性病毒感染或疫苗注射、免疫抑制性疾病或药物、营养不良、结节病、肿瘤、其他难治性感染、老年人迟发过敏反应衰退者可呈假阴性。少数已证明活动性皮肤结核者,并无前述因素影响,但结核菌素反应阴性,即为"无反应性"(anergy)。尽管如此,通常出现阳性反应表示感染,强阳性反应提示活动性结核可能:阴性反应特别是较高浓度试验仍阴性则可排除结核病。

五、诊断

应结合病史及临床表现、各型皮肤结核损害特点、细菌学检查、组织病理来诊断。结核菌素多数阳性。PCR 技术可以找到结核杆菌 DNA。

试验性治疗可以作为某些皮肤结核病的补充手段。有时尽管临床上高度怀疑皮肤结核病,但缺乏足够证据支持诊断,必要时要采取试验性治疗。通常使用异烟肼和利福平二联疗法,连续使用 4～8 周,治疗后观察皮损消退情况,可有效提示或否定皮肤结核病的诊断。如果治疗超过 8～12 周仍然无效,应考虑中止。应该指出,利福平对多种非结核分枝杆菌感染有效。因此,试验性治疗不是皮肤结核的确诊依据。

六、鉴别诊断

(1)寻常狼疮应与盘状红斑狼疮、胶样粟丘疹、结节病、玫瑰痤疮、三期梅毒、盘状红斑狼疮、麻风、寻常痤疮、深部真菌病等鉴别。

(2)疣状皮肤结核应与寻常疣、疣状痣、芽生菌病、Majocchi 肉芽肿、肥厚性扁平苔藓及着色真菌病鉴别。

(3)瘰疬性皮肤结核应与非结核分枝杆菌感染、孢子丝菌病及皮肤放线菌病鉴别。

(4)硬红斑应与结节性红斑、结节性血管炎、结节性多动脉炎、三期梅毒、其他炎性脂膜炎等鉴别。

(5)丘疹坏死性结核疹应与急性痘疮样苔藓、二期梅毒丘脓疱疹、Churg－Strauss 肉芽肿、淋巴瘤样丘疹病、穿通性环状肉芽肿、坏死性血管炎、毛囊性脓疱疮及皮肤变应性血管炎鉴别。

七、治疗

根据世界卫生组织(WHO)1991 年的意见,治疗结核病的一线药物为异烟肼、利福平、吡嗪酰胺、乙胺丁醇、链霉素,除乙胺丁醇外均为杀菌药物。二线抗结核药物为环丝氨酸、乙硫异烟胺、卡那霉素、卷曲霉素、对氨水杨酸、氨硫脲等,二线药物均为抑菌药,主要用于防止结核菌耐药性的产生。

(一)异烟肼(isoniazid,INH)

抑制结核杆菌 DNA 合成,破坏菌体内酶活性,干扰分支菌酸合成,对细胞内外结核杆菌均有杀菌作用。成人剂量 0.3～0.4g/d,顿服。口服经胃肠道迅速吸收,1～2h 达血清高峰浓度。广泛分布于组织和体液,易透过血－脑屏障。INH 杀菌力与细菌活力成正比,对生长繁殖状态的细菌作用最强。半减期为 0.5～1.0h。单独应用易产生耐药性。在常用剂量下,偶有周围神经炎、药物中毒性肝炎、精神症状、诱发癫痫等毒副作用。对易发生周围神经炎的患者,如糖尿病、尿毒症、慢性乙醇中毒、营养不良,以及妊娠癫痫等结核病患者应用本品时可并用维生素 B_6 10mg/d。

(二)利福平(rifampin,RMP)

本品可与菌体 DNA 聚合酶结合,干扰 DNA 和蛋白质的合成而灭菌。对细胞内外结核杆菌有同样的杀菌作用,特别对半休眠状态,偶有突发生长的细菌最为有效。成人剂量 0.45～0.6g/d,晨起饭前 1h 空腹顿服。有效浓度维持 8～12h,半减期为 2.5～3.0h。广泛分布于组织和体液,绝大多数经粪便和尿排出,也可在泪液、汗液及其他体液中排出,呈橘红色。单独使用可在短期内产生耐药性。主要毒副作用为对肝有毒性损害,可产生轻度黄疸、肝大等。消化道反应也较常见,但不影响继续用药。过敏反应较少见。

(三)吡嗪酰胺(pyrazinamide,PZA)

破坏菌体内酶活性,干扰菌体需氧电子运输系统,在酸性环境中对细胞内结核杆菌具有杀灭作用,特别对半眠状态的菌群更有效。成人剂量 1.5g/d,分 3 次口服。服后 2h 达高峰浓度迅速分布到组织和体液,半减期 9h,主要自尿液排出。单独使用极易产生耐药性。肝脏毒性损害较多见,偶尔引起高尿酸血症和关节疼痛,过敏反应较少见。

(四)链霉素(streptomycin,SM)

干扰菌体蛋白质合成和需氧电子运输系统而杀灭和(或)抑制结核杆菌生长。在碱性条件下为细胞外杀菌药。成人剂量 0.75～1.0g/d,肌注,1.5h 达高峰浓度,有效浓度维持 12h。主要分布在细胞外液,不易渗入干酪病灶,半减期为 5h,大部分以原药形式经肾小球滤过排出。结核杆菌对本品易产生耐药性。主要毒性反应为第Ⅷ对脑神经损害,以前庭功能损害较多见,听力丧失是不可逆的。肾脏毒性作用在肾功能不全时尤易发生。过敏反应为发生皮疹、发热、嗜酸细胞增多和关节痛等。

(五)乙胺丁醇(ethambutal,EMB)

抑制细菌 RNA 合成,阻抑核酸合成,干扰脂类代谢,与其他抗结核药物合用能防止耐药菌产生。成人剂量为 0.75～1.0g/d,顿服或分次服用。

经胃肠道吸收良好,4h 达高峰浓度,半减期 4h,24h 内大部分以原形由肾排出。忌与利尿剂配伍,碱性药物能降低药效。主要副作用为球后视神经炎,常用剂量下发生率<1%,肾功能不全者发生率增高。视神经中央纤维受损表现为视力障碍、中心暗点、辨色力差。周围神经纤维受损表现为视野狭窄。停药后视神经损害能恢复。过敏反应极少见。

(六)环丝氨酸(cycloserine,CS)

破坏菌体细胞壁,对各种主要抗结核药物的耐药菌敏感。成人剂量为 0.6～0.75g/d,分 2 次口服。吸收良好,4h 后达高峰浓度,分布广泛,大部分以原药由尿排出。副作用为与剂量相关的精神症状和癫痫、头晕等。偶有过敏反应。

(七)乙硫异烟胺(ethionamide,ETH)

乙硫异烟胺及丙硫异烟胺(PTH)结构类似 INH,破坏菌体内酶活性,干扰细胞壁分支菌酸的合成,用以治疗耐药菌。成人剂量 0.75～1.0g/d,分 3 次口服,<12 岁儿童禁用。口服 3h 达高峰浓度,分布广泛,1%经肾排出,其余在肝脏灭活。单独应用易产生耐药性。多因胃肠道反应而停药,毒性反应为周围神经炎、精神症状、低血糖、男性乳房增大等。

(八)卷曲霉素:(capreomycin,CPM)

作用机制与 SM 相似,抑菌作用弱,常用于 SM 耐药菌。成人剂量 0.75～1.0g/d,肌肉注射。毒性反应较 SM 为重。

(九)卡那霉素(kanamycin,KM)

抑菌机制与 SM 相似,作用弱于 SM。成人剂量为 1g/d,肌注或静滴。肌注 1～2h 达高峰浓度,静注能增加高峰浓度。体内分布与 SM 相似,半减期 3～4h,24h 内以原药由尿排出。单独应用能迅速产生耐药性,本品对 SM 耐药菌株仍敏感,对 KM 耐药菌株对 SM 也耐药。主要毒副作用为听神经损害,其肾毒性作用稍强于 SM。

(十)对氨水杨酸(para−aminosalicylic acid,PAS)

阻碍叶酸合成,干扰分枝杆菌生长素的形成。主要作用于细胞外的结核杆菌。PAS 的吸收与排泄受多种药物影响,与 RMP 并用使后一种药物吸收减少,并能干扰甲状腺吸碘功能,现已被 EMB 所取代。

(十一)氨硫脲(thiacetazone,TBI)

干扰菌体需氧电子运输系统,与铜形成活性金属复合物而起抑菌作用,与 SM 有协同作用,与 INH 并用防止耐药菌株产生。成人剂量 75~100mg/d,分 3 次口服。吸收良好,4h 达高峰浓度,由肾脏排出。胃肠道刺激反应和造血系统受抑制,肝毒性反应和皮肤过敏反应较多见。HIV 感染者禁用。

(十二)利福喷汀(rifapentine,RFT)

为新研制的抗结核药物。系长效杀菌药物,1 次/周与 RMP1 次/日方案具有同样近远期疗效。利福布丁(rifabutine)对约 1/3 耐 RMP 菌株是敏感的。对细胞内分枝杆菌 MIC 显著低于 RMP 及 RFT。成人剂量 0.3~0.45g/d,顿服。毒副作用与 RMP 相似,WBC 减少较常见。

(十三)喹诺酮类药物(如氧氟沙星和环丙沙星)

杀菌机制为干扰细菌 DNA 螺旋酶的活性。与其他抗结核药物无交叉耐药性。成人剂量 0.2~0.4g/次,2 次/日,空腹服用。吸收迅速,口服 1~2h 达高峰浓度,分布广泛。氧氟沙星的药代动力学与抗菌活性优于环丙沙星,可选用于多种抗结核药物耐药者。胃肠道反应多见,偶有过敏反应与轻度中枢神经症状。

WHO 和国际防痨肺病联盟(IUATLD)选定 INH、RMP、PZA、SM、EMB、TBI 为 6 个基本抗结核药物。根据结核杆菌的生物特性、代谢状况、抗结核药物的药理作用和结核病灶的病理特点,决定化疗方案。现代化疗的目的是早期杀菌、预防耐药性产生和最终达到灭菌。化疗过程中必须掌握早期、联合、规则、足量、合理用药的原则才能达到治愈的目的。

八、预防

(一)控制传染源

控制结核病的流行,应控制传染源,加强本病防治知识宣传,直接督导下的短程化疗是控制本病的关键。早期查出并有效治疗患者,特别是原发性综合性皮肤结核、再感染性皮肤结核及血行性皮肤结核患者,对已确诊的患者要早期彻底治疗。

(二)切断传播途径

患者痰液用 2%煤酚皂或 1%甲醛溶核消毒,污染物应阳光暴晒。

(三)增强人群免疫力

接种卡介苗(BCG)后可获免疫力,但不提倡复种。接种 BCG 虽然不能预防感染,但能减轻感染后发病和病情。接种对象为未受感染的人,如新生儿、儿童、青少年。已患结核病、急性传染病愈后不满 1 个月或患有慢性疾病患儿禁止接种。免疫力比 BCG 更强的疫苗,如重组牛结核杆菌疫苗、DNA 疫苗、减毒分枝杆菌疫苗等在研究中。

(四)化学药物预防

对儿童、青少年或 HIV 感染者等有感染结核杆菌好发因素而 BCG 试验阳性者,酌情预防用药。如 INH 300mg/d,儿童每日 5～10mg/kg,均 1 次顿服,疗程为 6～12 个月。疑耐 INH 结核杆菌感染可用氧氟沙星和乙胺丁醇(或吡嗪酰胺)预防。

九、预后

(一)寻常狼疮

寻常狼疮病程慢性,如不治疗可数 10 年不愈。患者常伴有内脏结核,也可伴有其他类型的皮肤结核。除由于溃疡和瘢痕收缩产生毁形之外,尚可在皮损或瘢痕上继发癌变,常见为鳞状细胞癌。

(二)瘰疬性皮肤结核

病程迁延多年,愈后留下凹凸不平的不规则或桥状瘢痕。

(三)丘疹性坏死性结核疹

可逐渐自愈,愈后留有萎缩性色素沉着性瘢痕。

(四)Bazin 硬红斑

结节经 3～4 个月后大部分可自愈消退,留有轻度萎缩,易反复发生多年。

(五)颜面粟粒性狼疮

皮损常成批出现,1～2 年可自行消失,愈后遗留天花样点状萎缩性瘢痕。

(六)播散性粟粒性结核

常因粟粒性肺结核或结核性脑膜炎死亡。

(七)伴 HIV 感染

对所有的结核病患者都要求做 HIV 检查,因为伴有此病时,治疗可能需要更长的时间。

第八章 房性心动过速心电图

第一节 房性心动过速的心电图诊断与鉴别诊断

1996 年 Lesh 提出了广义的房性心动过速(atrial tachycardia,AT)概念,将局灶性房性心动过速、不适当性窦性心动过速、心房扑动、心房颤动等所有快速房性心律失常统称为房性心动过速,简称房速。

传统意义上的房性心动过速是指狭义的房性心动过速,即起源于心房组织或与其相连的解剖结构(如冠状静脉窦、肺静脉)、心动过速的维持无须房室结和心室参与的一种快速室上性心律失常,依据其心电图特点可以进行诊断并与窦性心动过速、心房扑动及阵发性室上性心动过速等相鉴别。

一、房性心动过速的心电图诊断

(一)激动起源于心房

1.P'波形态

P'波形态不同于窦性 P 波,多源性房性心动过速 P'波形态至少有三种。

(1)起源于右房界嵴的房性心动过速,P'波形态与窦性 P 波极相似,如果呈持续性发作时很难与窦性心动过速相鉴别。

(2)起源于心房下部的房性心动过速,P'波酷似交界区逆行 P 波,但 P'R 间期≥0.12s(图8-1)。

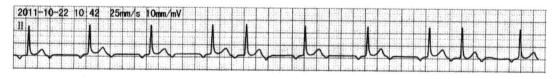

Ⅱ导联心电图显示负向 P'波,节律规整,频率120 次/分,房室传导比例 2∶1 或 3∶2,下传的 P'R 间期>0.12s

图 8-1 房性心动过速心电图

(3)心率较快时,P'波与其前的 T 波重叠,P'波形态无法分辨。

2.P'波频率

心房率多在 100～180 次/分,一般年龄越小,频率越快;折返性房性心动过速较自律性房性心动过速频率快。

3.P'波节律

折返性房性心动过速 P'波节律规则,"突发突止";自律性房性心动过速 P'波节律不规则,发作初始有频率逐渐加速的"温醒现象",终止时有频率逐渐减慢的"冷却现象";多源性房性心动过速 P'波节律不规则。

(二)心动过速的维持不需房室结及心室参与

1.发生房室阻滞时,不影响心动过速的持续

刺激迷走神经或静脉注射腺苷、ATP、维拉帕米等方法可抑制房室结传导,当发生二度房室阻滞时,心动过速持续存在,由此可排除房室折返性心动过速和绝大多数房室结折返性心动过速。

2.发生功能性束支阻滞时不影响心动过速的频率

房性心动过速发生功能性束支阻滞时频率不变。

二、房性心动过速的房室传导

(一)影响因素

房性心动过速时房室传导情况主要取决于心房激动周期的长短(即房性心动过速的频率)、房室结不应期和旁道存在与否。

(二)常见情况

1.1:1房室传导

P'P'间期>房室结不应期。

2.2:1房室传导

房室结不应期的1/2<P'P'间期<房室结不应期。

3.3:1房室传导

房室结不应期的1/3<P'P'间期<房室结不应期。

(三)P'R间期

房性心动过速时P'R间期正常,也常常伴P'R间期延长。P'波可以1:1下传心室,当房性心动过速频率过快时,可出现二度房室阻滞(图8-2)。一旦室上性心动过速伴有房室阻滞而心动过速没有终止时,排除房室结折返性心动过速的特殊表现后多提示为房性心动过速(图8-3)。

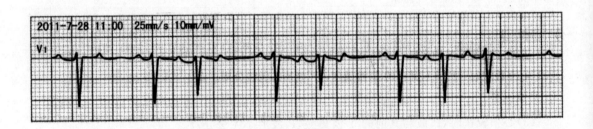

患者,女,52岁。心电图显示:V_1导联P'波正向,与窦性心律时P波形态不同,频率159次/分,P'R间期逐搏延长,直至QRS波群脱漏,房室传导比例3:2,较早出现的QRS波群形态发生轻微改变,心电图诊断:房性心动过速伴二度Ⅰ型房室阻滞、室内差异传导

图8-2 房性心动过速伴二度Ⅰ型房室阻滞

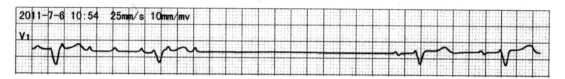

患者,男,65 岁。临床诊断:肥厚型心肌病、病态窦房结综合征。心电图显示:短阵出现的正向 P′波,形态不同于正负双相的窦性 P 波,频率 187 次/分,节律规整,房室传导非 1∶1,即存在二度房室阻滞。诊断:短阵房性心动过速。房性心动过速终止后,延迟出现窦性 P 波,PR 间期延长,提示窦房结自律性及房室传导功能下降

图 8-3　短阵房性心动过速

(四)RP′间期

房性心动过速的发生与维持不依赖于房室结及心室激动。房性心动过速发作时,心电图 RP′间期可有或无固定关系。当 P′波 1∶1 下传心室时,房性心动过速的频率相对稳定而 RP′间期变化不明显,如果仔细对比多次心动过速发作时的心电图,多数能发现 RP′间期的变化。

(五)房室传导的临床意义

正常房室结不应期约 300ms,房室结最大耐受心房率为 200 次/分,心房率＞200 次/分时呈 2∶1 房室传导,若仍 1∶1 房室传导,应疑有旁道存在。

三、房性心动过速的鉴别诊断

(一)房性心动过速与心房扑动的鉴别

详见(第九章第三节):心房扑动的心电图诊断及鉴别诊断。

(二)房性心动过速与窦性心律失常的鉴别

1.房性心动过速易误诊为窦性心律的原因

(1)房性心动过速起源于高位界嵴,P′波与窦性 P 波十分近似,与窦性心动过速较难区分。若心电图记录到心动过速发作与终止的情况则有助于两者的鉴别。

(2)心房率不过快或部分房性 P′波被掩盖时,易误诊为窦性心律(图 8-4)。此时,除与正常窦性心律的 P 波对比分析外,还应仔细观察 ST-T 的形态,以发现提示心房波隐藏的线索。

(3)自律性房性心动过速频率逐渐变化,类似窦性心律。

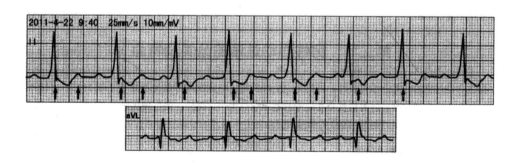

患者,男,32 岁。临床诊断:心脏瓣膜病、主动脉瓣关闭不全。心电图显示:Ⅱ导联 P 波正向,酷似窦性 P 波,易误诊为窦性心律不齐。但 ST-T 形态彼此不同,提示其中可能隐藏心房波(箭头所示)。同时描记 aⅥ 导联,显示 P 波节律规整,频率 200 次/分,P 波之间等电位线存在,诊断为房性心动过速

图 8-4　酷似窦性心律的房性心动过速

2. 房性心动过速

折返性房性心动过速多"突发突止",自律性房性心动过速虽有"温醒现象"(逐渐加速)和"冷却现象"(逐渐减速),但发生较快,通过 3～4 个心搏即可达到稳定的频率,且频率相对稳定,随体位、自主神经功能变化不明显。房性心动过速静滴异丙肾上腺素心率可加快,但 P′波形态无改变,房性心动过速发作间期心率可位于正常范围。刺激迷走神经或应用 ATP 发生房室阻滞时有助于房性心动过速的诊断。

3. 窦性心动过速及不适当性窦性心动过速

窦性心动过速及不适当性窦性心动过速受体位、自主神经功能的影响较明显,加速或减速发生比较缓慢,需 30 秒到数分钟才到达稳定的频率。不适当性窦性心动过速在白天心率持续＞100 次/分,轻微活动可明显增速,夜间心率可降至正常,静滴异丙肾上腺素后激动起源点可沿界嵴发生移动,P 波形态可发生变化。

(三)房性心动过速与窦房折返性心动过速的鉴别

窦房折返性心动过速骤发骤停,程序刺激可诱发或终止心动过速,其 P′波形态与窦性 P 波一致,既往认为此类心动过速由窦房结内折返激动形成,但局限于窦房结内的折返激动从未得到证实。房性心动过速可起源于界嵴的整个长度,而起源于高位界嵴的房性心动过速与窦性心律无法区分,因此,窦房折返性心动过速归类起源于界嵴的房性心动过速更为适宜。

(四)房性心动过速与房室结折返性心动过速和房室折返性心动过速的鉴别

(1)起源于高位心房的房性心动过速,从上到下激动心房,P 电轴向下;房室结折返性心动过速和房室折返性心动过速,因逆行激动心房,P 电轴均向上。

(2)房性心动过速的 RP′间期＞P′R 间期,可长可短,不固定,主要取决于房性心动过速的频率及房室结传导时间;房室结折返性心动过速和房室折返性心动过速的 RP′间期均固定不变,绝大多数情况下 RP′间期＜P′R 间期,因其与心动过速发生的机制密切相关。

(3)发生房室阻滞时(自发性或药物所致),房性心动过速可持续存在而不受影响,房室折返性心动过速和多数房室结折返性心动过速立即终止,少数房室结折返性心动过速仍可持续。

(4)心动过速若以 P 波后 QRS 波群脱漏的形式终止,房性心动过速的可能性不大,因心房异位灶终止活动与房室阻滞同时发生的概率很小,而房室结折返性心动过速和房室折返性心动过速均有可能;若以 QRS 波群后 P 波脱漏的形式终止,则无鉴别诊断价值。

(5)心动过速发作的开始出现"温醒现象",终止前出现"冷却现象",均提示自律性房性心动过速,房室结折返性心动过速和房室折返性心动过速开始发作时心率稳定不变。对疑难病例尚需进行电生理检查方能作出鉴别诊断。

第二节　房性心动过速的分类及特点

房性心动过速的分类方法有多种,可依据电生理机制、临床发作特点及起源部位进行分类,目前尚未统一。从介入电生理角度,针对房性心动过速的起源病灶大小、部位、电生理机制等进行的分类,对房性心动过速的基础研究和指导射频消融治疗意义更大。

一、房性心动过速的分类

(一)不同依据的房性心动过速分类

不同依据的房性心动过速分类见表 8-1。

表 8-1 不同依据的房性心动过速分类

分类依据	分类
电生理机制	自律性房性心动过速
	折返性房性心动过速(房内折返性心动过速、窦房折返性心动过速)
	触发性房性心动过速(如多源性房性心动过速)
发作特点	阵发性房性心动过速
	持续性房性心动过速
起源部位	单源性房性心动过速
	多源性房性心动过速
	局灶性房性心动过速(左房房性心动过速、右房房性心动过速等)

(二)欧洲心脏病学会和北美心脏起搏和电生理学会 2001 年房性心动过速的分类

1. 局灶性房性心动过速

心动过速起源于局灶部位的心房组织,不依赖于固定的解剖障碍,可在局部行点状消融终止心动过速。

2. 不适当的窦性心动过速

不适当的窦性心动过速是房性心动过速的一种,起源自界嵴上方(在"窦房结区域"内),频率超过生理范围,但与代谢性或生理性需求无关。

3. 大折返性房性心动过速

大折返性房性心动过速是由固定的和(或)功能性屏障形成的大折返环引起的一种房性心动过速,心房起搏时这些折返环可被拖带。

4. 非典型心房扑动

非典型心房扑动仅是对房性心动过速的一个叙述性专业名词,心电图特征是波动起伏的心房波,与典型心房扑动的不同在于其频率≥240 次/分,发病机制不明。

5. 未能被分类的房性心动过速

Ⅱ型心房扑动、折返性窦性心动过速等,因发病机制不明而不能分类。

二、自律性房性心动过速

(一)发生机制

自律性房性心动过速(automatic atrial tachycardia,AAT)的发生机制主要是心房内异位兴奋灶自律性增高,可因心房肌细胞动作电位 4 相舒张期自动除极速度加快,或病变心肌部位除极和(或)舒张期震荡电位所致,与体内儿茶酚胺增高也有关。

（二）临床特点

（1）自律性房性心动过速多发生于器质性心脏病。

（2）心房内自律性增高的兴奋灶最常见于界嵴、心耳、Koch 三角、肺静脉和冠状窦，可伴传出阻滞。

（3）自律性房性心动过速占室上性心动过速的 1% 左右。

（4）自律性房性心动过速发作形式多样，可为短阵自限性、持续性或无休止性。动态心电图监测发现高达 1/4 以上的老年人在夜间睡眠和窦性心动过缓时可发生短暂且反复的自律性房性心动过速。有时心动过速可呈无休止性发作，可诱发心动过速性心肌病和心功能不全。

（三）心电图特点

1. 自律性房性心动过速的诱发与终止

（1）异丙肾上腺素可诱发心动过速。

（2）心动过速开始时第一个异位 P′ 波出现较晚，与前一窦性 P 波偶联间期较长且不固定，P′ 波形态与其后心动过速一致。

（3）心动过速的发生不依赖心房内或房室结传导延缓，无须房性早搏诱发，诱发心动过速的房性早搏 P′R 间期一般不延长。

（4）心动过速开始发作时有频率逐渐增快的"温醒"（warming up）现象，终止前有频率逐渐减慢的"冷却"（cooling down）现象。

2. P′ 波

房性 P′ 波的形态异于窦性 P 波，但 P′ 波彼此形态一致，P′ 波之间等电位线存在。

3. P′R 间期

P′R 间期长短与心动过速频率有关，可正常或延长，RP′ 间期＞P′R 间期。

4. QRS 波群

QRS 波群形态正常，也可因室内差异传导呈右束支阻滞型或左束支阻滞型；频率多与窦性心律相近，100~180 次/分，很少＞200 次/分，同一患者不同时间频率可变，临床症状常不明显，房性早搏插入时，自律性房性心动过速不终止反而加速。

（四）电生理检查特点

（1）心房刺激不能诱发、拖带和终止心动过速，但可超速抑制，心房期前刺激可使心动过速节律重整。

（2）单相动作电位记录不能发现后除极。

（3）刺激迷走神经和静脉注射腺苷不能终止心动过速，但可产生或加重房室阻滞，减慢心室率；药物治疗可减慢心室率，但不易终止发作，程序刺激不能诱发或终止。

三、房内折返性心动过速

（一）发生机制

房内折返性心动过速（IART）产生的病理生理基础为心房肥大、心房肌纤维化、房内传导阻滞，电生理基础为心房内传导组织不应期的不一致性和传导的不均匀性。

（二）临床特点

（1）房内折返性心动过速约占阵发性室上性心动过速的 5%。

（2）房内折返性心动过速多见于器质性心脏病或发生于心脏外科手术后。

（3）房内折返性心动过速常为阵发性，很少呈无休止性。

（三）心电图特点

1.发作与终止

诱发心动过速的房性早搏足够提前，产生单向阻滞和足够的传导延迟，即第一个 P′R 间期常延长才可形成折返。心动过速呈"突发突止"，一般无开始时的"温醒现象"和终止前的"冷却现象"，有时心动过速自行终止前，折返环路内发生传导延缓而 P′P′间期逐渐延长。房性早搏、反复搏动可终止房内折返性心动过速。心动过速终止前的最后一次激动应伴有完整的房室传导，即终止发生于 QRS 波群后而非心房激动后。

2.P′波

诱发心动过速的房性早搏的 P′波形态与其后心动过速的 P′波形态多不一致，心动过速的P′波形态可有差异，这是由于折返环路和传导速度发生变化所致。P′波固定在 QRS 波群之前，形态异于窦性 P 波。

3.心房频率和节律

（1）心房率 120～240 次/分，多在 160 次/分左右。

（2）P′P′间期多规则，伴折返径路内文氏现象时 P′P′间期逐渐延长至心动过速终止，伴折返径路内反文氏现象时 P′P′间期逐渐缩短至心动过速终止。

4.房室传导

P′R 间期长短与心动过速频率有关。0.12s＜P′R 间期＜RP′间期，RP′间期＞RR 间期的1/2。心房率过快时可伴房室阻滞，心房率＞200 次/分时可显示 2∶1 房室阻滞，房率＜200次/分时多为 1∶1 传导；房室阻滞或束支阻滞不影响房内折返性心动过速的发作与持续。

5.QRS 波群

QRS 波群为室上性，可伴室内差异传导和继发性 ST-T 改变。

（四）电生理特点

（1）心房程序和猝发刺激可诱发和终止心动过速。

（2）刺激迷走神经多不能终止，可引起房室阻滞而减慢心室率。

（3）诱发折返机制的心动过速时，随着 S_2 刺激的提前，S_2 刺激越来越早地进入折返环路中缓慢传导径路的相对不应期，前传更为缓慢，使随后的折返周期逐渐延长。即诱发心动过速的房性早搏与其后心动过速第一个心搏之间的时距，与房性早搏的联律间距成反比。心动过速的诱发不依赖于 AH 间期的延长。

（五）治疗

（1）刺激迷走神经的治疗效果较房室结折返性心动过速、房室折返性心动过速差，仅可终止 25％的房内折返性心动过速。

（2）折返性心动过速的药物治疗常需Ⅰ类抗心律失常药物，药物阻断 Na^+ 内流的作用可使动作电位的。相除极幅度下降，使折返环路传导缓慢，或使存在单向阻滞的部位发生双向阻滞，而终止心动过速。药物复律效果较房室结折返性心动过速、房室折返性心动过速差。

（3）可自行转复窦性心律，无须电复律，除非血流动力学改变。

四、触发性房性心动过速

(一)诱发和终止

触发性房性心动过速(triggered atrial tachycardia,TAT)发生前需要有动作电位的驱动,发生有明显的儿茶酚胺依赖性。

(1)能被心房快速调搏刺激或房性期前刺激诱发和终止。心房起搏可诱发心动过速,依赖于心房起搏周期的长度,诱发不依赖于心房内或房室结传导延缓。超速起搏不引起"拖带"但可终止心动过速。

(2)诱发刺激的周长或偶联间期与心动过速起始周长呈正相关。程序性刺激可诱发和终止心动过速,增速刺激比期前刺激更有效(不同于折返性心动过速)。对超速刺激呈加速反应,随着早搏刺激(S2)联律间期的缩短,被触发的激动随之提前,形成更短的心动过速周期。

(3)部分心动过速能经刺激迷走神经或应用腺苷等药物终止。

(4)心动过速自动终止前心率先减慢。

(二)心电图特点

P'波形态和激动顺序不同于窦性搏动,P'R间期长度与心动过速频率有关,房室阻滞不影响心动过速的存在。频率多变,有时甚至节律不整,体表心电图很难与折返性房性心动过速鉴别。

(三)临床特点

(1)多见于洋地黄中毒引发的房性心动过速及儿茶酚胺增多(如运动、应用肾上腺素类药物、应用咖啡因、茶碱类药物等)诱发的房性心动过速,部分多源性房性心动过速可能是触发活动所致。

(2)具有自限性。

(3)触发性心律失常是跨细胞膜的钙内流过多引起细胞内 Ca^{2+} 超载,治疗可用钙拮抗剂、射频消融。

五、局灶性房性心动过速

详见:第二章第三节,局灶性房性心动过速的体表心电图定位。

六、多源性房性心动过速

(一)病因

1.肺部疾病

多源性房性心动过速(multifocal atrial tachycardia,MAT)合并严重肺部疾病者达60%以上,包括慢性阻塞性肺病(最常见)、肺部感染和肺栓塞等。因急性呼吸衰竭入院者中17%伴有多源性房性心动过速,肺心病伴洋地黄中毒者更易出现,且伴有不同程度的房室阻滞。

2.心脏疾病

以冠心病、心肌病居多,心力衰竭次之,心脏瓣膜病相对少见。

3.代谢疾病

多源性房性心动过速伴糖尿病者约占24%,伴糖耐量异常者约为74%,伴低钾血症者约为14%。

4.外科手术

外科手术后发生多源性房性心动过速约占多源性房性心动过速的 28%。若术后并发吸入性肺炎、肺部感染,尤其是革兰阴性菌败血症、肺栓塞、心力衰竭或电解质紊乱时,更易患多源性房性心动过速。

(二)发病机制

多源性房性心动过速的发病机制多为触发机制。疾病本身(如慢性阻塞性肺病等)和(或)药物因素(如茶碱类、β 受体激动剂等)引起交感神经兴奋性增加,血中儿茶酚胺升高,导致心肌细胞内 Ca^{2+} 超负荷,致触发激动形成,而产生多源性房性心动过速。

(三)临床特点

(1)发生率为 0.05%~0.38%。

(2)多见于老年人、器质性心脏病者,患者死亡率高达 29%~56%。

(3)常短阵发作,易反复发作,少数呈持续性。一般持续不过数天,常在两周内终止或转为窦性心律或心房颤动、心房扑动。多源性房性心动过速常为心房颤动的前奏,约 24% 的多源性房性心动过速转变为心房颤动,28% 的多源性房性心动过速转变为心房扑动。

(四)心电图特点

(1) P' 形态≥3 种,P' 波明晰可见,P' 波之间存在等电位线。

(2)"三不等":P'R 间期、P'P' 间期、RR 间期不等,P'R 间期>0.12s(图 8-5)。

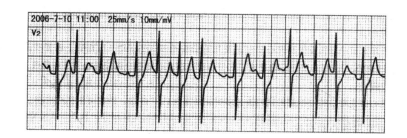

患者,男,68 岁。临床诊断:慢性阻塞性肺病急性加重、肺癌骨转移、2 型糖尿病。V_2 导联心电图显示:P' 波多种形态,基线存在,P'R 间期、P'P' 间期、RR 间期不等,患者在描记心电图两天后死亡

图 8-5　多源性房性心动过速

(3)心房率 100~250 次/分,心室率快而不齐。

(4)常伴房室阻滞(约占 20%,多为一度房室阻滞)及室内传导障碍(约占 32%,以右束支阻滞多见)。

(5)常有 ST-T 改变(占 39%~48%)。

(6)不能通过起搏或程序刺激诱发或终止。

(五)心电图鉴别诊断

1.窦性心动过速伴多源房性早搏

心动过速的基本节律为窦性心动过速,窦性 P 波的形态彼此一致,多种形态的房性 P' 波

分布于窦性心动周期中,相同形态的 P′ 波联律间期及其后的代偿间歇相同。

2. 心房颤动

多源性房性心动过速心房频率 100～250 次/分,P′ 波之间存在等电位线;而心房颤动的颤动波频率 350～650 次/分,等电位线消失。

(六)治疗

1. 治疗原发病

一般抗心律失常药物疗效差,Ⅰ类抗心律失常药物及电复律常无效;洋地黄控制心室率疗效差,耐受性差,易中毒,因此原发病的治疗是重点。

2. 补钾、补镁

钾、镁离子能稳定心房肌细胞的离子平衡,降低自律性,即使血钾、血镁水平不低,补钾、补镁对多源性房性心动过速的治疗也有益。补镁对低镁引起的多源性房性心动过速有特效,长疗程补镁可有效防治慢性阻塞性肺病者多源性房性心动过速复发。

3. 钙拮抗剂

钙拮抗剂(尤其是维拉帕米)可抑制心肌内 Ca^{2+} 积聚,对触发激动有良效,可使部分多源性房性心动过速恢复窦性心律。

4. 选择性 β_1 受体阻滞剂

选择性 β_1 受体阻滞剂可减缓或抑制异位起搏灶兴奋,降低儿茶酚胺对心肌的损害,对多源性房性心动过速有效。

5. 胺碘酮

胺碘酮治疗多源性房性心动过速疗效尚可。

第三节　局灶性房性心动过速的体表心电图定位

局灶性房性心动过速(focal source atrial tachycardia)是指心动过速的冲动起源于局灶部位心房组织,然后离心性扩布。最常发生局灶性冲动的部位是界嵴和肺静脉。可由自律性增强、触发活动或微折返激动引起,部分房性心动过速的发生与大静脉电活动密切相关,局部消融或电隔离大静脉,可获得良好疗效。

一、局灶性房性心动过速的发生部位

局灶性房性心动过速大多起源于特殊的解剖结构,右心房多于左心房,多集中于右心房的界嵴、冠状窦口、房间隔、三尖瓣环和右心耳,左心房的肺静脉口、二尖瓣环等。房性心动过速病灶的集中区域多有其独特的电生理学及组织学或胚胎学特性。

Kistler 等通过对 196 例局灶性房性心动过速患者的研究,总结出了局灶性房性心动过速常见的发生部位(图 8-6)。

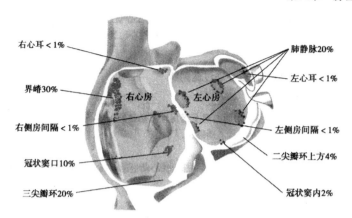

图 8-6　局灶性房性心动过速的起源部位示意图

二、局灶性房性心动过速的临床特点

(1)局灶性房性心动过速约占阵发性室上性心动过速的 5%～10%。

(2)局灶性房性心动过速多对腺苷敏感。

(3)无论其发病机制如何,在最早心房激动部位进行局部点状射频消融均可成功,并且射频消融的成功率和术后复发率也与房性心动过速的发病机制无关。

三、左右房起源的房性心动过速判断

左心房位于胸椎正前方,心脏后部正中,右心房位于左心房前上方,仅少部分位于右侧,左心房的中后部靠右心房的后侧面而不是右心房的左侧。

(一)左房房性心动过速

左房房性心动过速心电图主要表现为 P'_{V1} 正向、P'_{aVL} 负向。

1.P'_{V1} 正向

左房位于心脏后部正中,左房房性心动过速的激动产生一个向前的除极向量,使 V_1 导联显示正向 P' 波。P'_{V1} 正向预测左房房性心动过速的特异性、敏感性均高。

2.P'_{aVL} 负向

P'_{aVL} 负向预测左房房性心动过速,特异性高,但敏感性低。

3.P'_1 负向或位于等电位线

P'_1 负向或位于等电位线对诊断左房房性心动过速的特异性很高但不敏感。

4.左胸导联 P' 波

左胸导联 P' 波负向对判断起源于低位心房的房性心律有帮助,而对鉴别左房和右房心律无意义,不建议用 $V_2～V_6$ 导联预测左房房性心动过速。

(二)右房房性心动过速

右房房性心动过速心电图主要表现为 P'_{V1} 负向、P'_{aVL} 正向或双相。

1.P'_{aVL} 正向或双相

P'_{aVL} 正向或双相预测右房房性心动过速的特异性、敏感性均较高。

2. 右上肺静脉与右房界嵴上部的房性心动过速

右上肺静脉与右房界嵴上部邻近，起源于这两部位的房性心动过速 P′波形态近似，均在 aVL 导联出现正向 P′波，但如在窦性心律时 V₁ 导联 P 波为双相，而房性心动过速时为正向，则支持为右上肺静脉口部位的房性心动过速。

四、心房上下部位起源的房性心动过速判断

(一)心房上部房性心动过速

Ⅱ、Ⅲ、aVF 导联 P′波正向多提示为心房上部房性心动过速，如：左心耳、右心耳、右房高侧壁、上腔静脉、左右上肺静脉口部起源的房性心动过速。

(二)心房下部房性心动过速

Ⅱ、Ⅲ、aVF 导联 P′波负向多提示为心房下部房性心动过速，如：冠状静脉窦口、右房后间隔、左房下侧壁起源的房性心动过速。

五、右房房性心动过速

(一)界嵴起源的房性心动过速

1. 界嵴的解剖

界嵴(crista terminalis)是右心房内面的一条纵行肌肉隆起，长约 4.6cm，宽约 0.6cm，起始于房间隔上部上腔静脉口前侧，沿右心房外侧壁向下，至下腔静脉口的前方。上部隆起明显，下部较平坦。界嵴将右心房分成前部的固有心房和后部的腔静脉窦，固有心房由真正胚胎右房发育而来，心内膜面因梳状肌的隆起而凹凸不平；腔静脉窦由胚胎期的静脉窦演变而来，心内膜面光滑。

2. 界嵴区域房性心动过速发生率高的原因

(1)界嵴心肌细胞间的横向耦联较差，存在显著的各向异性，从而可形成缓慢传导和微折返。

(2)界嵴组织可能含有自律性细胞团。

(3)窦房结位于界嵴上方，其自律性细胞沿界嵴长轴排列，由于细胞间的横向耦联差，产生一定的保护作用，当界嵴内的细胞产生异常自律性时，常不会被正常的窦性激动所抑制。

3. 界嵴起源的房性心动过速的特点

(1)界嵴为右房房性心动过速的多发部位，尤其是高位界嵴，多起源于界嵴的上 1/3 段，沿界嵴长轴自上而下房性心动过速的发生率递减。

(2)发生机制多为局灶性微折返和自律性异常。

4. 界嵴起源的房性心动过速的心电图定位

界嵴起源的房性心动过速 P′₁ 多为正向，P′ₐᵥᵣ 多为负向(若为正向则起源于后部界嵴)。P′ₐᵥᵣ 负向可排除三尖瓣环及间隔部房性心动过速，初步定位在界嵴。P′ᵥ₁ 正负双相或窦性心律及房性心动过速时 P′ᵥ₁ 均为正向，预测界嵴起源的房性心动过速特异性、敏感性均高。起源于界嵴的房性心动过速可因分布部位不同，而导致 P′波形态不相同。

(1)界嵴上部：P′形态与窦性 P 波相似，P′ᵥ₁ 正负双相，下壁导联 P′波正向。

(2)界嵴中部:下壁导联 P′波位于等电位线或双相。

(3)界嵴下部:P′$_{V1}$负向,至少有一下壁导联 P′波负向。

5. 界嵴上部和右肺上静脉口部起源房性心动过速鉴别

界嵴上部和右肺上静脉口部解剖位置毗邻,有时 aVL 导联均显示正向 P 波,鉴别困难。

(1)右上肺静脉房性心动过速:窦性心律时 P$_{V1}$双相,而房性心动过速时 P′$_{V1}$ 为正向。

(2)界嵴上部房性心动过速:窦性心律与房性心动过速时 P 波极性一致。

(二)右侧房间隔部位起源的房性心动过速

右侧房间隔部位(atrial septum)起源的房性心动过速仅次于界嵴部房性心动过速,多为折返机制,房室结及移行组织参与了房性心动过速的发作。V$_5$、V$_6$ 导联的 P′波形态对鉴别间隔部和游离壁房性心动过速有重要价值,P′波负向提示房性心动过速起源于右心房下部间隔侧,P′波正向提示房性心动过速起源于心房游离壁。

1. 前间隔(Koch 三角尖端)房性心动过速

P′$_{V1}$ 双相或负向,下壁导联 P′波呈正向或双相。房性心动过速时下壁导联 P′波较窦性心律时的 P 波窄,二者宽度比值<0.85。

2. 中间隔房性心动过速

P′$_{V1}$ 双相(起始负向,终末直立)或负向,至少两个下壁导联 P′波负向,P′波窄于窦性 P 波。

3. 后间隔房性心动过速

P′$_{V1}$ 正向,下壁导联均为负向。

(三)三尖瓣环起源的房性心动过速

三尖瓣环(tricuspid annulus,TA)起源的房性心动过速约占右房房性心动过速的13%,起源点多位于三尖瓣环前下方,发生机制 66%为微折返,33%为异常自律性。

1. 心电图表现

P′$_{V1}$ 呈负向或出现切迹,P′$_{aVL}$ 正向,P′$_1$ 正向或位于等电位线,V$_2$～V$_6$ 导联 P′波呈负向或双峰状。

2. 三尖瓣环上部起源的房性心动过速

三尖瓣环上部起源的房性心动过速,下壁导联的 P′波通常呈正向或等位线,P′波形态与靠近右心耳的异位灶一致。

3. 三尖瓣环下部起源的房性心动过速

三尖瓣环下部起源的房性心动过速,下壁导联 P′波倒置(图 8-7)。

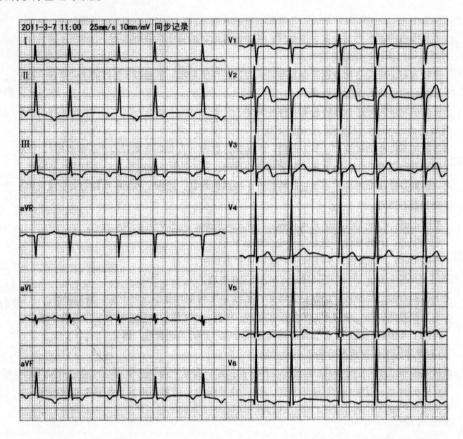

患者，男，39 岁。阵发性心悸入院。心电图显示：P′波在 I 、aVL、aVR 导联正向，V₁～V₆ 导联负向，频率 136 次/分，节律规整。P′R 间期逐渐延长，直至 QRS 波群脱漏，P′R 间期缩短，如此反复，呈文氏型房室传导。心电图诊断：房性心动过速伴 3：2 房室传导。CARTO 构建右房三维图形，证实为三尖瓣环 7：00 处起源的局灶性房性心动过速，射频消融成功

图 8-7　三尖瓣环部位起源的房性心动过速

(四)冠状静脉窦起源的房性心动过速

冠状静脉窦(coronary sinus，CS)起源的房性心动过速多起源于冠状窦口的上缘和后缘，发生机制 62% 为微折返和触发活动，38% 为异常自律性。Thebesion 瓣区域肌纤维排列方向陡变，各向异性传导显著，是微折返形成的基质。

冠状静脉窦口起源的房性心动过速，P′$_{V1}$ 起始部分呈等电位线或轻度倒置，终末部分直立，V₁～V₆ 导联 P′波起始部分倒置渐深，终末部分正向波逐渐变浅而呈等电位线，P′$_{aVL}$ 波正向，下壁导联 P′波深倒置(图 8-8)。但冠状静脉窦口起源的房性心动过速与左侧房间隔起源的房性心动过速 P′波形态存在重叠。

(五)上腔静脉起源的房性心动过速

1.上腔静脉的解剖

上腔静脉位于心底部，与高位右房相连，邻近窦房结，接近右上肺静脉，也有类似肺静脉的肌袖样结构，为心律失常的重要起源部位。

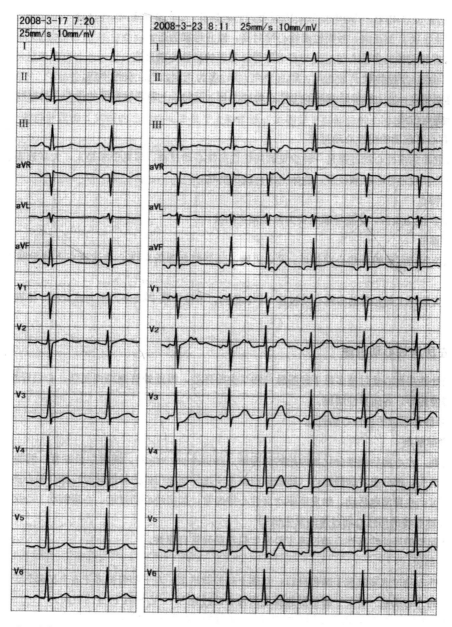

患者,女,39岁。临床诊断:冠心病。心电图(右图)显示:下壁导联 P′波倒置,P′$_{aVL}$ 正向,P′$_{V1}$ 起始部分呈等电位线或轻度倒置,末部分直立,V$_1$~V$_6$ 导联,P′波起始部分倒置渐深,终末部分正向波逐渐变浅而呈等电位线,诊断冠状窦口附近起源的房性心动过速

图 8-8 冠状窦口附近起源的房性心动过速

2.上腔静脉起源的房性心动过速的特点

(1)房性心动过速时 P′波与窦性 P 波相似,体表心电图也难与右上肺静脉起源的房性心动过速区分。

(2)P′$_{V1}$ 正负双相或位于等电位线,P′$_{aVL}$ 负向,电压低,P′$_I$ 多为正向,但低平。

(3)下壁导联 P′波正向,振幅较窦性心律时高,以 Ⅱ 导联为主。

3.上腔静脉起源的房性心动过速与右上肺静脉起源的房性心动过速

(1)共同点:下壁导联 P' 波正向，P'_{aVR} 负向，P'_1 多为正向，P'_{aVL} 极性不定。

(2)鉴别要点:右上肺静脉起源的房性心动过速 P'_{V1} 正向，上腔静脉起源的房性心动过速 P'_{V1} 可正负双相或位于等电位线。

(六)右心耳起源的房性心动过速

右心耳起源的房性心动过速是一种少见的局灶性房性心动过速，多见于年轻人，大多数表现为持续性发作，并发心动过速性心肌病较多，临床上多有胸闷症状。

1. P' 波特点

V_1 导联 P' 波为负向，下壁导联主要为低振幅正向波。

2.鉴别诊断

(1)低位界嵴起源的房性心动过速:P'_{V1} 负向，低界嵴起源的房性心动过速在下壁导联更倾向负向 P' 波。

(2)三尖瓣环上部起源的房性心动过速:P'_{V1} 负向，下壁导联 P' 波多为正向或双相，体表心电图难以准确区分。

六、左房房性心动过速

左房局灶性房性心动过速多见于肺静脉口和二尖瓣环处，因此处解剖结构复杂，心肌纤维走行多样，易于形成缓慢传导，各向异性增加。

(一)肺静脉起源的房性心动过速

1.肺静脉解剖

胚胎时期，左心房后侧壁分化出原始的肺静脉(pulmonary veins)，随着生长期发育，肺静脉处的心房肌逐渐退化消失，部分患者肺静脉内(肺静脉口部甚至延伸到肺门处的肺静脉段)残存的心房肌呈"袖套状"分布，可产生异常电活动，触发或驱动房性心律失常，如房性心动过速、心房颤动、心房扑动。

2.肺静脉起源的房性心动过速的发生机制

肺静脉起源的局灶性房性心动过速主要发生机制是异常自律性。

3.发生部位

左房性心动过速多起源于肺静脉口，双侧上肺静脉居多，左上肺静脉多于右上肺静脉。发生基础可能与肺静脉的"心肌袖"有关。肺静脉起源的房性心动过速 $V_1 \sim V_6$ 导联 P' 波均正向。

(1)左肺静脉起源:P'_{V1} 正向，时限≥80ms，P'_1 低平或倒置，P'_{aVL} 负向，P'_{II} 有切迹，Ⅲ导联与Ⅱ导联 P' 波振幅比值≥0.8。

(2)右肺静脉起源:P'_1 正向，振幅≥0.05mV，P'_{aVL} 正向、相对低平，窦性心律时 P_{V1} 双相，房性心动过速时 P'_{V1} 正向，Ⅲ导联与Ⅱ导联 P' 波振幅比值＜0.8。

(3)上肺静脉起源:下壁导联 P' 波直立、振幅较高，P'_{II}≥0.1mV，下壁导联 P' 波电压之和＞0.3mV。

(4)下肺静脉起源:下壁导联 P' 波振幅较低、切迹。

(5)右上肺静脉起源:距窦房结头部仅几厘米的右上肺静脉起源的激动经过 Bachmann 束

可迅速跨过房间隔激动右房,使心房额面除极向量接近正常,起源于右上肺静脉的房性心动过速在体表心电图上 P′波形态类同右心房界嵴部房性心动过速,Ⅰ、aVL、V₁、Ⅱ、Ⅲ、aVF 导联 P′波正向;若窦性心律时 P_{V1} 双相,房性心动过速时 P'_{V1} 正向,则支持为右上肺静脉口部位的房性心动过速(图 8-9),起源于左房其他部位的房性心动过速 P'_{aVL} 明显负向或位于等电位线。

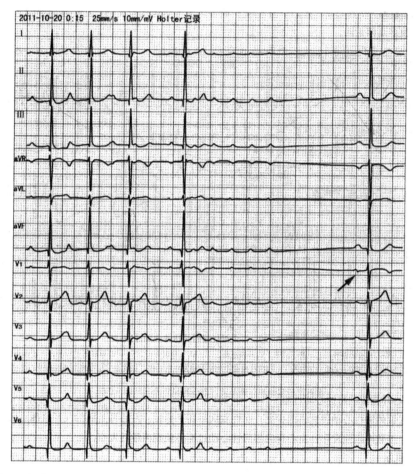

患者,男,75 岁。心电图显示:短阵出现的 P′波,频率 187 次/分,Ⅰ、Ⅱ、Ⅲ、aVF、aVL、V₁～V₆ 导联正向,aVR 导联负向,诊断房性心动过速,房性心动过速终止后,出现窦性 P 波(箭头所示),在多数导联窦性 P 波与房性 PJ 极性相同,但 V₁ 导联窦性 P 波呈正负双相,房性 P′波正向。心内电生理检查(EnSite3000)证实为右上肺静脉起源的房性心动过速,射频消融成功

图 8-9 右上肺静脉起源的房性心动过速

4.肺静脉起源的房性心动过速心电图判断的特点

(1)判断上、下肺静脉的能力不及判断左、右肺静脉:原因是同一侧的上、下肺静脉间比位于相对侧的左、右肺静脉间距离更近,其产生的 P′波形态近似成分更多,且同侧静脉间还可能存在电连接。

(2)对下肺静脉起源灶判断的准确性明显低于上肺静脉:原因是下肺静脉的心房插入点变异较大。

(二)二尖瓣环起源的房性心动过速

二尖瓣环(mitral annulus)起源的房性心动过速发生率在左房房性心动过速中仅次于肺静脉起源的房性心动过速,左纤维三角部位的主动脉-二尖瓣环交界区特化传导系统及二尖瓣前叶有左心房肌延续的肌纤维和房室结样细胞可能为其发病的组织学基础,发生机制主要是异常自律性和传导的各向异性。

1.心电图特点

二尖瓣环上部与主动脉瓣连续处起源的房性心动过速 P'_{V1} 起始部分呈尖锐负向波,终末正向,肢体导联的 P' 波振幅较低, P'_{aVL} 倒置,下壁导联 P' 波直立。

2.与肺静脉起源的房性心动过速鉴别

二尖瓣环起源的房性心动过速胸前导联 P' 波负正双相(图 8-10),肺静脉起源的房性心动过速 P'_{V1} 正向。

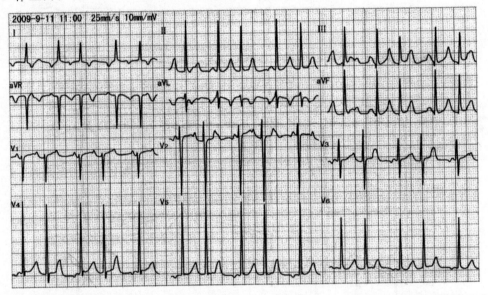

体表心电图显示: P' 波的极性,Ⅱ、Ⅲ、aVF、 V_1 导联正向,Ⅰ、aVL 导联负向, V_2～ V_6 导联负正双相, P' 波频率 176 次/分,节律规整;房室传导呈文氏现象,心室律不规整。CARTO 构建左房解剖图及电激动图,证实是二尖瓣环起源的房性心动过速

图 8-10 二尖瓣环起源的房性心动过速

3.与左心耳起源的房性心动过速鉴别

二尖瓣环起源的房性心动过速,下壁导联 P' 波多位于等电位线或正向,左心耳起源的房性心动过速下壁导联 P' 波多高幅正向。

(三)左心耳起源的房性心动过速

左心耳起源的房性心动过速临床少见,女性发病率高于男性。左心耳基底部(开口部)房性心动过速多为阵发性,少数持续性发作;左心耳尖部房性心动过速多长期持续性发作。

1.发病机制

左心耳起源的房性心动过速多为异常自律性增高,发作呈"温醒现象",终止有"冷却现象",不被心房刺激诱发和终止,不能被腺苷终止。

2.心电图特点

V_1、Ⅱ、Ⅲ、aVF 导联 P′波正向，P′Ⅲ振幅高，Ⅰ、aVL 导联 P 波负向。

3.与左上肺静脉起源的房性心动过速鉴别

左心耳起源的房性心动过速，P′$_{V_1}$ 直立，振幅略低；P′$_1$ 深倒置，有助于鉴别。

(四)左侧房间隔起源的房性心动过速

P′$_{V1}$ 多呈正向，其形态可有变异。Ⅰ、aVF、$V_2 \sim V_6$ 导联 P′波多呈负向，下壁导联 P′波负向，P$_{aVR}$ 直立。

(五)冠状静脉窦体起源的房性心动过速

P′$_{V1}$ 正向、双峰，起始及终末部分均呈直立，整个胸导联的 P′波均呈直立，下壁导联 P′波深倒置，P′$_{aVL}$ 正向，P′$_{aVR}$ 负向。

第九章 心房扑动心电图

第一节 心房扑动的机制与类型

心房扑动(atrial flutter,AFL),简称房扑,是相对常见的一种快速性心律失常,多发生于器质性心脏病患者及部分无心脏病者,心房扑动的发生与性别、年龄密切相关,男性发病率是女性的2~5倍;心房扑动的总发病率是0.88‰,而且,心房扑动的发病率随年龄增长而明显增高,50岁以下人群发病率是0.05‰,80岁以上人群发病率是5.87‰。随着心内标测和导管消融技术的发展,现代的心脏电生理研究已经基本明确了心房扑动的发生机制,根据心房扑动电生理机制的分型也相应提出,用于指导心房扑动的临床诊疗。

一、心房扑动的机制
心房扑动的电生理机制是心房内的大折返,又称解剖折返。

(一)大折返环的分布
折返环位于右心房或左心房,激动围绕心脏解剖或功能性的传导障碍区(如大血管开口、房室瓣环、界嵴等)而形成折返径路固定。传导障碍区(缓慢传导区)多位于右心房的下腔静脉口至三尖瓣环之间的峡部。

(二)大折返的产生条件
缓慢传导区是引发折返的关键基质。稳定的心房扑动必须有一定长度的传导阻滞线,通常位于界嵴处,平均长度24±4mm。界嵴的传导阻滞(多为功能性)是典型心房扑动发生的必要条件,界嵴的解剖特点决定了其存在各向异性传导,横向传导要显著慢于纵向传导,横向传导阻滞的发生难易也决定了心房扑动诱发的难易。应用Ic类抗心律失常药物,可明显降低界嵴横向传导功能,促使心房颤动转变为心房扑动。

(三)大折返特点
(1)传导径路中有一单向阻滞区(缓慢传导区)。

(2)折返的头端和尾端存在可激动间隙,期前刺激可能通过间隙进入折返径路,拖带或终止激动折返。

二、心房扑动与心房颤动
(一)与心房颤动相比心房扑动的临床特点
(1)发病率低:心房扑动的发病率远低于心房颤动,约为心房颤动的十分之一,心房扑动是心房规律性收缩中最快的心律。

(2)心房扑动较心房颤动更多见于器质性心脏病,为窦性心律和心房颤动之间的一种不稳定心律,多为阵发性,有不稳定倾向,可转为窦性心律或进展为心房颤动。

（3）血栓栓塞率低。

（4）药物治疗有效率低：药物治疗与心房颤动相同，但所需剂量大，药物控制心室率较心房颤动差，药物转律成功率低，但恢复窦性心律后易长期维持。

（5）电复律所需能量低：一般 50～100J，且电转复成功率高。

（6）转复窦性心律时心房顿抑发生率及程度低。

（二）心房扑动与心房颤动的关系

（1）二者在发生和维持机制上可能存在一些共性和相互关联。

（2）二者常伴发。MESA（marshfield epidemiologic study area）研究报道 58% 的心房扑动患者伴有心房颤动。

（3）适当情况下（如抗心律失常药物治疗过程中）二者可相互转化。心房扑动射频消融后，部分（10%～61%）患者可发生心房颤动，伴有心房颤动的心房扑动射频消融后，部分患者的心房颤动可消失。

（4）Waldol 认为，心房颤动是大部分典型心房扑动发生的必要条件，心房颤动为因，心房扑动为果。典型心房扑动患者行峡部消融后部分患者会发生心房颤动，伴有典型心房扑动的心房颤动患者单纯行心房颤动消融后绝大部分患者不再发作心房扑动。因此，大部分心房颤动伴心房扑动的患者单纯根除心房颤动即可避免心房扑动发作。

（5）在心房颤动和心房扑动的关系中，心房颤动处于主导地位，界嵴的功能决定了心房颤动能否诱发出心房扑动，也影响着心房颤动能否持续下去。部分患者界嵴的传导功能明显降低，不需要心房颤动也会发生心房扑动，此类心房扑动和心房颤动没有内在关联。

三、心房扑动的临床特点

（一）心房扑动的症状

心房扑动本身不产生任何症状，症状发生的严重程度取决于心室率快慢（房室传导比例）及基础心脏病变程度和全身状态。

（二）心房扑动的危害

（1）心房扑动可削弱心房辅助泵血功能，加重心功能不全。

（2）心房扑动可引起过快心室率，产生心悸、乏力、头晕及血流动力学紊乱表现。

（3）心房扑动可能蜕变为心房颤动。

（4）心房扑动也可导致心房内血栓形成，尤其心房扑动与心房颤动相互转化时。

四、心房扑动的类型

心房扑动的分类依据不同、方法繁多，目前尚未统一，代表性的分类方法有 1979 年 Wells 根据心房扑动的频率及是否可被快速心房起搏终止提出的分类法，1996 年 Lesh 根据心房扑动的电生理机制提出的分类法，2001 年 Scheinman 根据心房扑动的折返环围绕的解剖结构及成功消融部位提出的分类法。

（一）Wells 分类法

1. Ⅰ型心房扑动

心房扑动频率为 240～340 次/分，可被快速心房起搏终止。

2. Ⅱ型心房扑动

心房扑动频率快且不稳定,通常为340～433次/分,不被快速心房起搏终止,可转化为Ⅰ型心房扑动或心房颤动。

(二)Lesh分类法

1. 典型心房扑动

典型心房扑动包括顺钟向和逆钟向心房扑动。

2. 真正不典型心房扑动

略。

3. 手术切口或补片周围折返性心房扑动

略。

(三)Scheinman分类法

1. 右房峡部依赖性心房扑动

折返位于右心房,冠状静脉窦口、下腔静脉口和三尖瓣环之间的峡部,激动在峡部缓慢传导,使心房其他部位得以脱离不应期而形成持续折返。

(1)逆钟向心房扑动:通常所说的典型心房扑动、Ⅰ型心房扑动,为临床上最常见的心房扑动,占心房扑动的90%以上。从心尖观察,经峡部逆时针折返(图9-1)。

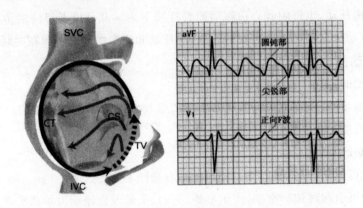

激动经右心房峡部逆钟向折返,心电图显示:aVF导联F波圆钝部向上,尖锐部向下,V₁导联F波正向。CT界嵴,
SVC上腔静脉,IVC下腔静脉,CS冠状静脉窦,TV三尖瓣环

图9-1 逆钟向峡部依赖性心房扑动示意图

心房激动顺序:沿三尖瓣环的间隔部向上至界嵴,沿右心房前侧壁呈头脚方向至瓣环侧壁,最后通过下腔静脉口与三尖瓣环之间的峡部。其心电图特点:①F波的形态:F波呈三角形,规则,升支与降支多数对称,少数不对称,F波之间多无等电位线,若激动在折返环的缓慢传导区扩布异常缓慢时,电压、振幅极低,心电图可呈等电位线。同步记录的十二导联心电图下壁导联F波的波谷与V₁导联F波的升支对应。②F波的极向:Ⅱ、Ⅲ、aVF导联负向,F波圆钝部向上,代表激动在折返环的缓慢传导区扩布;尖锐部向下,代表激动的快速扩布。V₁导

联 F 波正向,V₆ 导联 F 波负向。③F 波的频率:F 波的频率相对缓慢,约 250～350 次/分。④F 波下传比率:多呈 2:1 下传,形成 RR 间期、FR 间期、F 波下传比例均相等。部分病例的 F 波也可以 3:1 或 4:1 下传。⑤F 波的振幅:aVF 导联较高,常>0.2mV,I 导联较低,二者比值>2.5。⑥心房扑动经心房程序刺激容易诱发和终止。

(2)顺钟向心房扑动:顺钟向心房扑动经峡部顺时针折返(图 9-2、图 9-3),心房激动顺序从峡部开始沿右心房前侧壁呈脚头方向传导→界嵴→间隔部→峡部,其心电图特点:①F 波的形态:与 I 型心房扑动相同,十二导联同步记录的 aVF 导联 F 波的峰顶与 V₁ 导联 F 波的降支对应。②F 波的极向:II、III、aVF 导联正向,V₁ 导联负向,V₆ 导联 F 波正向。③F 波的频率:快,约为 350～450 次/分。④F 波下传比率:与逆钟向心房扑动相似。⑤F 波振幅:aVF 导联 F 波振幅常<0.2mV,而 I 导联相对较高,二者比值<2.5。⑥心房扑动经程序刺激不易诱发和终止。

(3)双重折返激动心房扑动:折返环同逆钟向心房扑动,但同时存在两个同向激动顺序的冲动。此型心房扑动一般不稳定、持续时间短,终止时常出现心房颤动等复杂的房性心律失常。

(4)低位心房扑动:激动围绕下腔静脉形成折返。心电图表现可与右房峡部依赖性心房扑动相似,若右房激动顺序改变,心电图表现可不典型。

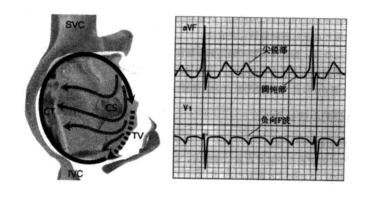

激动经右心房峡部顺钟向折返,心电图显示:aVP 导联 F 波尖锐部向上,圆钝部向下,V₁ 导联 F 波负向。CT 界嵴,SVC 上腔静脉,IVC 下腔静脉,CS 冠状静脉窦,TV 三尖瓣环

图 9-2 顺钟向峡部依赖性心房扑动示意图

2.右房非峡部依赖性心房扑动

(1)电生理机制:①折返途径和折返环大小都不一致,心房的激动顺序存在较大的变异,可为房内大折返或由一个或多个功能性微折返形成。②折返环也可以围绕右心房内的瘢痕组织、手术切口、右房游离壁功能阻滞线,心房内某些固定的解剖学结构(如肺静脉口、卵圆窝、二尖瓣环、冠状窦口)或位于左心房。

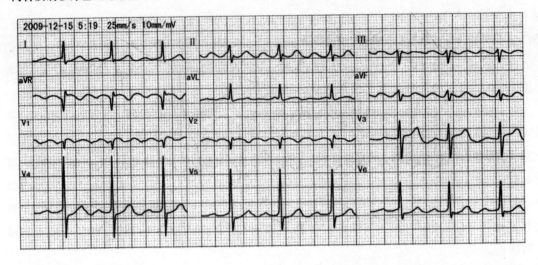

患者,男,60岁。心电图显示:扑动波Ⅰ导联振幅较高,$F_{aVF}/F_1 < 2.5$,F波极性在V_1导联负向,V_6导联正向,心内电生理检查证实为右心房内的顺钟向峡部依赖性心房扑动

图 9-3　顺钟向峡部依赖性心房扑动

(2)心电图特点:①F波的形态:不规则,多样性。②F波的极向:不规则,正负均有。③F波的频率:较快,与Ⅱ型心房扑动频率相似或更快,约350～450次/分。④F波下传比率:多变而不规则,使RR间期不规整。⑤常表现为一过性,可自行转变为心房扑动或峡部依赖性心房扑动。⑥心房程序刺激不能诱发和终止。

3.左房心房扑动

(1)二尖瓣环部位心房扑动:激动围绕二尖瓣环形成折返。心电图表现为下壁导联F波低平,V_1、V_2导联F波正向。线性消融二尖瓣环至瘢痕区或低电压区的关键峡部可获成功。

(2)瘢痕或肺静脉部位相关性心房扑动:折返环围绕左房后壁瘢痕区或肺静脉,折返环不唯一,线性消融肺静脉至二尖瓣环或至对侧肺静脉可获成功。

(3)间隔部心房扑动:折返环围绕间隔部的卵圆窝,心房除极方向与额面心电轴垂直,体表心电图肢体导联均无明显扑动波,几乎成为等电位线,而胸导联(特别是V_1)可见电压较小的扑动波,存在等电位线,类似P'波。在间隔部至右上肺静脉或间隔部至二尖瓣环之间线性消融可获成功。

五、特殊类型的心房扑动

(一)有等电位线的心房扑动

(1)激动在折返环的缓慢传导区扩布异常缓慢时,电压、振幅极低,心电图可呈等电位线。

(2)心房频率较慢,F波间可有等电位线。

(3)扑动波较矮或特殊部位(如间隔部)起源的心房扑动。

(二)慢频率的心房扑动

抗心律失常药物治疗后,心房扑动的F波振幅及宽度增大,频率可减慢至200次/分左右,甚至低于160次/分,形成慢频率的心房扑动(图9-4)。

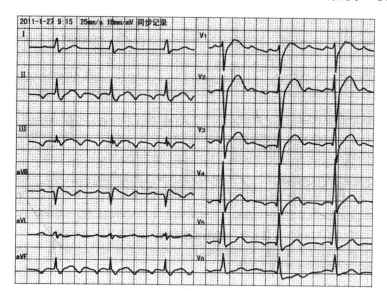

心电图显示:巨大锯齿状扑动波,节律匀齐,F波频率187次/分,F波极性在下壁导联尖端向下,V_1导联正向,为逆钟向心房扑动,房室传导比例3:1

图 9-4 慢心房率心房扑动

(三)尖端扭转型心房扑动

F波尖端方向围绕基线扭转,周而复始,但最终演变为单一方向的心房扑动。

(四)F波节律不规整的心房扑动

1.伴传出阻滞的心房扑动

(1)心房扑动伴二度Ⅰ型传出阻滞:心电图表现为FF间期逐渐缩短至F波脱漏,FF间期突然延长,即呈现"渐短突长"规律,或呈"渐长突长"规律,周而复始。

(2)心房扑动伴二度Ⅱ型传出阻滞:在一系列规整的F波中突然出现F波脱漏,长FF间期为短FF间期的整倍数(图9-5)。

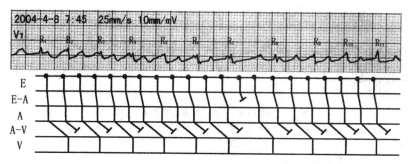

患者,女,57岁。临床诊断:病态窦房结综合征、高血压病。心电图显示:频率接近300次/分、节律基本匀齐的锯齿状扑动波,扑动波在R_7、R_8间脱漏一次,QRS波群因与扑动波发生不同程度的融合而形态各异,尽管RR节律不齐,但并非绝对不齐,$R_2R_3 - R_3R_4 - R_4R_5 - R_5R_6 - R_6R_7$,$R_9R_{10} - R_{10}R_{11}$

图 9-5 心房扑动伴二度Ⅱ型传出阻滞

2.不纯心房扑动

心电图以 F 波为主,在规整的 F 波中夹杂有少量不规则的颤动波(f 波)。

3.不规则型心房扑动

房内异位灶自律性增加且节律不规整,导致 F 波节律不齐,同时 FR 间期及房室传导比例多不固定。

第二节　心房扑动的房室传导

心房扑动时,扑动波的房室传导状态是心房扑动患者心室率的快慢和心室节律规整与否的最主要决定因素。

一、心房扑动的 FR 间期

(一)FR 间期固定

心房扑动的房室传导比例固定时,FR 间期固定,FR 间期一般较窦性心律的 PR 间期长。

(二)FR 间期不固定

心房扑动的房室传导比例不固定时,FR 间期可不固定,但也可固定。FR 间期不固定的常见原因为:

1.隐匿传导

房室交界区发生不同程度的隐匿性传导或因迷走神经张力变化,FR 间期可长短不一,常出现 F 波被跨越。

2.文氏型房室传导

FR 间期逐渐延长直至 QRS 波群脱漏,RR 间期呈"渐短突长"规律。

(1)干扰性文氏现象:心房率、心室率均快,心室率多>150 次/分。

(2)阻滞性文氏现象:心室率多<150 次/分。

3.房室分离

心电图表现为 FR 间期长短不一,RR 间期规则,QRS 波群的形态及频率因心室激动起源不同而异。

(1)干扰性房室分离:心房扑动与阵发性交界性心动过速或室性心动过速并存。

(2)阻滞性房室分离:心房扑动并伴有三度房室阻滞,可伴交界性或室性逸搏心律或心室起搏心律(图 9-6)。

二、心房扑动的房室传导比例

(1)心房扑动的房室传导比例多为偶数。

(2)未经治疗的心房扑动,2∶1 房室传导最常见。

(3)以往认为排除药物影响,超过 4∶1 的房室传导,考虑存在房室阻滞,但恢复窦性心律后显示房室传导功能正常,因存在房室结隐匿性传导,诊断心房扑动伴房室阻滞应该慎重。

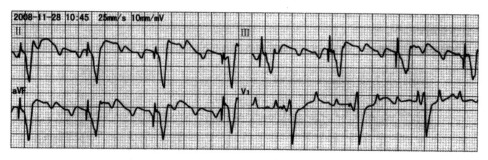

患者,男,42岁。临床诊断非梗阻性肥厚型心肌病,因三度房室阻滞植入VVI起搏器。心电图显示基线消失,F波呈锯齿状,节律匀齐,下壁导联尖端向下,V₁导联为正向,为典型心房扑动。FR间期长短不一,QRS波群宽大畸形,前有脉冲信号,F波与QRS波群存在房室分离

图 9-6　心房扑动并心室起搏

三、1:1房室传导的心房扑动

(一)常见临床情况

1.旁道快速前传

心房扑动合并预激综合征时,可出现1:1房室传导。

2.房室结加速传导

房室结不应期短、房室结加速传导时可出现1:1房室传导,如交感神经兴奋、儿童、甲状腺功能亢进、运动等。

3.F波频率缓慢

抗心律失常药物(如I类)转复心房扑动时可出现F波频率减慢,当FF周期大于房室结生理性有效不应期时,F波将保持1:1下传激动心室,反而使心室率加速。

(二)特点

(1)一般房室结不应期长于心房,过快的房性激动大多不能全部下传心室,因此1:1房室传导的心房扑动临床少见。

(2)1:1房室传导的心房扑动多见于严重心脏病者,小儿多于成人。

(3)QRS波群可正常,可合并室内差异传导或显示预激图形。

(4)1:1房室传导的心房扑动因心室率快、节律规整,而且F波常常隐藏而不能显现,所以易误诊为室上性心动过速或室性心动过速。

(三)诊断线索

1.节律匀齐、心室率过快、症状明显

F波频率一般为240~430次/分,在心房扑动1:1房室传导时,节律匀齐,心室率一般较其他的心动过速快,且易出现血流动力学紊乱表现(尤其是心房扑动经旁道前传时)。

2.心室率与F波的频率一致

心房扑动的房室传导比例自发性转变而使F波显现时,F波频率(FF间期)与原来的心室率(RR间期)一致,提示原来的心动过速为心房扑动1:1房室传导(图9-7)。

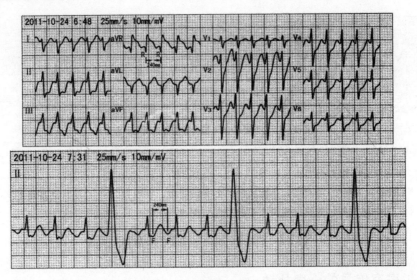

患者,男,39岁。因"阵发性心慌、头晕、黑蒙"入院。曾有心房颤动发作史。心慌时心电图(上图)显示:窄 QRS 波群心动过速,节律规整,肌间期240ms,心室率快达 250 次/分,极易误诊为阵发性室上速。心慌终止后心电图显示:心房扑动,房室传导比例 2:1,心室率减慢为 125 次/分,FF 间期240ms,恰好与心慌时间期相等,并有频发的室性早搏。心慌时心电图诊断为心房扑动 1:1 房室传导。四天后,EnSite 标测证实心房扑动,并于右心房峡部射频消融治疗成功

图 9-7 1:1 房室传导的心房扑动

3.具有房性心律失常的发生基质

患者有明确的心房病变,或在病程中曾有心房颤动、心房扑动发作,提示具备房性心律失常的发生基质,出现频率快速、节律规整的心动过速时,心房扑动的可能性较大。

四、2:1 房室传导的心房扑动

(1)2:1 房室传导的心房扑动临床最常见,多见于房室传导功能正常而未经抗心律失常药物治疗的心房扑动。

(2)心室率较快,约为 150 次/分左右。

(3)具有"六相同"特点:F 波形态、F 波振幅、FF 间期、房室传导比例、FR 间期、RR 间期均相同。

(4)紧靠 QRS 波群前的 F 波不一定能下传。Pick 认为心房扑动时由于隐匿传导使房室传导时间延长,推测 2:1 下传的心房扑动,FR 间期正常 0.26~0.45s,所以紧靠 QRS 波群前的 F 波难以下传,而更靠前的 F 波却可以下传。

(5)F 波常掩盖或重叠于 QRS 波群或 T 波中,不易被识别,易误诊为窦性心动过速或室上性心动过速,F 波重叠于 QRS 波群终末部,使之酷似右束支阻滞。此时,若在两个 QRS 波群正中间看到心房波,可应用 Bix 法则,提示 QRS 波群内可能隐藏一心房波。

五、心房扑动伴房室交替性文氏周期

(一)A 型房室交替性文氏周期

上层 2:1 阻滞,下层文氏阻滞,连续出现三个 F 波受阻,表现为 2:1 心房扑动的基础上出现 FR 间期逐渐延长直至 QRS 波群漏搏,连续出现三个 F 波受阻(图 9-8、图 9-10)。

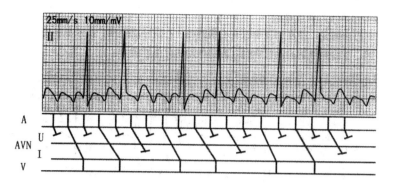

房室结上层 2∶1 房室传导,下层 3∶2 文氏传导,呈现 A 型交替性文氏周期

图 9-8　心房扑动并 A 型交替性文氏周期示意图

(二)B 型房室交替性文氏周期

上层文氏阻滞,下层 2∶1 阻滞,连续出现两个 F 波受阻,表现为 2∶1 心房扑动基础上出现 FR 间期逐渐延长直至 QRS 波漏搏,连续出现两个 F 波受阻(图 9-9)。

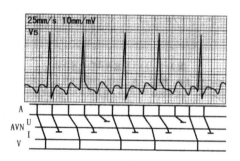

房室结上层文氏阻滞,下层 2∶1 房室传导,呈现 B 型交替性文氏周期

图 9-9　心房扑动并 B 型交替性文氏周期示意图

六、心房扑动合并房室阻滞

(一)阻滞部位

心房扑动合并房室阻滞,其阻滞部位多在房室结,偶在希浦系统。希浦系统阻滞常见于以下情况:

(1)Ⅰ类抗心律失常药物减慢心房扑动频率并延长希浦系统不应期时。

(2)房室结加速传导,扑动波下传时遇到希浦系统不应期。

(二)阻滞程度

1.心房扑动合并一度房室阻滞

心房扑动时理论上存在一度房室阻滞,但因 F 波频率快,在房室交界区发生隐匿性传导,可使房室传导时间明显延长,正常情况下 FR 间期可达 0.26~0.45s,但不能诊断一度房室阻滞。

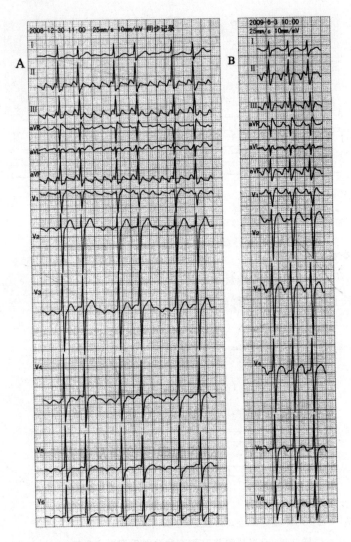

患者,男,52岁。临床诊断:病态窦房结综合征。同一患者、不同时间描记的心电图均显示:基线消失,频率快速、节律匀齐的锯齿状 F 波,在下壁导联尖端向下,V_1 导联正向,为典型心房扑动。A:房室传导 2:1 与 4:1 交替出现,FR 间期、RR 间期长短不一,呈 A 型交替性文氏周期;B:呈 2:1 房室传导,彼此 FR 间期、RR 间期均相等

图 9-10　心房扑动

2.心房扑动合并二度房室阻滞

心房扑动时隐匿传导造成房室交界区干扰或房室结病变引起病理性不应期延长,两者均可使 F 波下传受阻,因此,心房扑动合并二度房室阻滞的诊断标准仍存争议。一般认为,房室传导比例>5:1 或出现逸搏时,考虑存在二度或二度以上房室阻滞(图 9-11)。

3.心房扑动合并三度房室阻滞

心房扑动合并三度房室阻滞(图 9-12)时,RR 间期慢而规则,心室率<45 次/分,FR 间期长短不一,QRS 波群形态因逸搏起源点的不同而异。

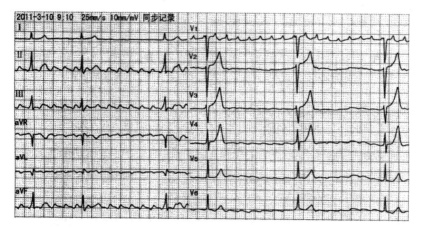

患者,男,74 岁。临床诊断:慢性肾衰竭。心电图显示:扑动波频率规整,QRS 波群形态正常,频率缓慢,节律不齐,房室传导比例>5∶1,T 波形态高尖,基底窄,QT 间期正常。心电图诊断:心房扑动伴二度房室阻滞、高血钾心电图,房室阻滞可能与高血钾有关,但不能除外原发性传导系统退化

图 9-11　心房扑动伴二度房室阻滞

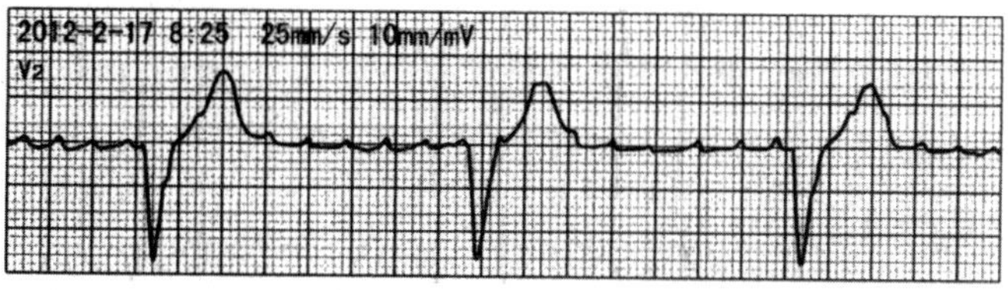

心电图显示心房扑动,QRS 波群宽大畸形,频率为 40 次/分,节律匀齐,FR 间期不等,心电图诊断:心房扑动、三度房室阻滞、室性逸搏心律

图 9-12　心房扑动伴三度房室阻滞

第三节　心房扑动的心电图诊断及鉴别诊断

心房扑动的诊断主要依靠心动图,基线消失和锯齿状扑动波是其最典型的心动图特征。有明显扑动波者,心房扑动诊断多无困难;扑动波不明显时,应抓住诊断线索,掌握诊断要领,并加强与其他心律失常的鉴别,避免误诊。

一、心房扑动的诊断依据

F 波是心房扑动最显著的心电图特征和最主要的心电图诊断依据。

(一)F 波的形态

F 波为锯齿状扑动波,彼此形态多相同,极性因折返环方向不同而异,同时多伴有基线消失。极少数情况下 F 波形态不同,甚至呈尖端扭转,偶尔基线存在。

(二)F 波在不同导联的表现

F 波在肢体导联(尤其 Ⅱ、Ⅲ、aVF)和 V_1 导联显著,间隔部心房扑动可仅在 V_1 导联有明显 F 波。

(三)F 波的频率

F 波的频率快,未经药物治疗的心房扑动,F 波频率一般为 240~430 次/分,偶可慢至 160 次/分。心房扑动的频率受多种因素的影响。

1.药物因素

(1)洋地黄制剂:洋地黄制剂可缩短心房不应期,增快心房扑动的频率并使其转为心房颤动。

(2)钠通道阻滞剂:钠通道阻滞剂可减慢心房扑动的频率,所以钠通道阻滞剂使心房颤动转复为窦性心律前,可先使心房颤动转为心房扑动。

2.房内传导情况

心房显著扩大、房内传导障碍时,心房扑动的周期可延长,频率可能减慢。

(四)F 波的节律

F 波的节律多规整,FF 间期互差<0.02s,极少数情况下可节律不齐。

二、心房扑动的诊断线索

F 波固然是心房扑动的典型心电图特征和诊断要素,但有时多种原因导致 F 波并不明显,此时,以下线索对心房扑动的诊断有重要提示意义。但是,诊断线索并非确诊的依据,确诊还需进一步检查。

(一)节律乱中有序

心房扑动的房室传导比例不固定时,导致心室节律不齐,不同的房室传导比例,RR 间距不同,相同的房室传导比例者,RR 间距相同,即节律并非绝对不齐,而是有规律可循,这有别于心房颤动。

(二)快而整齐、频率 150 次/分左右的心律

心房扑动平均心房率为 300 次/分,未用药治疗时,最常见的房室传导比为 2:1,所以心室率常常为 150 次/分左右。尽管单凭心室率对诊断心房扑动的诊断缺乏特异性,但至少可提供一条诊断线索。

(三)心电图波形与心动过速发作前相比有明显变形、切迹

QRS-ST-T 与心动过速发作前相比有明显变形、切迹者,可能是 QRS-ST-T 与 F 波重叠所致。

(四)具有房性心律失常的易发因素

冠心病、高血压病、慢性阻塞性肺疾患、甲状腺功能亢进、心房病变、病态窦房结综合征等,均为房性心律失常的易发因素。

(五)近期曾发作过心房颤动或心房扑动

心房颤动与心房扑动在发生和维持上可能存在一些共性和相互关联,二者常合并存在或在治疗过程中相互转化,既然患者曾有心房颤动发作,就提示可能具备心房扑动发作的基质。

(六)对常规抗心律失常药物转律反应不佳,对电复律反应良好

在所有适合电复律治疗的快速性心律失常中,心房扑动所需能量最小,转复成功率也高,但心房扑动却对传统抗心律失常药物的复律反应不佳。

三、心房扑动的鉴别诊断

(一)心房扑动与窦性心动过速或室上性心动过速

1.易误诊的原因

(1)2:1传导的心房扑动,F波常掩盖或重叠于QRS波群或T波中,不易被识别,易误诊为窦性心动过速或室上性心动过速(图9-13)。

(2)若窦性心动过速或室上性心动过速伴室内阻滞,QRS波群切迹、变形,酷似F波,则易误诊为心房扑动(图9-14)。

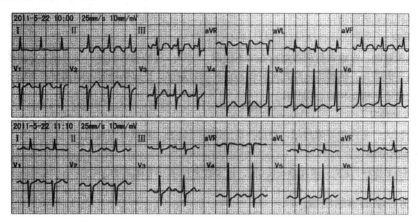

患者,男,85岁。临床诊断:肺部感染。上图:aVL、$V_1 \sim V_3$导联QRS波群前似有正向P波,PR间期约为0.12s,QRS群节律匀齐,心室率为167次/分,酷似窦性心动过速。但P_{aVR}直立,可排除窦性心律,下壁导联QRS波群终末部显著变形,似有锯齿状F波,诊断心房扑动、2:1房室传导。电复律后(下图),P_{aVR}倒置,心室率转为136次/分,为窦性心动过速

图9-13　心房扑动转复为窦性心律前后的心电图

2.鉴别要点

(1)若在两个QRS波群中间看到P(或F)波,应用Bix法则提示QRS波群内可能隐藏有P(或F)波。

(2)窦性心律时窦性P波在Ⅰ、Ⅱ、Ⅲ、aVF、$V_4 \sim V_6$导联直立,aVR导联倒置;而心房扑动的F波在Ⅱ导联和胸导联多为倒置,aVR导联多直立。

(3)刺激迷走神经,若心动过速突然终止,恢复窦性心律,则为阵发性室上性心动过速,若心室率突然减半或心室律转为不规则而显露F波,则支持心房扑动的诊断。

(二)心房扑动与右束支阻滞

心房扑动时,V_1导联多数情况下仍存在等电位线,2:1房室传导的心房扑动,V_1导联QRS波群终末部因重叠有F波而变形,此时易误诊为右束支阻滞(图9-15),以下方法有助于排除右束支阻滞。

(1)多导联同时观察,有助于发现典型的扑动波。

(2)V_1导联QRS波群终末伪r波与QRS波群前后心房波的间距相等。

(3)其他导联QRS波群终末部并不宽钝,如V_5、V_6导联无宽钝s波。

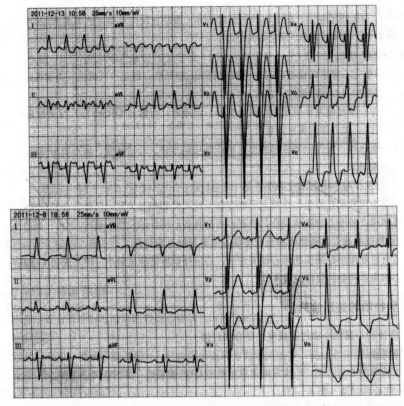

患者,男,46 岁。临床诊断:主动脉瓣二叶瓣畸形、主动脉瓣置换术后、心力衰竭。超声心动图显示:左室舒张末期内径
95mm,左室射血分数 18%,右房左右径 63mm,左房前后径 51mm,右室舒张末期内径 53mm。心电图(上图)显示:心室
率快,基线不易辨认,下壁导联 QRS 终末部有切迹,形似锯齿状 F 波,易误诊为心房扑动 2∶1 房室传导。心室率慢时心
电图(下图),下壁导联 QRS 终末部切迹为 QRS 波群的一部分,是左束支阻滞所致,而非 F 波重叠

图 9-14　窦性心动过速伴左束支阻滞酷似心房扑动

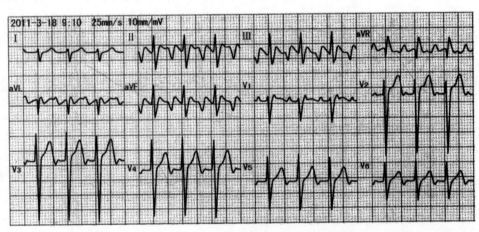

患者,男,50 岁,临床诊断:冠心病。心电图:V_1 导联 QRS 波群终末见"r",QRS 波群前有"P"波,似右束支阻滞。但 V_1
导联 r′波与前后的"P"波间距相等,下壁导联可见巨大扑动波。心电图诊断:心房扑动、房室传导阻滞

图 9-15　似右束支阻滞的心房扑动

（三）心房扑动与房性心动过速

1.心房率

房性心动过速的心房频率为 160～220 次/分,心房扑动的心房频率常为 240～340 次/分,二者心房率存在一定重叠。

2.心房波

(1)房性心动过速:P′波相对较小,但伴房内阻滞或心房肥大时心房波可宽大。

(2)心房扑动:F 波多宽大、呈锯齿状,但在某些导联(如Ⅰ、V₁ 导联)时可相对较小,间隔部心房扑动因心房除极方向与额面心电轴垂直,体表心电图肢体导联可均无明显扑动波,几乎成为等电位线,而胸导联(特别是 V₁)可见电压较小的扑动波,存在等电位线,类似 P′波,刺激迷走神经可减慢房室传导,充分显露 F 波。

3.房室传导与心室率

房性心动过速多呈 1∶1 房室传导,心室率可快于心房扑动时的心室率;心房扑动多为 2∶1 房室传导,心室率可慢于房性心动过速时的心室率,房室传导可发生 2∶1 与 4∶1 突然相互转变。

4.等电位线

房性心动过速可见等电位线,而且在任何可辨认 P 波的导联上都应有等电位线,心房扑动多数导联等电位线消失。

5.刺激迷走神经

刺激迷走神经时,房性心动过速可突然终止或无效,心房扑动可出现心室率减半或节律变得不规则而显现 F 波。

6.心房扑动类型判断的矛盾现象

临床上所见的心房扑动绝大多数为右房峡部逆钟向和顺钟向心房扑动,若为典型的逆钟向心房扑动,下壁导联 F 波负向,V₁ 导联 F 波应为正向;若为顺钟向心房扑动,下壁导联 F 波正向,V₁ 导联 F 波应为负向。心电图判断时,若出现矛盾现象,应考虑到可能为其他部位的少见心房扑动或房性心动过速(图 9-16),结合其他检查,进一步确诊。

（四）心房扑动与室性早搏和室性心动过速

1.心房扑动易误诊为室性心动过速的原因

(1)心房扑动时发生连续性心室内差异性传导(蝉联现象)或在心房扑动合并原有的室内传导阻滞或心房扑动经房室旁道下传心室时,QRS 波群宽大畸形。

(2)F 波与 QRS 波群的融合,使其增宽、变形。

(3)心室率快速,F 波隐于 QRS-ST-T 中,不能显现。

2.心房扑动易误诊为室性早搏的原因

当心房扑动呈 2∶1 和 4∶1 房室传导交替出现时,易发生心室内差异性传导,形成二联律,酷似室性早搏二联律,长的间歇类似早搏后的代偿间歇。

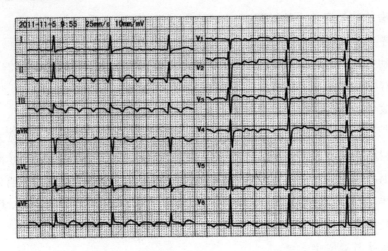

心房波频率为 250 次/分,节律匀齐,酷似心房扑动的 F 波,但"F 波"在下壁导联、V_1 导联均为负向,并非临床上常见的右房峡部逆钟向或顺钟向心房扑动,而且,心房波之间存在等电位线,电生理检查证实为房性心动过速

图 9-16 酷似心房扑动的房性心动过速

3.鉴别要点

(1)QRS 波群形态:室性早搏或室性心动过速的 QRS 起始向量与室上性不同,V_1 导联 QRS 波群多为单相或双相(qR、QR、RS 型),可出现无人区心电轴。而心室内差异性传导的 QRS 波群起始向量与室上性相同,且较锐利,右束支阻滞图形常见,V_1 导联 QRS 波群多呈三相波(rSR′型)。

(2)室性早搏及室性心动过速多在基础心率慢时出现,有较长的代偿间歇;差异传导、蝉联现象多在心率快时出现,常有长短周期现象,代偿间歇无或较短。

(3)刺激迷走神经可减慢心室率,显露心房波,若有快而规律的 F 波,同时 QRS 波群变窄则为心房扑动伴心室内差异性传导。

(4)记录食管导联心电图可显示心房波,有助于鉴别。

四、心房扑动误诊的常见原因

(一)F 波不显著

1.F 波不显著的常见原因

(1)F 波掩盖或重叠于 QRS 波群或 T 波中:当心房扑动伴 1∶1、2∶1 下传时,常出现 F 波与 QRS-ST-T 重叠,使 F 波完全不显露或仅在两个 QRS 间显露两个 F 中的一个,使心房扑动的诊断出现困难,不易与其他室上性心动过速鉴别。

(2)高血钾弥漫性心房肌阻滞,导致心房肌麻痹,使 F 波减小甚至消失。

(3)特殊部位的心房扑动:间隔部心房扑动(图 9-17)肢体导联均无明显扑动波,几乎成为等电位线,而胸导联(特别是 V_1)可见电压较小的扑动波,存在等电位线,类似 P′波。V_1 导联的 F 波高尖可能是由于心房扑动的折返途径主要涉及右心房,因右心房位于右前方,当右心房扩大时,心房除极产生的向量环也随之增大,增大的向右向前的环体投影在 V_1 导联正侧形成了高尖的 F 波。

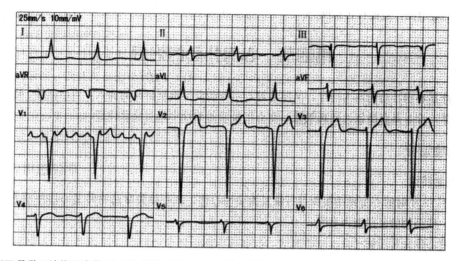

Ⅱ、Ⅲ、aVF 导联 F 波均不清楚，V₁、V₂ 导联 F 波正向，F 波间有等电位线。电生理检查证实为左心房间隔部的心房扑动，在右下肺静脉和二尖瓣环之间线性消融终止心房扑动

图 9-17　左侧房间隔部心房扑动心电图

2.F 波不显著的心房扑动诊断方法

(1)刺激迷走神经或静脉应用延缓房室结传导的短效药物，增加房室传导比例，显现 F 波。

(2)描记食管心电图。

(3)纠正高钾血症。

(4)注意 Bix 法则的应用。当一个心房波恰好位于两个 QRS 波群正中间时，应运用 Bix 法则，想到可能有另一心房波隐藏于 QRS 波群内，进而明确 2∶1 房室传导的心房扑动。

3.Bix 法则在心房扑动诊断中的应用

(1)观察各个导联，尤其是 QRS 波群振幅较小的导联，可能发现隐藏的 F 波。

(2)可以刺激迷走神经或应用药物改变房室传导比例从而显露隐藏的 F 波(图 9-18)。

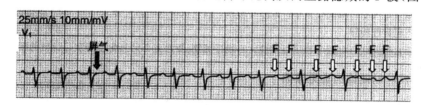

患者，女，45 岁，心悸时 V₁ 导联两 QRS 波群中间可见心房波，屏气使房室传导比例改变，F 波显现，诊断为心房扑动

图 9-18　刺激迷走神经诊断心房扑动

(二)心电图基线存在

心房频率较慢、扑动波较矮或特殊部位(如间隔部)起源的心房扑动，心房扑动时基线仍可存在，这种情况下的心房扑动易误诊为房性心动过速，甚至窦性心动过速。

(三)心房率偏慢

心房扑动最常见的心房频率为 240～350 次/分，一般情况下，对频率超过 250 次/分的规则心房节律,诊断心房扑动较为可靠。但部分心房扑动,尤其应用抗心律失常药物后,心房率较慢,甚至 160 次/分左右,与房性心动过速的心房率有一定重叠区,造成诊断困难。此时应观察等电位线的有无,并对比心律失常发作前后的心电图,进而作出诊断。

参考文献

[1]徐玮,张磊,孙丽君,等.现代内科疾病诊疗精要[M].青岛:中国海洋大学出版社.2021.

[2]刘爱杰,等.实用常见疾病护理[M].青岛:中国海洋大学出版社.2021.

[3]金琦.内科临床诊断与治疗要点[M].北京:中国纺织出版社.2021.

[4]樊书领.神经内科疾病诊疗与康复[M].开封:河南大学出版社.2021.

[5]常静侠.呼吸内科常见疾病新规范[M].开封:河南大学出版社.2021.

[6]徐化高.现代实用内科疾病诊疗学[M].北京:中国纺织出版社.2021.

[7]张东升,等.临床内科疾病精粹[M].北京:科学技术文献出版社,2021.

[8]张国艳,等.临床内科常见病诊断与治疗[M].西安:西安交通大学出版社,2021.

[9]郭浩,等.常见内科疾病临床诊治基础与进展[M].上海:上海交通大学出版社,2021.

[10]王慧.临床内科诊疗学[M].长春:吉林大学出版社,2021.

[11]董建亮,等.临床内科常见病诊疗精粹[M].天津:天津科学技术出版社,2021.

[12]路士华,等.内科疾病诊疗决策[M].武汉:湖北科学技术出版社,2021.

[13]张学力,等.实用临床内科疾病诊断与治疗[M].北京:科学技术文献出版社,2021.

[14]王静悦,等.临床内科常见疾病诊疗学[M].昆明:云南科技出版社,2020.

[15]闫萍,等.内科疾病诊疗康复与监护[M].北京:科学技术文献出版社,2021.

参考文献